国家卫生健康委员会“十三五”规划教材
全国高等中医药教育教材
供中医养生学等专业用

中医养生方法学

主　编　郑　亮　金荣疆

副主编　孙晓生　王诗源　王东岩　李征宇　郭雁斌

编　委（按姓氏笔画为序）

王　蕾（天津中医药大学）
王东岩（黑龙江中医药大学）
王诗源（山东中医药大学）
王艳君（河北中医学院）
刘玉丽（辽宁中医药大学）
刘华东（南京中医药大学）
刘宏艳（天津中医药大学）
孙晓生（广州中医药大学）
李征宇（上海中医药大学）
杨茜芸（湖南中医药大学）
张　欣（长春中医药大学）
金荣疆（成都中医药大学）
郑　亮（南京中医药大学）
胡美兰（浙江大学医学院）
秦凯华（成都中医药大学）
郭雁斌（山西医科大学）
黄　刚（丽水学院附属第一医院）
曹　征（江西中医药大学）
韩　丽（北京中医药大学）
蔡荣林（安徽中医药大学）
熊常初（湖北中医药大学）

秘　书　朱晓琳（南京中医药大学）

人民卫生出版社

图书在版编目（CIP）数据

中医养生方法学 / 郑亮，金荣疆主编. —北京：人民卫生出版社，2019

ISBN 978-7-117-28807-1

Ⅰ. ①中… Ⅱ. ①郑… ②金… Ⅲ. ①养生（中医）-高等学校-教材 Ⅳ. ①R212

中国版本图书馆 CIP 数据核字（2019）第 178200 号

中医养生方法学

主　　编：郑　亮　金荣疆
出版发行：人民卫生出版社（中继线 010-59780011）
地　　址：北京市朝阳区潘家园南里 19 号
邮　　编：100021
E - mail：pmph @ pmph.com
购书热线：010-59787592　010-59787584　010-65264830
印　　刷：北京九州迅驰传媒文化有限公司
经　　销：新华书店
开　　本：787 × 1092　1/16　　印张：21
字　　数：484 千字
版　　次：2019 年 10 月第 1 版　2022 年 1 月第 1 版第 2 次印刷
标准书号：ISBN 978-7-117-28807-1
定　　价：55.00 元

《中医养生方法学》网络增值服务编委会

主　编　郑　亮　金荣疆

副主编　孙晓生　李征宇　王诗源　王东岩　熊常初

编　委（按姓氏笔画为序）

王　蕾（天津中医药大学）
王东岩（黑龙江中医药大学）
王诗源（山东中医药大学）
王艳君（河北中医学院）
卢绪香（山东中医药大学）
朱晓琳（南京中医药大学）
刘玉丽（辽宁中医药大学）
刘华东（南京中医药大学）
刘宏艳（天津中医药大学）
孙晓生（广州中医药大学）
李征宇（上海中医药大学）
杨茜芸（湖南中医药大学）
肖　彬（上海中医药大学）
肖　雄（南京中医药大学）
张　欣（长春中医药大学）
陈玉鹏（福建中医药大学）
金荣疆（成都中医药大学）
郑　亮（南京中医药大学）
胡美兰（浙江大学医学院）
秦　英（山东中医药大学）
秦凯华（成都中医药大学）
郭雁斌（山西医科大学）
黄　刚（丽水学院附属第一医院）
曹　征（江西中医药大学）
韩　丽（北京中医药大学）
蔡　云（南京中医药大学）
蔡荣林（安徽中医药大学）
熊常初（湖北中医药大学）

出版说明

为了深入贯彻党的十九大精神，进一步贯彻落实《国务院办公厅关于推进养老服务发展的意见》《中医药健康服务发展规划（2015—2020年）》《中医药发展战略规划纲要（2016—2030年）》以及《国家中长期教育改革和发展规划纲要（2010—2020年）》《"健康中国2030"规划纲要》等文件精神，充分发挥中医药服务于全民健康的特色和优势，全面推进中医养生学专业教材建设和人才培养服务于大健康时代，2018年4月，人民卫生出版社在教育部、国家卫生健康委员会、国家中医药管理局的领导下，在充分调研论证的基础上，启动了全国高等中医药教育中医养生学专业教材建设工作。

根据中医养生学专业人才培养目标，在第三届全国高等中医药教育教材建设指导委员会的领导指导下，人民卫生出版社成立了全国高等中医药教育首届中医养生学专业教材评审委员会，组织规划、确定了首批中医养生学专业8种主干教材。本套教材初步构建了中医养生学学科体系，坚持了立德树人的原则和人文知识的熏陶，以中医药语言表述为主体，突出了中医养生学传承与创新的融合发展，注重专业课程的导向目标和内容凝练，具有专业性和普适性。

教材具体特色如下：

1. 大师指导，注重传承 教材建设得到国医大师亲自指导和把关，充分反映了大师的学术思想和养生精华；培养学生中医原创思维，传承经典，创新发挥，体现全套教材"重传承、厚基础、强人文、宽应用"的特点。

2. 定位准确，面向实际 教材符合高等教育教材的基本属性和特征，以问题为导向，对人才培养体系、课程体系、教材体系进行充分调研和论证，使之更加符合教改实际、适应中医养生人才培养要求和市场需求。

3. 夯实基础，整体优化 全套教材以培养高素质、复合型、创新型中医养生专业人才为宗旨，以体现中医养生基本理论、基本知识、基本思维、基本技能为指导，对教材体系进行科学设计、整体优化，同时既体现了不同学科自身特点，又注意各学科之间有机衔接；确保切合教学实际。

4. 纸质数字，融合发展 教材充分体现了与时代融合、与现代科技融合、与现代医学融合的特色和理念，将移动互联、网络增值、慕课、翻转课堂等新的教学理念和教学技术、学习方式融入教材建设之中。

5. 创新形式，提高效用 采用模块化编写的设计思路，同时图文并茂、版式精美；内容方面注重提高效用，以提高学生的学习兴趣和学习效果。

6. 突出实用，注重技能 为增强学生综合运用所学知识的能力，全套教材大大增加了中医养生方法、技术的成果与应用，使教师好教、学生好学、方法实用。

7. 立足精品，树立标准 教材编写人员不忘重托，精心编写；出版社不忘初心，精心审校，全程全员坚持质量控制体系，把打造精品教材作为崇高的历史使命，严把各个环节质量关，力保教材的精品属性，通过教材建设推动和深化高等中医药教育教学改革，力争打造高等中医药教育标准化教材。

8. 三点兼顾，有机结合 全套教材以基本知识点作为主体内容，并与相关部门组织的资格考试有效衔接，使知识点、创新点、执业点三点结合；避免理论与实践脱节、教学与临床脱节。

本轮教材的编写，得到了教育部、国家卫生健康委员会、国家中医药管理局和有关学会领导、专家的指导，得到了全国各院校领导、专家和教师的积极支持和参与，在此，对有关单位和个人表示衷心的感谢！希望广大院校在教学使用中及时提出宝贵意见或建议，以便不断修订和完善，为下一轮教材的修订工作奠定坚实的基础。

第三届全国高等中医药教育教材建设指导委员会

人民卫生出版社有限公司

2019年5月

全国高等中医药教育本科
国家卫生健康委员会“十三五”规划教材
教材目录

中医学等专业

序号	教材名称	主编
1	中国传统文化（第2版）	臧守虎
2	大学语文（第3版）	李亚军　赵鸿君
3	中国医学史（第2版）	梁永宣
4	中国古代哲学（第2版）	崔瑞兰
5	中医文化学	张其成
6	医古文（第3版）	王兴伊　傅海燕
7	中医学导论（第2版）	石作荣
8	中医各家学说（第2版）	刘桂荣
9	*中医基础理论（第3版）	高思华　王　键
10	中医诊断学（第3版）	陈家旭　邹小娟
11	中药学（第3版）	唐德才　吴庆光
12	方剂学（第3版）	谢　鸣
13	*内经讲义（第3版）	贺　娟　苏　颖
14	*伤寒论讲义（第3版）	李赛美　李宇航
15	金匮要略讲义（第3版）	张　琦　林昌松
16	温病学（第3版）	谷晓红　冯全生
17	*针灸学（第3版）	赵吉平　李　瑛
18	*推拿学（第3版）	刘明军　孙武权
19	中医临床经典概要（第2版）	周春祥　蒋　健
20	*中医内科学（第3版）	薛博瑜　吴　伟
21	*中医外科学（第3版）	何清湖　秦国政
22	*中医妇科学（第3版）	罗颂平　刘燕峰
23	*中医儿科学（第3版）	韩新民　熊　磊
24	*中医眼科学（第2版）	段俊国
25	中医骨伤科学（第2版）	詹红生　何　伟
26	中医耳鼻咽喉科学（第2版）	阮　岩
27	中医急重症学（第2版）	刘清泉
28	中医养生康复学（第2版）	章文春　郭海英
29	中医英语	吴　青
30	医学统计学（第2版）	史周华
31	医学生物学（第2版）	高碧珍
32	生物化学（第3版）	郑晓珂
33	医用化学（第2版）	杨怀霞

34	正常人体解剖学（第2版）	申国明
35	生理学（第3版）	郭　健　杜　联
36	神经生理学（第2版）	赵铁建　郭　健
37	病理学（第2版）	马跃荣　苏　宁
38	组织学与胚胎学（第3版）	刘黎青
39	免疫学基础与病原生物学（第2版）	罗　晶　郝　钰
40	药理学（第3版）	廖端芳　周玖瑶
41	医学伦理学（第2版）	刘东梅
42	医学心理学（第2版）	孔军辉
43	诊断学基础（第2版）	成战鹰　王肖龙
44	影像学（第2版）	王芳军
45	循证医学（第2版）	刘建平
46	西医内科学（第2版）	钟　森　倪　伟
47	西医外科学（第2版）	王　广
48	医患沟通学（第2版）	余小萍
49	历代名医医案选读	胡方林　李成文
50	医学文献检索（第2版）	高巧林　章新友
51	科技论文写作（第2版）	李成文
52	中医药科研思路与方法（第2版）	胡鸿毅

中药学、中药资源与开发、中药制药等专业

序号	教材名称	主编姓名
53	高等数学（第2版）	杨　洁
54	解剖生理学（第2版）	邵水金　朱大诚
55	中医学基础（第2版）	何建成
56	无机化学（第2版）	刘幸平　吴巧凤
57	分析化学（第2版）	张　梅
58	仪器分析（第2版）	尹　华　王新宏
59	物理化学（第2版）	张小华　张师愚
60	有机化学（第2版）	赵　骏　康　威
61	医药数理统计（第2版）	李秀昌
62	中药文献检索（第2版）	章新友
63	医药拉丁语（第2版）	李　峰　巢建国
64	*药用植物学（第2版）	熊耀康　严铸云
65	中药药理学（第2版）	陆　茵　马越鸣
66	中药化学（第2版）	石任兵　邱　峰
67	中药药剂学（第2版）	李范珠　李永吉
68	中药炮制学（第2版）	吴　皓　李　飞
69	中药鉴定学（第2版）	王喜军
70	中药分析学（第2版）	贡济宇　张　丽
71	制药工程（第2版）	王　沛
72	医药国际贸易实务	徐爱军
73	药事管理与法规（第2版）	谢　明　田　侃
74	中成药学（第2版）	杜守颖　崔　瑛
75	中药商品学（第3版）	张贵君
76	临床中药学（第2版）	王　建　张　冰
77	临床中药学理论与实践	张　冰

78	药品市场营销学（第2版）	汤少梁
79	中西药物配伍与合理应用	王　伟　朱全刚
80	中药资源学	裴　瑾
81	保健食品研究与开发	张　艺　贡济宇
82	波谱解析（第2版）	冯卫生

针灸推拿学等专业

序号	教材名称	主编姓名
83	*针灸医籍选读（第2版）	高希言
84	经络腧穴学（第2版）	许能贵　胡　玲
85	神经病学（第2版）	孙忠人　杨文明
86	实验针灸学（第2版）	余曙光　徐　斌
87	推拿手法学（第3版）	王之虹
88	*刺法灸法学（第2版）	方剑乔　吴焕淦
89	推拿功法学（第2版）	吕　明　顾一煌
90	针灸治疗学（第2版）	杜元灏　董　勤
91	*推拿治疗学（第3版）	宋柏林　于天源
92	小儿推拿学（第2版）	廖品东
93	针刀刀法手法学	郭长青
94	针刀医学	张天民

中西医临床医学等专业

序号	教材名称	主编姓名
95	预防医学（第2版）	王泓午　魏高文
96	急救医学（第2版）	方邦江
97	中西医结合临床医学导论（第2版）	战丽彬　洪铭范
98	中西医全科医学导论（第2版）	郝微微　郭　栋
99	中西医结合内科学（第2版）	郭　姣
100	中西医结合外科学（第2版）	谭志健
101	中西医结合妇产科学（第2版）	连　方　吴效科
102	中西医结合儿科学（第2版）	肖　臻　常　克
103	中西医结合传染病学（第2版）	黄象安　高月求
104	健康管理（第2版）	张晓天
105	社区康复（第2版）	朱天民

护理学等专业

序号	教材名称	主编姓名
106	正常人体学（第2版）	孙红梅　包怡敏
107	医用化学与生物化学（第2版）	柯尊记
108	疾病学基础（第2版）	王　易
109	护理学导论（第2版）	杨巧菊
110	护理学基础（第2版）	马小琴
111	健康评估（第2版）	张雅丽
112	护理人文修养与沟通技术（第2版）	张翠娣
113	护理心理学（第2版）	李丽萍
114	中医护理学基础	孙秋华　陈莉军

115	中医临床护理学	胡　慧
116	内科护理学（第2版）	沈翠珍　高　静
117	外科护理学（第2版）	彭晓玲
118	妇产科护理学（第2版）	单伟颖
119	儿科护理学（第2版）	段红梅
120	*急救护理学（第2版）	许　虹
121	传染病护理学（第2版）	陈　璇
122	精神科护理学（第2版）	余雨枫
123	护理管理学（第2版）	胡艳宁
124	社区护理学（第2版）	张先庚
125	康复护理学（第2版）	陈锦秀
126	老年护理学	徐桂华
127	护理综合技能	陈　燕

康复治疗学等专业

序号	教材名称	主编姓名
128	局部解剖学（第2版）	张跃明　武煜明
129	运动医学（第2版）	王拥军　潘华山
130	神经定位诊断学（第2版）	张云云
131	中国传统康复技能（第2版）	李　丽　章文春
132	康复医学概论（第2版）	陈立典
133	康复评定学（第2版）	王　艳
134	物理治疗学（第2版）	张　宏　姜贵云
135	作业治疗学（第2版）	胡　军
136	言语治疗学（第2版）	万　萍
137	临床康复学（第2版）	张安仁　冯晓东
138	康复疗法学（第2版）	陈红霞
139	康复工程学（第2版）	刘夕东

中医养生学等专业

序号	教材名称	主编姓名
140	中医养生学导论	陈涤平　周时高
141	养生名著选读	田思胜
142	中医体质养生学	倪　诚
143	中医情志养生学	陈四清　侯江红
144	中医四时养生学	龚婕宁
145	中医药膳食养学	史丽萍　何富乐
146	中医养生方法学	郑　亮　金荣疆
147	中医养生适宜技术	程　凯　杨佃会

注：①本套教材均配网络增值服务；②教材名称左上角标有*号者为“十二五”普通高等教育本科国家级规划教材。

第三届全国高等中医药教育教材建设指导委员会名单

全国高等中医药教育本科
中医养生学专业教材评审委员会名单

顾　　问　路志正　周仲瑛　王　琦　孙光荣

主任委员　陈涤平

副主任委员　马烈光　蒋力生

委　　员

谷晓红　吕文亮　季　光　石　岩　刘焕兰　顾一煌　李玉清

王洪武　李松涛　林慧光　刘　丹　张文凤　冯晓东　王伟峰

秘　　书　刘华东

前　言

2017年教育部批准开设中医养生学本科专业，是顺应大健康时代社会发展的需求，培养新时期中医养生高级专业人才的重要举措。纵观中医学术发展的历程，养生方法与技术始终伴随着中医学的理论与临床经验逐渐完善与成熟，总结与传承中医养生方法与技术是中医临床工作者的一项重要职责。

中医养生方法学属于中医养生学专业临床应用类课程，旨在通过学习中医养生学的基本理论与方法，实现准确选择与应用中医养生方法，使学生在中医理论指导下，指导和应用养生的方法。

中医养生方法学的教学不仅能很好地担负起提高学生应用养生方法的能力，而且能为学生继承与发扬中医学特色的养生保健提供坚实的保障，有利于从中医学基础理论层面提升至实践应用。中医养生方法学始终强调培养学生学习知识与应用知识的能力，通过学习本门课程可以有效地培养学生思考知识、转化思想和应用技能的综合能力。

中医养生学是在与时俱进中不断地充实、发展与完善的，其最终目标是使人类延长生命，获得健康快乐。基于此，中医养生方法学的教学过程必须始终在中医理论的指导下，依据不同人群的健康需要制定各自适宜的中医养生保健方案，在教学中将“实现广泛人群普遍提升体质、预防疾病与延年益寿”的教学目标有效地融入课程。

《中医养生方法学》教材的编写注重中医养生学教材核心内容建设，突出中医理论的指导性、专业技能的操作性、适宜技术的准确性。章节内容的厘定严格按照全国高等中医药教育（本科）国家卫生健康委员会“十三五”教材编写会议要求，汇聚全国高等院校现有中医养生类课程的优秀思想与教学成果，突出与中医学、针灸推拿学、中医康复学等专业的区别，介绍了中医养生方法中行之有效的方法，包括情志养生方法、饮食养生方法、环境养生方法、社交养生方法、起居养生方法、沐浴养生方法、房事养生方法、经络腧穴养生方法、功法养生方法、运动养生方法、方药养生方法和志趣养生方法等，共计13章。教材介绍的养生方法贴近生活、简单易行，强调人群的广泛适用性，渗透于日常的衣食住行，为不同人群提供全方位、全周期的健康照护。

本教材为首次编写，在各参编单位领导的鼎力支持下，各位同仁通力协作，终告完成，特此感谢。由于学术水平所限，可能存在不妥之处，诚请各院校师生在使用中不断总结经验，提出宝贵意见与建议，便于今后进一步修订提高。

编者

2019年3月

目 录

绪　论

学习目的

通过本课程的学习，掌握或熟悉中医养生方法学的概念、分类、发展简史、理论基础，以及情志、饮食、方药等主要养生方法的操作内容和相互间的联系，了解中医养生方法的时代意义及情志、饮食、方药等主要养生方法的基本概念，提升学生的中医养生思维方式，为之后的中医养生应用学等其他专业课程的学习打下坚实基础。

学习要点

掌握情志、饮食、方药、经络腧穴、起居、功法、运动、环境、社交、沐浴、志趣、房事等主要养生方法的基本概念与操作内容。

中医养生学有着悠久的历史，它根植于中华民族深厚的传统文化积淀，独具东方哲学人文思想，又以中医理论为基础，与中国传统的史、文、哲相互渗透，并融合道、儒、佛等的养生思想。同时，中医学的基本思想和理论对中医养生起着根本性的指导作用，并以此在千百年的实践过程中，不断归纳总结、锤炼和提高，升华后日臻完善，从而形成了独具特色的中医养生学学科体系。中医养生是“中国古代科学的瑰宝”，是中华民族在漫长的历史发展过程中，追求健康长寿的实践经验中总结出来的智慧结晶。在中医医家及养生家的不断探索、弘扬下，中医养生方法得到了迅速发展，在国内外被广泛运用并得到充分认可，在推动世界卫生健康事业发展过程中发挥着重要作用。

第一节　中医养生方法学的概念与分类

中医养生方法历史悠久，是历代医家、养生家及广大人民在追求美好生活过程中形成，并不断创新发展。随着中医养生学学科体系的逐渐完善，中医养生方法学也就自然而然地从中医养生学体系中被分化出来，迈出了独立建设的步伐。

一、概念

养生，又称摄生、道生、卫生、保生等。养生一词，最早见于《庄子》内篇。所谓养，含有颐养、保养、修养、培养、护养、调养、补养等意；所谓生，就是人的生命，包括生存、生长之意。《庄子》云：“顺之以天理，行之以五德，应之以自然。然后天理四时，太和万物；四时迭起，万物循生。”养生，是指人类根据对生命活动的认识，通过有意识地运用各种方法，尽可能达到人类自然寿命的颐养生命活动，这种活动贯穿于人的一

笔记

生，是对所有人群进行的全方位、全周期的生命养护。《素问·上古天真论》云："上古之人，其知道者，法于阴阳，和于术数，食饮有节，起居有常，不妄作劳，故能形与神俱，而尽终其天年，度百岁乃去。"

中医养生方法，是在中医理论指导下所进行的养生行为。中医理论的基本特点是整体观念和辨证论治，在中医养生学中则升华为整体动态的特征，它重视人体是一个有机的整体，要随着时间、空间的移易和四时气候的改变而进行调整饮食、起居、运动等生命活动，使人之神形、气血、阴阳保持整体平衡协调，这对养生至关重要。并从"天人相应""形神合一"的整体观念，去认识人体生命活动及其与自然、社会的关系；从"法于阴阳，和于术数"，强调人的生命活动要顺应自然环境、社会环境和生命变化的内在规律，并与之协调。

精、气、神学说是中医理论的重要组成部分。中医学把人体最重要的物质与功能活动概括为精、气、神，认为这是生命之根本，是维持人体整个生命活动的三大要素，认为养生之法莫如养性，养性之法莫如养精；精充可以化气，气盛可以全神；神全则阴阳平和，脏腑协调，气血畅达，从而保证身体的健康和强壮。所以精、气、神的保养是最重要的内容，这也是中医养生方法运用之根本。

中医养生方法学是以中医理论为指导，根据人体生命活动变化规律，研究和阐释中医各种养生方法操作内容、适宜人群、禁忌及注意事项，实现增强体质、维护健康、防病延年、益寿缓衰等养生目的的知识与技能的一门学科，它以"未病先防，既病防变，瘥后防复"为"上工治未病"的策略与手段，是最能体现中医养生特点的一门学科。

中医养生方法学是从中医养生学中分化出的一门新兴的核心学科。它体现了"权衡以平""三因制宜"的辨证观念，认为生命是一个动态的过程，健康是一个动态稳定的生命状态，天、地、人三者对健康的影响因素复杂多变，所以强调辨证、辨体施养。另外，中医养生方法学还注意从自然环境到衣食住行，从生活爱好到精神卫生，从药饵强身到运动保健等各方面，运用各种养生方法进行较为全面、综合的生命健康养护，同时十分重视按照不同情况区别对待，主张养生方法要因人、因时、因地制宜，反对千篇一律、一个模式，强调针对各人不同特点有的放矢，选择适宜的养生方法，体现中医养生的动态整体平衡的思想。

二、分类

中医养生方法历史悠久，经过历代医家及养生家等的不断总结、归纳和升华，出现了情志养生、饮食养生、方药养生、经络腧穴养生、起居养生、功法养生、运动养生、环境养生、社交养生、沐浴养生、志趣养生、房事养生等多种养生方法，这些方法被广泛运用于人类的各种实践活动之中，具有天然绿色、简单易行、卓有成效等特点，在世界卫生健康事业中发挥着重要作用。

1. 情志养生方法　又称精神养生方法，是指在中医养生基本观念、原则指导下，通过主动的修德、积精及怡情等调神方法，保护和增强精神心理健康；通过移情、节制、疏泄、开导、暗示等措施及时排解不良情绪，恢复精神心理平衡，达到精神内守，形与神俱，从而延缓衰老、尽终天年的养生方法，包括正常情志、异常情志调摄等养生方法。

笔记

2. 饮食养生方法　是指在中医理论指导下，根据食物特性，合理地选择和加工利用食物，达到滋养精气、平调阴阳、维护健康、预防疾病、延年益寿目的的方法技术，包括饮食平补、饮食调理、药膳调理等养生方法。

3. 环境养生方法　是指依据环境与人类健康的关系，指导人们选择和创造适宜的生活环境，使其与人体生命活动规律协调一致，从而预防疾病，增强体质，保养生命，达到健康长寿目的的养生方法，包括自然环境、人工环境调摄等养生方法。

4. 社交养生方法　是指个人根据社会状况及自身的交际情况，合理利用社会环境中的有利因素，主动改善自身的适应能力及交际状况，建立良好的交际圈，从而更好地融入社会，达到怡畅情志、却病延寿的养生方法，包括社会适应、社会交往等养生方法。

5. 起居养生方法　是指在中医理论指导下，通过合理安排起居作息，妥善处理日常生活细节，使之符合自然界和人体的生理规律，以保证身心健康，求得延年益寿的养生方法，包括作息调摄、劳逸调摄、睡眠调摄、二便调摄、起居环境调摄、衣着调摄等养生方法。

6. 沐浴养生方法　是指利用水、泥沙、日光、空气、中药汤液等有形或无形的天然物理介质，作用于体表，以达到沐浴锻炼、强身健体、延年益寿的养生方法，包括水浴、日光浴、森林浴、泥沙浴、温泉浴等养生方法。

7. 房事养生方法　是指根据人体的生理、心理特点和生命的规律，采取健康适度的性行为，调节男女房事活动，和谐性生活，达到强身健体，却病益寿目的的养生方法，包括房事有度、房事有术、适时婚育、独身颐养等方法。

8. 经络腧穴养生方法　是指以中医经络学说为基础，通过各种器具（针、艾、砭石、罐、药物等）作用于身体部位，以刺激腧穴、调整经络气血为基本手段，从而激发营卫气血的运行，和阴阳、养脏腑，达到增强体质、维护健康、防病治病、延年益寿的养生方法，包括针刺、艾灸、推拿、敷贴、拔罐、刮痧等养生方法。

9. 功法养生方法　是指在遵循生命自然规律的基础上，通过中国传统功法方式，以意识为主导，通过形体的导引运动，配合呼吸吐纳来疏通经络气血、改善脏腑功能，和畅精神情志，培育元真之气，从而达到调摄身心健康、提高生命质量、益寿延年的养生方法，包括动功、静功等养生方法。

10. 运动养生方法　是指运用各种体育运动方式进行锻炼，以活动筋骨、调节气息，来畅达经络、疏通气血、和调脏腑，从而达到增强体质、益寿延年目的的养生方法，包括现代有氧运动、传统养生舞蹈、球类运动等养生方法。

11. 方药养生方法　是指在中医理论指导下，根据方药的不同性能、功效以及使用者自身的需要，将选配的方药加工制成一定的制剂形式，运用中药方剂来调理脏腑、经络、气血津液，实现颐养生命、增强体质、预防疾病以达到延年益寿养生目的的方法，包括内服方药、外用方药等养生方法。

12. 志趣养生方法　又称娱乐养生、雅趣养生，是指通过培养和发挥自身高雅的志向、情趣及爱好来怡养、愉悦身心的养生方法，包括音乐、弈棋、书画、阅读、品茗、垂钓、收藏、旅游、宠物养生等方法。

此外，中医养生方法还包括香熏养生、热敷养生、辟谷养生、少数民族特色养生等方法。伴随着时代的进步与发展，各种养生方法在内容与应用方面发生了一定变化，

笔记

故随时而定，不胶柱鼓瑟，采用合理的养生方法以常达变，这是正确使用中医养生方法的根本要求。

第二节 中医养生方法的发展简史

中医养生方法的形成和发展经历了漫长的岁月，得到历代养生家、医家和广大劳动人民长期的防病保健实践检验，对中华民族的繁衍生息做出了重大贡献，并已在世界范围内产生了深远的影响。其发展源流大致可以分为以下几个历史阶段。

一、上古时期

中国是个历史悠久的文明古国，如果从原始群居的猿人算起，已经历了近两百万年的漫长过程。中国养生的起源，可以追溯至上古时期。原始社会的生产力极为低下，人类过着茹毛饮血的生活，先民在与大自然的斗争中，逐渐地认识了自然与生命的关系，萌芽和形成了许多简单的养生方法。

1. 食物养生　由于受到环境的制约和人类自身能力的限制，原始社会的食物非常短缺。火种的发现和应用改善了人类茹毛饮血的饮食条件。人们吃熟食，不仅缩短了消化食物的过程，获得了更多的营养，也防止了一些肠道传染病的发生。火还能帮助人类战胜严寒，温暖肢体，驱散寒冷。这是食物养生的萌芽。

2. 针灸养生　在长期的实践中，先民还发现了一些用火治病的方法，如灸、焫、熨等，用以治病除疾，养生防病。宋代罗泌的《路史》中曾记载有“伏羲尝百草制砭”，说明先民已经开始使用砭石来治疗和预防疾病，也是针灸养生的雏形。

3. 药物养生　在甲骨文中有记载神农尝百草的传说，当时人们食物的来源是植物和肉食，在采集和食用过程中，有时会出现中毒的现象，于是人类开始尝试用植物来解毒和治疗疾病，这是药物养生的开始，也是人类药物养生意识的萌芽。

4. 环境养生　顺应外界环境是生命得以生存的基本条件。由于原始社会时先民改造自然的能力有限，故尽量选择自然生存条件较好的河谷地区群居，且冬居营窟、夏居巢，以避免禽兽威胁和适应自然气候变化，环境养生便起源于此。

5. 起居养生　山顶洞人因发现于北京市周口店龙骨山北京人遗址顶部的山顶洞而得名，是中国华北地区旧石器时代晚期的人类化石，属晚期智人。我国考古工作者曾在周口店遗址中发现 12 个外形一模一样的兔子头骨化石，和两颗钻有小孔的动物牙齿化石，说明山顶洞人当时就有了饰物，这是中医起居养生中衣物养生思想产生的起源。

6. 功法及运动养生　起初先民模仿禽兽动作而舞蹈，这时的舞蹈多是对图腾的一种表达尊敬的方式，尚不能算作养生的行为。到原始社会中后期，随着生产力水平的提高和人们抽象思维能力的提高，先民开始懂得学习和利用大自然的有利条件，发明了拟声的鸡笛、鹿哨和模拟动物的舞蹈，并有意识地运用各种运动来健身却病，如走、跑、跳、投等。《吕氏春秋·古乐篇》说：“远古地阴，凝而多寒，民气郁瘀而滞着，筋骨缩瑟而不达，故作舞以宣导之。”说明原始社会后期的先民，开始将舞蹈用来宣导肢体、关节的阴湿邪气。

二、先秦时期

这一时期，产生了王位世袭制，形成了一套从中央到地方的行政管理制度，进一步巩固了奴隶主统治。周朝时期，官员制度逐渐健全，为养生事业的发展和健全奠定了政治基础，具体设立了天官官职管理卫生防疫工作，下设有凌人或掌冰主管冰室，设立了检查监督饮食卫生的内饔官职，设立了在发生天灾疫情时进行巡回救护的地官司徒，设立了主管环境卫生的秋官司寇等。经济的高度发展为人们生活提供了经济和物质的基础，同时为预防养生提供了依据。夏朝时已经进入青铜器时代，青铜器农具的使用促进了农业的发展，产生了酿酒业，对人类的预防养生起到相当大的作用；畜牧业的发展改善了人们的饮食结构，肉食的增多增强了人们的体质，提高了生活水平。

1. 精神养生　先秦诸子在探讨自然规律及生命奥秘的过程中，提出了不同的养生思想与观点。《易·系辞下》："君子安而不忘危，存而不忘亡；治而不忘乱，是以身安而国家可保也""惧以终始，其要无咎，此之循易之道也"。这种居安思危，未变先防的思想，正是中医养生思想的理论渊源。道家思想中，"清静无为""返璞归真""顺应自然""贵柔"及动形达郁的主张，对中医养生保健有很大影响和促进。《管子》承袭了老子关于"道"是宇宙本原的思想，明确提出"道"即"精气"的观点。《管子·内业》是最早论述心理卫生的专篇，其将善心、定心、全心、大心等作为最理想的心理状态，以此作为内心修养的标准。"凡人之生也，必以平正，所以失之必以喜怒忧患。是故止怒莫若诗，去忧莫若乐，节乐莫若礼""凡人之生也，必以其欢"。保持乐观情绪，也是养生的重要内容，而调节情绪则可用雅情怡兴的方法。《荀子·解蔽》中"心者，形之君也，而神明之主也"认为人的精神活动是由心来主宰，注重精神的调养。《孟子·尽心章》中有"养心莫善于寡欲"之说。《韩非子·解老》中强调德、仁、义、礼的重要性，其中"德者，内也；得者，外也。"认为品德是内在的修为，而得是外在的得失。《吕氏春秋·尽数》说："天生阴阳寒暑燥湿，四时之化，万物之变，莫不为利，莫不为害。圣人察阴阳之宜，辨万物之利以便生，故精神安乎形，而年寿得长焉。长也者，非短而续之也，毕其数也。毕数之务，在乎去害。何谓去害？大甘、大酸、大苦、大辛、大咸，五者充形则生害矣。大喜、大怒、大忧、大恐、大哀，五者接神则生害矣。大寒、大热、大燥、大湿、大风、大霖、大雾，七者动精则生害矣。故凡养生，莫若知本，知本则疾无由至矣。"主张知本求因、趋利避害、颐养神形的养生观点。

2. 起居与沐浴养生　夏商时期，人们已经有洗脸、洗手、洗脚等习惯。如甲骨文中既有表示洗脸的"沐"字和表示洗澡的"浴"字。在周代，定期沐浴已成了人们的生活习惯。《管子》提出起居有时、节制饮食、适应四时等重要的养生原则。《管子·形势篇》云："起居时，饮食节，寒暑适，则身利而寿命益；起居不时，饮食不节，寒暑不适，则形累而寿命损。"儒家养生思想提出合理的安排生活、注意起居有时、劳逸适度、饮食有节等，是护养身体的基本原则。反之，如果不注意这些原则，"寝处不适，饮食不节，逸劳过度者，疾共杀之"。

3. 方药养生　《诗经》收录80多种药物，对某些药物的采集、产地、食用效果也有简明的叙述。人们对于中药的喜爱和随身佩戴本意是驱邪，但实际上起到了养生的作用。《山海经》根据药效分类记录药物126种，明确指出了药物的产地、疗效、作

笔记

用和治疗性能，例如，其中有一类为补药，如櫰木、枥木、狌狌等，具有强壮身体、增强记忆力、延年益寿的功效；并记载了防治皮肤皲裂的药以及能“服之美人色”“服之媚于人”的药物。这些药物为后世养生家、医家探讨抗老防衰、益寿延年的药物提供了宝贵的经验。《五十二病方》中载有治疗损美性疾病的方剂，其中美容方剂中以防治瘢痕的方剂最多。

4. 饮食养生　周代的宫廷医生已有分工，专设“食臣”，负责王公诸侯的饮食养生，《周易》中专门记载有适宜四时的肉食品种、调味宜忌、饮食与菜肴的搭配、服食方法等许多饮食卫生的内容。孔子对于饮食卫生十分重视，为了保证身体健康，他提出了饮食保健的原则，“食不厌精，脍不厌细”，即饮食精，则营养丰富，脍宜细，则味道美，可增进食欲，有利于消化吸收。并指出：“食饐而餲，鱼馁而肉败则不食；色恶不食；失饪不食；不时不贪。”强调食物贵在精细、适时和新鲜卫生，不能食用肉败、色恶、臭恶之变质食物，同时也提出了调和饮食五味，要顺应四时的原则。

5. 环境养生　《周易》是我们祖先生活及生产斗争实践的产物，其上通天文，下通地理，中通万物之情，穷天人之际，探讨宇宙、人生必变、所变、不变的机理，进而阐明人生知变、应变、适变的大法则。《周易》立论的目的在于掌握自然变化规律，着眼于自身的安危，强调审时度势，顺应自然，力求主观与客观的协调统一，以防患于未然。道家所主张的“道”，是指天地万物的本质及其自然循环的规律。《道德经》中说：“人法地，地法天，天法道，道法自然”，所以，人的生命活动符合自然规律，即“是谓深根固柢，长生久视之道”，才能够使人长寿。这是道家养生思想的根本观点。

6. 功法及运动养生　《吕氏春秋》认为人之精气血脉以通利流畅为贵，若郁而不畅达，则百病由之而生。此外，还指出“流水不腐，户枢不蠹，动也，形气亦然，形不动则精不流，精不流则气郁”，经常运动形体，则精气流行，恶无由生。吕氏提出的这种动形达郁的主张是对养生学的一个重大贡献。

三、秦汉时期

秦汉时期，第一次出现了封建社会鼎盛的局面，政治制度趋于完善，社会环境趋于稳定。这一时期内，出现了不少著名医家和养生家，以及养生专论、专著，养生学有很大的进展。

1. 情志养生　《黄帝内经》对身心疾病的社会心理致病因素、发病机制、诊断防治等方面都有许多精辟的论述，形成一定的理论体系。特别是对于心理与生理之间的关系，个性心理特征的分类，心理因素在疾病发生发展中的地位，心理治疗的意义，调神摄生的心理卫生等，做了原则性的总结，提出了很多颇有价值的见解，如《素问·灵兰秘典论》：“心者，君主之官，神明出焉”。《素问·宣明五气篇》：“心藏神”。《灵枢·邪客篇》“心者……精神之所舍也”。这些是后人研究精神的宝贵资料。《淮南子·主术训》中“目妄视则淫，耳妄听则惑，口妄言则乱，夫三关者，不可不慎守也。”强调了目、耳、口是养德养心的重要三关，眼睛随便乱看就会使你惑乱，耳朵随意乱听就会使你迷惑，嘴巴随意胡说就会给你带来乱子，要做到“非礼勿视、非礼勿听、非礼勿言”。《史记·太史公自序》中“论六一要旨”云：“凡人所生者，神也，所托者形也。神大用则竭，形大劳则敝，形神离则死。……神者生之本也，形者生之具也”“形神骚动，欲与天地长久，非所闻也”，可以看出，这是承袭了先秦道家贵生、养神的思想。同

笔记

时，也是对汉武帝追求长生不死、得道成仙思想的有力批判。《中藏经》秉承了《黄帝内经》天人相应、顺应自然，以阴阳为总纲的思想，发展了阴阳学说，从阴阳的角度阐述养神之法，“顺阴者多消灭，顺阳者多生”。东汉时期的王充，提出了禀气的厚薄决定寿命长短的观点，在他所著的《论衡》中强调：“若夫强弱夭寿，以百为数，不至百者，气自不足也。夫禀气渥则其体强，体强则其寿命长；气薄则其体弱，体弱则命短，命短则多病寿短”。即认为，人寿命的长短取决于人在母胎里承受气的多少厚薄，承受气多的厚的，身体强健，寿命长，能活到百岁；反之则体弱，命短，夭折。

2. 起居养生 《金匮要略》提出“养慎”，即调护机体以顺应四时之变，“若人能养慎，不令邪风干忤经络，……病则无由入其腠理”，明确指出，注意四时变化，外避虚邪贼风，是防病养生的一个重要方面。《孔子家语》中说：“夫寝处不适，饮食不节，逸劳过度者，疾共杀之”，指出作息不规律是发生疾病，甚至是危及生命的原因之一。

3. 环境养生 《灵枢·本神篇》指出“智者之养生也，必顺四时而适寒暑。”强调人体应顺应四时变化来加强健康养生锻炼。

4. 方药与饮食养生 《淮南枕中记》中记载了经常服食枸杞汤液可以“老者复少，久服延年，可为真人”。《周易参同契》是研究炼丹的典籍，它将易学思想与养生结合，为气功养生家推崇。东汉张仲景特别强调饮食与养生的关系，“凡饮食滋味以养于身，食之有妨，反能为害，……若得宜则益体，害则成疾，以此致危”，因而“服食节其冷热、苦酸辛甘”，明确指出，饮食之冷热、五味之调和，以适宜为度，方可起到养生作用。反之，于身体有害。《神农本草经》是现存最早的中药学著作，载药365种，其中，上品药物为补养之品，计120种，多具有补益强身、抗老防衰之功效，提倡以药物增强身体健康，如人参、黄芪、茯苓、地黄、杜仲、枸杞等，均为强身益寿之品，后世医家据此而创制了不少抗老防衰的方药。

5. 功法及运动养生 《金匮要略》中说：“四肢才觉重滞，即导引吐纳……勿令九窍闭塞”，提出导引运动养生。华佗继承了先秦《吕氏春秋》中的动则不衰之说，从理论上进一步阐述了动形养生的道理，并对导引健身术十分重视，总结归纳了模仿虎、鹰、熊、狼、鸟五种动物动作的导引法，称之为“五禽戏”。方法简便，行之有效，大大促进了导引健身的发展。

6. 经络腧穴养生 《素问·刺法论》云：“故刺法有全神养真之旨，亦法有修真之道，非治疾也，故要修养和神也。”即刺法有保全神气调养真元的意义，也具有修养真气的道理，并不只能单纯治疗疾病，所以一定要修养与调和神气。《素问·刺热论》则指出针灸的方法应该根据脏腑而异。《灵枢·逆顺》云：“上工刺其未生者也。”即医术高明的医生可以针灸治疗还没有出现症状的疾病。《黄帝岐伯·按摩十卷》讲述“气功、推拿、点穴、按摩疗法”，是中国针灸按摩的理论依据。

7. 房事养生 长沙马王堆西汉墓出土的医书《合阴阳》，是现存发现的最古老的论述房中之法的专书，专述两性生活和房中保健。全篇用简32枚，提到的“十动”“十节”是指模仿动物姿态的十种性交动作；“十修”“八动”则提出了男女性交姿态及技巧问题，同时很注意女方在性交过程中的情绪反应，说明了古人如何把男女交合与养生联系起来，还阐述了从房事前的准备工作按摩之法“戏道”，到房事活动的全部过程以及房事养生的意义。《天下至道谈》之“天下至道”，即高深的养生之道，实指房事生活中的养生之道。它强调男女性生活要掌握规律，要有节制谨慎房事，男

笔记

子要闭精守关；还重点指出了房事养生的注意事项，这就是著名的“七损八益说”，即在性生活中有八种做法对人的健康有补益，七种做法对人的健康有损害；同时还论述了一些性功能障碍，如分析了阳痿的原因。

四、魏晋隋唐时期

魏晋隋唐时期是我国封建社会的繁荣时期。经济的发展和对外交流的增多，为医学的发展、促进医药知识的交流和传播提供了条件。魏晋南北朝时期，频繁的战争促进了南北人口的流动，客观上促进了民族的交流、文化的融合，同时中医养生也融合了多民族的医学养生思想。隋唐时期，中外经济文化交流出现前所未有的盛况。中外经济的交流，使得国外的药材和医学著作传进我国，为中医的预防养生提供了物质和理论基础。

1. 情志养生　东晋医家葛洪，精研道教理论，在养生方面做出了很大贡献。他从预防为主的思想出发，首先提出“养生以不伤为本”，认为良好的生活习惯有利于长寿。《抱朴子·内篇》中提出“十二少”，即少思、少念、少笑、少言、少喜、少怒、少乐、少愁、少好、少恶、少事、少机，以保和全真；《抱朴子·养生论》中提到“多思则神散，多念则心劳，多笑则脏腑上翻，多言则气海虚脱，多喜则膀胱纳客风，多怒则腠理奔血，多乐则心神邪荡，多愁则头鬓焦枯……斯乃伐人之性，甚于斤斧；损人之命，猛于豺狼”，指出情志太过就会损伤生命。南朝养生家陶弘景，精于医学，通晓佛、道，他辑录了“上自农黄以来，下及魏晋之际”的许多养生文献，而成《养性延命录》一书，为现存最早的一部中医养生学专著。书中论述的养生法则和方术甚多，如顾四时、调情志、节饮食、宜小劳、慎房事、行气吐纳等，特别是强调了情志养生的重要性。唐代孙思邈提出了“养性”之说，在《备急千金要方·养性序》中专门论述了养性即养生，反复强调“善养性者，则治未病之病，是其义也”“是以圣人消未起之患，治未病之疾，医之于无事之前，不追于既逝之后”；在《孙真人养生铭》提出调适情志，“寿夭休论命，修行本在人”的养生观点。《黄庭内景五脏六腑补泻图并序》中强调自我修持，认为若能克己励志，存神修养，即可使造物者为我所制，不用金丹玉液也可达到祛病延年之效。《神仙可学论》中说：“静以安身，和以保神”，即以“清净无为”处世度日以平和恬淡保养元神。

2. 起居养生　《抱朴子·内篇》指出：“兴居有节”，即起居要有规律；《抱朴子·养生论》指出：“不欲起晚，不欲多睡”“早起不在鸡鸣前，晚起不在鸡鸣后”，说明早上宜按时起床，注意合理的作息制度。《养性延命录·教诫》中说：“养性之道，莫久行，久坐，久听……能中和者，比久寿也。”即不要“久坐”“久行”“久视”“久听”，否则会影响寿命。

3. 饮食养生　东晋葛洪在《仙药》中论及的植物如灵芝、茯苓、地黄、麦冬、楮实子、黄精、菊花等，经现代研究分析证实，确有抗衰防老、益寿延年的作用。他还在《肘后备急方》中说：“羊肝不可合乌梅及椒食”“天门冬忌鲤鱼”，指出食疗中食物运用的禁忌思想。唐代孙思邈奠定了我国食养学的基础，指出：“安身之本，必资于食”“不知食宜者，不足以存生也”。他认为饮食是养生防病的重要手段，《备急千金要方·食治》载药用食物，分果实、蔬菜、谷木、鸟兽4门，内容涉及食治、食养、食禁各方面；《千金翼方》强调饮食在防治疾病，延年益寿方面的重要价值，提出“若能用食平疴，释情

笔记

遗疾者，可谓良工，长年饵老之奇法，极养生之术也。”唐代医学家孟诜在《食疗本草》中收录了大量医食并用品，分析了炮制、贮藏、服用方法及食疗的地区性差异，提出了妊、产妇应加注意的饮食问题，吸收民间单验方，提出新的食疗方法；并载有美容或具有美容作用的药物47种，对唐代以前的食疗美容做了一次较全面的总结，对后世食疗起到促进作用。

4. 针灸养生　《古今灵验方》记载十二经脉针灸空穴主治证665条。《备急千金要方》《千金翼方》中记载有在急病的情况下，先用针灸的方法以预防疾病的传入。《范东阳方》中有灸法防霍乱使“人终无死忧”的记载，并首次提出“逆灸”，即指使用灸法养生防病的预防性灸疗。葛洪《肘后备急方》中记载用艾叶熏蒸能够预防疾病。隋代医家巢元方在《诸病源候论》中更加明确提出艾灸治病的思想，并提出艾灸同样需要辨证论治。

5. 方药养生　南北朝陈延之《小品方》中记载“治狐臭诸方”“治手足腋下股恒湿诸方”“治面黑痣诸方”等美容方剂。《肘后备急方》专篇记载了大量的美容方剂，如“治面皰发秃身臭心惛鄙丑方”一篇中，共载美容方剂58首，其中以治疗损美性疾病的美容方剂为主。《刘涓子鬼遗方》是我国现存最早的外科学专著，书中收载了8首美容方剂；《古今录验方》载录了38首美容方剂；《备急千金要方》全书共有美容方剂168首；《千金翼方》中记载美容方剂77首。陶弘景编纂的《本草经集注》一书，对《神农本草经》进行归纳整理、增补，增加了一些美容药物，如天门冬、菟丝子、白蒿、蛇床子、藁本等中药材具有不同的美容功效。并在系统地总结了前人的养生经验后，在《养性延命录》中，提出一整套养生理论和方法，尤其为美容养生的研究提供了重要的理论依据和实践借鉴。

6. 品茗养生　唐朝茶圣陆羽在《茶经·茶之源》写道：“苦荼久食羽化”，提出饮茶可以延年益寿。书中还记载“若热渴、凝闷、脑疼、目涩、四肢烦、百节不舒，聊四五啜，与醍醐、甘露抗衡也”，指出茶具有清热止渴、清心除烦、提神醒脑、轻身明目等功效。其中“茶之为用，味至寒，为饮。最宜精行俭德之人”，指出茶在饮用时，味道苦寒，最适合简朴生活且志趣高尚的人。孟诜认为：“茗叶利大肠，去热解，煮取汁，用煮粥良。又，茶主下气除好睡，消宿食”，体现了茶疗养生方法。

7. 房事养生　《素女经》中讲述了正确的性观念、性生理、性反应、性过程、性与养生、性与优生等内容。《素女方》中论述了性的生理、心理、性技巧，一些性治疗方面的药方，根据四时季节分别加用不同的药物，配成不同的方剂。《养性延命录》记载“壮而声色有节者，强而寿”，强调节欲保精是抗衰防老的重要一环。《备急千金要方·房中补益》中指出：“凡觉阳事辄盛，必谨而抑之，不可纵心竭意，以自贼也”，强调不可纵欲。为防止性生活不当而诱发某些疾病，《备急千金要方·养性禁忌》中指出：“男女热病未差，女子月血，新产者，皆不可合阴阳”。同时，还强调通过和谐、适度的性生活，达到怡情悦性，有益身心的重要性。这些观点都是很科学的性保健内容。

8. 功法及运动养生　东晋许逊所著《灵剑子》记载“子时至午时炼阳、午时至酉时炼阴之术”，炼养之法有胎息服气、按摩导引、内视存思、叩齿咽津等。《抱朴子·释滞》中指出：“行气可以治百病，……或可以延年命，其大要者，胎息而已”，首次提出了“胎息”功法，并详述其要领。《养性延命录·服气疗病篇》中记载：“纳气有一，吐气有六。纳气一者，谓之吸也；吐气六者，谓吹、呼、唏、呵、嘘、呬，皆出气也。……委

笔记

曲治病。吹以去热，呼以去风，唏以去烦，呵以下气，嘘以散寒，呬以解极。”同时指出：“心脏病者。体有冷热，吹呼二气出之；肺脏病者，胸膈胀满，嘘气出之；脾脏病者，体上游风习习，身痒痛闷，唏气出之；肝脏病者，眼疼愁忧不乐，呵气出之。”这些记载成为了“六字诀”的起源。之后，《黄庭内景五脏六腑补泄图》中改变了六字与五脏的配合方式，改肺“嘘”为肺“呬”，改心“呼”为心“呵”，改肝“呵”为肝“嘘”，改脾“唏”为脾“呼”，改肾“呬”为肾“吹”，另增胆“嘻”之法。达摩是中国佛教禅宗的创始者，相传《易筋经》是他译写的，为佛门养生健身功法，也是中医养生学中的健身术之一。此外，唐代孙思邈说：“养生之道，常欲小劳，但莫大疲及所不能堪耳”“非老人须知服食将息节度，极须知调身按摩，摇动肢节，导引行气”，指出养生之道，在于坚持运动锻炼，但应注意量力而行。

五、宋金元时期

宋金元时期，是中国封建社会的中期，这个时期是国家从统一走向分裂统一再统一的过程。北宋时期政府重文轻武，大力倡导儒家，发布诏令、建立全国性质的行政管理机构和医药养生机构，特别设立太医局专门管理中医药教育和地方教育，开展文仕通医、师承授业等中医教育方式，北宋政府的措施促进了中医的发展。金朝首设太医院，到了元朝太医院成为最高议事机构，设立的广惠司是中国第一所中医院，医疗机构设备逐渐完善，人们对于自身健康和养生更加重视，使中医预防养生得到发展。北宋是中国古代商品经济发展的一个高峰，城镇商品经济发展迅速，出现纸币。经济的繁荣为中医养生打下了物质基础，也使得更多人从事中医，并且有条件进行中医养生。活字印刷术的使用和发展，对医学的著述和传播起了一定的促进作用。北宋时期推行科举制度，促进了文化的发展和进步，大量的文人进入医学领域，医学人员的文化素质提高。金元时期，许多著名的养生家和医家，总结新经验，提出新见解，无论在理论上，还是在养生方法上，都有了新的进展，充实和完善了中医养生学的内容。

1. 精神养生　苏轼所著《思堂记》中记载：“孺子近道，少思寡欲……思甚于欲……思虑之贼人也，微而无间”，指出要达到养生的目的，必须少一些思虑和欲望。《延寿第一绅言》中所录养生延寿语录217条，强调延寿之道要修心养性、淡名利、节情欲。《保生要录》中包括养神气门，所论固养神气调摄保生之术，皆简易可行，便于“崇贵之人”日常养生之用。《养生类纂》中强调保精、调气、养神是长寿的根本，认为“精者神之本，气者神之主”，故须“因气养精，因精养神”“养其精气神，则性命长生矣。”《太平御览》引《老子养生要诀》中说：“多思则神散，多念则心劳”，从而指出思虑太过的危害；引《太平经》中说：“人无忧，故自寿”，指出人没有忧虑，所以自然能够长寿。金代医学家李东垣是“脾胃学说”的创始人，他认为促成人之早夭的根本原因在于元气耗损，而“凡愤怒、悲思、恐惧，皆伤元气”，并说明精神情志密切关系着生理变化，尤其易伤脾胃功能，故须从积极方面调摄，静心寡欲、不妄作劳，保护脾胃，以养元气。《崔公入药镜注解》主张“形者道之宝，神者道之机，万物各有太极动静，与道而不离”“善任道者存其体。顺其用，摄动复静，返情归性，性虚合真”；又倡忠孝纲常，谓治道不离仁、义、礼、智、信，为人应善忠、善孝，以公心辅人主。

2. 起居与环境养生　《上皇帝书》说：“善养生者，慎起居，节饮食，导引关节，吐故纳新”，将注意起居放入养生的第一位。《养生月览》集前人时令养生说，按月编排

笔记

介绍各种生活宜忌。《摄生消息论》介绍四季养生之法，内容包括四时气应、五脏盛衰、起居饮食、温凉适时等。《摄生月令》根据《素问·四气调神大论》四季不同的养生之道，提出按月令的养生方法，将每月的气候、物候和对人体各脏器生理功能的影响，以及相应的摄生方法编成是书，如：①春三月："孟春……君子固密，勿泄真气"；"仲春，是月也，无厌于日，和其志，勿极寒，勿极热，安静神气，以法生成"；季春，宜"卧起俱早，勿发泄大汗，以养脏气。勿食韭，发痼疾。……宜益肝补肾，以顺其对"。②夏三月：孟夏"夜卧早起，思无怒，勿泄大汗"；仲夏"勿以极热，勿大汗当风，勿晒、露星宿，皆成恶疾。勿食鸡肉，生痈疽漏疮"；季夏"增咸减甘，以滋肾脏""慎东来风邪，犯之令人手瘫缓、体重、气短、四肢无力"。③秋三月，孟秋"早起早卧，与鸡俱兴"；仲秋"安宁志性，收敛神气。宜增酸减辛，以养肝气"；季秋"勿犯朗风，节约生冷"。④冬三月：孟冬"勿犯冰冻，温养神气"；仲冬"勿伤冰冻，勿以炎火炙腹背，无食焙肉，宜减咸增苦，以助其神气"；季冬"去冻就温，勿泄皮肤大汗，以助胃气，勿甚温暖，勿犯大雪"。

3. 饮食养生　宋代陈直在《寿亲养老新书·卷一》中明确提出了："当春之时，其饮食之味宜减酸增甘，以养脾气"；"当夏之时，宜减苦增辛以养肺气"；"当秋之时，其饮食之味宜减辛增酸，以养肝气"；"当冬之时，其饮食之味宜减咸而增苦，以养心气"，这种饮食原则的好处在于既不使当旺之脏气过于亢盛，又不使所克之脏气有所损伤。《修真秘录》分为《食宜》《月宜》二篇，主要记载四季及十二月适宜食物，以及肉、果、谷、菜诸类食物的宜忌等，大致以顺应四时、调和五味、补益五脏、通治百病为主，每类食物一般都记有其物性及所主治的疾病。《琐碎录》在摄养中指出："莫饮卯时酒，莫餐申时食，避风如避剑，避色如避贼""莫吃空心茶，少餐申后饭"，其中的饮食时间和注意事项值得后人学习借鉴。《素问病机气宜保命集·摄生论》中提出以臊焦香腥腐五气助所克之气，"是以圣人春木旺以膏香助脾；夏火旺以膏腥助肺；金用事，膳膏臊以助肝；水用事，膳膏膻以助心；所谓因其不胜而助之也"。这可与陈直以五味平调五脏之气的见解互为补充、相得益彰。金代医学家李东垣认为"饮食不节"是酿成内伤的一个重要原因，"饮食自倍，则脾胃之气即伤，而元气亦不能充，则诸病之所由生也"，所以合理饮食护养脾胃，是防病保健的一个重要环节。元代饮膳太医忽思慧撰《饮膳正要》，是我国现存第一部完整的饮食卫生和食疗专书，也是一部颇有价值的古代食谱，它从健康人的实际饮食需要出发，以正常人膳食标准立论，制定了一套饮食卫生法则，书中还具体阐发了饮食卫生，营养疗法，乃至食物中毒的防治等。《山居四要》汇集前人食疗等方面经验，对饮食宜忌、服药忌食、解饮食毒等内容作了论述。

4. 方药养生　《太平圣惠方》载有许多摄生保健的内容，尤其注意药物与食物相结合的方法，其中记载了23种药酒的药效。元代宫廷医家许国祯著《御药院方》，其在补虚损门中记载有100余种补益的方药，详述每首方剂的组成和功效及食用禁忌。《太平惠民和剂局方》为宋代太平惠民和剂局编写，是全世界第一部由官方主持编撰的成药标准。《太平圣惠方》中共有美容方剂980余首，如第四十一卷为须发专方，共列"治发白令黑方""治眉发须不生诸方"等120首；《御药院方》中汇集了金元以前大量宫廷美容用方，如御前洗面药、皇后洗面药等，该书还列出多种牙药，如白牙珍珠散、麝香散等，共计180余首。

5. 经络腧穴养生　针灸学在宋元时期有了很大的发展，出现了闻名国内外的"针灸铜人"以及新的针灸专著，如《新铸铜人腧穴针灸图经》《针灸资生经》《十四

笔记

经发挥》等，同时，又出现了子午流注针法，主张依据不同时间，选择不同穴位，达到治疗保健的目的，如《针灸资生经》中指出灸神阙和气海能够起到养生延年益寿的作用。宋代窦材《扁鹊心书》中指出灸关元穴能够延年益寿，并把针灸作为养生的首要方法。《圣济经》中的卫生篇从道家理论讲五脏养生方法和人体十二经脉的循行流注，指出按摩涌泉穴有很好的保健作用，能够使人身轻体健。诚如宋代陈直著《寿亲养老新书》中记载："先公每夜常自擦至数千，所以晚年步履轻便。仆性懒，每卧只令人擦至睡熟即止，亦觉得力。"宋代张杲在《医说》中提出"若要安，三里莫要干"，说明反复重灸足三里，可以起到预防保健作用。

6. 房事养生　元代医家朱丹溪力倡"相火论"，提出"阳常有余，阴常不足"的学说，著《色欲箴》，强调节欲保精以息相火妄动。元代王珪在《泰定养生主论》中指出养生须自婚合、孕育、婴幼、童年开始，且以养心为要务。《三元延寿参赞书五卷》在"天元之寿"中，较系统地论述了性生活原则、方法和禁忌等，提出了"欲不可绝""欲不可早""欲不可纵""欲不可强""欲有所忌""欲有所避"原则。

7. 功法及运动养生　北宋《云笈七签》中记述很多导引、气功、按摩等有关方法，对于防病保健具有重大的价值。《保生要录》的论肢体门中，专门介绍了导引锻炼的方法。《山居四要》第一卷为摄生之要，讲述适当运动，适当饮食以维持健康的方法。金代医家刘完素主张"人主性命"说，强调"主性命者在乎人""修短寿夭，皆人自为"，重视气、神、精、形的调养，但尤其强调气的保养。对于养气方法，他认为当从调气、守气、交气三个方面着手。《素问病机气宜保命集·原道论》记载："吹嘘呼吸，吐故纳新，熊经鸟伸，导引按跷，所以调气也；平气定息，握固凝神，神宫内视，五脏昭彻，所以守其气也；法则天地，顺理阴阳，交媾坎离，济用水火，所以交其气也"，说明这种调养之法可起到舒畅阴阳，灌溉五脏，调畅气血的作用。

8. 老年养生

（1）强调精神调养：根据老年人的精神情志特点，宋代陈直在《养老奉亲书》中指出："凡丧藏凶祸不可令吊，疾病危困不可令惊，悲哀忧愁不可令人预报……暗昧之室不可令孤。凶祸远报不可令知，轻薄婢使不可令亲"，说明保持老年人情绪稳定，维持心理健康是非常必要的。元代邹铉指出了心病心医的情志保健的原则，《寿亲养老新书》说："自身有病自身知，身病还将心自医，心境静时身亦静，心生还是病生时"，说明了只有进行自身心理保健，才可杜绝情志疾病。

（2）主张饮食调养：《寿亲养老新书》提出："老人之食，大抵宜温热、熟软、忌其粗硬生冷""善治病者，不如善慎疾；善治药者，不如善治食"，这是符合老年人的生理病理特点的。朱丹溪对于老年人的饮食提出"尤当谨节""茹淡"，强调节制饮食，又要避免摄入燥热厚腻之物，以保养精气。

（3）提倡因时养生：《寿亲养老新书》指出，老年人要"依四时摄养之方，顺五行休王之气，恭怡奉亲，慎无懈怠"；朱丹溪在《格致余论》中指出："善摄养者……各自珍摄，以保天和"。故养老大法，必然要依据天和的性质，顺四时变化而摄养，才能老当益壮。《摄生消息论》亦从不同角度对四时的精神调养，起居调摄、饮食保健等，都有所阐发。

（4）重视起居养生：《寿亲养老新书》指出，对老年人应"竭力将护，以免非横之虞""凡行住坐卧，宴处起居，皆须巧立制度"，即处处为老人提供便利条件，细心护

笔记

养，如老年人的床榻不宜太高，应坐可垂足履地，起卧方便。被褥务在松软，枕头宜低长，可用药枕保健。衣服不可宽长，宜全体贴身，以利气血流畅。

（5）注重药物养生：《寿亲养老新书》提出：老年人医药调治应采取"扶持"之法，即用温平、顺气、补虚和中、促进食欲之方来调治，切不可峻补猛泻，这些原则是符合老年人的生理特点的。《养生月览》论述四时养生服药的总原则及代表方药。《泰定养生主论》强调对老年养生应以预防为主，并记载了不少养生方，如麻豆散，治健忘益智的孔子枕中方，精益提神的北平太守八味散等，被后世历代医家所沿用。

六、明清时期

明清时期是中国封建社会的后期，君主专制集权体制趋于极端。这个时期对于中医非常重视，明代朝廷设立太医，在各地方普遍建立中医教育机构，政府还组织编纂书籍和兴办中医教育。大约从明中期开始就种痘预防天花，到清朝设立有"查痘章京"，重视对天花病的预防工作。大量官修史籍的编纂记载和收录了大量的中医文献知识。这个时期的商品经济发展出现繁荣的现象，城市继续繁荣和商业市镇兴起，尤以江南地区为盛。经济的发展进步为医疗事业发展打下了坚实的物质基础，但是封建制度的限制也阻碍其发展。在文化方面，清朝加强文化专制，整理与编纂了大量的文化典籍，如《四库全书》，保存了许多珍贵文献。八股取士的科举制度，使文人雅士进入仕途的途径更加狭窄，大量科举考试失意的文人开始弃儒从医，进入中医领域，客观上提高了中医药人员的文化素质，中医预防养生的思想和中国文化相融合。明清时期政府推崇和鼓励养生活动，对于老年人的养生起到一定的指导作用。明清时期政治、经济、文化、外交等都达到了封建社会的顶峰时期，为中医的医学理论和预防养生发展提供了物质和文化的基础，使中医养生水平达到了一定的高度。

1. 情志养生　明代万全著《养生四要》提出养生之法有"寡欲""慎动""法时""却疾"四要，他认为"心神清净则神安，神安则七神安。以此养生则寿，段世不殆"，还强调"善养生者，当知五失。不知保身一失也，病不早治二失也，治不择医三失也，喜峻药攻四失也，信巫不信医五失也"。明末袁了凡著《摄生三要》认为聚精、养气、存神为摄生的三大纲要，而聚精在于养气，养气在于存神，"检尽万卷丹经，总不出此玄机，摄生之要，尽在此矣"。明代陆树声在《病榻寤言》一书中记录了他在病中所悟得的养生心得，其要旨在于"惜精气，省思虑；薄名利，淡生死"。《霞外杂俎》中专论修身养性，以意念为药，调摄情志，并将修身养性之法概括为九字经。另提出警身纂要十五条、摄生纂要二十八条，作为养生的重要内容。《昨非庵日纂·颐真》说："欲求长生先戒性"，即指要想长生，必须先要戒除七情六欲；又说："人谁能无欲？但始，则淡薄，次则念虽气而不留；次则虽有念，如嚼蜡而无味；又次则弃念；斯为工夫耳。古箴曰：'怕念气，只怕觉迟'"，即对欲念保持一种淡泊的心态。清代石成金《长生秘诀》集结了清以前历代前贤养生名言及自身养生经验，首列心思部，内容包括常存良善念、和悦想、安乐想、康健想，主论精神修养。《药语杂录》中收录的养生短语中包括"气收自觉怒平，神敛自觉言简，容人自觉味永，守静自觉天宁""人知怒之害，而不知亦有喜之害；人知毁之患，而不知亦有誉之患；人知损之虑，而不知亦有益之虑；人知退之虞，而不知亦有进之虞，唯淡其喜与誉、益与进之心，则随遇无忧矣"等，强调了精神养生的重要性和方法。

笔记

2. 起居与环境养生　《孙真人摄养论》论述每月的日常起居应该注意的事项。《四时宜忌》叙述一年十二个月中的生活起居饮食等应注意的事项，在附录和续录中，均详述起居饮食之宜避，何日宜沐浴、种植、酿造、晒衣服，何日忌房事、戒酒、忌远行等。《养生类要》分述四季症状的宜忌合用方法。《摄生要义》中“四时篇”介绍四季养生法。清代李渔著《闲情偶寄》从日常的睡、坐、行、立、饮、谈、沐浴、听琴观棋、看花听鸟、蓄养禽鱼、胶管竹木的生活细节中详尽论述养生方法。

3. 饮食养生　明代高濂在《遵生八笺》中“饮馔服食笺”收录了 3 253 种饮食和药方及 15 种专论，“野蔌类九十六种”中对各种饮食和功能以及烹调方法叙述比较详细。明代李时珍《本草纲目》中对于药饵与食疗皆有大量阐述，反对服用金石，重视动植物药养生。《救荒本草》收录了 400 多种既可以救穷充饥，又可以治病疗疾的植物品种，丰富了食物资源，为食疗食养提供了更多选择。《食物辑要》共收集 430 味食物药，各物论其性味、良毒、功效、主治及宜忌等，卷末也附有饮食禁忌方面的内容。《上医本草》提到要注重口味的清淡，以果、菜之素食品为主，肉类食物相对较少。《养生肤语》指出：“人生食用最宜加谨……多饮酒则气升，多饮茶则气降，多肉食谷食则气滞，多辛食则气散，多咸食则气坠，多甘食则气积，多酸食则气结，多苦食则气抑。”《类修要诀》强调饮食要有节制，五味不应偏嗜。《节饮集说》中主要论述饮酒的危害及节制饮酒的方法。《长生秘诀》中列饮食部，主论饮食、饮茶、饮酒之宜忌，详论饮食“六宜”。《闲情偶寄》论述饮食之法：爱食者多食，怕食者少食，太饥勿饱，太饱勿饥，怒时哀时勿食，倦时闷时勿食。清代曹庭栋《慈山粥谱》中从择米、择水、火候、食候四个方面论述煮粥的要求，并且收录了各家医书中的食疗粥谱。清代王士雄著《随息居饮食谱》，共收载饮食物 369 种，从饮用水，谷食，调和类食材，蔬菜、果实、毛羽类即肉食类论述食材的不同特性和对人体的功效、食用禁忌等注意事项。

4. 方药养生　明清时期中药增加，品种繁多，为方剂多种多样和药物养生提供了物质基础。药物不仅仅用于内服，在外用方面也得到了拓展。明代《普济方》载方 61 739 首，其中包括大量的延年益寿方。《寿世保元》对老年的药饵摄生强调了两个原则：一是调补脾胃；二是提倡与血肉有情之品，补益气血，填精补髓，以健身抗老，延年益寿。首推鹿茸、鹿角，配合人参、地黄、枸杞、二冬、黄柏等制方。明代医家李梴认为药饵摄生，用药宜平和、中和、温和，补虚在于扶培、缓补、调补，反对温热峻补和滥施汗、吐、下等法，并强调了“量体选药”的重要原则。《养生四要》：“古人制参苓白术散，谓补助脾胃，此药最妙。”《寿域神方》中记述了十三条延年益寿的方药，简便易用，讲求实际效果。《扶寿精方》中的三子养亲汤，琼玉膏，河车大造丸等都被后人所推崇沿用至今。清代石成金在《延寿丹方》中详述菟丝子、何首乌、豨莶草、嫩桑叶、女贞子、忍冬花、川杜仲、怀牛膝、怀生地等九味中药之养生延寿功用、炮制方法及服用禁忌等。《延龄纂要》论述了补益肾藏真阴之水与真阳之火，以及补心、肝、脾、肺的方法、用药、验方。此外，明代胡文焕《香奁润色》是闺中养生美容的书籍，专为妇女美饰而写，辑录了大量美容方剂。《本草纲目》对中医美容中药做了一次全面总结，其方法强调内治与外治相结合，将中医美容学发展到一个新的阶段。

5. 经络腧穴养生　明代杨继洲《针灸大成》说：“但未中风时，一两月前，或三四个月前，不时足胫上发酸重麻，良久方解，此将中风之候也。便宜急灸三里、绝骨四处，各三壮。后用生葱、薄荷、桃、柳叶，四味煎汤淋洗，灸令祛逐风气自疮口出。如春

笔记

交夏时，夏交秋时，俱宜灸，常令二足有灸疮为妙。”《类经图翼》中记载隔盐灸神阙穴不仅能够治疗疾病还能够延年益寿，还认为灸风门能够使人远离疔疮肿毒等疾病。《张氏医通》中记载在夏日贴三伏贴防治哮喘。《养生镜》为痧证专书，论述各种疾病的刮痧方法。

6. 志趣养生　《遵生八笺》中“燕闲清赏笺”，论述赏鉴清玩器物的情况，并附种植花卉的方法，指出通过闲适消遣、养生玩物日常生活而达到养生健体的目的。《臞仙神隐》述及隐居处所、日常生活及吟诗作赋、赏花赏月，以及琴棋书画、虫鸟花草、家具杂用、饮食调养、果物收藏、酒醋酿制、灭鼠除蝇等，从日常琐碎的生活细节到养性怡情都有详尽的论述。《卫济余编》阐述营造、人事、备荒、器用、实玩、文房、冠服、饮食、戏术等既有益身心健康，又陶冶情操的养生法。

7. 房事养生　《万寿丹书·采补篇》介绍吕祖采补延年秘录与房中养生至要，玄修篇介绍了乾坤交媾之法。《医贯》寡欲论中认为“人之死由于生，人之病由于欲”，主张清心寡欲以养身心。《长生秘诀》强调欲不可禁戒，但不可不加节制，尤详论寒暑、雷雨、恼怒、醉饱、衰志、疾病之时当戒房事。《闲情偶寄·颐养部》主张节色欲，论述应当怎样正确对待房事。《冷庐医话》强调养生重在节欲保精，论述房事中的禁忌。

8. 功法及运动养生　明代陈继儒在《养生肤语》中提出练功要辨别虚、实、寒、热来加以运用。“却病一术，有行功一法。虚病宜存想收敛，固秘心志，内守之功夫以补之；实病宜按摩导引，吸努掐摄，外发之功夫以散之；凡热病，宜吐故纳新，口出鼻以凉之；冷病宜存气闭息，用意生火以温之。”明代冷谦《修龄要旨》涉及气功、导引，记载的歌诀被历代养生大家所传颂，歌诀中包含“叩齿”“升观”“运睛”等多种方法。《二六功课》，主论按时导引按摩养生法，将一天时间分为十段，详述每一段时间应行导引、吐纳或按摩的方法，并论其对养生之作用。《保生心鉴》保生之法，重在导引，并详列24节气导引图像，依月令之顺序，分述每一节气之导引操作和所治病证。《万病回春》中提到以揉腹按摩为主的导引法，除有养生延年的作用外，还可用于治疗很多腹内疾病。《万寿仙书》重点介绍了八段锦坐功捷图、四时坐功却病图、诸仙导引却病图、五禽戏等练功方法与主病。《尊生要旨》有“八段锦图说”“通任督脉导引图说”“升降阴阳图说”“收功图说”“随病却治导引图说”等。《尊生导养编》中介绍有益于健身、防病治病的自我按摩方法，由脐下（丹田）开始，按照头部、胸腹、上肢、背部、下肢的顺序结合经络经穴的位置与主治，依次操作，所用手法主要有搓、揉、擦、捏、握等。《枕上三字诀》主中要论述了“塑”“锁”“梳”的练功方法：塑，是指调身为主，练好静功，要求练功者或坐或卧，全身松弛，避免紧张；锁，是指气息的锻炼要以意念活动为主导，即“以意领气”，做到呼吸柔和、细缓、均匀、深长；梳，是通过运气调息的方法，调理人体的元气。《寿世青编》记载“十二段动功”和“小周天法”，为后世养生著作所引用。《勿药元诠》以传统中医基本理论为指南，记述导引、气功、摄养等防病健身的方法和对一些常见疾病的预防。《颐养诠要》记录了吐纳、导引、胎息、睡功、神仙起居法、内养十二段锦等功法。《调气圭臬图说》论述了吐纳导引功法十六式，配图三十二幅，所有功式皆以禽鸟之动作命名，如孔雀开屏、鹅行雁步、野鹜翻波、雕鹗盘空、苍鹰厉爪、山鸡舞镜等。《卫生要术》中记录十二段锦，分行外功诀、内功、神仙起居法、易筋经十二式，并附图解。《八段锦坐立功法图诀》介绍了八段锦坐功、立功两种功法，坐功共八式，立功除八正式外，尚有出手入手十式，并认为坐功重在养

笔记

心，立功重在炼形，一动一静，相辅相成，形神兼炼以养生延命。《颐身集》记载有“动功”“静功”等练法，详述了“十六段锦”“八段锦”“延年九转法”等方法。

9. 小儿养生 明代罗洪先《万寿仙书》记载胎教、断脐、剃头、喂养、沐浴等要法，对于小儿病的诊断，强调望诊，列有观面形图、三关图、五指筋图、手六筋图、手背面图等；小儿病的治疗，重在推拿，而且注重在四肢部位辨证取穴，所用手法及处方计有数十种，详述其操作、主病。《安老怀幼书》记载小儿诸病之方，其所列方剂，均为儿科习用之方剂。

10. 老年养生 明代周臣著《厚生训纂》之“养老”，是老人摄养的专篇，凡老人之饮食宜忌、起居调理、精神护养、运气存神等，内容详细全面，提出：“年老养生之道，不贵求奇，先当以前贤破幻之诗，洗涤胸中忧郁，而名利不苟求，喜怒不妄发，声色不因循，滋味不耽嗜，神虑不邪思，是亦养寿之大道也”。《多能鄙事》中较为详尽的记载了老年人的食疗食养方法，并收录30多种药粥配方。《安老怀幼书》记载了老年养生方法，如导引、吐纳、按摩、坐车等。《卫生要诀》中主论老年养生及老年病的防治。《老老恒言》认为养生当以静为主，兼须小劳，并编为老人导引之法。

七、近现代时期

1840年鸦片战争以后，中国逐步地变成了一个半殖民地半封建的社会。在这个时期，祖国医学的发展受到了阻碍，因为逐渐兴起了全盘否定中华民族文化遗产的思潮。由于排斥、限制和消灭中医学的政策，使中医养生学遇到了严重的阻力，其发展受到重创。这个时期的中医养生学处于自发、缓慢的发展阶段，养生学理论和养生学方法都没有太大的进步。这个时期的主要著作仅有蒋维乔的《因是子静坐养生法》、席裕康的《内外功图说辑要》、任廷芳的《延寿新书》、胡宣明的《摄生论》、沈宗元的《中国养生说辑览》等。

1949年新中国成立之后，祖国医学获得了新生，中医养生学也因此得到较大发展。近年来，医学模式从传统的生物医学模式，逐渐向生物－心理－社会医学模式转变，医学科学研究的重点从临床医学逐渐向预防医学和康复医学转变。因此，传统的中医养生方法学发展更加迅速。一是，从二十世纪五六十年代开始，我国就系统地开展现代老年病学研究，并逐渐成立了许多老年病防治研究所及老年保健委员会等，有的科研单位还成立了中医养生学研究室，开始系统全面地研究养生保健理论和方法，从专业的角度指导人们的养生保健活动。许多省市，结合当地的地理环境、自然环境特点，选取风景优美、环境宜人之处，成立了各具特色的疗养地区或养老院。其成立既利用丰富的天然疗养因子，又发挥了传统中医养生方法，为人们的健康养生服务。这些发展对中国传统中医养生的理论和方法的广泛应用，起到了良好的推动作用。二是，无论是运用现代生命科学理论，还是中医学养生理论，相关领域的专家都不断深入对衰老和抗衰老的研究，尝试从不同角度和深度反映了衰老本质的部分真理，中医药抗衰老的研究取得了诸多进展。许多科研单位开始运用现代科学方法对传统的中医养生方法和内在机制进行研究，如针灸、太极拳、气功等，许多研究成果发表在了国际期刊上，引起了外国研究者的兴趣和广泛关注。三是，为适应大健康时代的需要，教育部在2017年单独设立中医养生专业，并开始招生。一直以来，中医院校开办多种培训班，编译出版多种养生专著和科普著作、书刊，传授传统养生保健的理

笔记

论和方法，普及养生保健知识，让专业的养生人才在全国范围内推广专业的养生方法知识，使不同人群都能够提升自我养生保健素质，从而提高全民族素质和全社会的健康水平。

进入新时代，伴随着经济繁荣，人口增长，我国逐渐进入老年社会，对健康的需求日益增加。人类社会文明在不断进步，但不利于人类生存和健康的社会环境变化因素却日益增多，生活、学习、工作节奏在不断加快，竞争压力明显加大。所以，养生有着它的必要性，人人需要养生，处处都可以养生，把养生保健的思想深深扎根于日常生活之中，掌握养身保健的方法，从而提高人们的健康水平。同时，物质丰裕的生活，滋生出复杂的生物、社会及心理等综合因素引起的"现代文明病"，更造成了一部分人精神道德世界的空虚和失落。当前的疾病谱已从感染性、传染性疾病向非传染性非感染性疾病演变，身心性、功能性疾病越来越多，慢性病比例越来越大，医疗卫生事业也从防治传染病逐渐转向防治社会及心理疾病。显然，中医养生方法具有非常广阔的发挥空间，若合理使用，则能进一步彰显中医养生方法的实践价值。

中医养生方法不但为人们提供强身健体、预防疾病、延年益寿的方法技术和途径，更重要的是以人为本，增进了养性养德的"道德修养"，并通过调节情绪、怡情悦志等启发人们树立崇高的人生目标，形成积极"正能量"的心理暗示和奋发向上的精神道德境界。同时，中医养生的"和谐"观，各种方法与技术所追求的天人和谐、身心和谐、人际和谐的思想，可以促进民主法治、公平正义、诚信友爱、充满活力、安定有序、人与自然和谐相处社会的构建，推动社会和谐和可持续发展。此外，知晓中医养生方法，树立"权衡以平"的核心观念，在指导中医养生的同时，将对人们的世界观和方法论产生积极影响，这不但有利于人们把握为人处世的恰当尺度，防止太过与不及，让人与人之间多理解、多融合、少对抗，维护人们思想心态和社会状况的稳定，以及个人的身心健康，而且对家庭幸福、国家安定、社会和谐、经济发展等都将具有重要的现实意义和历史意义。

第三节　中医养生方法学的理论基础

在传统哲学思想的影响下，中国古代人民应用阴阳学说、五行学说认识人体的生理与病理特点，创造性地提出了藏象学说、精气血津液学说、经络学说、病因病机学说、体质学说等相互包容、相互渗透、相互融合、互为补充的诸多优秀理论，构成了中医学对生命规律的原创性思考特征，并最终推动着临床医学的全面发展。中医养生学在中医学理论的指导下，依据整体观念和辨证论治的基本要求，形成了针对不同人群、疾病或非疾病状态下的养生方法，在长期的实践应用中，各类养生方法逐渐形成了严格的规范，使得中医养生学形成了具备学科理论支持，行业规范要求的可推广性养生方法。明确中医养生方法学的理论基础是准确掌握中医养生方法学的理论与正确应用中医养生方法学的前提与基础。

一、阴阳五行学说

（一）阴阳学说的核心思想

阴阳学说属于古代哲学的范畴，是中国古代先贤用以认识和解释自然规律的方

笔记

法论,具有朴素的唯物主义思想,是远古时期中国劳动人民认识宇宙自然的历史性突破,其理论核心是中国古代朴素的对立统一思想。中医学认为:人存在于天地之间,受到宇宙变化与自然规律的影响,阴阳运动与变化的规律同样影响着人体内各种物质和能量的运动与变化。我国古代的医学家将阴阳学说应用于医学领域,形成了中医学的阴阳学说,用以解释人类的生命现象,分析和归纳疾病的本质与类型,同时应用于养生、疾病的预防、治疗和护理过程中。

1. 对立统一 阴阳学说为分类自然界万物提供了可能,适用于一切领域,是事物和现象最抽象最一般的概括,标志着事物的基本特性和一定的发展趋向。根据阴阳双方的对立性,以"水火"作为最初区分阴阳属性的代名词,则:春夏阳气上升,制约秋冬的寒凉之气,因此气候温暖、炎热;秋冬阴气增多,抑制春夏的温热之气,因此气候凉爽、寒冷。这是自然界阴阳相互制约、相互斗争的结果。另一方面,阴阳学说强调在"对立"基础上的"统一",指出:没有对立就没有统一,阴阳两个方面是在变化的运动中逐渐取得的相对平衡,只有维持这种"动态平衡",事物才能正常发展变化,人体才能维持正常的生理状态;失其常,则万物纲纪乱,人体疾病生。从养生层面分析,恢复人体内阴阳之间的平衡关系对于维持人体的健康状态至关重要。

2. 互根互用 古人据此警醒后学:分析事物阴阳属性的过程中,不仅要注意两者的差异性,更要明确其中的统一性。阴阳"互用"指阴阳中的一方对另一方不断地资生和促进作用。从人体内有形脏腑与无形功能之间的关联进行分析,脏腑的结构正常是其生理功能的基本条件;失去生理功能的推动作用,有形脏腑也就失去了存在的意义。中医养生学强调"形神共养"的重要性即为阴阳互根互用的具体体现。

3. 消长平衡 强调阴阳双方在运动中取得的平衡关系是阴阳运动的最佳状态。"平衡"强调的是整体性的动态平衡,其基本特征是注重事物的均衡性与适度性。如:四季气候的寒暑更替,是自然界阴阳消长的结果。从冬→春→夏,自然界阴气逐渐减少,阳气逐渐增加,气候则由寒→温→热,是"阴消阳长"的过程;从夏→秋→冬,自然界阳气逐渐减少,阴气逐渐增加,气候则由热→凉→寒,是"阳消阴长"的过程。这种正常的阴阳消长,反映了一年四季气候变化的一般规律。但以一年为整体进行分析,阴阳基本属于平衡状态。人体内阴阳的变化规律总体遵循"消长平衡"的基本要求,从幼年→青年→壮年,阴精与阳气逐渐增长;从壮年→中年→老年,阴精与阳气逐渐衰减,不同阶段阴阳的变化均有各自不同的特征,中医养生学强调根据不同年龄阶段的人群阴阳消长变化的特点进行辨证施养、辨体施养,符合人体正常生命规律的基本要求。

4. 相互转化 宇宙万物的阴阳属性随着时间与空间的变化,在一定条件下能够发生质的改变,这种特性即为阴阳的"相互转化性",指矛盾双方经过斗争,在一定条件下走向自己的对立面。如:四季之中,随气候变化,春夏属阳,秋冬属阴,夏季阳气盛,夏至后阴气却渐次生长,用以制约炽烈的阳气;冬季阴气盛,冬至后阳气却渐次生长,用以温醒凝滞的阴气。此即为自然界中的"物极必反"。从量变与质变的层面分析,"阴阳消长"属于量变过程;"阴阳转化"属于质变过程。阴阳消长是阴阳转化的前提,而阴阳转化则是阴阳消长的必然结果。

(二)阴阳学说在养生方法中的指导意义

阴阳学说被中医学引入,用以解释人体的组成、生理功能和病理变化,成为中医

笔记

学认识论中的主要方法，甚至在“八纲辨证”中强调以“阴阳为总纲”。在中医养生学中应用阴阳学说认识人体构成、阐述健康状态、描述功能变化、明确养生目标。

1. 认识人体构成　人体中，生命物质属阴，生命功能属阳，在运动中遵循“阳化气，阴成形”的基本原则。阴阳在对立斗争中，维持着动态的平衡状态，即“阴平阳秘”，机体才能进行正常的生命活动。否则，动态平衡被打破，阴阳失调，疾病便会发生。具体而言，人体脏与腑、气与血、功能与物质在生理病理方面的关联均可以借由阴阳之间的关系进行说明。从人体生理活动而言，各种功能活动（阳）均要消耗一定的营养物质（阴），即“阳长阴消”；各种营养物质（阴）的化生又必然消耗一定的能量（阳），即“阴长阳消”。

2. 阐述健康状态　中医学应用阴阳的统一性，说明人体的健康状态，指出“阴平阳秘，精神乃至”。强调阴阳平衡在人体健康状态中的关键性，所谓“阴平阳秘”指只有人体内的阴气与阳气处于相对平均的水平，阳气才能固密于体内发挥正常的生理功能。

3. 描述功能变化　中医学应用阴阳的消长平衡，说明人体内各种生命状态的变化，同时将人体置于天地自然之间，提出：体内阴阳的消长能够与外界环境阴阳变化相协调，则机体处于健康状态。这种人体内外阴阳的顺应关系是通过人体内阴阳的消长变化完成的，诚如《素问·四气调神大论》所载：“春夏养阳，秋冬养阴，以从其根”“逆之则灾害生，从之则疴疾不起”。中医养生学认为“未病先防”“上工治未病”，即从体内阴阳尚未出现严重失衡之前，通过观察可能导致阴阳失衡的各种不利因素，截断疾病的发生，防患于未然。

此外，中医学应用阴阳互根互用的关系从构成生命的物质和功能两大基本要素入手，由于物质的有形特征，可被归属于阴的范畴；功能的无形特征，可被归属于阳的范畴。因此，以阴阳互根理论中“阴在内，阳之守也；阳在外，阴之使也”可以得出：物质是功能的基础，功能是物质的反映。具体而言，人体内脏腑功能健全，便会不断地促进营养物质的化生；而营养物质的充足，才能为脏腑活动提供必要的物质基础。在生命活动的过程中，如果正常的阴阳互根关系遭到损害，人体的健康状态就被破坏，甚至发生疾病。在失去平衡的状态下，人体内的阳气和阴气均可以由于一方的不足导致另一方的功能受到影响，即：阳损及阴，阴损及阳。阳气亏损至一定程度时，由于“无阳则阴无以化”，导致体内阴气的不足，称作“阳损及阴”，例如：人体脾胃阳气不足，导致吸收水谷精微的能力下降，则气血化生无源，日久阴血随之不足，属“阳损及阴”的气血两虚证；反之，阴气亏损至一定程度时，由于“无阴则阳无以生”，导致体内脏腑失于濡养，阳气化生无力，称作“阴损及阳”，例如：大失血的患者，由于体内阴血的大量流失，一方面，气随血脱，另一方面，脏腑失于阴血的濡养，功能下降，阳气化生不及，导致患者出现形寒肢冷的阳虚症状，称作“阴损及阳”。

4. 明确养生的目的　在中医养生学中，应用阴阳之间的相互关系认识人体的生理和病理状态，以“阴平阳秘”作为养生的根本目标，以“平”为期，强调在调整脏腑功能、协调气血状态中应用适宜的方法与技术。阴阳学说中阴阳双方的动态平衡关系，渗透着“平衡”在生命运动规律中的重要性。“平衡”即为无过、无不及，太过或不及皆谓之“失衡”。平衡是生命维持正常规律的基本形式，只有物质和功能的协调平衡，才能保证人体的正常生理活动。阴阳双方的消长变化稳定在一定的范围内，人体

笔记

内部或人体与环境之间才能保持正常的动态平衡状态。运动变化是中医学对人体生命活动认识的根本出发点,这种运动变化包含着量变和质变的过程。阴阳消长是量变的过程,而阴阳转化是质变的结果。当阴阳消长的量变处于能够调节的范围内,人体不会立即表现为疾病状态;当阴阳消长的量变超过人体能够自行调节的范围,疾病状态会比较明显;当阴阳消长失衡,阴阳互根关系遭到严重破坏,以至一方趋近于消失,另一方失去了存在的前提,呈现出孤阳或孤阴的状态,这种阴阳离决的状态即为生命即将结束的征象。基于此,中医养生学始终以应用适宜的方法恢复人体的阴阳平衡为目标。

（三）五行学说的核心思想

五行是中国古代哲学的基本范畴之一。“五”指木、火、土、金、水五种物质;“行”,指行动、运动,即运动变化、运行不息的意思。因此,“五行”指木火土金水五种物质的运动变化。与阴阳学说相同,五行学说最初着眼于事物之间的矛盾运动。五行的概念,不是表示五种特殊的物质形态,而是代表五种功能属性,“是五种强大的力量不停地循环运动而不是消极无动性的基本物质”（英・李约瑟《中国科学技术史》）。

五行学说是中国古代的一种朴素的唯物主义哲学思想,是一种朴素的分类学。五行学说认为:宇宙间的一切事物,都是由木、火、土、金、水五种物质元素所组成,自然界各种事物和现象的发展变化,都是这五种物质不断运动和相互作用的结果。天地万物的运动秩序都要受五行生克制化法则的统一支配。中医学将五行学说应用于医学领域,以系统结构观点来观察人体,阐述人体局部与局部、局部与整体之间的有机联系,成为中医学理论体系的哲学基础之一和重要组成部分。随着中医学的发展,中医学的五行学说与哲学上的五行学说日趋分离,着重脏腑之间的相互关系,揭示机体内部与外界环境的动态平衡的调节机制,阐明健康与疾病、疾病的诊断和防治的规律。

中医学的五行,是中国古代哲学五行范畴与中医学相结合的产物,是中医学认识世界和生命运动的方法论。中医学的五行概念,一是标示着物质世界,不论自然还是生命都是物质形态的多样性统一;二是标示着整体思想中的一种多元结构联系的思维形态。这种思维形态在中医学中获得了更典型、更充分的表达。具体而言,中医学的五行概念,旨在说明人体结构的各个部分,以及人体与外界环境是一个有机整体。不是指木火土金水这五种具体物质本身,而是五种物质不同属性的抽象概括。五行之间通过“相生”与“相克”两种力量的对比与权衡,共同维持着五行系统的稳定性。

（四）五行学说在养生方法中的指导意义

中医学运用五行的特性分析和归纳人体的形体结构及其功能,应用五行生克制化的理论阐述疾病的发生发展的规律和自然界五运六气的变化规律,同时指导疾病的诊断、治疗和养生原则的确定。五行学说的应用,加强了中医学关于人体内部,以及人体与外界环境统一性的论证,使中医学所具有的“整体观念”得到了更加具体化的体现。

1. 说明人体内外环境的统一性　中医学将人体的五脏、六腑、五体、五官等,与自然界的五方、五季、五味、五色等相应,将人与自然环境统一起来。这种归类方法,不仅说明了脏腑的整体统一,而且也反映出人体与外界的协调统一。如:春应东方,风气主令,故气候温和,气主生发,万物滋生。人体肝气与之相应,肝气旺于春。这样

笔记

就将人体肝系统和自然春木之气统一起来。从而反映出人体内外环境统一的整体观念。

2. 说明脏腑的基本生理功能　五行学说，将五脏分别归属于五行，以五行的特性来解释五脏的部分生理功能。如：肝与木性相合，木性曲直，条达舒畅，有生发的特性，可以用以描述肝喜条达而恶抑郁，有疏泄的功能；心与火性相合，火性温热，其性炎上，可以用以描述心阳具有温煦五脏的功能；脾与土性相合，土性敦厚，有生化万物的特性，可以用以描述脾具有消化水谷，运送精微，营养五脏、六腑、四肢百骸的功能，为气血生化之源；肺与金性相合，金性清肃，收敛，可以用以描述肺具清肃之性，肺气有肃降的功能；肾与水性相合，水性润下，有寒润、下行、闭藏的特性，可以用以描述肾主闭藏，有藏精、主水的功能。

3. 说明脏腑之间的相互关系　中医五行学说对五脏五行的分属，不仅阐明了五脏的基本功能和主要特性，而且运用五行生克制化的理论，初步描述了脏腑生理功能的内在联系。即：五脏之间既有相互促进的作用，又有相互制约的关系。这种运动中的既相互促进，又相互制约的关系是五行学说对中医学理论极大的贡献，与阴阳学说一样，在中医理论形成的初期共同构建了认识论与方法论的基础。首先，应用五行相生关系说明脏腑之间的促进性。如木生火，即肝木济心火，肝藏血，心主血脉，肝藏血功能正常有助于心主血脉功能的正常发挥。火生土，即心火温脾土，心主血脉、主神志，脾主运化、主生血统血，心主血脉功能正常，血能滋脾，脾才能发挥主运化、生血、统血的功能。土生金，即脾土助肺金，脾能益气，化生气血，转输精微以充肺，促进肺主气的功能，使之宣肃正常。金生水，即肺金养肾水，肺主清肃，肾主藏精，肺气肃降有助于肾藏精、纳气、主水之功。水生木，即肾水滋肝木，肾藏精，肝藏血，肾精可化肝血，以助肝功能的正常发挥。这种五脏相互滋生的关系，对于调养和恢复五脏之间的功能具有很好的指导意义。其次，应用五行相克关系说明脏腑之间的制约性。如心属火，肾属水，水克火，即肾水能制约心火，若肾水上济于心，可以防止心火亢于上。肺属金，心属火，火克金，即心火能制约肺金，若心火行于肺，可抑制肺气清肃太过。肝属木，肺属金，金克木，即肺金能制约肝木，若肺气降泻于下，可抑制肝阳的上亢。脾属土，肝属木，木克土，即肝木能制约脾土，若肝气条达，可疏泄脾气之壅滞。肾属水，脾属土，土克水，即脾土能制约肾水，若脾运化水液的功能正常，能防止肾水的泛滥。这种五脏之间的相互制约关系，对于祛除五脏之间由于功能失常而出现的内生邪气具有很好的指导意义。这种生克关系把五脏紧紧联系成一个整体，从而保证了人体内环境的对立统一。无论虚证与实证皆有调养的法则可循。

二、脏腑经络理论

中医养生学强调整体观与平衡观，通过调整脏腑经络之间的相互协调达到调整气血的目的，以平为期。建立在脏腑各自生理功能基础上的脏与脏、脏与腑、腑与腑之间的密切联系是藏象学说的核心内容，对指导中医养生方法的合理应用具有重要意义。利用脏腑经络理论阐述人体内物质的平衡性、功能的一致性。

1. 调整物质的平衡性　气、血、津液是构成人体的最基本物质，脾胃所吸收的水谷精微是各类物质化生的主要成分，故有“脾胃为气血化生之源”“脾胃为后天之本”的说法。除外水谷精微的充养，其他脏腑对于各类物质化生的积极影响，是使得物质

笔记

之间相互平衡的重要保证。具体而言，健康人体内气、血、津液处于相对稳定的比例范围内，共同维持正常的生命功能状态；体弱人群对于气、血、津液的需求量会超于健康人群，进而加重了相关脏腑的功能负担，为了减轻由于体虚导致的病理损伤，在中医调治方面强调以甘温扶助正气的方法提升阳气的功能状态，一则加快气、血、津液等物质的化生；二则缓解脏腑功能的不足，利于病体的恢复。在气的生成方面，强调对脾、肺、肾三脏的补益作用；在血的生成方面，强调对脾、肾、心三脏的补益作用；在津液的生成方面，强调对脾、肺、肾三脏的补益作用。不同物质的补充与调整须根据实际应用采用个体化的养生适宜技术，以"调补脏腑，有益化生"为宗旨。

2. 协调功能的一致性　中医学认为脏腑之间具有紧密的联系，借由气、血、津液等物质进行沟通与联络，一方面存在功能方面的促进性，另一方面存在功能方面的制约性。通过五行相生的关系，能够对五脏之间相互促进的功能进行描述，即：肝血对心血的充养（木生火），适用于心肝血虚证；肾阳对脾阳的培补（火生土），适用于脾肾阳虚证；脾气对肺气的补益（土生金），适用于脾肺气虚证；肺阴对肾阴的涵养（金生水），适用于肺肾阴虚证；肾阴对肝阴的充补（水生木），适用于肝肾阴虚证。通过五脏之间功能的相互促进，最终实现了人体内气、血、阴、阳各种功能的一致性。同理，通过五行相克的关系，能够对五脏之间相互制约的功能进行描述，使得五脏的生理功能长期保持在正常的范围内。五脏通过彼此之间功能的协调，共同维持着人体内环境的稳定性。中医养生学强调应用各种适宜技术对脏腑功能进行或由内及外，或由外达内的调护，充分体现人体以五脏为中心的整体观。

3. 沟通内外的联系性　中医学认为"经络"是人体运行气血的通道，纵横交贯，网络全身，将人体内外、脏腑、肢节紧密联系构成一个有机的整体。经络学说是研究人体经络系统的组成、循行分布及其生理功能、病理变化，以及指导临床治疗的理论。经络学说在现代科学知识和研究方法的影响下得到了新的诠释，从最初的文献章句研究、临床经验的研究升华为实证性研究，发展为对经络理论科学内涵的探索，各种假说纷繁而至，通过肌电、皮肤温度、皮肤电阻、血流图、超声波、激光及同位素追踪、微观解剖、内分泌、神经化学等研究手段，证明了经络对人体生理功能具备客观的调节作用。在经络实质方面，提出了诸如神经体液说、皮层内脏说、第三平衡系统说等有待进一步探讨的假说。这些研究成果从不同侧面说明了经络学说历经数千年的临床实践，以其良好的应用效果仍旧吸引着众多研究学者的关注，各类研究方法的融入必然会使得经络基本概念的阐述更加清晰，得到当今社会更多民众的认可与支持，与经络学说相关的养生方法，如：推拿、按摩、刮痧等也会得到越来越多的重视与应用。

清·喻嘉言云："凡治病不明脏腑经络，开口动手便错。"与脏腑密切联系的十二正经协调周身气血的运行，奇经八脉沟通联络十二正经的气血关系，各司其职，共同维系着人体内环境的稳定。经络学说用以指导中医养生方法的实施，尤其重视对推拿、按摩和药膳的指导意义。在推拿与按摩中根据需调养的脏腑在邻近部位或循行远端部位实施手法操作，调整经络气血的功能活动；在药膳调配方面，以中药学归经理论为指导，重视通过经络传导转输的功能使药物直达病所的作用。为中医养生方法与技术的理论构建与推广具有至关重要的意义。

笔记

三、精气血津液理论

中医学精气血津液学说中的“精”与“气”的概念，与中国古代哲学的精、精气、气的范畴有着密切的关系。不同于哲学层面将“精”与“气”作为标示世界本原的物质存在，中医学将“精”与“气”视为构成人体的最基本物质，与有形的“血”与“津液”一同作为生命科学的具体物质概念。

（一）精气血津液学说的核心思想

“精”源出于中国古代哲学的“精气学说”，如《管子·内业》所载：“精也者，气之精者也”，“精存自生，其外安荣，内脏以为泉源。浩然和平以为气渊，渊之不涸，四肢乃固，泉之不竭，九窍隧通。”表明“精”为“气之源”，在气的生成与变化中起到关键的作用。如果气是构成世界的物质基础，则精即为最细微而能变化的气，是最细微的物质存在形式，是世界的本原物质，亦为任何生命的源出之处。这种物质基础来源于“先天父母的生殖之精”与“后天饮食的水谷之精”，并且相互充养，构成人体一生的主要能量基础，主导“生、长、壮、老、已”整个生命周期。

“气”作为构成世界的最基本物质，是古人对自然现象的一种朴素认识观，宇宙间一切事物和现象都是由气的运动变化而产生的。基于此，中医学提出：气是构成人体和维持人体生命活动的最基本物质。这种认知来源于古人对生命状态的理解，简单来讲，自然界动物植物的生存都需要气，没有呼吸，生命便会停止。古人观察死亡状态，从中感悟到“气”是一切生命的本源，并应用天地之间气的运行规律解释人体的正常状态（生理）和失常状态（病理）。即《素问·保命全形论》所载：“人以天地之气生……天地合气命之曰人”。按照气的来源可以分为“先天之气”与“后天之气”（包括“水谷精气”和“自然界的清气”）；按照气的分布与功能可以分为“元气”“卫气”“营气”和“宗气”。共同维持着人体内的推动、温煦、防御、固摄、气化等作用，调控着脏腑之间的基本功能状态的稳定性。

“血”即血液，是构成人体和维持人体生命活动的基本物质之一，由水谷精微所化生。主于心、藏于肝、统于脾、布于肺、根于肾，有规律地循行于脉管中，在脉内营运不息，充分发挥灌溉一身的生理效应。人体周身各部，包括脏腑、官窍等无一不是在血的濡养下发挥正常的生理功能。故《金匮钩玄·血属阴难成易亏论》载：“目得之而能视，耳得之而能听，手得之而能摄，掌得之而能握，足得之而能步，脏得之而能液，腑得之而能气。是以出入升降，濡润宣通者，由此使然也。”此外，血液作为神志活动的主要物质基础，若血虚或血行失常，精神、意识和思维活动均会出现不同程度的萎靡不振，常见惊悸、失眠、多梦等神志不安；大失血患者，甚至表现为烦躁、恍惚、癫狂、昏迷等神志失常的症状。

“津液”是人体一切正常水液的总称，包括各脏腑组织的正常体液和正常的分泌物（如：胃液、肠液、唾液、关节液等），以及代谢产物中的尿、汗、泪等，是构成人体和维持人体生命活动的基本物质，来源于人体吸收的水谷精微。津液与水液不同，因含有大量的营养物质，主要生理功能是滋润与濡养周身脏腑官窍。对于人体之气，津液能够发挥承载的作用，将气布达于周身。同时，津液又是化生血液的物质基础之一，与血液的生成和运行也有密切关系。所以，津液不但是构成人体的基本物质，也是维持人体生命活动的基本物质。

笔记

（二）精气血津液学说在养生方法中的指导意义

精、气、血、津液作为构成人体的基本物质状态，彼此之间在不断地运动中具有密切的联系性，以具象化的表述方式阐明了中医学对于“形神合一”的认识。沟通了脏腑、形窍、内外等关键部位之间的生理关系，并由此推及至病理状态。具体而言，包括气血的相关性、气与津液的相关性、血与津液的相关性。

1. 评估生命健康状态　中医学认为精、气、血、津液是构成人体的最基本物质，在人体的生命活动中具有极其重要的意义，是人体脏腑、经络、形体、官窍等进行生理活动的物质基础。健康人体是在精、气、血、津液等物质运动各自变化和相互作用中产生的一种动态平衡状态，包括对组织器官与精神状态两个方面的稳定性。简单来讲，精充于体内，能够转化为各种生命状态所需要的物质与能量，成为化生气、血、津液等物质的基础；气行于体内，能够促进与推动各种物质的运动，维持生命的活力；血动于脉中，能够将精微物质布散于周身，为脏腑百骸提供所需的营养；津液布达于周身，能够濡润皮毛、肌肤、筋骨、脏腑等组织，为维持正常的物质代谢提供基本的条件。评估生命的健康状态当以“精充”“气盛”“血盈”与“津润”4 个主要方面为依据。

2. 阐述病理核心要素　中医学不仅应用精、气、血、津液等概念认识人体正常的生理状态，更加推演至各类物质失衡导致的病理状态，从而衍生出诸如“精亏”“气虚”“气郁”“气滞”“血虚”“血瘀”“津亏”等描述病机的术语，结合脏腑功能，泛化出“肾精亏虚”“脾气不足”“肝气郁结”“肺气壅滞”“肝血亏虚”“心血瘀阻”“胃阴不足”等证候术语。由此可见，基于精、气、血、津液等物质基础认识人体的主要方法，对于中医辨识疾病具有关键性的意义。以精、气、血、津液各自的功能失衡确定病证性质，以疾病症状表现确定脏腑定位，是中医证候学的主要特征。

中医养生学中的适宜方法须本于“辨证”，与中医辨证论治的主旨思想同出一辙，必须明确技术施用的人体属于何种证候性质，在此基础上，明确脏腑的对应关系，共同保证方法与实施的有效性。由此可见，评价任何一种中医养生方法的合理性，均须包括两个条件基本条件：其一，对人体精、气、血、津液的作用趋势是否达到了使其恢复的目的；其二，是否借由调整精、气、血、津液的功能状态对脏腑功能产生了积极的影响。

3. 调节机体适应能力　人体存在与自然天地之间，凭借饮食水谷赖以有生，体内环境与体外环境的相互协调是维持生命健康状态的根本条件。体外环境包括：天之“风雨雾露冰霜”、食之“酸苦甘辛咸淡”、人之“杀伐抢掠贵贱”等；体内环境包括：情之“喜怒忧思悲恐”、行之“劳逸急缓轻重”等。凡此种种，决定了人体在适应能力方面与生俱来的个体化特性，沟通内外的精、气、血、津液等物质无一例外地受到体外环境与体内环境的双重影响，或偏重于体外环境，或偏重于体内环境，均应该在实施养生方法之初进行有效评估，最终为实现良好的养生效果设计个体化方案，体现中医学“整体观念”与“辨证施养”的基本要求。

四、其他相关理论

中医养生方法技术充分体现了中医学基本理论与学科的主要特色，在养生方法技术的实施过程中始终强调“辨证施养”与“三因治宜”两大学术特色，成为区别其他各类养生方法的主要特色。

笔记

1. 辨证施养　辨证施养是中医养生工作的基本法则，是中医养生的基本特点之一，集中体现了中医学“辨证论治”的学术特色。具体而言，可以分为“疾病状态下的辨证施养”与“非疾病状态下的辨证施养”两个方面。

（1）疾病状态下的“辨证施养”：“症”“证”“病”是中医学中三个不同的概念。“症”即为“症状”，是疾病的具体临床表现，比如：发热、咳喘、腹痛等。“证”即为“证候”，是指在疾病发展过程中某一个特定阶段的病理概括。证候比症状更全面、更深刻、更准确地揭示了疾病的本质特征。“病”即为“疾病”，通常指一种疾病的名称，是对疾病发展全过程中特点与规律的高度概括，比如：感冒、中风等。从概念层面分析，一种疾病可以包含数种证候，而同一个证候又可以同时出现在不同的疾病中。由此，中医学提出“同病异治”和“异病同治”两个基本概念。

中医学尤为强调“证候”在疾病发展过程中的重要意义，辨证施养是中医养生的精髓，所谓“辨证”即在中医基本理论指导下，将四诊（望、闻、问、切）所收集的病情资料通过分析、综合而辨清疾病的性质、部位和邪正之间的关系，从而概括判断为某种性质的证候；施养则是根据辨证的结果，确定相应的养生原则和方法。“辨证”是“施养”的前提和依据，“施养”是“辨证”的目的，“辨证”和“施养”是中医养生过程中相互联系、不可分割的两个重要方面，是理论和实践相结合的具体体现，是指导不同人群正确运用中医养生方法的基本法则。

辨证施养不同于对症施养，也不同于辨病施养，其关键在于基于中医辨证思维基础上的养生方法的灵活调整。对症施养是针对疾病的症状采用的一种调养、保养、补养的方法，它只能减轻患者一时的病痛，不能解决其根本问题。辨病施养是在明确疾病的诊断后，根据疾病确定的调养、保养、补养的方法。在中医学中存在“异病同治”和“同病异治”两个基本概念，同理，基于“辨证”基础上的中医养生学中也有“异病同养”和“同病异养”两个基本概念。具体而言，由于一种疾病的不同阶段可以出现不同的证候，而不同的疾病有时在其发展过程中，却可以出现相同的证候。因此，同一疾病由于证候不同调养、保养、补养的方法也就不同，而不同的疾病只要出现相同的证候，就可以采用相同的调养、保养、补养的方法，这就是中医养生学中的“异病同养”和“同病异养”的意义所在。这种针对疾病发展过程中不同的本质矛盾、不同状态，应用不同的养生方法的思想是辨证施养的精髓所在。

（2）非疾病状态下的“辨证施养”：辨证施养在非疾病状态下具体表现为根据人的生命过程规律主动进行的物质与精神的身心养护活动，包括不同年龄阶段、不同体质状态、不同生理、不同心理等情况下的调养、保养与补养行为。这是一个涵盖整个生命周期的医疗行为，是建立在遵循生命法则基础上的理性思考与主动选择的过程，其目的在于使身体功能与有形器官得以休养生息，最终恢复到理想状态。

非疾病状态下的辨证施养与日常生活关系密切，包括精神心理调养、道德品质调养、生活起居行为调养、药膳、形体锻炼、养生药剂等。任何具体的方法都应遵循“辨证施养”的原则进行规范化操作，以药膳为例：不同年龄的人群，在选择药膳时应该有所侧重。幼童因脾胃功能尚未健全，消化功能比较差，饮食不节易患消化不良，因此在调配食疗方案时必须适时增加补益脾胃的食材，如鸡蛋、扁豆、麦片等；青壮年因身体发育成熟，补益类的食材相对幼儿可适当减少，但由于工作繁忙，易造成体力透支，必须适时增加滋养清补的食材，如鱼肉、鸭肉、禽蛋等；老年人由于肝肾不足，必

笔记

须适时补充芝麻、核桃、大枣等补肝肾、调气血的食材。各类养生方法必须结合施养对象的居住地域、周边环境、性格差异、体质不同等因素进行个体化的调配，不可胶柱鼓瑟。

2. 三因治宜　中医养生方法与中医诊治方法相同，强调“三因治宜”，即：因时施养、因地施养和因人施养。人体的生命状态受到多方面因素的影响，如气候、环境、体质、年龄等。因而在养生方法方面必须依据气候、地域、人体三者之间的关系，制定相适宜的养生方法，才能取得预期的效果。

以食养中的“三因治宜”为例：①因时施养。《素问·四气调神大论》记载：“春夏养阳，秋冬养阴。”唐·王冰指出：“春食凉、夏食寒，以养于阳；秋食温、冬食热，以养于阴。”即：春夏阳盛而易伤阴，宜多食寒凉之品以抑制阳亢；秋冬阴盛而易伤阳，宜多食温热饮食以保全阳气。清·张志聪提出：“春夏之时，阳盛于外而虚于内；秋冬之时，阴盛于外而虚于内。故圣人春夏养阳，秋冬养阴，以从其根而培养之。”由于春夏阳虚于内，阳虚则寒，宜用辛热温阳食品以补阳气；秋冬阴虚于内，阴虚则热，宜用寒凉养阴食品以补阴气。②因地施养。根据不同的地域环境、气候条件以及人们的生活习惯之差异，来制定适宜的养生方法。不同的地域、地势有高低，土质、气候、水质有差异，而人们生活与工作环境、生活习惯与方式各不相同，其生理活动与体质状态也各有特点，所以在养生方法上必须强调因地制宜。中国以长江分南北。北方，气候寒冷，干燥少雨，人们习惯大碗喝酒，大块吃肉，故体格健壮，不易感受外邪，发病多为内伤；而南方，地势低洼，温热多雨，人们皮肤细嫩，腠理疏松，多易患痈疡或外感疾患。基于此，北方养生方式注重培补体内正气，以恢复内伤为主；南方养生方式注重防御外界邪气侵袭，以宣通阳气为主。③因人施养。唐·孙思邈在《备急千金要方》记载：“安生之本，必资于食，不知食宜者，不足以存生也。”由于人群的生理特点和体质情况等健康状态的不同，在进行食养时，不能只是单纯考虑某一种食物的功效和作用，还应结合个体特点综合考虑。如大枣、蜂蜜、枸杞补血养颜，但因其滋腻、味甘，易滋生痰湿，若痰湿之体的人群食用则可加速痰湿的化生。如果能根据自身需要，选择适宜食物进行调养，则有益于健康。

第四节　中医养生方法学的学习要求和方法

中医养生方法学课程是高等中医院校中医养生学专业的核心课程。通过本课程的学习，使学生掌握或熟悉中医养生方法的概念、分类、发展简史、理论基础，以及情志、饮食、方药等主要养生方法的操作内容和相互间的联系，了解中医养生方法的时代意义及情志、饮食、方药等主要养生方法的功效及作用、适宜人群、禁忌及注意事项，着重介绍各种方法技术的具体操作内容。培养学生对课程的学习兴趣，引导学生注重对主要中医养生方法的认识和理解，提升学生的中医养生思维方式，并为之后的中医养生应用等其他专业课程的学习打下坚实基础。学习《中医养生方法学》应注意以下几点：

1. 多读经典　中医养生典籍是历代医家及养生家等阐述中医养生理论与总结养生经验的智慧结晶，是中医养生学绵延数千年传承至今的重要资料，构成了中医养生学学科理论、知识及技能框架。因此，阅读经典、揣摩原文是中医养生方法学学习中

笔记

必不可少的环节。另外，中医学各学科均有独具特色的代表性著作，这些著作相互间存在着不可分割的联系，故要旁涉中医养生学之外的中医学典籍，通过仔细研读这些必读书籍才能深得其中要义。古今中外众多医家及养生家等成功的案例均已证实，只有沉心于经典名著之中，方能有所成就。

2. 勤于实践　中医养生方法学不同于其他理论类学科的学习，在加强理论知识学习的同时，更要强调对技能的掌握，并要注重操作内容的规范性与准确性。"纸上得来终觉浅，绝知此事要躬行。"本课程的学习需要躬身力行，若想将正确的中医养生方法使用于适宜的人群，并获得良好的效果，非勤于动手实践不可实现。实践是联络理论与临床的唯一桥梁，因此，在掌握了中医养生方法基础理论和基本知识的同时，必须进行大量、反复地实践，重视对自身能力的培养。在实践中验证并升华理论，不断提升中医养生学专业素养。

3. 培养思维　中医养生方法学以中医养生学经典理论为基础，强调中医养生学理论对方法及其应用的直接指导。为了深入理解中医养生学科的理论特色，在学习过程中必须深入体会中医学、中国古代哲学及其他自然科学的影响。因此，在学习中医养生方法学课程中，要以科学求实的态度，切实理解和掌握中医学及中医养生学独特的思维方法，重视中医及中医养生思维的培养和训练，形成完整的中医及中医养生学思维模式，同时，合理运用现代科学认识观，从而为推广中医养生方法技术提供新观念、新思想。

学习小结

1. 学习内容　中医养生方法学的概念阐述、理论基础与操作方法都本于中医学理论体系的基本要求，强调理论对实践的指导性，同时重视操作技术的规范性。多样化的养生方法强调"辨证施养"与"三因治宜"的灵活变通，更加符合中医治疗学"综合治疗"的基本要求，成为中医养生方法学的主要特色。学习时应重点理解"中医养生方法的主要发展脉络"与"中医养生方法的主要类型"，在回顾中医学基础理论的同时体会本门课程的主要特色。

2. 学习方法　中医养生方法学对于学习者要求较高，属于操作性较强的专业技术类课程。要求学习者具备本专业基本的理论知识，能够运用基础理论的要求指导实践应用，根据人群的需要进行准确选择。因此，学习者必须具有以解决实际问题为目标的学习态度，将专业知识学习与实际应用紧密结合。

（郑　亮　王　蕾　刘华东）

复习思考题

1. 试论"金元诸家"对中医养生学思想的贡献。
2. 试论宋元时期中医养生学的发展特色。

笔记

第一章

情志养生方法

学习目的

通过学习情志养生方法技术，掌握情志养生的各种概念、原理，正常情志养生和异常情志养生的方法技术，能够运用各种情志养生方法技术指导人们管理情绪，矫正情志疾病，促进健康。

学习要点

掌握情志、七情、五志、内伤七情、七情致病、情志养生和健康的概念，各种情志养生方法的定义和分类，各种情志养生方法技术；熟悉各种情绪致病的原理及各种情志养生方法技术的作用及适宜人群；了解各种情志养生方法技术的注意事项。

人的心理活动，中医学将其统称为情志，它是人在接触和认识客观事物时，人体本能的综合反映，情志包括七情和五志。七情，即指喜、怒、忧、思、悲、惊、恐等人的七种情绪。七情分属五脏，以喜、怒、思、悲、恐为代表，分别属于心、肝、脾、肺、肾，称为“五志”。

情志活动与脏腑气血的关系非常密切。人体的情志活动，必须以气血作为物质基础，气血来源于脏腑正常的生理活动，而脏腑之所以能维持正常的生理功能，又必须依赖于气的温煦、推动和血的滋养。如《素问·阴阳应象大论》中说“心在志为喜”“肝在志为怒”“脾在志为思”“肺在志为悲”“肾在志为恐”。不同的情志变化对各个脏腑有不同的影响，而脏腑气血的变化也会影响情志变化。所以说，气血是脏腑生理功能所必需的物质基础，而情志活动又是脏腑生理功能活动的外在表现。

七情是人体对外界客观事物的不同反映，是生命活动的正常现象，正常情况下不会使人发病。但在突然、强烈或长期性的情志刺激下，超过了正常的生理活动范围，而又不能适应时，使脏腑气血功能紊乱，就会导致疾病的发生，这时的七情就成为致病因素，而且是导致内伤疾病的主要因素之一，故称为内伤七情。内伤七情直接影响有关的脏腑而致病，情志因素不仅可以直接导致多种疾病的发生，而且对所有疾病的转归起着重要作用。

七情致病，是直接影响相应的内脏，使脏腑气机逆乱，气血失调，从而导致各种病证的发生。七情的致病特点有3个方面：其一，影响脏腑气机。七情致病，影响脏腑气机，使气血逆乱，导致各种病证的发生。其中主要有：怒则气上、喜则气缓、悲则

笔记

气消、思则气结、恐则气下、惊则气乱。其二，直接伤及内脏。七情过激可直接影响内脏生理功能，而产生各种病理变化，不同的情志刺激可伤及不同的脏腑，产生不同病理变化。如《素问·阴阳应象大论》中所说，“怒伤肝”“喜伤心”“思伤脾”“悲伤肺”“恐伤肾”。其三，情志波动，可致病情改变。情志活动的异常，既然能直接伤及内脏，影响脏腑气机，而导致疾病的发生，那么，对已患的疾病就必然有所影响，或使病情加重，加速恶化，甚至导致死亡。

五志分别归属于肝、心、脾、肺、肾等五脏。正常的五志对五脏功能无不良影响，但五志太过均可伤及五脏相关功能，使各脏的气血运行出现异常，进而影响五脏主五体功能。

情志养生，就是在“天人相应”整体观念的指导下，通过怡养心神、调摄情志、调济生活等方法，保护和增强人的心理健康达到形神高度统一、提高健康水平，促进疾病转归。而“健康”，不仅是躯体没有疾病和不虚弱，还要具备心理健康、社会适应良好和有道德。即健康是指一个人在身体上、心理上和社会适应等方面都处于良好的状态。随着人们生活水平的不断提高，社会压力也不断加大，良好的心理状态离不开对情志的良好调摄，如已经得病则通过对七情和五志的科学合理调摄不断促进疾病的转归也是必不可少，因此，情志养生分为正常情志调摄和异常情志调摄。

本章方法一般适宜所有人群使用。

第一节　正常情志调摄

从《黄帝内经》开始，中医学就把养生防病作为主导思想，所谓“圣人不治已病治未病”。养生包含两方面内涵，一是如何延长生命的时限，二是如何提高生活的质量。在中医基础理论的指导下，中医养生学提出了恬淡虚无、修心养德、积精全神、条达怡情、保持情志平衡的正常情志养生方法。

恬淡虚无　是指对生活淡泊质朴，心境平和宁静，外不受物欲之诱惑，内不存情虑之激扰，达到物我两忘的境界，为《黄帝内经》中重要养生原则之一。

修心养德　修心是指净化心灵，修养心性，让人心不致动荡不安，达到陶冶情操，心态平和，顺应自然规律，积极适应环境，不生不切实际的妄念，以使生理功能平和有序，起到养生保健作用。养德为修养无为而治的德性。通过道德的不断提升，使人处于一种良好的、愉悦的心境，是精神调摄行之有效的方法。所谓“养生之道，莫大于养德”。

积精全神　语出《素问·上古天真论》。积精是指积累、固护人体的精气，使之充实；全神是指神志健全，精神活动保持正常状态。《灵枢·经脉》云：“人始生，先成精。”《素问·金匮真言论》亦指出：“夫精者，身之本也。”说明精不仅是生命产生的本原，更是维持生命活动的重要物质。

条达怡情　条达，就是畅达无拘束的意思；怡情，就是保持情绪乐观愉快。肝主疏泄条达，保持肝脏养生，才能心情舒畅，神志清楚，精力充沛。《素问·上古天真论》介绍的圣人条达怡情养生，谓之一是“无恚之心”，二是“无思想之患”，三是“以恬愉为务”。

保持情志平衡　人有喜怒忧思悲恐惊的情志变化，其中怒喜思忧恐为五志，五志

笔记

与五脏有着密切的维系。《黄帝内经》说:"人有五脏化五气,以生喜怒悲忧恐。"五志七情过激,情绪失控能导致神经系统功能失调,使人体气机紊乱,气血阴阳失调必然损伤相应的脏器,而疾病又可反馈人的情志,造成恶性循环。因此要保持七情处于适度的状态,做到心态平和,从而身心和谐。

一、恬淡虚无

(一)操作方法

1. 恬淡虚无,无思虑之患,清静无为,保持淡泊宁静的心理状态。可以适度感受外界事物,尽量减少或避免各种不良情绪刺激,从而安养心神。唐代医学家孙思邈更具体地提出了"十二少"的要求,他指出:"善摄生者,常少思,少念,少欲,少事,少语,少笑,少愁,少乐,少喜,少好,少恶。"他认为:"多思则神殆,多念则志散,多欲则志昏,多事则形劳,多语则气乏,多笑则脏伤,多愁则心摄,多乐则志溢,多喜则忘错昏乱,多怒则百脉不定,多好则专迷不理,多恶则憔悴无欢。"

2. 淡泊名利。梁朝医家陶弘景在《养性延命录》中,就把"名利不去"视为"养生五难"之首。一个人若过度争名逐利,则易忧愁思虑,劳损心神,进而招致疾病,折寿殒命。古代养生学家论养生,最重养神。《淮南子》有"神贵乎形"之说,认为"以神为主者,形从而利;以形为制者,神从而害。"神作为生命活力的体现,必须以精和气为物质基础,神大用则耗气伤精。

3. 胸怀宽广,光明磊落。所谓胸怀,就是要有用天下之材、尽天下之利的气度,还包括相当程度的对异己的包容,对陌生的包容,对不如己者的包容。孔子云:"君子坦荡荡,小人常戚戚。"胸怀坦荡、光明磊落,自然心神安宁、吃饭香甜、睡觉安稳,生活在舒心如意的气氛中,其乐融融,对内心环境是一个良好刺激,有利于健康长寿。

(二)功效及作用

恬淡虚无,淡泊名利,胸怀宽广,光明磊落,则思想清静,心情宁和,心态自然,从而使气血通达,即能够调畅情志,使精气神内守而不散失,保持人体形神合一的生理状态。人的意念安静、恬淡虚无,在尽可能排除内外干扰的前提下,最大限度地接近生命活动的低耗高能状态,以便从根本上改变人体内部组织器官的不协调状况,也即"养得胸中无一物,其大浩然无涯。有欲则邪念得而入之,无欲则邪无自而入。且无欲则听行自简,又觉胸中宽屏快乐"。即放之又放,空之又空,自然地达到了"虚",达到了"无"的境界。这时"虚无"与天地相通、天人合一,真气就会像阳光一样,扫去所有的阴霾疾病,使全身的经络畅通,疾病无从发生,这也是历代练功家的健康追求。

(三)注意事项

1. "恬淡虚无"的"虚无"应该从排除私心杂念、物欲名利的角度加以理解,才是积极的、正确的养生防老之道。

2. 淡泊名利应注意掌握度。在生理条件许可的限度内要积极、正确地追求正常的生活。适度用神会使神思敏捷、精神健旺,荒废神思反而致使精神懈怠、迟钝健忘而衰老早至。能够掌握好这个度,恰当、合理地处理养神与用神的关系,才是正确把握"恬淡养神"的实质,对保健防衰才具有实际意义。

笔记

二、修心养德

调御自心是人安身立命、延年益寿的关键。要修心，就必须具备良好的品德，即清净心灵、弃恶行善、约束行为、慈悲为怀。养生就要养神，养神的第一要务是心境养生，即心态的调养。心态，即人的心理状态，是人的意识、观念、动机、情感、气质、兴趣等综合心理素质的具体表现。人的心态的好坏直接影响人的健康，因此，保持一颗平常心态，即“安然平静地面对、接纳一切事物的心态”，对于我们每个人都非常重要。中医养生学认为，心态平和，正气存内，抵御外邪的能力就强，保持健康的机会就大。

（一）操作方法

1. 培养安静的心理状态。首先肯定自己、悦纳自己、喜欢自己，只有这样人才能静得下来，才不为外界环境所动，一心一意做自己的事业，表现出超然达观的态度。

2. 少私寡欲。少私，是指减少私心杂念；寡欲，是降低对名利和物质的嗜欲。老子《道德经》主张：“见素抱朴，少私寡欲。”要做到少私寡欲，必须注意以下两点：其一，明确私欲之害，以理收心；其二，正确对待个人利害得失。

3. 善行善言有爱。说善言行善事，按照通俗的说法，性善，就是心地善良，爱做好事。唐代孙思邈在《千金要方·道林养性》中提出养德的具体方法为“善言勿离口，乱想勿经心”。唐代医家孟诜亦在《食疗本草》中说：“口有善言，又当身行善事。”“若能保身养性者，常须善言莫离口，良药莫离手。”明代御医龚廷贤在《寿世保元》中强调“积善有功，常有阴德，可以延年”。他们都认为追求健康长寿者，首先应从修身养性做起，平日应多说好话多行善事。古人所谓“厚德载福”，就是这个意思。

重视道德修养，长存仁爱之心，乐于助人，有利于心情舒畅，促进健康。

4. 知足。老子在《道德经》中道：“祸莫大于不知足，咎莫大于欲得，故知足之足，常足矣。”知足常乐，珍惜自己拥有的，才能真正地做到健康快乐。唐代诗人白居易《寄张十八诗》：“饥止一箪食，渴止一壶浆，出入止一马，寝兴止一床……胡然知不足，名利心惶惶。”明代养生家高濂在《遵生八笺》中也说：“知足不辱，知止不殆。”知足者才能常乐，乐观有利于长寿。

5. 忍让。忍让，敬人持己可以免除神形受伤，从而获延年之效。忍让主要是忍怒。凡事能忍的切不可轻易发怒，即使为“是可忍孰不可忍”的愤怒也必须适可而止，不可过度。在矛盾激化时，要冷静，不要火上加油，“省一句口，免一时恼”。宋代医家陈直在《养老奉亲书》中说：“百战百胜不如一忍，万言万当不如一默。”

（二）功效及作用

1. 修心养德，保持安静，能够放松身心，充分发挥人的意志作用。重视精神的调养，既是养生防病、预防早衰的重要原则，也是内因为主的学术思想在摄生学说中的体现。精神意志活动，是五脏精气活动的体现，但反过来，意志在一定程度上又能控制自己的精神和脏腑的活动，正如《灵枢·本脏篇》说：“志意者，所以御精神、收魂魄、适寒温、和喜怒者也。”“御”“收”“适”“和”都有主动的含义。

2. 减少私心杂念，降低物欲贪求，就减轻了思想上不必要的负担和忧虑苦闷，达到“内无思想之患，淡泊明志”的境地，从而保证思想活动的正常运转。少思寡欲，《黄帝内经》以“志闲而少欲”为长生之道，《养生诀》一书更明确提出：“且夫善摄生者，要先除六害，然后可以保性命，延驻百年。薄名利，禁声色，廉货财，损滋味、

笔记

去忌妒。害不除，万物纠心，心岂能静。”《黄帝内经》指出“是以志闲而少欲，心安而不惧，形劳而不倦，气从以顺，各从其欲，皆得所愿……所以能年皆度百岁而动作不衰。”因为私心太重，嗜欲不止，欲望太高太多，达不到目的，就会产生忧郁、幻想、失望、悲伤、苦闷等不良情绪，从而扰乱清静之神，使心神处于无休止的混乱之中，导致气机紊乱而发病。如果能减少私心、欲望，从实际情况出发，节制对私欲和对名利的奢望，则可减轻不必要的思想负担，使人变得心地坦然，心情舒畅，从而促进身心健康。

3. 善行善言，道德高尚，性格豁达，心里宁静，有利于神志安定，气血调和，人体生理功能正常而有规律地进行，精神饱满，形体健壮。古人把道德修养作为养生的一项重要内容。儒家创始人孔子早就提出“修身以道，修道以仁”“大德必得其寿”的理论。他认为讲道德的人，待人宽厚大度忍让，知足者才能常乐，才能心旷神怡，体内安详舒泰得以高寿。有德之人，注重德性的修养，这样心地无私，精神爽朗，邪气难侵，有益于身体健康。孔子在《论语·雍也》中说“知者动，仁者静；知者乐，仁者寿”。孟子则指出：“爱人者，人恒爱之；敬人者，人恒敬之。”明代龚廷贤在《寿世保元》更明确指出：“谦和辞让，敬人持己，可以延年。”清代著名养生家曹廷栋在《老老恒言》中说，遇到急事，即使你再急躁，也是无济于事的，应当以一“耐”字处之，百事自然就理，血气既不妄动，神色亦觉平和，可以养生兼养性。

（三）注意事项

1. 少私寡欲需要注意两点：一要明确私欲之害，以理收心；二要正确对待个人利害得失。

2. 正确的精神调养，必须要有正确的人生观，对生活充满信心，有目标、有追求的人，才能很好地进行道德风貌的修养和精神调摄，更好地促进身心健康。

三、积精全神

欲使神旺，必先积精。

（一）操作方法

1. 节欲保精

（1）内守精神以息相火妄动：中医学认为，心藏神，为君主之官，内寓君火，具有接受和处理外在事物的能力。一旦心神被外物所扰，则易动心火起欲念，扰动相火，致使精气暗耗。朱丹溪《格致余论·阳有余阴不足论》就曾指出：“心，君火也，为物所感则易动，心动则相火亦动，动则精自走，相火翕然而起，虽不交会，亦暗流而疏泄矣。”说明在内外因素的刺激下，心中欲望过度也可使相火妄动，暗耗阴精，如果相火动极，则更伤阴精。《养生肤语》谓：“心为精主，意为气马。心驰意动，则精气随之行。”因此节欲首先要使心神宁静。要使心神宁静，应避免引起欲念过度的环境刺激因素。“以温柔之盛于体，声音之盛于耳，颜色之盛于目，馨香之盛于鼻，谁是铁汉，心不为之动也。”可见远离声色过度的环境，抑目静耳是宁静心神的重要方法。再有，要保持理智。理智是指以思维、理性和意志的力量控制人的过度情欲。明代龙遵叙《食色绅言·男女绅言》指出：“若人恬淡，则神安魂清，意安魄宁，精不走失；若人躁竞，则神疲魂浊，意乱魄散，精遂溃耗。”《素问·上古天真论》强调的“精神内守，病安从来”，即包含以理性对待各种嗜欲的深意。

笔记

（2）情欲适度以防阴精过耗：《孟子·告子》言："食色性也。"《礼记·礼运》亦道："饮食男女，人之大欲存焉。"说明男女依存是人类天性之需，是生理和生活情趣上不可缺少的活动。清代思想家戴震认为合理的欲望和需求是人类行为"至当不可易"的动力。从医学角度来看。只有合理满足人的生理欲望和需求，才能有健康平和的心理，才能保持形健神旺。如果过度抑制这种正常欲望，反而会带来疾病。然欲应有度，如若"以欲竭其精，以耗散其真"，则"半百而衰也"。

1）晚婚保精：《泰定养生主论·论童壮》写道："孔子曰：人之少也，血气未定，戒之在色。古法以男三十而婚，女二十而嫁。义当观其血色强弱而抑扬之，察其禀性淳漓而权变之。"南齐名医褚澄也提出："合男女必当其年，男虽十六而精通，必三十而娶；女虽十四而天癸至，必二十而嫁。皆欲阴阳完实，然后交而孕，孕而育，育而子，坚壮强寿。"可见古代养生家主张晚婚的观点与现代医学是一致的。早婚早育则"男子破阳太早，则伤其精气；女子破阴太早，则伤其血脉"（《三元参赞延寿书》），不仅"有子必癫痴顽愚……多病短寿"（《备急千金要方》），还可能因阴精耗损过早过多，致阴精不能化气生神，影响心理健康。

2）婚后节欲：欲不可禁，欲更不可纵。明代医家万全在《养生四要》中写道："交接多，则伤筋；施泻多，则伤精。"过欲则势必暗耗五脏之精，尤以耗伤肾精为最，精伤则神散而诸病由生。因此《抱朴子·内篇》指出："人复不可都绝阴阳，阴阳不交，则坐致壅阏之病……唯有得其节宣之和，可以不损。"所谓"节宣之和"实即指行房有度。当然还应包括合房有术。由于年龄不同，精力和性的要求亦异，因此不能超脱年龄和实际精力而恣意行事，唯有如此方能身心健康，神全精足。否则易戕伐身体，折人寿命。

3）老年寡欲：中医学认为神气坚强，老而益壮，皆本于肾精，只有保精全神，才可健康长寿。后世养生家多主张成年之后当随着年龄增长而逐渐减少房事，至老年宜断欲，以免更伤年老不足之阴精。《泰定养生主论·论衰老》指出："六十者，当闭固勿泄也。"

2. 饮食养精。《养老奉亲书·饮食调治》明确指出："主身者神，养气者精，益精者气，资气者食。食者生民之天，活人之本也。"说明饮食可以充实真气，气化为精，以养元神。精作为生命活动、精神活动的基本物质，来源于先天，禀受于父母，内藏于肾及五脏。既生之后。精在生命活动中不断地消耗，必须依赖后天水谷精微不断地滋养和补充才能为生命活动提供源源不断的动力。《素问·六节藏象论》指出："五味入口，藏于肠胃，味有所藏，以养五气，气和而生，津液相成，神乃自生。"可见人体之神虽随着机体的形成而产生，但还必须依赖后天之精才能进行正常活动。《灵枢·平人绝谷》云："故神者，水谷之精气也。"《素问·八正神明论》指出："血气者，人之神，不可不谨养。"《素问·阴阳应象大论》则曰："味归形，形归气，气归精，精归化。"皆表明饮食是生命之本——精、气、神的物质基础。人的各种精神活动，包括感觉知觉、记忆思维，以及情绪情感，都是由物质所产生和支持的，通过调和饮食可以调养精气神以养生延年。

就古今养生活动中常用的饮食物和食疗配方的主要作用而言，多以直接滋养精、气者为多，如米、麦、肉、蛋、乳等主要在于益气生精，有些食物如茯苓、莲子、小麦、猪心等则兼具补气养神之功，有些食物如桂圆、枸杞子、核桃肉等则兼有益精养血生神

笔记

的作用，运用时若能根据食物的作用特性，适当选择调配，便可在补精益气的基础上达到体健神旺。

3. 方药补精。方药可以有针对性地补养脏腑精气，对于已有明显精气耗损者是重要的积精全神方法。

（二）功效及作用

《灵枢·本神》云："生之来谓之精，两精相搏谓之神。"提示精是人体生命活动包括神志活动的根本。人之神以精气为本，精气则以内藏为常。由于肾主藏精，肾精充足才能气充神旺，因此保养肾精是保养精气的根本。

（三）注意事项

1. 寡欲并非禁欲或绝欲，是提示人们至老年时更应节欲以保肾精，存精以养神。

2. 对于中老年人来说，犹当注意固精存精以为寿命之本。

四、条达怡情

"百病皆由气而生"，爱生气，坏情绪，心情不舒畅，长期郁积，就会形成气郁体质。气郁体质的形成主要是因为肝脏的疏泄条达功能相对不足造成的。在医学上，将肝脏称为将军之官，指挥全身的气畅通无阻，无拘无束，反之，肝脏相对不足，就比较容易使气阻滞。而气郁体质自然会引发一系列不良情绪，从而导致人们产生消极情绪，对生活和健康带来不利影响。肝主疏泄条达，保持良好的心情离不开对肝脏的养生，情绪乐观和性格开朗是克服坏情绪的良好办法。

（一）操作方法

1. 情绪乐观。条达怡情要保持情绪乐观愉快，《素问·上古天真论》介绍的圣人养生之道，一是"无恚之心"，二是"无思想之患"，三是"以恬愉为务"。

"无恚之心"，就是要消除恼怒，忿恨等不良情绪的刺激。喜怒哀乐，要善于排解、自释。对于忿怒之情，首先是养性避之，平素修养性情，自然不易恼怒。其次是以理抑之，就是用理智来减轻自己的怒气。再次是排而移之，郁怒在胸，可向亲人好友倾述，郁怒即可疏泄；心中怒起，便在大脑皮层中形成一个强烈的兴奋中心，这时要设法转移一下目标，如听音乐、练书法，则在大脑皮层中建立另一个兴奋中心，从而削弱前一个兴奋中心，而使怒气渐渐消除。

"无思想之患"与"以恬愉为务"。前者是说要放下思想包袱，减轻精神负担，人最大的思想之患莫过于患得患失；最大的精神负担，莫过于名利枷锁，所以不要为名利所惑而败心身。后者是说必须知道满足，不要奢望过高，从而才能保持心境恬静，乐观愉快。

条达怡情，还要求把生活安排得丰富多彩，以培养高雅的兴趣，陶冶高尚的情操，从而保持"常乐"的心境。何之鼎在《芥子园画谱》的序言中指出："世之所谓怡情悦性者，非一事也。"在乐观愉悦的养生思想中，属清代画家高桐轩总结的《十乐》最为著名，为修养心身、怡情畅志、易为实用之法，可效仿之。

2. 性格开朗。首先要认识到不良性格对身心健康的危害，树立正确的人生观，正确对待自己和别人，看问题、处理问题要目光远大，心胸开阔，宽以待人，大度处事，不斤斤计较，不钻牛角尖。科学、合理地安排自己的工作、学习和业余生活，丰富生活内容，陶冶性情。

笔记

培养良好性格的基本原则是，从大处着眼，从具体事情入手，通过自己美好的行为，塑造开朗的性格。性格是人的一种心理特征，它主要表现在人已经习惯了的行为方式上。性格开朗是胸怀宽广、气量豁达所反映出来的一种心理状态。性格虽然与人的基因和遗传因素直接相关，但随着环境和时间的变化，是可以改变的。人们都有一个使自己的性格适应于自然、社会和自身健康的改造任务。

（二）功效及作用

医学研究已证明，人的性格与健康、疾病的关系极为密切。情绪的稳定，对一个人的健康起着重要作用。性格开朗，活泼乐观，精神健康者，不易患精神病、重病和慢性病，即使患了病也较易治愈，容易康复。不良性格对人体健康的影响是多方面的，它可以从各方面对人体大脑、内脏及其他部位产生危害。情绪乐观既是人体生理功能的需要，也是人们日常生活的需要。乐观的情绪是调养精神，舒畅情志，防衰抗老的最好的精神营养。精神乐观可使营卫流通，气血和畅，生机旺盛，从而身心健康。正如《素问・举痛论》云："喜则气和志达，营卫调利。"

（三）注意事项

1. 对于青少年，应从小培养乐观的态度，并通过创造丰富多彩的生活进行引导。

2. 对于老年人，则需要做到以下三点，一是"无恚之心"，二是"无思想之患"，三是"以恬愉为务"。

五、保持情志平衡

中医养生学在情志养生方面，强调顺应自然、七情和调，也就是要求人的生活应该顺应自然界阴阳变化规律和特点，调节心身，做到心态平和。七情的抒发如果是在适当的范围之内，则是人的正常的情绪、情感需求，不仅不会致病，而且是有益于健康的。清代医家费伯雄在《医醇賸义》中指出："喜、怒、忧、思、悲、恐、惊，人人共有之境。若当喜而喜，当怒而怒，当忧而忧，是即喜、怒、哀、乐发而皆中节也。此天下之至和，尚何伤之有？"正如费伯雄所说，"当喜而喜，当怒而怒，当忧而忧"，不仅不会损伤身体，而且可以达到身心和谐的良好状态。但是七情过极，就会对健康不利，因为五脏和七情之间存在一定的生克制化关系，情志内应五脏，肝在志为怒，心在志为喜，脾在志为思，肺在志为悲，肾在志为恐。不同的情志变化可以伤及不同的脏腑，产生不同的病理变化。所谓怒伤肝，喜伤心，悲忧伤肺，思伤脾，恐伤肾。

怒伤肝 中医认为怒为七情之首，对肝脏有一定的损害。怒则气上，怒动于心则肝应之。在《黄帝内经》中对"怒"所做出的表述基本上都是负面的。中医认为调节怒气才能不伤五脏。

喜伤心 喜则气缓，喜则气和志达，荣卫通利，喜是一种正面向上的情绪。但是过度的狂喜，会致心气涣散，心神失守，主要表现为精神情绪不稳定，时喜时泣，或喜极成狂或癫痴的行为异常，成语"得意忘形"是对过度狂喜的最好形容。

忧悲伤肺 中医养生学认为，忧和悲是与肺密切相连的情志。过度忧愁损伤肺气，致使气机的治理调节功能失常，气聚而不行，故曰"忧则气聚""忧愁烦恼，使人易老"。悲是指悲伤、悲痛、悲哀。人在极度悲伤时，可能会伤及肺。过度的悲哀，以致意志消沉，心神沮丧，肺气消耗，正如《黄帝内经》所说"悲则气消"。

思伤脾 思则气结，思虑过度，则"心有所存，神有所归，正气留而不行，故气结"。

笔记

思虑气结，最易伤脾。

恐伤肾　恐则气下，恐为肾志，若过于恐惧，肾气不固，气陷于下，精气内却。

不良的情绪是人体致病因素，而良好的情绪是治病良药是养生防病之必需，历代养生家提出在日常生活中要慎喜怒、少思虑、去悲忧、防惊恐。

（一）操作方法

1. 慎喜怒。喜怒之情，人皆有之。古人认为，喜贵在调和，而怒宜于戒除。喜是乐观的外在表现之一，对人体的正常生理功能具有促进作用。对于慎喜，就是要避免过分的高兴，俗语云“不以物喜，不以己悲”，就是告诫人们要保持一颗平稳的心态，不要大喜大落。历代养生家将怒列为养生之首忌，认为是情志致病的魁首，对人体健康危害最大。暴怒后会肝气郁滞，调制情志，首先要戒怒。如何戒怒？首先，要以理性克服感情冲动。人在工作、生活中难免会遇到不愉快之事，怒气油然而生，怒气欲发时，应当尽量控制自己的情绪，想到发怒的不良后果，使情绪发之于情，止之于理。其次，时刻提醒自己戒怒，特别是平素脾气急躁之人．可以在自己的床头或醒目之处写下“少怒”“戒怒”“怒伤身”等警句，时刻提醒自己，克制自己的情绪。

2. 少思虑。所谓“少思虑”，就是指节制思虑的意思，就是思虑不要太过，要劳逸结合，开阔心胸，培养广泛的兴趣爱好。思虑是心神的功能之一，人不可无思，但过则有害，思虑发于心，主于脾，过度思虑，则心神过耗而不复；脾气留滞而不行，常常出现头晕、心慌、失眠、多梦、纳呆、食少等症状。久则神疲乏力，形体消瘦，精神萎靡，脘腹痞胀或疼痛。西医学研究证实，长期从事脑力劳动，大脑高度紧张的知识分子，易患心脑血管疾病和消化道溃疡病，所以说要少思虑来养神。

3. 去悲忧。忧愁，即忧郁、悲伤，是对人体健康有害的又一种情志，如果悲哀过甚，深陷悲痛之中日久难于自拔，必然耗气伤神，变生他症。去悲忧，一则平时就要树立正确的人生观，看透世事变化，明白生老病死是自然规律，以积极进取的心态处置悲哀厄运；二则要善于换位思考。《灵枢·天年》云：“六十岁，心气始衰，苦忧悲。”可见老年人由于精气亏虚，心气不足，常常容易产生忧悲之苦。悲忧不已则又会进一步损伤神气，加速衰老，所以老年人特别应该注意怡悦情志，防止悲忧。

4. 避惊恐。即躲避、远离引起惊恐的人事物，还要于平时对心智的锻炼，正气内存，遇事不惊，大义凛然，泰然处之。过度受惊则使人恐惧不安、魂飞魄荡。中医认为，恐惧过度则消耗肾气，使精气下陷不能上升，升降失调。轻者事过可恢复常态，重者则心身受损，遗患日久。应注重平时对心智的锻炼，正气内存，遇事不惊，大义凛然，泰然处之。《黄帝内经》言：“勇者气行则已，怯者则着而为病也”，说明心智健康，气血旺盛之人，遭遇惊恐是不易致病的。

（二）功效及作用

避免惹是生非，躲避、远离引起惊恐的人事物远离是非。客观对待周围事情的变化，遇事要镇定自如，冷静地对待出现的复杂事情。事情过后，不要把它长期放在心上，自寻苦恼。培养乐观的人生态度，使自己的精神面貌经常处在乐观、愉快、安静、平和之中。提高心理上的抗逆能力，胸怀要宽阔，情绪宜乐观。把人生忧喜、荣辱、劳苦、得失视为过眼烟云，万事只求安心。保持精神内守，则人体的气机调畅，气血和平，正气旺盛，保证脏腑安泰。平日增加各种有益心身健康的兴趣，寻找精神寄托，这些对预防情志过度，减少疾病发生都能起到积极的作用。

笔记

（三）注意事项

七情都有其积极的作用，应该尽可能充分地利用七情的积极作用。当出现异常时，不要简单地把某一种心理状态作为病态对待。

第二节　异常情志调摄

情绪是生命活动的重要环节，七情过度对健康不利，通过调摄七情的办法维护心理平衡进行养生叫作调摄情绪法。历代养生家都非常重视七情调摄。具体方法：

节制法　调和、节制情感，防止七情过极，达到心理平衡。《吕氏春秋》说："欲有情，情有节，圣人修节以止欲，故不过行其情也。"重视精神修养，首先要节制自己的感情才能维护心理的协调平衡。节制法具体做法有遇事戒怒和宠辱不惊这两种方法。

疏泄法　就是把积聚、抑郁在心中的不良情绪，通过适当的方式宣达、发泄出去，以尽快恢复心理平衡。疏泄法有直接发泄和疏导宣散这两种方法。

转移法　又称移情法。即通过一定的方法和措施改变人的思想焦点，或改变其周围环境，使其与不良刺激因素脱离接触，从而从情感纠葛中解放出来，或转移到另外事物上去。《素问·移情变气论》言："古之治病，惟其移精变气，可祝由而已。"古代的祝由疗法，实际上是心理疗法。其本质是转移患者的关注点，以达到调整气机，精神内守的作用。转移法可采取升华超脱、移情易性和运动移情方法。

调气法　即调气安神，是指通过适当的方法调养人体之气，畅行脏腑气机，以增强五脏气化功能，进而和调五脏之神。孙思邈在《备急千金要方·养性》中曾单列"调气法"专篇，论述如何通过行气来调养精神，和畅情志。人体的气是不断运动着的具有很强活力的精微物质，它流行于全身，无处不在，无处不有，时刻推动和激发着人体的各种生理活动。

情志制约法　又称以情胜情法。它是根据情志及五脏间存在的阴阳五行生克原理，用互相制约、互相克制的情志，来转移和干扰原来对机体有害的情志，以达到协调情志的目的。情志制约法有五脏情志制约法和阴阳情志制约法。

暗示法　又称意示疗法。是指在"无形"的条件下采用语言、表情、手势或其他暗号含蓄地影响患者的心理状态，从而改善患者生理功能。

一、节制法

（一）遇事戒怒

1. 操作方法　制怒之法，首先要以理制怒。即以理性克服感情上的冲动，在日常工作和生活中，虽遇可怒之事，但想一想其不良后果，可理智地控制自己的过极情绪，使情绪反映"发之于情""止之于理"。其次，可用提醒法制怒。在自己的床头或案头写上"制怒""息怒""遇事戒怒"等警言，以此作为自己的生活信条，随时提醒自己可收到良好效果。再次，怒后反省，每次发怒之后，吸取教训，并计算一下未发怒的日子，减少发怒次数，逐渐养成遇事不怒的习惯。

2. 功效及作用　"怒"是历代养生家最忌讳的一种情绪，它是情志致病的魁首，对人体健康危害极大。怒不仅伤肝脏，怒气还伤心、伤胃、伤脑等，导致各种疾病。《备急千金要方》指出："卫生切要知三戒，大怒、大欲、并大醉，三者若还有一焉，须防损失

笔记

真元气。”《老老恒言·戒怒》亦说：“人借气以充身，故平日在乎善养。所忌最是怒。怒气一发，则气逆而不顺，窒而不舒，伤我气，即足以伤我身。”这些论述把戒怒放在首位，指出了气怒伤身的严重的危害性，故戒怒是养生一大课题。

3. 注意事项　常怒、盛怒肯定危害人体，但是世事复杂，少量合理运用发怒也可助益事情的解决和发展动向。所以古人讲“戒大怒”。

（二）宠辱不惊

1. 操作方法　人世沧桑，诸事纷繁；喜怒哀乐，此起彼伏。老庄提出“宠辱不惊”之处世态度，视荣辱如一，后世遂称得失不动心为宠辱不惊。对于任何重大变故，都要保持稳定的心理状态，不要超过正常的生理限度。

2. 功效及作用　现代医学研究证明，情志刺激与免疫功能之间的联系息息相关。任何过激的刺激都可削弱白细胞的战斗力，减弱人体免疫能力，使人体内防御系统的功能低下而致病。为了健康长寿，任何情绪的过分激动都是不可取的。总之，要善于自我调节情感，以便养神治身。对外界的事物刺激，既要有所感受，又要思想安定，七情平和，明辨是非，保持安和的处世态度和稳定的心理状态。

3. 注意事项　宠辱不惊，对于任何重大变故，都要保持稳定的心理状态，不是漠视不管，而是保持稳定的心理从容应对。要达到宠辱不惊的境界，需要勤谨地修身养性，不断地升华对世俗名利的淡泊心境。

二、疏泄法

（一）直接发泄

1. 操作方法　用直接的方法把心中的不良情绪发泄出去，例如当遇到不幸，悲痛万分时，不妨大哭一场；遭逢挫折，心情压抑时，可以通过急促、强烈、粗犷、无拘无束的喊叫、蹦跳的方式，将心中的苦闷排出体外。一般来说，通过直接发泄，不良的情绪可以得到迅速消除。

2. 功效及作用　直接发泄可以将内心的郁积发泄出来，从而使精神状态和心理状态恢复平衡。

3. 注意事项　发泄不良情绪，必须保持理智，学会正当的途径和渠道来发泄和排遣，决不可采用不理智和冲动性的行为方式，否则非但无益，反而会带来新的烦恼，引起更严重的不良情绪。

（二）疏导宣散

1. 操作方法　出现不良情绪时，借助于别人的疏导，可以把闷在心里的郁闷宣散出来。所以，扩大社会交往，广交朋友，互相尊重，互相帮助，是解忧消愁，克服不良情绪的有效方法。研究证明，建立良好的人际关系，缩小“人际关系心理距离”，是医治心理不健康的良药。

言语开导疗法，是针对病患的病情及其心理状态、情感障碍等，采用语言交谈方式施行疏导，以消除其致病心因，纠正其不良情绪和情感活动的一种心理治疗方法。赵睛初《存存斋医话稿续集》中道：“无情之草木不能治有情之病，以难治之人，难治之病，须凭三寸之舌以治之。”所谓“三寸之舌”即是指言语开导，恰当而合乎情理的语言刺激，是改善不良情绪的灵丹妙药，是任何药物和手术无法代替的。《灵枢·师传》指出，在治疗疾病时要“告之以其败，语之以其善，导之以其所便，开之以其所苦，数问

笔记

其情，以从其意”。即医生通过解释、鼓励、安慰、保证、暗示等法对患者启发诱导，助其分析病情，说理解释开导以解除患者内心忧烦之苦。

2. 功效及作用 言语开导疗法，属于现代心理学的“认知疗法”范畴，医生一定要陈明利害，告诉患者如何进行调养及治疗的具体措施，讲解其疾病可能向好的趋势发展，使之明晓道理，减轻其心理压力，从而起到改善患者精神状态，促进身心健康的目的。

3. 注意事项 值得提出的是，言语开导法，作为中医情志疗法的重要手段，不同于思想教育工作，它对医患双方都有一定的要求，尤其要求医生具有较高的语言表达能力，善于分析，善于发现患者的症结所在。以同情的态度，针对不同的情绪原因，言之以情，晓之以理，说理透彻，言语中肯，使患者心悦诚服，得到宽慰同情，不用药物也可取得良好的治疗效果。

三、转移法

（一）升华超脱

1. 操作方法 所谓升华，就是用顽强的意志战胜不良情绪的干扰，用理智战胜生活中的不幸，并把理智和情感化作行为的动力，投身于事业中去，以工作和事业的成绩来冲淡感情上的痛苦，寄托自己的情思。

超脱，即超然，思想上把事情看得淡一些，行动上脱离导致不良情绪的环境。在心情不快、痛苦不解时，可以到环境优美的公园或视野开阔的海滨漫步散心，可驱除烦恼，产生豁达明朗的心境。如果条件许可，还可以去短期旅游，使自己置身于绮丽多彩的自然美景之中。

此外，可以通过个人情商的提高来战胜不良的情绪。把个人遇到的不幸和挫折，转化为人生的动力，调整和缓解内心的矛盾心理。

2. 功效及作用 升华也是排除不良情绪，保持稳定心理状态的一条重要保健方法。超脱，可使精神愉快，气机舒畅，忘却忧烦，寄托情怀，美化心灵。

（二）移情易性

1. 操作方法 移情，即排遣情思，改变内心情绪的指向性；易性，即改易心志，进过排除内心杂念和抑郁，改变其不良情绪和习惯。《临证指南医案》中叶天士门人华岫云说：“情志之郁，由于隐情曲意不伸，……郁症全在病者能移情易性。”“移情易性”是中医心理保健法的重在内容之一。“移情易性”的具体方法很多，可根据不同人的心理、环境和条件等，采取不同措施，进行灵活运用。《北史·崔光传》说：“取乐琴书，颐养神性。”《理瀹骈文》说：“七情之病者，看书解闷，听曲消愁，有胜于服药者矣。”《备急千金要方》亦说：“弹琴瑟，调心神，和性情，节嗜欲。”古人早就认识到琴棋书画具有影响人的情感，转移情志，陶冶性情的作用。实践证明，情绪不佳时，听听适宜的音乐，观赏一场幽默的相声或喜剧，苦闷顿消，精神振奋。然而，移情易性并不是压抑情感。如对愤怒者，要疏散其怒气；对悲痛者，要使其脱离产生悲痛的环境与气氛；对屈辱者，要增强其自尊心；对痴情思者，要冲淡其思念的缠绵；对有迷信观念者，要用科学知识消除其愚昧的偏见。

2. 功效及作用 可以使其思想焦点移于他处，改变周围环境，阻断其与不良刺激因素接触；或改变内心忧虑、关注的指向性，使其从某种情感纠葛中解放出来，转移至

笔记

其他的人或物。通过学习、交谈等活动，消除内心杂念，改变偏执的认识与不良情绪；或改变不健康的生活习惯与思维方法等。

3. 注意事项

（1）移情，并非教人压抑自己原先的情绪和情感的活动，而是要改变其心理活动的指向性。

（2）易性，决不是要人们取消或放弃自己原先独立的个性，而主要指克服和改变消极情绪，或脱离原先的恶性刺激。

（三）运动移情

1. 操作方法　当自己的情绪苦闷、烦恼，或情绪激动与别人争吵时，最好的方法是转移一下注意力，去参加体育锻炼，如打球、散步、爬山等活动，也可采用传统的运动健身法和太极拳、太极剑、导引保健功等。此外，还可以参加适当的体力劳动，用肌肉的紧张去消除精神的紧张。

2. 功效及作用　运动不仅可以增强生命的活力，而且能改善不良情绪，使人精神愉快。因为运动可以有效地把不良情绪发散出去，调整机体平衡。传统的体育运动锻炼主张动中有静，静中有动，动静结合，因而能使形神舒畅，松静自然，心神安合，达到阴阳协调平衡，且有一种浩然之气充满天地之间之感，一切不良情绪随之而消。在劳动中付出辛勤的汗水，促进血液循环，活跃了生命功能，使人心情愉快，精神饱满。

3. 注意事项　不同的人要注意选择不同的方法，比如说老年人多采用太极拳、太极剑、导引保健功等传统量缓安全的方法，年轻人可采用打球、爬山、体力劳动等方法。

四、调气法

（一）操作方法

调息行气，古亦称作服气，即是调整呼吸，吐故纳新，呼出身中浊气，吸入天地之精气，以使气聚精盈神旺。《素问·上古天真论》有“呼吸精气”之论，说的就是调息以调养人体之气。行气通过呼吸气息的调节主要配合存思来进行的。孙思邈非常重视通过行气来调养精神，以达到修生养性的目的。《千金要方·养性》中单列“调气法”专篇来论述如何通过行气来进行精神修养。首先，他引用了彭祖的话说：“和神导气，当得密室，闭户安床暖席，枕高二寸半。正身偃卧，瞑目，闭气于胸膈中，以鸿毛著鼻上而不动，经三百息，耳无所闻，目无所见，心无所思。如此则寒暑小能侵，蜂虿不以毒，寿三百六十岁，此邻于真人也。”指出人们在行气导引时，必须虚静恬淡，思想高度集中，摒除一切有碍锻炼的杂念，长此以往，自然可收延年益寿之功。其次，他描述具体的行气调神之法，即“每旦夕，面向午，展两手于脚膝上，徐徐按捺肢节，口吐浊气，鼻引清气。良久，徐徐乃以手左托、右托、上托、下托、前托、后托，瞋目张口，叩齿摩眼，押头拔耳，挽发放腰，咳嗽发阳振动，数八十、九十而止。”再次，他进一步指出行气法的要点：第一，调气即呼吸吐纳必须在生气时间进行，也就是在夜半子时以后至日中午时之前进行，此时正是阳气生发之时；不得在午时之后至夜半亥时以前行气，此时阴气增长，阳气渐消，故曰死气。第二，结合行气要叩齿和饮玉浆，即吞服舌下津液，久之可以大受补益。第三，呼吸要微吐微入，徐徐进行，一呼一吸之间要闭气停住，停息的时间越长越好，最好能达到心中默默数数一千次以上。

笔记

另外,《古今医统》调气法:本法载于明代名医徐春圃的《古今医统大全》,方法为仰卧式,枕高寸许,两腿岔开,两足相距约 5 寸。两臂分置体侧,两手握固,距体侧各 5 寸许,双目轻闭。待身体安适、心平气和后,以鼻慢慢吸气、送入腹中,及至腹中气满则闭气不息;闭气至极、以口徐徐吐气。如此"鼻吸—闭息—口吐"为一息。初练者,每次练 10 至 20 息,以后逐渐增加息数,直至 80 息以上。每昼夜练 2 次即可。随着内气的积累,每息闭气的时间也会自然延长。

(二)功效及作用

1. 调息行气　行气通过呼吸气息的调节,改变人体新陈代谢的节奏,使脏腑器官得到休息,并使其功能得到改善或加强,从而收到延年益寿的效果。调息所以养气,通过调整呼吸调动人体之内气。使之逐步聚集,储存于身体某一部位,并循经络运行,可疏通经络气血。经络气血和调,则神自化生。调息行气在传统养生运动中体现得最为充分。传统养生运动强调形、意、气三者结合,即运动肢体以炼形,调整呼吸以炼气,精思存想以炼神,由此达到调身、调息、调心之目的,而调息实乃调身、调心之基础。通过调息,人体经络畅通,气机升降有序,神行气行,神往气往,形神合一,达到调气安神、神旺体健之目的。

2. 调和脏气　神的物质基础是精气血。精气化生神志、七情,是通过脏腑的气化过程来完成的。《素问·宣明五气》指出:"心藏神,肺藏魄,肝藏魂,脾藏意,肾藏志。"《素问·阴阳应象大论》则云:"人有五脏化五气,以生喜怒悲忧恐。""化",即"气化"之意。气化是物质与功能间的互生互化,属五脏的功能活动。五脏借助气机的升降出入,使其精气化生五神气而生喜、怒、忧、悲等七情现象。《黄帝内经》不称怒、喜、思、悲、恐为情,而称"五气",其理亦在于此。可见,七情作为神的功能表现,它的活动状况除受五脏精气盛衰的影响外,还受五脏气化状态所左右。《素问·举痛论》说:"百病生于气也。"《类经》则进一步注释说:"夫百病皆生于气,正以气之为用,无气不至,一有不调则无所不病。"肝之疏泄、心主神明、脾之运化、肺之宣肃、肾之蛰藏等,都是气机升降出入的具体体现。中医学所谓"形舍神"正是在五脏气机升降出入的过程中得以体现的。因此,和调五脏之气机不仅关系到人体的生理活动,还对人体的精神情志活动起着重要的调节作用。人体的脏腑经络等组织器官,都是气升降出入的场所。气的升降出入运动,是人体生命活动的根本,气的升降出入一旦停止,也就意味着生命活动的终止。故《素问·六微旨大论》说:"非出入,则无以生长壮老已;非升降,则无以生长化收藏。是以升降出入,无器不有。"因此气机运行是否处于常态,无不与人之生理功能、精神活动密切相关。积精所以全神,调气更能安神。

(三)注意事项

1. 高血压、青光眼、脑动脉硬化、肝硬化患者皆不宜练其中的闭气法。
2. 调气者不可饱食,以不饥为度。凡觉腹中空时,即可调气上饥。
3. 当胸膈或腹中过分饱胀时,泄其有余之气,然后再行调气法。

五、情志制约法

(一)五脏情志制约法

1. 操作方法　朱丹溪宗《黄帝内经》之旨指出:"怒伤,以忧胜之,以恐解之;喜

笔记

伤，以恐胜之，以怒解之；忧伤，以喜胜之，以怒解之；恐伤，以思胜之，以忧解之；惊伤，以忧胜之，以恐解之，此法惟贤者能之”。同期医家张子和更加具体地指出：“以悲制怒，以怆恻苦楚之言感之；以善治悲，以谑浪戏狎之言娱之；以恐治喜，以恐惧死亡之言怖之；以怒制思，以污辱欺罔之言触之；以思治恐，以虑彼忘此之言夺之”。《素问·阴阳应象大论》曾指出：“怒伤肝，悲胜怒”“喜伤心，恐胜喜”“思伤脾，怒胜思”“忧伤肺，喜胜忧”“恐伤肾，思胜恐”。这是认识了精神因素与形体内脏、情志之间，以及生理病理上相互影响的辩证关系，根据“以偏救偏”的原理，创立的“以情胜情”的独特方法。正如吴崑《医方考》所言：“情志过极，非药可愈，顺以情胜，《内经》一言，百代宗之，是无形之药也”。后世不少医家对情志的调摄有时比药石祛疾还更加重视，而且创造了许多行之有效的情志疗法，做到和喜怒、去忧悲、节思虑、防惊恐。例如，或逗之以笑，或激之以怒，或惹之以哭，或引之以恐等。

2. 功效及作用　情志制约法就是根据情志及五脏间存在的五行生克关系发挥作用，当一种情感太过了，就用与之相克的情感去制约，从而来转移和干扰原来对机体有害的情志，因势利导，宣泄积郁之情，畅遂情志，进而达到情志平衡的目的。总之，情志既可致病，又可治病的理论，在心理保健上是有特殊意义的。

3. 注意事项

（1）在调节情志时，要分析其不同的情况，使用不同的情志影响，才能达到其目的。在运用“以情胜情”方法时，要注意情志刺激的总强度，超过或压倒致病的情志因素，或是采用突然地强大刺激，或是采用持续不断的强化刺激，总之后者要适当超过前者，否则就难以达到目的。

（2）一定要注意取得患者家属的配合，并掌握施行情志治疗的时间，对患者本身要不断予以鼓励，对患者的隐私予以保密，争取患者的信任，要在患者有所预感时，再进行正式的情志治疗，而不要在患者毫无思想准备之时，突然地进行，还要掌握患者对情志刺激的敏感程度，以便选择适当方法，避免太过或不及。

（二）阴阳情志制约法

1. 操作方法　运用情志之间阴阳属性的对立制约关系，调节情志，协调阴阳，是为阴阳情志制约法。人类的情志活动是相当复杂的，往往多种情感互相交错，很难明确区分其五脏所主及五行属性，然而情志活动可用阴阳属性来分，此亦即现代心理学所称的“情感的两极性”。《素问·举痛论》指出：“怒则气上，喜则气缓，悲则气消，恐则气下，……惊则气乱，……思则气结”。七情引出的气机异常，具有两极倾向的特点。根据阴阳分类，人的多种多样的情感，皆可配合成对，例如，喜与悲、喜与怒、怒与恐、惊与思、怒与思、喜与忧、喜与恶、爱与恨等，性质彼此相反的情志，对人体阴阳气血的影响也正好相反。因而相反的情志之间，可以互相调节控制，使阴阳平衡。

2. 功效及作用　喜可胜悲，悲也可胜喜；喜可胜恐，恐也可胜喜；怒可胜恐，恐也可胜怒。采用使之产生有针对性的情志变化的刺激方法，通过相反的情志变动，以调整气机，从而起到协调情志的作用。

3. 注意事项　以情胜情实际上是一种整体气机调整方法，应掌握情志对于气机运行影响的特点，采用相应方法，切不可生搬硬套。倘若单纯拘泥于五行相生相克而滥用情志制约法，有可能增加新的不良刺激。

六、暗示法

暗示特征主要表现在暗示实施者不需要说理论证，而只是动机的直接“移植”，暗示接受者不需要进行分析批判，只是盲从、附会地接受。暗示只要求受暗示者接受现成的信息，并以无批判的接受为基础。暗示的成功与否，不仅取决于暗示实施者的权威性，如医生对患者的治疗暗示，而且取决于暗示接受者的暗示性，如患者接受医生暗示的能力。一般来说，个性弱、易随和、文化少，或女性，暗示性强，即易受暗示。从暗示的内容特点看，它与劝说恰恰相反，暗示不需要讲道理，而劝说或释析则要进行逻辑推理。

（一）操作方法

1. 养生暗示法

（1）自我暗示法：是通过想象等意念活动，以塑造某种意识形象，或进入某种情境，由心理而影响其生理，从而达到防病治病、保健养生目的。日常生活中，经常暗示自己年轻、无病、健康，可有养生之效。西方心理学家库维常教人每天早晚默诵：“从种种方面看，我都一天好似一天。”许多人照此方法去做，果然身心日趋健康，据说不但对心理病可以奏效，对有些风湿病、肺病也有较好作用。对自己经常进行积极暗示，是有助于心身健康的最省力的方法。

（2）他人暗示法：主要由医生或有经验的养生者进行心理诱导，或借助于周围情景给予患者某种暗示，并由此产生积极的治疗作用。医生的言谈举止、神态表情等均可起到某种暗示作用，对患者产生心身方面的影响。他人暗示有正反两种作用：凡有利于疾病治疗和康复者，属积极暗示；反之属消极暗示。因此，医护人员在诊疗疾病时神态端庄、亲切热情、言行审慎，不但可以避免某些消极的不良暗示以及可能引起的劣性刺激，而且由此产生患者的信任感而获得充分合作以达到理想疗效。临床中常有在医生的暗示下，患者感到症状缓解了好多、或解开了心里的疑团、或放下了“不治之症”的负担，从而振作了精神。

2. 临床暗示法

（1）言语暗示法：即语言暗示思维，医生的思想可以通过“言语”暗示患者，从而影响患者的心理活动、改变患者的病理状况。医生对患者疾病的解释、说明，以及对治疗保养的劝告、叮嘱，使其感到症状好转，就是言语暗示的结果。

（2）手术暗示法：即手术暗示切除。医生通过象征性手术操作的方式，使患者产生“病被切除”的暗示作用，从而发生了心理、生理、行为方面的改变，达到治疗疾病的目的。古代医案中，用此类似的暗示方法治愈“梅核气”和“疑病症”的例子很多，给后世医家以启示。

（3）假借暗示法：对于某些顽固性疑心病，通过正言开导说明道理往往无疗效，甚至使患者反感。此时应顺其心意假用药或针灸治疗他所相信的“病灶”，解除患者的疑团从而治愈疑心病。

（4）药物暗示法：是一种可通过药物对机体作用的事实，暗示患者以达到治疗疾病缓解症状的方法。如医生在给患者用药时，告知患者如果发现尿的颜色有了变化，疾病就会好转，当患者果真看到这种事实后，病情随之有了转机，这就是药物暗示的实例。另一种是“安慰剂”治疗。西方医生使用没有药性或与治病无关的微量药物

笔记

"安慰剂"治疗某些精神性疾病，用药患者不知道这是"安慰剂"，医生通过开"安慰剂"，不仅可以宽慰患者，帮助他们消除心理上的悲观、焦虑、恐惧，使他们鼓起勇气，增强战胜疾病的信心，治愈心病，而且能引起生理、病理的某些变化，治愈身疾。使用"安慰剂"治疗，实质是一种心理暗示治疗的特殊手段。

（5）情景暗示法：通过特定或设定的情景或环境，使患者置身其中而触景生情，受到暗示，以治疗疾病。良好优美的环境、激动难忘的情景，均能给患者以暗示，陶冶其心情、改变其病情。临床环境、治疗情景、医务风范等对患者暗示力很强。

（二）功效及作用

暗示是人类一种固有而特殊的心理现象，它是用含蓄或间接的方法，使某种信息对人的心理、生理、行为方面产生影响，从而按照一定的方式行动或接受某种信息与意见，从积极的角度讲，使其放下压力和负担，解除焦虑，促进精神愉悦，提高健康水平，或达到消除疾病症状或加强某种治疗方法的治疗效果。

学习小结

1. 学习内容　本章学习正常情志调摄中的恬淡虚无、修心养德、积精全神、条达怡情、保持情志平衡，和异常情志调摄中节制法、疏泄法、转移法、调气法和情志制约法的概念、操作方法、功效及作用和注意事项。

2. 学习方法　本章主要学习情志养生方法技术，学习并实演其中的操作方法，熟练掌握，学以致用，在学习过程中要熟悉其功效、适宜人群并了解其注意事项。

（刘玉丽）

复习思考题

简述何谓"修身以道，修道以仁"，"大德必得其寿"？（出自孔子的《中庸》）

笔记

第二章 饮食养生方法

学习目的

通过学习饮食养生方法技术，更好地了解饮食养生的饮食平补、饮食调理和药膳调理的养生方法。

学习要点

饮食养生方法技术的概念，饮食平补、饮食调理、药膳调理的操作方法、功效及作用、适宜人群、禁忌和注意事项。

饮食是人类赖以生存和维护健康必不可缺的物质之一。先哲们早就认识到了饮食的重要性，如《汉书·郦食其传》曰："民以食为天。"《灵枢·五味》曰："谷不入，半日则气衰，一日则气少矣。"《素问·平人气象论》曰："人以水谷为本，故人绝水谷则死。"饮食不但可以营养身体，而且可以防治疾病。

饮食养生，简称"食养"，是指在中医理论指导下，根据食物的特性，合理地选择和加工制作利用食物，达到滋养精气、平调阴阳、维护健康、预防疾病、延年益寿目的的养护生命活动。

中医素有"药食同源"之说，药物和食物皆属天然之品，二者在性能上有相通之处，同样具有形色气味质等特性。食物和药物一样也具有"四气""五味""升降浮沉""归经"和"功效"等属性。若利用具有较强气味、功效及作用的食物防治疾病，则称为"食疗"，其配方也有称为"药膳"。一般来讲，"食养"适用于所有人群，而"食疗"或"药膳"主要针对疾病或亚健康人群。

需要指出的是，中医还有"食药有别"之说。其一，食物含有营养精微，是维持人体健康的物质基础，必须每天进食；药物非日常生活必需品，无需天天服用。其二，食物比较平和，作用和缓，无毒副作用；药物则"是药三分毒"，不能长期服用。其三，食物作用弱，起效慢，需要经常食用；药物作用强，起效快，具有治疗作用。

我国人民在长期的饮食实践和探索中，积累了丰富的知识和宝贵的经验，逐步形成了一套独特的饮食养生的理论和方法技术。饮食养生也是最具特色的文化，是中华民族的宝贵遗产之一，在维系中华民族生存和健康方面发挥着重要的作用。

饮食养生方法技术，主要包括饮食平补、饮食调理、药膳调理等。

笔记

第一节　饮食平补

饮食平补是指运用作用缓和的平性食物进行补益滋养身体的一种方法，它源于人类本性，体现“后天之本”之能，是维系生命正常活动的最主要行为。平性食物是指没有明显的寒凉或温热偏性的食物，但具有酸、甘、辛、苦、咸五味，根据五味入五脏。由于平性食物不容易产生阴阳转化，故一般为人们日常食物，无论人们健康与否，都可以长期食用。

一、操作内容

（一）五谷为养

五谷包含了今天的粮谷类、薯类及豆类。粮谷类是我国人民的主要食物，包括大米、小麦、小米、玉米及高粱等。薯类包括马铃薯、红薯、木薯等。粮谷类和薯类性味多为甘平，如粳米、小麦、燕麦、玉米、甘薯、山药。

豆类主要为黄豆，还有绿豆、红小豆、豇豆、蚕豆等。豆，古代称为“菽”，性味多甘（淡）平，如黄豆、黑豆、豌豆、白扁豆、赤小豆等。豆类主要提供蛋白质、脂肪、矿物质及维生素。尤其是黄豆含蛋白质较高，约为40%，为优质蛋白质。豆类富含植物油脂，为不饱和脂肪酸，其中必需脂肪酸亚油酸含量高达50%以上。

（二）五菜为充

五菜包含了今天的蔬菜类、食用菌。蔬菜是人们膳食中不可缺少的重要食品，性味多甘（淡）平，如菠菜、甘蓝、胡萝卜、南瓜、蘑菇、香菇、木耳等。根据蔬菜的结构性状及可食部位的不同，分为：叶菜类，如大白菜、小白菜、菠菜、韭菜、油菜、香菜等；根茎类，如萝卜、胡萝卜、土豆、芋头、葱等；瓜果类，如黄瓜、冬瓜、苦瓜、茄子、西葫芦、西红柿等；鲜豆类，如扁豆、毛豆、芸豆、蚕豆等；花菜及食用蕈类，如菜花、黄花菜、香菇、木耳等。

蔬菜类碳水化合物含量不高，蛋白质、脂肪含量更少，但却富含钙、磷、铁、镁、铜、钾、锰等矿物质，如油菜、小白菜、芹菜、雪里蕻等含钙高，以及含维生素C和胡萝卜素等维生素，如辣椒、苦瓜、大白菜、油菜含丰富的维生素C，莴苣叶、芹菜叶、胡萝卜含丰富的胡萝卜素，黄花菜、香椿、甘蓝含有维生素B_2和尼克酸。

（三）五果为助

五果包含了今天的果品类。果品在古代是粮食的辅助部分，五果助养机体，味多以酸（咸）甘为主，如橘、葡萄、花生、黑芝麻、栗子等。

水果中，如鲜枣、山楂、柑橘、草莓、柠檬等，含有丰富的维生素C；香蕉、苹果、海棠等含有丰富的纤维素、果胶、有机酸、维生素和矿物质，可刺激消化液分泌，增进胃肠的蠕动，减少毒物吸收及防止便秘。

坚果类包括花生、核桃、松子、葵花子及榛子等，含脂肪及蛋白质较丰富，油脂可高达50%~70%，蛋白质为15%~20%。此类食品可滋补肝肾，强健筋骨，所含脂肪由不饱和脂肪酸组成，是构成脑组织的物质，并可为脑组织的活动提供能量，是天然的健脑食品，对老年人及脑力劳动者很有益处。

笔记

（四）五畜为益

五畜包含了今天的肉类、奶蛋类、水产类等。

（1）肉类：包括畜肉类之猪、牛、羊、马、驴及其内脏和禽肉类之鸡、鸭、鹅及其内脏等，性味甘（咸）平的有牛肉、猪肉、鹅肉、鸭肉、鸽肉等。肉类动物肌肉中的蛋白质含量占10%~20%，其中必需氨基酸含量和利用率均较高。其所含的脂肪因部位不同而异，一般为10%~30%不等，主要成分是甘油三酯和少量的胆固醇、卵磷脂。肉类碳水化合物含量较少，但含有丰富的B族维生素。肉类动物内脏一般含脂肪较少，肝脏、肾脏等维生素A含量极丰富，还含有维生素B_{12}和叶酸。

（2）奶蛋类：是指畜类分泌的乳汁和禽类的蛋的总称。奶蛋类一般味甘（淡）性平，如牛乳、鸡蛋、鹌鹑蛋等。蛋类指鸡蛋、鸭蛋、鹅蛋、鸽蛋和鹌鹑蛋。蛋类蛋白质生物价高达94%以上，是蛋白质及铁的主要来源。蛋黄中含有维生素A、维生素D、维生素B_1和维生素B_2，并含磷、镁、钙、铁、锌等。奶类及其制品是优质蛋白质、脂溶性维生素和矿物质的良好来源。这些食物中蛋白质的氨基酸组成更适合人体需要，且赖氨酸含量较高，有利于补充植物蛋白质中赖氨酸的不足。奶类含钙量丰富，且吸收、利用程度高，是极好的钙来源。

（3）水产类：水产类是指以鱼类、甲壳类、软体类动物为代表的各种水生食用动物的肉类及少量水生植物的茎叶类食物的总称。水产类食物一般味以甘咸居多，如甘平之鲤鱼、鲫鱼、带鱼、鲳鱼，甘咸平之鲍鱼、鳖肉、海参等。

（五）气味和而服之

气味和而服之则包含了今天的各种调味类食物，如性味甘平之蜂蜜、白糖、冰糖等。调味品是在烹调过程中主要用于调和食物口味的一类原料的统称，一般用量不宜过多。调味品可以在烹调中调和五味，有增进食欲、促进消化之功。这也符合“气味和而服之”的原理。

（六）指导原则

1. 全面膳食　全面膳食，就是全面摄取人体所必需的各种营养成分。两千多年前，在《素问·脏气法时论》中就提出了“五谷为养，五果为助，五畜为益，五菜为充，气味合而服之，以补精益气”的全面膳食、合理搭配的饮食养生原则。主张人们的饮食以谷类为主食，肉类为副食，蔬菜、水果以辅助。现代研究认为，蛋白质、脂类、糖类、维生素、矿物质、水和纤维素这七大类是人体所需的主要营养素。其中谷类食物含有丰富的糖类、蛋白质、单不饱和脂肪酸；肉类食物含有大量的优质蛋白质和饱和脂肪酸、类脂；蔬菜和水果中含有大量的维生素、矿物质、水和纤维素。《黄帝内经》中的这一饮食养生的原则与现代提倡的“平衡膳食宝塔”的思想是一致的，都是强调全面膳食的重要性。没有单一食物能够完全满足人体需要的全部营养，必须食用多种食物，才能保证人体的正常需要。

2. 合理搭配　合理搭配，就是在全面膳食的基础上注意各类食物所占的比例。首先，饮食的合理搭配应是荤素搭配、以素食为主。《素问·脏气法时论》中所述五谷、五果、五菜都是素食，只有五畜是荤腥。中国古代养生家一贯主张“薄滋味，去肥浓”的素食主张。元代的朱丹溪还专门著有《茹淡论》，提倡荤素搭配，素食为主，少吃肉食。在《中国居民膳食指南》（2016年版）中也提出：每人每天应吃谷类、薯类及杂豆类250~400g，并饮水约1 500~1 700ml；蔬菜300~500g，水果200~350g；鱼、禽、肉、蛋

笔记

等动物性食物 120~200g（鱼虾类 40~75g，畜禽肉类 40~75g，蛋类 40~50g）；奶类及奶制品 300g，大豆坚果类食物 25~35g；油脂每天不超过 25~30g，盐控制在每天 6g 以内。

其次，合理搭配应是“谨和五味”。食物有酸、苦、甘、辛、咸五味之分，五味与五脏的生理功能密切相关。《素问·生气通天论》说：“是故谨和五味，骨正筋柔，气血以流，腠理以密，如是则骨气以精，谨道如法，长有天命。”所谓谨和五味，就是根据人体的生理需要，合理地摄取食物，达到营养全身、健康长寿的目的。如果五味过偏，则不利于人体的健康，甚至可以导致疾病。《灵枢·五味》说：“五味入于口也，各有所走，各有所病。酸走筋，多食之令人癃；咸走血，多食之令人渴；辛走气，多食之令人洞心；苦走骨，多食之令人变呕；甘走肉，多食之令人悗心。”现代研究发现，肥胖病、糖尿病等疾病的发生与偏嗜甜食有关；高血脂、动脉硬化症等疾病的发生与偏嗜食盐有关。

最后，合理搭配应是寒热适宜。寒热适宜，一方面指食物的寒热属性应相互协调；另一方面指食物入口时的温度要适宜。《灵枢·师传》云：“食饮者，热无灼灼，寒无沧沧。寒温中适，故气将持，乃不致邪僻也。”唐代养生家孙思邈也曾指出：“热无灼唇，冷无冰齿。”过食温热食物，容易损伤脾胃阴液；过食寒凉食物，容易损伤脾胃阳气。脾胃乃后天之本，损伤日久则人体阴阳失调，变生各种病症。现代研究发现，当食物的温度与人体的温度大致相同时，体内的各种消化酶才能充分发挥作用；否则，不利于食物营养成分的消化和吸收。

3. 食饮有节　食饮有节是饮食要有节制，适时适量。《吕氏春秋·季春纪》说：“食能以时，身必无灾，凡食之道，无饥无饱，是之谓五脏之葆。”

饮食适时，就是按照一定的时间，有规律地进食。一般的饮食习惯是一日三餐，即早餐、午餐、晚餐，间隔时间约为 4~6 小时。一般情况下，早餐应安排在 6：30—8：30，午餐应在 11：30—13：30，晚餐应在 18：00—20：00 进行为宜。这种时间安排与食物在胃肠中消化和吸收的时间比较吻合，因此符合饮食养生的要求。《文端集·饭有十二合说》中指出：“人所最重者，食也。食所最重者，时也……当饱而食，曰非时；当饥而不食，曰非时；适当其可，谓之时。”强调了按时进食的重要性。如果饮食不适时、或忍饥不食、或零食不断，均可导致胃肠功能紊乱，影响营养的吸收，长期以往则诸病变生。各种体质的食养食疗将在体质养生的章节中论述。

饮食适量，就是按照一定的量进食。一日三餐中，早餐要保证营养充足；午餐要吃好；晚餐要适量。比较合理的三餐分配是：早餐占全天总热能的 25%~30%；午餐占 30%~40%；晚餐占 30%~40%。饮食适量还包括饥饱适度。过饥，则化源不足，精气匮乏；过饱，则胃肠负担过重，影响运化功能。《备急千金要方》中指出：“不欲极饥而食，食不可过饱；不欲极渴而饮，饮不可过多。”历代养生家均认为食至七八分饱是饮食适量的标准。

4. 饮食适宜

（1）饮食卫生：对于饮食卫生先哲们早有认识，主要包括食物新鲜清洁、提倡熟食、讲究进食卫生等几个方面。《论语·乡党》曾说：“鱼馁而肉败，不食。色恶，不食。臭恶，不食。失饪，不食。”就是提倡选择食物要新鲜清洁，并且要经过烹饪加工后再食用。如果食物放置时间过长或储存不当就会引起变质，产生对人体有害的各种物质。另外，烹饪加工过程是保证食物卫生的一个重要环节，高温加热能杀灭食物中的

笔记

大部分微生物，防止食源性疾病。

中国烹饪历史源远流长，烹饪方法有几百种。不同的烹饪方法对食物的营养价值造成了不同的影响。比如：烧制过的动物性原料的汤汁中，水溶性的维生素 B_1 和 B_2、钙、磷、氨基酸及糖类部分发生水解反应，不仅口感好而且易于消化。在煮制时，原料中所含的蛋白质、脂肪酸、有机酸、无机盐和维生素浸入汤中，因此应加强汤汁的合理利用。采用氽法或涮法时，原料在沸水中停留的时间极短，减少了水溶性的钙、锌、铁、硒，维生素 B_1、B_2、B_5 和蛋白质的流失，最大限度地保证了原材料的鲜嫩。但是一定要烫熟再吃，防止寄生虫的污染。通过炖、焖、熬、煨法制成的菜品具有熟软或酥烂的特点，有利于营养的吸收，特别适合老年人，儿童，孕、产妇及哺乳期的妇女食用。油炸食物可增加脂肪含量、不易消化，并且高温加热后食物中的 B 族维生素破坏较大，蛋白质严重变性，脂肪发生反应，使食物的营养价值下降。煎、贴、塌法可使食物内部的可溶性物质流失较少。炒、爆、熘法加热速度快、时间短，食物中的水分和营养素损失较少。熏、烤法由于食物受到高热空气作用，一方面在表面形成一层硬壳，使内部浸出物流失较少；另一方面因为温度高，受热时间长，导致脂肪维生素 A 及维生素 E 损失较大。另外，烟熏食品可能含有苯并芘等有害成分，不宜多吃。蒸制过的食物营养素保存率高，并且容易消化。

注意进食卫生主要包括进食前、进食中和进食后应该注意的问题。进食前应注意手和餐具的消毒，防止病从口入。轻松整洁的进食环境再配合柔和的音乐，有助于脾胃的消化吸收。《寿世保元》中说："脾好音声，闻声即动而磨食。"同时应避免劳累和情绪异常时进食。进食时应保持精神专注，做到"食不语"及"食勿大言"（《千金翼方》）。同时进食时要做到细嚼慢咽，如《养病庸言》所说："不论粥饭点心，皆宜嚼得极细咽下。"否则急食暴食，易损伤肠胃。饮食后要漱口，保持口腔卫生；摩腹、散步以利于消化吸收。《备急千金要方》中说："食毕当漱口数过，令人牙齿不败口香。"《千金翼方》所言"中食后，还以热手摩腹，行一二百步。缓缓行，勿令气急。行讫，还床偃卧，四展手足，勿睡，顷之气定"，至今对饮食养生仍有指导意义。

（2）饮食清淡：清淡的饮食易于脾胃的消化和吸收；过食肥甘厚腻之品则易伤脾胃，导致运化失常，形成小儿疳积、肥胖、痈疽、消渴、胸痹等证。《素问·生气通天论》中有"高梁之变，足生大丁"之说。

二、功效及作用

本法具有补益滋养，充养机体，延衰益寿等作用。

1. 补益滋养，充养机体　一是中医学认为构成和维系人体生命活动的基础是精、气、神，统称人身"三宝"。人体的精、气、神离不开饮食的滋养。合理的饮食能使精、气充足，神自健旺，正如《寿亲养老新书》所说："主身者神，养气者精，益精者气，资气者食。食者生民之天，活人之本也。"当人体出现精、气、神的不足时，可以通过饮食进行有目的的滋养，依据《黄帝内经》"形不足者，温之以气；精不足者，补之以味""甘温益气""精气化神""心主神志"等理论，选择合适的食物。二是五脏能够正常发挥其功能，离不开饮食的滋养。根据食物的五味不同，对五脏的营养作用有所不同。如《素问·至真要大论》指出："夫五味入胃，各归所喜，故酸先入肝，苦先入心，甘先入脾，辛先入肺，咸先入肾，久而增气，物化之常也。"食物的归经不同，对脏腑的滋养作

笔记

用也有所侧重。至于六腑、筋骨、肌肤、皮毛等皆需饮食滋养。

2. 延衰益寿 历代医家都十分重视通过饮食养生达到延衰防老、延年益寿的目的。特别是老年人，充分发挥饮食的延衰益寿作用尤为重要。《养老奉亲书》说："高年之人真气耗竭，五脏衰弱，全仰饮食以资气血。"《素问·金匮真言论》说："夫精者，身之本也"。故应注意精在延衰益寿中的作用。

三、适宜人群

本法适用于全生命周期、全方位所有人群。

四、禁忌及注意事项

饮食禁忌，最早见于《素问·宣明五气篇》的"五味所禁"，其后在《金匮要略·禽兽鱼虫禁忌并治第二十四》中有，"所食之味，有与病相宜，有与身为害，若得宜则益体，害则成疾"的记载，说明了饮食禁忌的重要性。

1. 防止误食。河豚、发芽的土豆、野生蘑菇等，如果处理不当而误食，就会影响人体健康，甚至危及生命。《金匮要略》中，分别有"禽兽鱼虫禁忌并治"和"果实菜谷禁忌并治"两篇，指出"肉中有如米点者，不可食之""果子落地经宿，虫蚁食之者，人大忌食之"等。

2. 粮谷类不宜加工太细，烹调时避免淘洗次数太多，不要加碱，以免损失水溶性维生素。为提高其营养价值，可与豆类混合食用，也可以对食品进行营养素强化。

3. 豆类及其制品加工和烹调方法不同，消化率也不一样。生黄豆中含有抗胰蛋白酶，将其加热煮熟后可使其破坏，提高蛋白质的消化率。整粒黄豆熟食，消化率为65%，豆腐的消化率则为92%。如果加工方法不当，会降低食物的营养价值，如在加工豆腐的过程中，大量的D族维生素会流失。

4. 蔬菜中菠菜、空心菜、茭白、葱头中因含有较多的草酸，影响钙的吸收，食用时当予以注意。

5. 坚果类含脂肪及蛋白质较丰富，每次不宜多吃。

6. 肉类加工、烹调时除水溶性维生素（主要为维生素 B_1）有损失外，其他营养素损失很少，且各种炖、煮的方法可提高其营养价值。

7. 生蛋清中含有一种抗生物素蛋白，或称卵白素，能够与生物素在肠管内结合成难以消化吸收的化合物，引起体内生物素缺乏，影响身体健康。另外，生吃蛋类也不卫生，所以应当煮熟食用。

第二节 饮食调理

饮食调理是指根据中医理论，指导人们通过合理摄食，以达到增强体质，防治疾病，促进健康的养生方法。往往根据食物所具有的"四气""五味""升降浮沉""归经"和"功效"等属性进行针对性调理，来养护五脏六腑、气血阴阳等，实现人体动态平衡。

笔记

一、操作内容

（一）四气调理

四气又称四性，即寒、凉、温、热四种不同的特性。寒凉属阴，故具有寒性或凉性的食物大多具有清热、解毒、泻火、凉血、滋阴等作用，适用于热性体质或病证。常用的寒性食物有：苦瓜、马齿苋、生莲藕、海带、紫菜、绿豆、西瓜等。常用的凉性食物有：芹菜、丝瓜、萝卜、茄子、梨、绿茶等。温热属阳，故具有温性或热性的食物大多具有散寒、助阳、温经、通络等作用，适用于寒性体质或寒证。常用的热性食物有：姜、辣椒、胡椒、芥末、榴莲等；常用的温性食物有：糯米、韭菜、茴香、芫荽、核桃仁、羊乳、龙眼肉等。

此外，还有一类平性食物，是指寒热之性不甚明显的食物，平性食物的作用比较缓和，但也可作为调理之需，如用小麦养心安神、清热除烦，麦片温健脾胃、补益心气；黄豆预防心血管疾病的发生，赤小豆清热利水、散血消肿、通乳；扁豆健脾化湿，防治脾虚有湿、体倦乏力、食少便溏或泄泻、妇女脾虚带下、暑湿吐泻；苹果生津除烦、润肠通便；牛肉补脾胃、益气血、强筋骨，羊肉补益精血、温中暖肾；猪肝养肝明目、补血，猪肾补肾止遗、止汗利水；乌骨鸡养阴退热、益脾补中，鸡子黄益阴除烦；金枪鱼降低血脂和防止血栓形成，黄花鱼补虚益精、开胃消食、调中止痢，鲤鱼健脾益气、利水消肿、下气通乳，鲫鱼健脾利湿；牡蛎可滋阴养血、养心安神等。

（二）五味调理

五味，即酸、苦、甘、辛、咸五种最基本的味，也是食物效用的抽象归纳。五味的确定，一是通过口尝而得，是食物真实味道的反映；二是通过食物作用于人体的反应总结而来。实际上有些食物还具有淡味或涩味，但中医认为“淡附于甘”“涩乃酸之变味”，所以仍然称为五味。五味的阴阳属性，在《素问·阴阳应象大论》中总结为：“辛甘发散为阳，酸苦涌泄为阴。”即辛、甘（淡）味为阳，酸（涩）、苦、咸味为阴。

一般而言，酸（涩）味食物具有收敛、固涩的作用，如石榴能止泻止痢。苦味食物具有泻热坚阴、燥湿降逆的作用，如苦瓜能清热泻火，用于解暑或火热实证。甘味食物具有补益、和中、缓急的作用，如大枣能健脾和中；饴糖能缓急止痛用于胃脘痛。辛味食物具有发散、行气、行血的作用，如生姜、葱白能辛温解表，用于外感表证；韭菜、黄酒能行气活血，用于气滞血瘀。咸味食物具有软坚散结、泻下的作用，如海带、紫菜软坚散结，用于瘿瘤。淡味食物具有渗湿、利尿作用，如玉米须、冬瓜，可用于水肿、小便不利。《素问·脏气法时论》对五味的作用进行了归纳：“辛散、酸收、甘缓、苦坚、咸软。”五味既标示食物的滋味，也提示食物作用的基本特征。

（三）升降浮沉调理

升降浮沉，反映的是食物作用的趋向性。升表示上升，降表示下降，浮表示发散，沉表示泄利。食物升降浮沉的性能与食物本身的性味有不可分割的关系。具有温、热性和辛、甘味的，质地轻薄、气味芳香的食物，大多具有升、浮的性能。如芫荽、葱白，气味芳香，辛温解表、发散风寒；茉莉花、玫瑰花可疏肝解郁；具有寒、凉性和酸、苦、咸、涩味，质地结实、气味浓厚的食物，大多具有沉、降的性能。如治疗肝阳上亢的牡蛎、石决明等。

笔记

（四）归经调理

归经，指食物对于机体特定脏腑或经络的选择性作用。如同为补益之品，就有枸杞补肝、莲子补心、黄豆健脾、百合润肺、黑芝麻补肾的区分。同为清热之品，又有梨入肺经清肺热，西瓜入心、胃经，清心胃热。

中医有五味入五脏之说，如《黄帝内经·宣明五气篇》认为"五味所入，酸入肝，苦入心，咸入肾，甘入脾，是谓五入。"由于食物的性味之偏，对人体五脏各部的作用也就具有一定的选择性。

（五）功效调理

功效，指食物养生作用高度概括的表述形式。如山药健脾祛湿，鱼腥草清热祛湿，绿豆清热解毒等。食物功效是联系性味归经和应用范围的枢纽。

在饮食养生中应将食物的四气、五味、升降浮沉、归经、功效等多种性能结合起来，综合应用，才会取得良好的效果。其中需要重点掌握常用食物的性味功效。

（六）指导原则

审因施膳，是饮食养生的原则之一，即因时、因地、因人制宜地合理选择膳食。时有四季的不同，昼夜的交替等；地有地势的高低，气候的寒热，水土的不同等；人有年龄、性别、体质的差异等。在三者中，人是最积极主动的因素，所以又以人为本。

1. 因人制宜　因人制宜是根据个人的年龄、性别、体质等生理特点进行饮食养生。

首先，应根据各年龄段的生理特点进行饮食养生。小儿具有脏腑娇嫩、发育迅速的生理特点，因此饮食应保证营养全面充足、易于消化，特别是要保证蛋白质的供给和丰富的维生素和矿物质，且须注意慎食肥腻厚味，防止损伤脾胃或形成肥胖。中青年人发育成熟，气血旺盛，但消耗较大，饮食应荤素搭配、营养充足。老年人脏腑功能衰退，气血化源不足，故食宜熟软，易消化而多补益，忌食生冷和不易消化的食物。正如《寿亲养老新书》所云："老人之食，大抵宜其温热熟软，忌其粘硬生冷。"

其次，性别不同，饮食有别。妇女需要经历经、带、胎、产、乳等特殊时期。平素易伤血，故应多食补血的食品；孕、产、乳期易致气血虚弱，更宜进食补气养血的食物，加强营养的摄入，可适当增加偏于温补的血肉有情之品。

再者，人的体质有阴阳虚实的不同，故饮食养生需根据体质的不同而有所不同。阳虚之体宜食温补之品；阴虚之体宜食寒凉养阴之品；气虚者宜食补气之品；血虚者宜食补血之品；体弱者应食易消化而又营养充足之品；体胖者多痰湿，宜食清淡化痰之品；体瘦者多阴虚，宜食滋阴生津之品。

2. 因时制宜　因时制宜是根据四时季节和昼夜晨昏的时序规律来进行饮食养生。古代医家在四季顺时食养方面积累了丰富的经验，如《饮膳正要》中说："春气温，宜食麦以凉之……夏气热，宜食菽以寒之……秋气燥，宜食麻以润其燥……冬气寒，宜食黍以热性治其寒。"概括地阐明了四时食养的原则。一般情况下，春升应肝，宜食枸杞、春笋、芹菜、菠菜、猪肝；夏清应心，宜食苦瓜、冬瓜、绿豆、西瓜、莲子、荷叶、鸭肉；长夏平应脾，宜食山药、薏米、芡实、扁豆、猪肚；秋润应肺，宜食银耳、百合、萝卜、梨、杏仁、荸荠、菊花、猪肺；冬补应肾，宜食羊肉、核桃、海参、虾、猪腰、黑豆、黑芝麻等。至于一日之内顺时食养，民间有"晨吃三片姜，如喝人参汤"的具体运用。

3. 因地制宜　因地制宜是根据地域环境特点进行饮食养生。我国地域辽阔，地

笔记

势有高下之别、气候有寒热湿燥之分、水土性质各异，因此饮食养生必须坚持因地制宜的原则。我国东南地势较低，气候温暖潮湿，宜食清淡通利或甘凉之品；西北地势较高，气候寒冷干燥，宜食温热滋润之品。由于各地水土性质不同，有些地方容易形成地方病，如：地方性甲状腺肿、克山病、大骨节病等，更应因地制宜进行食养以预防。

二、功效及作用

本法具有滋养、调理机体脏腑气血阴阳，预防疾病等作用。

中医学认为人体的脏腑、气血等物质或功能必须保持相对的稳定和协调，才能达到“阴平阳秘，精神乃治”的正常生理状态。《素问·至真要大论》云：“谨察阴阳所在而调之，以平为期。”当人体因阴阳失调而出现生理功能失调时，可通过饮食进行调整，从而恢复正常体质。

中医学历来重视疾病的预防，早在《黄帝内经》中就已经提出了“治未病”的预防思想。中医学发病观认为正气是决定发病的主导因素，因此在未病先防中，特别强调饮食调养在扶助正气中的作用。饮食养生首先通过其滋养、调理作用，达到扶助正气的目的。其次，还要注重在日常生活中发挥某些食物的特殊功效，直接用于疾病的预防。

三、适宜人群

本法适用于亚健康和患有外感风寒、慢性支气管炎、胃痛、伤食泄泻、胃下垂、痛风、神经衰弱、肥胖、小儿乳食内积、产后缺乳等各种病证及病后气血阴阳不足人群。

四、禁忌及注意事项

1. 患者服药期间需注意与食物的性味与药性之间的差异，注意不因饮食而影响药效的发挥。如服用清热泻火药时忌进食辛辣、油腻、火烤食品；服用发散药时，忌进食收敛性食物等。

2. 注意利用饮食以帮助发挥药力，如用桂枝汤治太阳表证，宜进食热稀粥以助药力，即《调疾饮食辩》所谓：“病人饮食，借以滋养胃气，宣行药力，故饮食得宜，足为药饵之助，失宜，则反与药饵为仇。”

3. 饮食调养应合理而有节制。一日三餐、一年四季、老幼强弱、妇女怀孕胎产，以及体质之偏盛偏衰，均有合理进食的问题。如老幼宜少吃多餐；妊娠初期恶阻明显，因挑食而所食不多，中后期饮食渐转正常，不能恣意过食，也不能刻意节食，要能保证胎儿生长发育的需要，又不致因过食而致难产。

4. 热证忌食辛辣之品；寒证忌食生冷之品；脾胃虚弱忌食生冷油腻之品；对于五脏之病，《灵枢·五味》提出：“肝病禁辛，心病禁咸，脾病禁酸，肾病禁甘，肺病禁苦。”

5. 注意药食配伍禁忌，如螃蟹忌柿、荆芥；人参忌萝卜、茶叶等。

第三节 药膳调理

药膳，又叫中华药膳，是在中医理论指导下，将药物与食物相结合，通过烹调加工制成的一类既是食物又是药物，既能营养滋补身体又能防病治病，色香味俱全的食

笔记

品。药膳调理是指运用根据中医理论，根据食用者的体质特征，选择适合的药膳，以促进健康，防治疾病的养生方法。需要注意的是，本节药膳中的药物是指国家卫生健康委员会公布的药食同源中药。

一、操作内容

（一）药食同源中药

1. 卫健委公布的既是食品又是药品的中药名单（2002） 丁香、八角、茴香、刀豆、小茴香、小蓟、山药、山楂、马齿苋、乌梢蛇、乌梅、木瓜、火麻仁、代代花、玉竹、甘草、白芷、白果、白扁豆、白扁豆花、龙眼肉（桂圆）、决明子、百合、肉豆蔻、肉桂、余甘子、佛手、杏仁、沙棘、芡实、花椒、红小豆、阿胶、鸡内金、麦芽、昆布（海带）、枣（大枣、黑枣、酸枣）、罗汉果、郁李仁、金银花、青果、鱼腥草、姜（生姜、干姜）、枳子、枸杞子、栀子、砂仁、胖大海、茯苓、香橼、香薷、桃仁、桑叶、桑葚、橘红、桔梗、益智仁、荷叶、莱菔子、莲子、高良姜、淡竹叶、淡豆豉、菊花、菊苣、黄芥子、黄精、紫苏、紫苏籽、葛根、黑芝麻、黑胡椒、槐米、槐花、蒲公英、蜂蜜、榧子、酸枣仁、鲜白茅根、鲜芦根、蝮蛇、橘皮、薄荷、薏苡仁、薤白、覆盆子、藿香。（以上为2012年公示的86种）

2014新增15种中药材物质名单

人参、山银花、芫荽、玫瑰花、松花粉、粉葛、布渣叶、夏枯草、当归、山柰、西红花、草果、姜黄、荜茇，在限定使用范围和剂量内作为药食两用。

2018新增9种中药材物质作为按照既是食品又是中药材物质名单（征求意见稿）

党参、肉苁蓉、铁皮石斛、西洋参、黄芪、灵芝、天麻、山茱萸、杜仲叶，在限定使用范围和剂量内作为药食两用。

2. 卫健委公布的可用于保健食品的中药名单（2002） 人参、人参叶、人参果、三七、土茯苓、大蓟、女贞子、山茱萸、川牛膝、川贝母、川芎、马鹿胎、马鹿茸、马鹿骨、丹参、五加皮、五味子、升麻、天门冬、天麻、太子参、巴戟天、木香、木贼、牛蒡子、牛蒡根、车前子、车前草、北沙参、平贝母、玄参、生地黄、生何首乌、白及、白术、白芍、白豆蔻、石决明、石斛、地骨皮、当归、竹茹、红花、红景天、西洋参、吴茱萸、怀牛膝、杜仲、杜仲叶、沙苑子、牡丹皮、芦荟、苍术、补骨脂、诃子、赤芍、远志、麦冬、龟甲、佩兰、侧柏叶、制大黄、制何首乌、刺五加、刺玫果、泽兰、泽泻、玫瑰花、玫瑰茄、知母、罗布麻、苦丁茶、金荞麦、金樱子、青皮、厚朴花、姜黄、枳壳、枳实、柏子仁、珍珠、绞股蓝、胡芦巴、茜草、荜茇、韭菜子、首乌藤、香附、骨碎补、党参、桑白皮、桑枝、浙贝母、益母草、积雪草、淫羊藿、菟丝子、野菊花、银杏叶、黄芪、湖北贝母、番泻叶、蛤蚧、越橘、槐实、蒲黄、蒺藜、蜂胶、酸角、墨旱莲、熟大黄、熟地黄、鳖甲。

（二）常用药膳配方示例

1. 补益类

（1）山药红枣粥

【组成】山药60g，大枣30g，粳米适量。

【制作】加水煮成稀粥，用糖调味服用。

【功效】润肺调养，气血双补。

【适宜人群】子宫脱垂，肺气肿者。

笔记

（2）益脾饼

【组成】大枣 300g，白术 120g，鸡内金、干姜各 60g。

【制作】大枣蒸熟去核，白术、鸡内金、干姜共研为细末，和枣肉同捣为泥，作小饼，炙干，空服嚼食。每次可服 15~30g。

【功效】补脾温中，健胃消食。

【适宜人群】消化性溃疡病尚无出血，中医辨证为脾虚寒型者。

（3）气血双补煲鸡汤

【组成】当归、玉竹、红枣、枸杞、黄芪、熟地黄、香菇、乌鸡等。可配选人参：野山参 1 支（大小年限皆不限）、种植园参 1 支（生晒、保鲜、红参）、切片人参（7~15g），三者选一即可。

【制作】乌鸡洗净，切块，飞水待用。清水漂洗所有药材约 3 分钟（水温不宜过高，且不要使小颗粒材料在漂洗过程中流失）。香菇用温水泡发，剪去根蒂，泡发后的水沉淀后取干净的部分备用。人参、玉竹、当归、黄芪、熟地装入煲汤袋内，其他材料可直接倒入，和乌鸡同时入锅。锅质首选非金属锅，可用高压锅炖制。炖制用水以矿泉水或纯净水为善，自来水次之。用水量以没过炖制食材为宜。适量加入盐、姜、料酒（凭个人喜好调味）。炖制时间因材料、炖锅不同而各有区别。以炖材炖好为标准即可。

【功效】大补元气，固脱生津，安神。

【适宜人群】气血两虚患者。

（4）洋参麦冬茶

【组成】西洋参 3g，麦冬 5g。

【制作】沸水冲泡，代茶饮。

【功效】益气养阴，健脾开胃。

【适宜人群】气阴不足，精神不振，气短懒言，疲劳乏力，久咳少痰及身体虚弱者。

（5）白扁豆山药羹

【组成】白扁豆 100g，红糖 30g，新鲜山药 50g。

【制作】白扁豆用淘米水浸泡后，去皮；山药去皮，洗净，切成小块，与白扁豆一同放入锅中，加水适量，武火煮沸后，改用文火煮至豆烂熟，加红糖调匀即成。

【功效】健脾化湿，固精止带。

【适宜人群】脾虚有湿、带下量多者。

（6）蜂蜜核桃肉

【组成】蜂蜜 1 000ml，核桃肉 1 000g。

【制作】核桃肉捣烂，调入蜂蜜，和匀。每次 1 匙，每日 2 次，温开水送服。

【功效】补肾益气。

【适宜人群】虚喘症者。

（7）益智仁粥

【组成】益智仁 5g，糯米 50g，细盐少许。

【制作】益智仁研末，糯米洗净煮粥，粥开后加入益智仁末，细盐少许，稍煮片刻，待粥稠即可。

【功效】补肾助阳，固精缩尿。

笔记

【适宜人群】妇女更年期综合征，以及老年脾肾阳虚，腹中冷痛，尿频，遗尿者。

（8）肉苁蓉酒

【组成】肉苁蓉 30g，白酒 500g。

【制作】肉苁蓉洗净控干水分，与白酒共泡 7 天后即可服用。

【功效】补肾阳，益精血。

【适宜人群】肾虚阳痿者。

（9）杜仲叶茶

【组成】杜仲叶（炒）3g，茶叶 1g。

【制作】冲泡饮服。

【功效】养肝益肾，强筋骨。

【适宜人群】腰膝酸软者。

（10）龙眼红枣粥

【组成】龙眼肉 15g，红枣 15g，粳米 100g。

【制作】粳米、红枣洗净备用；将粳米和桂圆肉、红枣放入清水，大火煮沸后再用文火熬 30 分钟，直至米煮烂，加适量白糖。

【功效】健脾养心，补血安神。

【适宜人群】心脾两虚，心悸，失眠健忘，食少便溏，气虚血少，唇干色淡，神疲乏力，下肢浮肿等症者。

【注意】孕妇应慎食。

（11）阿胶糯米粥

【组成】阿胶 20g，糯米 100g。

【制作】糯米洗净熬粥，粥好后将阿胶碎末入粥中，和匀空腹服之。

【功效】补血滋阴。

【适宜人群】贫血者。

（12）归芪防风瘦肉汤

【组成】猪瘦肉 150g，黄芪、生姜各 20g，当归、防风各 10g，大枣 4 颗，盐适量。

【制作】当归、防风、黄芪洗净；大枣洗净，去核；生姜洗净，拍烂；猪瘦肉洗净，切块。以上材料放进锅内，加入适量清水，用大火煮沸后，改用小火煮 1 个半小时，下盐调味即成。

【功效】疏风解表，益气养血。

【适宜人群】气血两虚、感受风寒之上呼吸道感染者。

（13）枸杞杜仲鹌鹑汤

【组成】枸杞子 30g，杜仲 9g，鹌鹑 1 只。

【制作】鹌鹑去毛及内脏洗净，枸杞杜仲用纱布包好，共加入调味料煮熟后，去药，食肉喝汤。

【功效】补益肝肾，强筋健骨。

【适宜人群】肝肾阴虚所致的腰膝酸软、筋骨乏力、头目昏花等症者。

（14）百合雪梨饮

【组成】百合 10g，雪梨 1 只，冰糖 10g。

【制作】百合洗净，雪梨去皮、核，切小块，加水，冰糖，武火煮开后，文火煨 1 小时后即可。

【功效】养心安神，润肺止咳。

【适宜人群】心肺阴虚所致心烦少寐、干咳少痰、咽干口燥者。

（15）芝麻蜜糕

【组成】黑芝麻100g，蜂蜜150g，玉米粉200g，白面500g，鸡蛋2个，发酵粉1.5g。

【制作】黑芝麻炒香研碎，和入玉米粉、蜂蜜、面粉、蛋液、发酵粉，加水和成面团，以35℃保温发酵1.5~2小时，上屉蒸20分钟即熟。

【功效】健胃，保肝。

【适宜人群】肠燥便秘者服用，也可用于须发早白、高血压、头晕目眩者。

（16）桑葚牛骨汤

【组成】桑葚干25g，牛骨250~500g，料酒、糖、盐、姜、葱少许。

【制作】桑葚子洗净，加酒、糖少许蒸制；牛骨加冷水煮开，开锅后撇去面上浮沫，加姜、葱再煮；见牛骨发白时，捞出牛骨，加入已蒸制的桑葚子，开锅后再撇去浮沫，调味后即可饮用。

【功效】滋阴补血，益肾强筋。

【适宜人群】肝肾阴亏引起的失眠、头晕、耳聋、神经衰弱等，以及骨质疏松症、更年期综合征者。

（17）玉竹焖鸭

【组成】玉竹50g，沙参50g，老鸭1只，大葱6茎，生姜6g。

【制作】老鸭洗净，与沙参、玉竹共入锅内，加水适量，先武火烧沸，再文火炖1小时，至鸭肉炖烂为止；去药渣，放入调料即可。

【功效】滋阴补肺。

【适宜人群】肺阴虚的咳喘、糖尿病和胃阴虚的慢性胃炎以及津亏肠燥引起的大便秘结等症者。

（18）党参黄精猪肚

【组成】党参、黄精各30g，山药60g，橘皮15g，糯米150g，猪肚1具。

【制作】猪肚洗净，党参、黄精煎水取汁，橘皮切细粒，加盐、姜、花椒少许，一并与糯米拌匀，纳入猪肚，扎紧两端；置碗中蒸熟即可。

【功效】补气养阴，健脾益肾。

【适宜人群】脾胃虚弱，少食便溏，消瘦乏力者。

（19）铁皮枫斗酒

【组成】铁皮石斛枫斗25g、生地黄60g、怀牛膝30g、杜仲20g、丹参20g；白酒1L。

【制作】铁皮石斛鲜条洗净、切碎、拍破，和其他物料一起浸入40度以上酒中3个月即可。

【功效】补肾，强筋骨。

【适宜人群】腰腿疼痛，体倦无力，风湿痹者。

2. 息风类

天麻猪排骨火锅

【组成】去皮鲜天麻200g，猪排骨750g，猪肉500g，薏苡仁、草果、莲子、猪板油各50g，菜花250g，小白菜、平菇、花生油各100g，冰糖20g，姜末35g，料酒30g，猪肉

笔记

汤 3 000ml。

【制作】①天麻用温水浸泡 30 分钟，洗净切薄片；草果去子粒留果皮；薏苡仁洗净去杂质；莲子温水泡发去心；猪排骨洗净沥去水，用砍刀剁成 6~8cm 长的小段，入开水锅氽烫，捞出沥水；猪肉用片刀切成厚 0.3cm、长 6~8cm、宽 4~6cm 的薄片；冬瓜去皮和瓜瓤，切成薄片；菜花切成小朵；平菇撕成条状；小白菜洗净。以上原料除药物和猪排骨外，均装盘待用。②炒锅置火上，放花生油烧热，下姜末炒几下，放入猪排骨炒至白色，加入猪板油、冰糖、精盐、料酒，炒匀，加入猪肉汤烧开锅，撇尽浮沫，倒入大锅中，加入药物煮 15 分钟后，即可食用。

【功效】健脾燥湿，行气止痛、消食平胃。

【适宜人群】虚寒、饮食停滞、食欲不振、手足发冷、湿重便溏等症者。

3. 安神类

（1）酸枣仁熟地粥

【组成】酸枣仁 10g，熟地黄 10g，大米 100g。

【制作】酸枣仁洗净，稍加火炒，再研碎；熟地黄洗净，切片，一起放入锅内，加入适量清水，煮 20 分钟，捞出药材，大米淘净，放入锅内，再加入适量清水，煮沸后，改用文火，煮至大米熟烂即可（注意：炒酸枣仁时，不能久炒，否则会失去镇静效果）。

【功效】养肝益肝，补心安神。

【适宜人群】心肝两虚、心烦不眠者。

（2）灵芝乌龟煲

【组成】灵芝 15g，红枣 10 枚，乌龟 1 只。

【制作】乌龟洗净放入砂锅，加清水适量，煮沸后，捞出，去壳取肉，弃内脏，切块，下炒锅略炒；红枣去核，与灵芝（切碎）和龟肉一同置于砂锅内，加水适量，炖煲至汤浓肉烂，加佐料调味即得。

【功效】益气养血，滋补脾肾，宁心安神。

【适宜人群】中老年人日常保健尤宜；脾肾亏虚，心神失养所致的体倦乏力，腰酸腿软，夜寐不安，失眠多梦，小便清长，夜尿频多者；慢性阻塞性肺疾患、结核病、神经衰弱、高脂蛋白血症、恶性肿瘤、小儿遗尿症者。

4. 固涩类

（1）莲子人参汤

【组成】莲子 15g，人参 10g，冰糖 30 克。

【制作】将莲子去心后与人参一同入锅，加清水浸泡 30 分钟，加冰糖隔水蒸炖 1 小时后，即可食莲肉喝汤，因人参可连续蒸炖 2 次，故第二次蒸炖完食用时，可连同人参一起吃。

【功效】补气益脾，养心安神。

【适宜人群】病后体虚气弱、脾虚食少、疲倦乏力、自汗、盗汗、失眠多梦、心烦多梦者。

（2）乌梅粥

【组成】乌梅 20g，粳米 100g，冰糖适量。

【制作】将乌梅煎取浓汁去渣，入粳米煮粥。粥熟后加冰糖适量，稍煮即可。

【功效】敛肺止咳，涩肠止泻，止血止痛。

笔记

【适宜人群】慢性久咳、久泻久痢、便血、尿血者。

5. 清热类

（1）小豆银花饮

【组成】绿豆、赤小豆各20g，金银花9g。

【制作】绿豆、赤小豆、金银花洗净加水煮至豆烂熟即可。去金银花，吃豆饮汤，可加适量白糖调味。

【功效】清凉解暑，清暑利湿。

【适宜人群】易生痱子的婴幼儿。

（2）蒲公英炒肉丝

【组成】蒲公英250g，猪肉100g。料酒、精盐、味精、葱花、姜末、酱油适量。

【制作】蒲公英洗净，沸水汆烫，捞出洗净，挤水切段；猪肉洗净切丝；料酒，精盐、味精、酱油、葱、姜同放碗中搅匀成芡汁；锅烧热，下肉丝煸炒，加入芡汁炒至肉熟而入味，投入蒲公英炒至入味，出锅即成。

【功效】清热解毒，滋阴润燥。

【适宜人群】疔毒疮肿、瘰疬目赤、便血、咳嗽、消渴、胃炎、感冒等症者。

（3）鱼腥草雪梨水

【组成】新鲜鱼腥草500g，雪梨1个，冰糖适量。

【制作】新鲜鱼腥草用适量水煮成汁，弃渣，放入雪梨块、冰糖，煮至梨软烂即可。

【功效】清热解毒，止咳化痰。

【适宜人群】肺痈吐脓，痰热喘咳，热痢，热淋，痈肿疮毒者。

（4）马齿苋粥

【组成】鲜马齿苋100g，粳米50g，精盐、葱花、素油适量。

【制作】马齿苋洗净，沸水汆烫，捞出沥干，切碎；油锅烧热，放入葱花煸香，放入马齿苋、精盐炒至入味，出锅待用；粳米洗净，放入锅内，加入适量水煮熟，放入马齿苋煮至成粥，出锅即成。

【功效】清热解毒，凉血止血，止痢。

【适宜人群】热毒血痢，痈肿疔疮，湿疹，丹毒，蛇虫咬伤，便血，痔血，崩漏下血者。

（5）青果玉竹百合汤

【组成】青果230g，干百合15g，玉竹9g，白糖适量。

【制作】青果洗净，削去皮，切成1cm²左右；锅内放清水、干百合、玉竹，炖至熟烂，拣去玉竹，加入白糖、青果，烧沸，起锅即成。

【功效】清热解毒，生津止渴，滋阴润肺，利咽止咳。

【适宜人群】咽喉肿痛，咳嗽痰黏，烦热口渴者。

（6）大海甘桔饮

【组成】胖大海2个，桔梗10g，甘草6g。

【制作】胖大海、桔梗、甘草洗净，煎汤饮。

【功效】清肺化痰，利咽开喑。

【适宜人群】肺热咳嗽，咽痛音哑者。

（7）夏枯草黑豆汤

【组成】黑豆50g，夏枯草30g，冰糖适量。

笔记

【制作】夏枯草洗净，用纱布包裹；黑豆浸泡半小时，洗净。一起下瓦煲，加清水 1 000ml，武火滚沸后改文火煲 30~40 分钟，下冰糖便可。

【功效】补肾水，平肝火。

【适宜人群】血压高和偏高者，以及风火牙痛者。

（8）淡竹叶粥

【组成】粳米、白糖各 100g，淡竹叶 30g。

【制作】粳米、淡竹叶洗净同煮为粥，以白糖调味即可。

【功效】清心火，除烦热，利小便。

【适宜人群】心火重，小便不利者。

（9）决明子茶

【组成】决明子 30g。

【制作】开水冲泡代茶饮。

【功效】降压降脂，润肠通便。

【适宜人群】长时间用眼视力模糊者。

（10）芦根粥

【组成】鲜芦根 100g，竹茹 15g，粳米 60g，生姜 2 片。

【制作】将芦根洗净、切段，与竹茹同煎，去渣加粳米、生姜煮成粥即可。

【功效】清热生津，除烦止呕。

【适宜人群】高热引起的口渴、心烦、胃热呕吐者。

（11）白茅根瘦肉汤

【组成】猪瘦肉 250g，白茅根 60g，盐 3g。

【制作】将白茅根洗净，切段；瘦肉洗净，切块；把全部用料一齐放入锅内，加清水适量，武火煮沸后，文火煮一小时，调味即可。

【功效】清热生津，利湿退黄。

【适宜人群】急性黄疸型肝炎属湿热者，泌尿系感染而属湿热下注者。

（12）余甘子饮

【组成】鲜余甘子果 10~30 个。

【制作】余甘子果洗净，水煎服。

【功效】清热凉血，消食健胃，生津止咳。

【适宜人群】感冒发热，咳嗽，咽喉痛，口干烦渴，维生素 C 缺乏症等。

（13）槐米羊杂汤

【组成】槐米 20g，羊杂 400g，料酒、盐各适量。

【制作】槐米洗净，羊杂洗净汆水放入砂锅，加料酒、清水武火烧开，入槐米文火慢炖，2 小时后加盐调味即可。

【功效】消肿止血。

【适宜人群】结肠炎伴有便血者。

6. 温里类

（1）高良姜炖鸡

【组成】高良姜 5g，陈皮 1 角，草果 3g，胡椒 2g，鸡 500g，葱适量。

【制作】各种药材洗净备用，然后将鸡切块放入用武火煮沸，撇去上沫，与药材一

笔记

同放入炖盅同炖 1.5 小时，调味后即可。

【功效】温脾暖胃，祛寒止痛。

【适宜人群】一般情况体质偏于虚寒者。

（2）肉豆蔻山药粥

【组成】肉豆蔻 20g，山药 20g，粳米 50g。

【制作】肉豆蔻、山药洗净，山药切成片，置入锅中，加清水 500ml，煮沸 20 分钟，滤渣取汁，再加清水 500ml，加粳米，急火煮开 3 分钟，再改文火煮 20 分钟，成粥即可。

【功效】益气养血，消肿散结。

【适宜人群】大肠癌，腹痛肛坠，神疲懒言，唇甲不华者。

（3）羊肉桂皮汤

【组成】桂皮 6g，羊肉 500g，料酒、盐适量。

【制作】桂皮洗净；羊肉洗净汆水；将羊肉、桂皮、料酒入砂锅武火烧开，文火慢炖，肉烂后加盐调味即可。

【功效】温中健胃，暖腰膝。

【适宜人群】腹冷、气胀，腰膝冷痛者。

（4）胡椒枣

【组成】红枣 7 枚，胡椒 7 粒。

【制作】红枣洗净去核，每枚枣内分别纳入胡椒 7 粒蒸熟捣制为丸。

【功效】温中散寒，下气消痰。

【适宜人群】胃寒呕吐，腹痛泄泻，食欲不振，癫痫痰多者。

7. 解表类

（1）葱豉汤

【组成】淡豆豉 50g，葱白 3 根。

【制作】豆豉、葱白洗净，加水 600ml，煮取 200ml。

【功效】发汗解表。

【适宜人群】冬季早期风寒感冒者。

（2）姜苏饮

【组成】生姜 6g、紫苏叶 30g，红糖适量。

【制作】生姜、紫苏叶洗净，水煎后加红糖调味。

【功效】解表散寒，温中止呕。

【适宜人群】风寒感冒者。

（3）香薷饮

【组成】香薷 10g，白扁豆 5g，厚朴 5g，白砂糖 20g。

【制作】香薷、厚朴洗净剪碎，白扁豆炒黄捣碎，放入保温杯中，以沸水冲泡，盖严温浸 1 小时。

【功效】解表清暑，健脾利湿。

【适宜人群】空调病、暑湿感冒者。

（4）芫荽干姜杏仁茶

【组成】芫荽 10g，干姜 25g，杏仁 5g。

笔记

【制作】芫荽、干姜洗净切碎，与杏仁一起煎服。

【功效】解表止咳。

【适宜人群】风寒咳嗽者。

（5）川芎白芷鱼头汤

【组成】鱼头1个，川芎3g，白芷、山药、枸杞、党参各5g，生姜、料酒、盐。

【制作】川芎、白芷、山药、枸杞、党参洗净；下油放姜片，入鱼头煎至两面变色；加热水没过鱼头，放入川芎、白芷、山药、枸杞、党参；再加入料酒，煮15分钟；下盐调味即可。

【功效】补肾益精。

【适宜人群】脾气虚弱，精神萎靡者。

（6）桑叶茶

【组成】桑叶500g。

【制作】桑叶洗净，隔水蒸煮消毒，去杂质，干燥后备用。每日15g，沸水浸泡后代茶饮。

【功效】疏散风热，清肺润燥。

【适宜人群】褐色斑者。

（7）凉拌薄荷

【组成】薄荷100g，食醋、香油、食盐适量。

【制作】薄荷洗净入沸水锅中稍焯后加食醋、香油、食盐等凉拌即可。

【功效】辛凉解表。

【适宜人群】上焦风热、头昏、咽喉疼痛者。

（8）桂花葛粉羹

【组成】桂花糖5g，葛粉50g。

【制作】先用凉开水适量调葛粉，再用沸水冲化葛粉，使之成晶莹透明状，加入桂花糖调拌均匀即成。

【功效】退热生津，解肌发表。

【适宜人群】发热、口渴、心烦、口舌溃疡者。

8. 祛湿类

（1）薏苡赤小豆粥

【组成】赤小豆100g，薏苡仁100g。

【制作】赤小豆、薏苡仁浸泡半天，加水500ml，文火煮烂即可。

【功效】利水消肿。

【适宜人群】丹毒下肢肿胀明显，或伴水疱者。

（2）春砂仁肚条

【组成】春砂仁末10g，猪肚1 000g，胡椒粉3g，花椒5g，生姜15g，葱白15g，猪油100g，绍酒50g，味精3g，湿淀粉20g，盐5g。

【制作】猪肚洗净，沸水氽透捞出，刮去肉膜；锅中入清汤，加猪肚，再下生姜、葱、花椒煮熟，撇去上沫，捞起猪肚待冷切成条；原汤500g烧开，下入肚条、砂仁末、胡椒粉、绍酒、猪油，再加味精调味，用湿淀粉着芡炒匀起锅装盘即成。

【功效】化湿醒脾，行气和胃。

【适宜人群】脾胃虚弱，食欲不振，或食少腹胀、妊娠恶阻者。

（3）藿香鱼头汤

【组成】花鲢鱼头一个，泡酸菜、泡青菜、泡甜酸萝卜、泡野山椒、香菇、金针菇适量、泡红椒，淀粉、葱、老黄姜、蒜切片，藿香叶。

【制作】鱼头腌制入味（少许盐、绍兴黄酒；下锅前裹水淀粉）；油烧热，下泡红椒、姜、蒜炒香，再下泡酸菜、泡野山椒，加鱼骨头汤一大碗烧开，下鱼头，小火煮10分钟左右，下香菇片、金针菇、泡甜酸萝卜、葱段，煮开，加适量盐和胡椒调味。倒入汤碗内，撒上藿香叶碎即可。

【功效】祛暑解表，化湿和胃。

【适宜人群】感冒暑湿，寒热，头痛，胸脘痞闷，呕吐泄泻，疟疾，痢疾，口臭者。

（4）薏苡仁荷叶茶

【组成】干荷叶60g，薏苡仁、生山楂各10g，陈皮5g。

【制作】所有药材研磨成细末，代茶饮。

【功效】利湿消痰。

【适宜人群】水肿、肥胖者。

9. 化痰类

（1）杏仁萝卜猪肺汤

【组成】猪肺250g，白萝卜20g，苦杏仁9g，花椒3g，香叶3g，大料3g，肉豆蔻3g，大葱5g，姜5g，盐2g，白胡椒1g，鸡精2g，香菜5g，料酒适量。

【制作】猪肺、萝卜切成块，香菜切成小段；花椒、香叶、大料、豆蔻装进缝好的纱布袋里系好。将猪肺块放入温水里并加入料酒，用大火煮开，水开后将猪肺捞出放入清水里洗净。再将猪肺、萝卜、葱段、姜块还有大料包一起放入盛有温水的砂锅里，再加入盐，大火煮开。锅开后放入杏仁，盖上锅盖改用小火炖，20分钟后加入适量白胡椒和鸡精，撒上香菜段即可。

【功效】止咳化痰，消积化食。

【适宜人群】咳嗽喘满，无论新久、寒热、虚实，有无外感皆可；肠燥便秘者。

【注意】苦杏仁有小毒，内服不宜过量，阴虚咳嗽、大便溏泄者忌用，婴儿慎用。

（2）白果全鸭

【组成】白果200g，水鸭1只（约1 000g），猪油500g，胡椒粉、料酒、鸡油、姜、葱、食盐、味精、花椒、清汤、淀粉各适量。

【制作】白果取仁，用开水焯去苦水后，用猪油稍炸，捞出待用；另将水鸭洗净入味（用食盐、胡椒粉、料酒，再将鸭身内外抹匀后，放入盆内），加入姜、葱、花椒，上笼蒸1小时取出。拣去姜、葱、花椒，去骨，铺在碗内，齐碗口修圆，修下的鸭肉切成白果大小的丁粒，与白果拌匀，放于鸭脯上。把原汁倒入，加汤上笼蒸30分钟，至鸭肉熟烂，即翻入盘中。然后在锅内掺清汤，加入余下的料酒、盐、味精、胡椒面，用水淀粉勾芡，淋在鸭面上即可。

【功效】敛肺定喘，止带浊。

【适宜人群】身体虚弱，气血不足，少食体倦，带下色白者。

（3）罗汉果猪肺汤

【组成】罗汉果半个，猪肺250g，油、盐、味精适量。

笔记

【制作】先将猪肺切成块，用手挤洗泡沫，洗净，与罗汉果一起放煲内，加清水适量，煲汤，加入食油、盐、味精调味。

【功效】清热润肺，生津止渴，滑肠通便。

【适宜人群】痰火咳嗽，咳痰黏稠，痰出不爽，咽干喉痛者。

（4）昆布海藻汤

【组成】昆布 30g，海藻 30g，黄豆 200g，盐 2g。

【制作】各料洗净，加水炖服。

【功效】健脾利水，化痰散结。

【适宜人群】脾虚水肿、痰热咳嗽、高血压者。

（5）桔梗猪肺汤

【组成】桔梗 10g，紫菀 10g，金银花 10g，猪肺 500g，姜、葱、料酒、盐适量。

【制作】猪肺洗净切成小块，加桔梗、紫菀、金银花同炖，炖烂后即可服食。

【功效】益阴补肺，化痰止咳。

【适宜人群】肺虚咳嗽、痰热咳嗽、咽喉肿痛者。

10. 行气类

（1）橘皮粥

【组成】粳米 100g，干橘皮 30g，白砂糖 5g。

【制作】干橘皮洗净，研末；粳米洗净，用冷水浸泡半小时，捞出，沥干水分；取锅放入冷水、粳米，先用旺火煮沸，然后改用小火熬煮，至粥将成时，加入橘皮末和白糖，再略煮片刻即可。

【功效】理气调中，燥湿化痰。

【适宜人群】胸腹胀满或咳嗽痰多者。

（2）玫瑰花茶

【组成】干玫瑰花 4~5 枚。

【制作】开水冲泡。

【功效】疏肝醒脾和胃。

【适宜人群】肝胃不和证以及气滞血瘀诸痛症，也可用于外伤肿痛。

（3）佛手蜂蜜茶

【组成】佛手 1 个，冰糖 200g，蜂蜜 100g，洛神花适量，水 500ml。

【制作】佛手洗净切丝，水煮开，洛神花放入开水中泡 3 分钟取出，放入冰糖和切丝的佛手，煮至收汁放凉，加入蜂蜜拌匀，密封罐装，可在冰箱保存半个月左右。食用时用温开水冲泡即可。

【功效】疏肝理气，和胃止痛，燥湿化痰。

【适宜人群】慢性支气管炎、肺气肿者。

11. 活血类

三仁美容粥

【组成】桃仁、甜杏仁、白果仁各 10g，鸡蛋 1 个，冰糖 10g，粳米 50g。

【制作】三仁先研细末，与粳米同煮粥。鸡蛋冰糖后加。

【功效】活血化瘀，润肠通便，护肤美肤。可减少色斑。

【适宜人群】老年人。

笔记

12. 消食类

（1）蜜山楂

【组成】山楂，蜂蜜。

【制作】将山楂洗净，去掉果柄、果核、放在铝锅内，加水适量，煎煮至7成熟、水将耗干时加入蜂蜜，再以小火煮熟透收汁即可。冷却后放入瓶罐中贮存。

【功效】开胃，消食，活血化淤。

【适宜人群】冠心病以及肉食不消、腹泻者。

（2）山楂麦芽饮

【组成】生山楂10g，炒麦芽10g。

【制作】开水沏泡，代茶饮。

【功效】健胃消食，导滞。

【适宜人群】食积不消，脘腹胀痛者。

（3）鸡内金猪肚

【组成】猪肚350g，鸡内金粉3g，大豆100g，姜、葱、调料适量。

【制作】新鲜的生猪肚洗净切块，与鸡内金、大豆、生姜一起放到锅里先用武火煮开，然后改成文火炖煮3个小时后，调味即可。

【功效】健脾消食。

【适宜人群】脾胃虚弱所致食少便溏、消化不良者。

13. 泻下类

黄芪苏麻粥

【组成】黄芪10g，苏子50g，火麻仁50g，粳米250g。

【制作】黄芪、苏子与火麻仁研末，加水适量煎煮5到10分钟，取汁备用，粳米洗净，以汁煮粥即可。

【功效】益气润肠。

【适宜人群】肠燥便秘者。

（三）指导原则

参见“饮食调理”。

二、功效及作用

中医学认为邪气是疾病产生的重要条件。邪气或由内，或由外侵害人体，导致生理功能失调、脏腑组织的形质损害等，对健康造成极大的损害。又“邪之所凑，其气必虚”“正气存内，邪不可干”，故药膳调理可发挥祛邪、扶正双重功效及作用。

三、适宜人群

不同药膳特别适用于各种病证人群的调理，也适用于亚健康及病后气血阴阳不足人群。

四、禁忌及注意事项

1. 运用药膳疗法时，应注意食物与药物的禁忌，如黄连、甘草、乌梅、桔梗忌猪肉，

笔记

鳖肉忌薄荷、苋菜，鸡肉忌黄鳝，蜜忌葱，天门冬忌鲤鱼，白术忌大蒜、桃、李，人参忌萝卜等。

2. 由高血压、冠心病及严重心、肝、肾脏疾病引起水肿者，在配制药膳时应少放盐，宜清淡。

3. 对体质肥胖，患有动脉粥样硬化性疾病患者，宜服低脂肪（尤其是动物脂肪）食物的药膳。

4. 糖尿病患者慎用或不用以淀粉类或糖类烹调的药膳。

5. 食疗中药的性味，应用药膳还应注意食疗中药的五味与五脏的关系。一般说来，辛入肺，甘入脾，苦入心，酸入肝，咸入肾。只有根据性味合理选用药膳，才能达到滋补身体、防治疾病的目的。

6. 选料与加工：药膳所用的中药材和食物都应认真精选，为保证药膳疗效，还应对药材与食物进行必要的加工处理。

7. 烹调技巧：优良的药膳必须讲究烹调技巧。药膳除应具备一般饮食的色、香、味、形外，还要尽可能保留其营养、有效成分，以更好地发挥治疗作用。

8. 中药在熬制时一定要注意用具，不要使用金属制品。

9. 无论药膳用于何种用途，一定要适量，如若过多可能会导致副作用或反作用。

附：常见食品的加工制作方法

根据人类对食物的需求与食物性能等的不同，食物大多要经过加工制作成可以供人食用的食品，只有这样方能对人体的健康长寿带来更大益处。

（一）米面类制作方法

1. 面点类　将食材制成粉末，或将药物提取液与面点共同揉合，按面点制作方法加工而成。例如荞麦面、番薯粉条、茯苓饼、绿豆粉丝、山药米粉、栗子糕、藕粉。面食类主要是以小麦为原料制成，也有以荞麦、大麦为原料制成，种类繁多。馒头：如《饮膳正要》中的仓馒头、茄子馒头等；包子：如《儒门事亲》中山药茯苓包子；馄饨：如《圣济总录》中的胡椒馄饨、《饮膳正要》中鸡头粉馄饨、《外台秘要》中的羊肉馄饨；面类：如《饮膳正要》中的春盘面、山药面、《坦仙皆效方》中的荞麦面；饼类：如《肘后备急方》中罗姜饼、《养小录》中的核桃饼。

2. 米食类　主要以大米、糯米为原料制成，如米饭、米糕、年糕、米粉、元宵、汤圆等。米饭：如《圣济总录》中的葛根饭方。米糕：多用米粉制成，如农历九月九重阳节吃的重阳糕。粉类：常用米粉和汤或佐作料拌食，如炒河粉。

3. 粥类　粥是用较多量的水加入谷物，煮至汤汁稠浓、水米交融的一类半流质食品。以米为原料制成的食品称为“粥”或“稀饭”，以面为原料制成的食品称为“糊”。粥其性柔软，与人体脾胃相合，备受历代医家的推崇。明代李时珍在《本草纲目》中特别推崇粥食。清代黄云鹄著有《粥谱》一书，收载粥方247个，这不仅是我国目前记载粥方最多的一份资料，而且也是我国最早的一部药粥专著。本书将记载的药粥分为谷类、蔬类、木果类、植药类、卉药类、动物类等，简述了每一粥方的功用及主治，后世引用颇多。

粥一般分为普通粥和花色粥两类。其中普通粥是指单用米煮成；花色粥则是在普通粥用料的基础上，加入各种不同的配料（如松花蛋、瘦肉、蔬菜等）制成。其品

笔记

种多，咸甜口味均有，丰富多彩。谷类加适量白糖，加水煮成粥，例如糯米粥、粳米粥。将食材研碎或捣为粗末同米谷煮，例如山药粥、栗子粥。将食材研为细粉再与米谷同煮，例如莲子粥、贝母粥。以所选食材或原汁与米谷同煮，例如萝卜丝粥、猪骨粥、鱼片粥、鸡汁粥。

粥的特点：粥的性质柔软，比较容易消化吸收；制作简便，加减灵活，应用广泛，老少皆宜；粥具有健脾胃的作用，尤其适合脾胃虚弱或胃肠疾病者食用。

（二）热菜类制作方法

1. 蒸　将食材置于盛器内，加入调味品或汤水，置蒸笼内利用水蒸汽加热烹制的方法。具有保持原汁原味、形状完整、鲜嫩爽口的特点。

2. 煮　将食材全部放在锅内，加汤汁或清水适量，先用武火烧开，再文火烧熟的烹调方法。

3. 炖　分为隔水炖法和不隔水炖法。

隔水炖法是将原料在沸水内烫去腥污后，放入瓷制、陶制的钵内，加葱、姜、酒等调味品与汤汁，用纸封口，将钵放入水锅内（锅内的水需低于钵口，以滚沸水不浸入为度），盖紧锅盖，不使漏气。以旺火烧，使锅内的水不断滚沸，大约 3 小时炖好。这种炖法可使原料的鲜香味不易散失，制成的菜肴香鲜味足，汤汁清澄。

不隔水炖法是将原料在开水内烫去血污和腥膻气味，再放入陶制的器皿内，加葱、姜、酒等调味品和水（加水量一般可掌握比原料的稍多一些，如一斤原料可加一斤半到二斤水），加盖，直接放在火上烹制。烹制时，先用旺火煮沸，撇去上沫，再移微火上炖至酥烂。炖煮的时间可根据原料的性质而定，一般 2~3 小时。

另有把装好料的密封钵放在沸滚的蒸笼上蒸炖的，其效果与不隔水炖基本相同，但因蒸炖的温度较高，必须掌握好蒸的时间。蒸的时间不足，会使原料不熟和少香鲜味道；蒸的时间过长，也会使原料过于熟烂和散失香鲜滋味，例如西洋参炖乌鸡。

4. 煲　先把原料洗净，入锅后一次加足冷水，用武火煮沸，再改用文火，持续 20 分钟，撇去浮沫，加姜和料酒等调料，待水再沸后用中火保持沸腾 3 小时，使原料里的蛋白质更多地溶解，浓汤呈乳白色，冷却后能凝固。

5. 炒　先将食材备好，把锅烧热，放入适量食用油，一般先用武火滑锅，待油温升至八成时，放入原料，用手勺不断翻拌的烹调方法。

6. 爆　多用于动物性原料。将原料放入滚油里炸好后，再用热油锅煸炒辅料，依次放入主料，倒入芡汁，快速翻炒至熟的烹调方法。如葱爆海参。

7. 焖　将锅烧热，加植物油适量，将食材放入锅中，炒成半成品后，再加入葱、姜、花椒、盐等调味品和少量高汤，盖上锅盖，用文火焖熟的烹调方法，例如嫩姜焖鸭。

8. 熬　将主料和其他食材初步加工后，放入锅内，加水，适当调味，置武火上烧沸，再用文火烧至汁稠味浓、食物熟料的烹调方法，例如银耳莲子羹。

9. 卤　先将食材初步加工，放入卤汁中，用中火加热烹制，使其慢慢渗透卤汁直至成熟的烹调方法。此类菜肴特点是口味纯厚，香气浓郁。例如卤鹅、卤蛋。

（三）汤羹类制作方法

在饮食养生食品的制作中，汤羹类历来是人们研究的重点领域。汤与羹有相同

笔记

之处也有不同之处。

1. 汤　汤是指加水煎煮制作成的多液体食品。汤是中医的传统剂型流传至今。古代羹汤不分，现代一般认为汤的汁液比较稀薄，羹的汁液比较稠厚。汤的特点：吸收快，发挥作用迅速；加减灵活，应用广泛，适用于各类人群。羹的特点：精工细作，外观精致，美观可口；柔润滑嫩，容易消化，尤其适合小儿和老人。

汤的制作方法很多，常用的有炖汤、煲汤、煮汤等。制作汤必须选用新鲜、无腥膻气味的原料，水应一次加足，中途不宜再添加冷水。应恰当掌握火力与加热时间，在火候的掌握上，应选用武火煮沸，再改用文火加热煮至汤成；蔬菜制汤时间宜短，动物原料制汤时间宜长。如果用名贵原料制作汤菜时，宜采用蒸和隔水炖的方法加工，以保护原料，提高效用。

2. 羹　羹的原料主要有两类，一类是肉、蛋、奶等产品，如肉羹、蛋羹，此类为多；另一类是以植物性原料为主料，如蔬菜羹、水果羹等。另外也有混合羹，如牛肉莼菜羹等。

羹的制作：将原料细切，如细丁、细丝、碎粒等；动物性原料在制羹前应剔净骨刺；果品原料应剔去皮核。羹的制作一般采用煮、炖、煨、熬等方法，其加热时间比制汤要长，素菜为羹需用湿淀粉勾芡。

（四）凉菜类制作方法

1. 拌　将原料的生料或已凉后的熟料加工切制成一定形状，再加入调味品拌制，例如凉拌鱼腥草、凉拌双耳（银耳、木耳）。

2. 炝　将原料切制成丝、丁、片、条等形状，经放沸水锅里焯水，加入各种调味品拌制，或再加热花椒炝制而成。其成菜具有口感清爽、脆嫩鲜香、香麻入味的特点，例如生炝萝卜皮、温炝腰花。

3. 腌　将原料浸入调味卤汁中，或以调味品拌匀，腌制一定时间排出原料内部的水分，使原料入味，例如腌萝卜、腌芥菜。

4. 冻　将含胶质较多的原料投入调味品后，加热煮制达到一定程度后停止加热，待其冷凝后食，例如猪皮冻。

（五）饮品类制作方法

1. 鲜汁　是指从新鲜的食物中榨取的汁液。其原料的选择，一般为汁液丰富的水果、蔬菜。以水果为原料的鲜汁称为果汁，如《本草汇言》记载的西瓜汁，还有现代常见的橙汁、椰子汁、桑葚汁、甘蔗汁。以蔬菜为原料的鲜汁称为蔬菜汁，如宋代《太平圣惠方》中的藕汁、《子母秘录》中的芹菜汁，还有现代常见的胡萝卜汁、西红柿汁、菠菜汁、青瓜汁等。都是理想的饮料，含有丰富的有机盐，可刺激肠胃分泌，助消化，有助于钙、磷的吸收，但果汁类含糖量偏高，值得注意。

鲜汁一般多采用单味食物榨取，也可以根据需要将多种食物的汁液混合，以增强疗效，如《简便方》中治疗痰风喘急的雪梨藕汁。

鲜汁制作多现用现取，不宜贮存。如需长期贮存时，应把汁液煮沸处理，装进容器中密闭、冷藏，以防发酵变质。

鲜汁的特点：汁液新鲜，富含营养精微物质；汁液丰富，具有生津止渴的作用，尤适合夏季饮用。

2. 奶类　一般都有现成的制品可供选用，也可自己制作。牛奶是蛋白质、钙、

笔记

多种维生素的良好来源，豆奶蛋白质含量可达2.5%，此外，还有核桃奶、杏仁露、花生奶。

3. 茶饮　茶饮是指将茶叶或其他食物用沸水冲泡、温浸而成的一种专供饮用的液体。茶饮的原料宜选择气味芳香、质地轻薄之品，一般多选用植物的叶子、花或果实等。如果原料为茎枝、细根、种子等，应进一步加工后，再进行冲泡，以利于提高茶饮的效力，例如金银花茶、山楂蜂蜜茶等。

茶饮是我国古代留传下来的饮食习俗，也是常见的传统养疗食品。古代记载颇多，如《肘后备急方》记载的乌梅茶、孙思邈《备急千金要方》中的葱白大枣茶等。

茶饮的特点：加减灵活，随泡随饮，使用方便；茶饮效力较弱，比较适用于表证或轻证。

4. 酒类　酒是含有酒精的一种特殊的饮料，具有通血脉、御寒气、行药势的功效。因此，古代有"酒为百药之长"的说法。酒剂有利于把食物中的有效成分提取出来，发挥更大的效用。现代应用较多的有葡萄酒、桑葚酒、灵芝酒以及工业化生产的复方保健酒。

传统酒剂的制作大致分为三种：

冷浸法：把原料浸泡在一定浓度的白酒中，经常摇动，一般浸泡一段时间即可饮用，例如人参酒、鹿茸酒、蛇酒、海马酒等。

热浸法：先以原料和酒同煎一定时间，然后再放冷，贮存。这是一种比较古老的制酒方法，如荔枝煮酒、青梅煮酒等。采用热浸法制酒一定要注意安全，可采用隔水煎炖的间接加热方法。

酿制法：把原料与米同煮后，再加入酒曲，经过一段时间发酵制成。

酒剂的特点：气味芳香，具有独特的风味；酒具有活血、祛寒的功效，酒剂尤其适用于风湿痹证、血瘀证。

5. 醋　直接用醋作为调味品或制成饮料。如苹果醋。

6. 饮用水　例如矿泉饮料、碳酸饮料、电解质水、富氢水。

7. 蜜膏　蜜膏是指鲜汁或原料的水煎液，经过煎熬浓缩，调入蜂蜜制成的稠膏。先将准备熬膏的食物用清水浸渍30分钟，再加热煎熬，先用文火，待药料充分膨胀后即加大火力煮沸，水量蒸发减少时，可适当加水。取煎浓汁置于锅内，先以武火加热煮沸，捞去表面浮沫，待汁转浓时降低火力，改用文火徐徐蒸发浓缩，同时不断搅动，防治焦化，炼成稠膏，即为清膏。然后加入蜜和糖，边搅拌边炒，最后成为膏滋。

如果原料为新鲜的果蔬，可先榨取汁液，放入小锅中加热，浓缩至黏稠时调入蜂蜜即可。蜂蜜的选择，以半透明、有光泽、香甜味纯、清洁无杂质为好。注意由于蜜膏含糖分较多，超重、肥胖者及糖尿病患者不宜食用。

蜜膏的特点：蜜膏有一定防腐作用，利于保存；蜜膏作用比较和缓，需久服用才能生效；具有滋补作用，适用虚证、久病体弱者调养之用。

笔记

学习小结

1. 学习内容

- 饮食养生方法
  - 饮食平补
    - 操作内容
      - 五谷为养
      - 五菜为充
      - 五果为助
      - 五畜为益
      - 气味和而服之
      - 指导原则
    - 功效及作用
    - 适宜人群
    - 禁忌及注意事项
  - 饮食调理
    - 操作内容
      - 四气调理
      - 五味调理
      - 升降浮沉调理
      - 归经调理
      - 功效调理
      - 指导原则
    - 功效及作用
    - 适宜人群
    - 禁忌及注意事项
  - 药膳调理
    - 操作内容
      - 药食同源中药
      - 常用药膳配方示例
      - 指导原则
    - 功效及作用
    - 适宜人群
    - 禁忌及注意事项

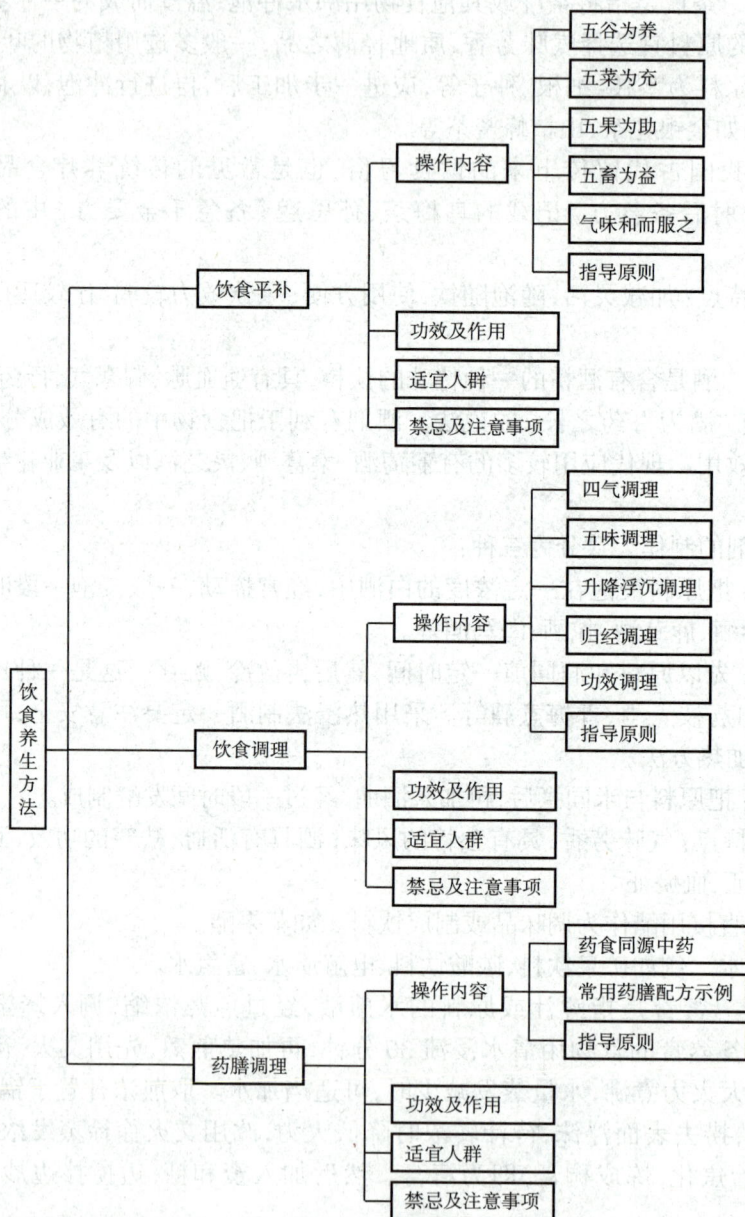

2. 学习方法　掌握饮食养生方法种饮食平补、饮食调理、药膳调理的具体操作方法，熟悉每一种方法的功效及作用、适宜人群、禁忌，了解注意事项。

（孙晓生　杨茜芸）

复习思考题

1. 饮食平补中的五谷、五菜、五果、五畜泛指今天的哪些食物？
2. 饮食的合理搭配包括哪些方面？

第三章

环境养生方法

学习目的

掌握自然环境调摄、人文环境调摄等环境养生方法技术。

学习要点

环境养生方法的定义、操作方法、功效及作用，适宜人群、禁忌及注意事项。

环境对人类的生存和健康意义重大，适宜的环境可促进人类的健康长寿，有利于民族的繁衍兴旺。环境养生是中医养生学的重要内容，主要探讨环境与人类健康的关系，中医关于环境养生主张“顺境养生”，若是条件允许可“择境养生”。

环境养生主要通过营造自然协调平衡的自然环境、居住环境和人文环境，构建“天人相应”“形神一体”的外在环境，从而潜移默化地调整改善人体内在环境，继而达到养生的目的。环境养生方法技术即是从选择和营造有利于机体健康的自然环境、居处环境和人文社会环境的角度，介绍如何选择和创造适宜的生活环境，以达到预防疾病，增强体质，保养生命，健康长寿的一种养生方法技术。

环境养生方法，主要包括自然环境调摄、人文环境调摄等。

第一节　自然环境调摄

自然环境包括地形、地质水土、空气、光、气候，动物、植物、微生物等环境要素。我国人民早就认识到优美的自然环境有利于人的健康。孙思邈在《千金翼方》中提出：“山林深远，固是佳境山临水，气候高爽，土地良沃，泉水清美……若得左右映带岗鼻形胜最为上地，地势好，亦居者安。”《管子·水地》云：“地者，万物之本原，生之根死。”不同的自然环境会潜移默化地影响人的身心健康，甚至寿命长短。李时珍云：“人乃地产，与山同之气相为流通；面美影身天，亦相关。”张介宾在《景岳全书·传忠录·京师水火说》中曰：“水土清甘之处，人必多寿，而黄发儿齿者比比皆然；水土苦劣之乡，暗折夭年，而耄耋期颐者目不多见。”通过调查研究发现，生活在污染少，空气清新，水源清洁的自然环境中的人寿命相对比较长。例如世界著名的五大长寿地区俄罗斯高加索、巴基斯坦罕萨、厄瓜多尔卡理、中国新疆的南疆和广西的巴马，都是环境优美、温度适宜、青山绿水、空气清新、水源洁净的地区。

笔记

一、操作内容

（一）自然环境要素

空气新鲜，阳光充足，水源清洁，土壤肥沃，山川秀丽等条件是构成最理想的自然环境的重要因素。

1. 水源　水是万物之首，是生命之源，是人们生活和生产中不可缺少的物质，水的质量将直接影响人们的身体健康。由于水是自然环境中化学物质迁移、循环的重要介质，人类活动产生的污染物很大一部分以水溶液的形式排放，对水造成污染。由于水质污染，全世界每年有 5 000 万儿童死亡；国际自来水协会的调查指出，现在每年有 2 500 万五岁以下的儿童因饮用受污染的水而生病致死。据统计，每年出生婴儿中出现畸胎、畸形和各种先天性缺陷的约有 100 万人，均与水质污染有关。

水质对人的健康来说很重要，但是现在我国的水质受到严重的污染。中国科学院发布的国情研究报告指出：中国 532 条河流的污染状况调查表明，已有 436 条河流受到不同程度的污染。中国湖泊达到富营养水平的已超过 63.6%。在中国人口密集的地区、湖泊、水库已经大部分受到了污染。污水已经成为人类健康的隐形杀手。一个人每天大约需要饮水 2~3kg 才能维持正常的生理需要，而饮水的关键在于是否饮用了健康水。健康水的标准是不含细菌、有机物、重金属等有害物质，含有一定的微量元素，水分子小，pH 值呈弱碱性，含有适量的氧等。

2. 光　人类使用和接触的光源有两种，即人工光源（灯光、电光和工业光）和自然光源即阳光。

太阳是地球上自然光源的源泉，万物生长皆要靠太阳。作为目前世界上最高级动物的人，也不例外。《黄帝内经》云：“阳气者，若天与日，失其所折寿而不彰。故天运当以日光明。”阳光能带来光明和温暖，植物通过光合作用，形成人类重要营养素之一的叶绿素；阳光可以杀菌、抗感染、提高人体免疫力、预防皮肤病；紫外线还可将人体皮下胆固醇转化为维生素 D，对儿童骨骼生长和维持正常人体骨质结构起着重要作用；阳光还可以调节人体生命节律及心理方面的问题。因此，无论是春夏，还是秋冬，经常晒晒太阳，对人体健康有益处，晒太阳的最佳时间为早上 8 时至 10 时和下午 4 时至 7 时，不可照射太久，15 分钟为宜。虽然阳光好处众多，但是要适量。人体皮肤含有一种郎格罕细胞，具有皮肤免疫功能，但却对紫外线比较敏感，若皮肤接受超量紫外线照射则会抑制该细胞免疫功能而损害皮肤细胞，使之老化。皮肤经较长期强烈的阳光照射后，还可引发光感性皮炎，严重者可致皮肤癌。

人工光源为生活提供了便利，但是现在人工光源的过度不合理应用，造成了光污染，对视觉、对人体其他部位造成了伤害。光污染，一是指“白色污染”，例如不少高档商店和建筑物用大块镜面式铝合金装饰的外墙、玻璃幕墙等形成的光污染；二是指“人工白昼”，像夜间一些大酒店、大商场和娱乐场所的广告牌、霓虹灯等，强光照亮夜空，使夜间如同白日，形成“不夜城”。镜面反射的光大大超过了人体所能承受的限度，可导致人眼角膜和虹膜的损伤，引起视力下降，增加眼部疾病的发病率。“人工白昼”影响人的睡眠质量，造成神经衰弱，过量的光照会导致儿童性早熟，灯的位置不合理会导致婴儿的斜视和散光，灯光直射还可加速成年人的衰老。

笔记

社会和经济的进步使生活中的用光几率增加，光污染问题也日益凸显，随处可见，并在不知不觉中影响着人们的健康。过量的紫外线、红外线照射理疗，可使人皮肤出现红斑、血压降低、头晕耳鸣，引发白内障和皮肤癌等疾病；不断闪烁着的五光十色的霓虹灯虽看上去赏心悦目，但会干扰大脑的中枢神经，导致情绪不稳定，且聚焦后的光温度过高，会对眼睛造成热损伤；长期从事焊接、冶炼等接触极强光线又不注意劳动保护的人员，易患眼疾、头晕、困乏、食欲减退、体温增高等职业病。所以，我们应该合理应用人工光源，保护身体健康。

3. 空气　空气是人体赖以生存的必备条件之一。空气中含有一定比例的氧气，氧是人体进行新陈代谢的关键物质，人体所进行的一切活动的能量来源，即糖、脂肪、蛋白质，这三大营养物质必须通过氧化分解才能释放出来。而氧在我们体内贮存量很少，必须通过呼吸从外界不断摄取。同时，如果人体大脑细胞缺氧 6 分钟左右，就会受到致命的损伤，心缺氧十几分钟将停止跳动。因此可见空气对人体是何等重要。呼吸的氧转化为人体内可利用的氧，称为血氧。血氧浓度越高，人体重要器官的运行状态就越好。

空气中负离子浓度也是影响空气质量的一个因素。空气负离子也叫负氧离子，是获得多余电子而带负电荷的氧气离子，是空气中的氧分子结合了自由电子而形成的。医学科学家认为，负离子进入人体后，能促进新陈代谢旺盛，提高机体的免疫力，对人的寿命、行为、情绪、记忆、发育、肌力等均有一定影响。在自然界中，人们可以感受负离子的存在。比如雷雨过后，空气的负离子增多，人们感到心情舒畅。人们都喜欢去海边，海边的空气非常清新，因为海洋中频繁的雷电和海浪的涌动产生大量的负离子。当我们来到海滨、瀑布、森林上空或山林会有心旷神怡、头脑清醒的感觉，都是因为空气负离子的作用。

（二）自然环境养生方法技术

古代养生家都十分重视自然环境养生，并相应创立了一系列行之有效的适应自然环境的养生方法技术。

1. 山林养生　山林中空气新鲜，是理想的养生场所。唐代著名养生家孙思邈的《道林养性》《退居养性》就阐述了山林养生的好处。明代高濂的《遵生八笺》则详细记载了山林养生方法，书中写道："时值春阳，柔风和景，芳树鸣禽，邀朋郊外，踏青载酒，湖头泛舟，问柳寻花，听鸟鸣于茂林。"

2. 日光养生　古代养生家在长期的养生实践中已经直观地感受到了日光的保健作用。嵇康在《养生论》中就提出了"晞以朝阳"的观点，孙思邈也提倡"呼吸太阳"。历代道教养生家更是推崇日光的养生作用，《黄庭经》中就有"日月之华救老残"的说法。宋代的《云笈七签》中还发明了与现代日光浴相类似的所谓"采日精法"。此法要求人们早起面向太阳，双目微开，仅露一线，调匀呼吸，仰头将日光吸入腹内，如此便可长生久视。

3. 滨海养生　我国海岸线漫长，岛屿众多，海滨地区气候温和，空气湿润，昼夜温差较小，环境开阔，空气清新，雨量丰富，日照充足，有利于养生保健。海滨岛屿空气清洁、负离子含量高、污染小，沿海和海滩是进行海水浴的良好场所，还可以进行"沙疗"等养生保健方法活动，防病治病。

4. 气候养生　气候与人体健康关系密切，中医养生学在防病保健上很强调气

笔记

候的重要性。《素问·五常政大论》指出："必先岁气，无伐天和。"《素问·离和真邪论》提到："因不知合之四时五行，因加相胜，释邪攻正，绝人长命。"都强调防病治病必须掌握气候的变化特点。就我国而言，南温北寒、东湿西燥，而且东南西北在一年四季中阳光与雨露的分布是有显著不同的。气象条件的差异对人们健康的影响也不一样。在寒冷的气候环境中，细胞代谢活动减慢，人类的生长期会延长，衰老过程就会推迟。因此，寒冷气候环境有利于延长人的寿命，也就是所说的"高者其气寿"。地处高寒山区的新疆、西藏、青海，无论是人群中百岁老人的比例还是老年人口的长寿水平，都要高于国内其他地区。相反，炎热的气候环境会缩短人们的寿命。

二、功效及作用

中医学非常重视人与自然界的和谐关系，认为人产生于自然环境，是自然环境的一部分，人自身的规律是同大自然的运行规律协调一致的。万物均有生命，都具有适合其生存的最佳环境和条件，而人作为万物之首，具有创造有益于人类生存和养生保健的理想环境的自主能力，同时要"天人合一，顺应天时"，把人放在大自然这个大的背景下进行养生，顺应自然规律，使得人与环境协调发展。自然界的变化随时影响着人体，人类在能动地适应自然和改造自然的过程中维持着正常的生命活动。

中医自然环境养生技术，是根据天人相应的原理，强调人的活动要顺应天时、地利、人和的整体保健观。更强调因时、因地、因人制宜的养生法则，指导人们选择和创造适宜的生活环境，使其与人体生命活动的规律协调一致，从而预防疾病，增强体质，让适宜的环境来保护人类健康。

三、适宜人群

自然环境养生是人类对自身发展和繁衍的一种自我进化的重要方法，但自然环境养生具有较高的硬件要求，对于城市居住人群与居住地区环境较差地区居民有较大不便。虽适用于一切人群，但具体的环境选择与改善根据社会与个人的现实物质条件和精神面貌有关。

四、禁忌及注意事项

此外，环境养生法还包括"花卉养生""矿泉养生""温泉养生"等各种方法。这些方法的共同特征是要通过人的主观努力，尽可能地让人体充分利用外界自然环境中的有利因素，避免不利条件，从而达到养生保健的目的。环境养生应注意自身精神与物质条件与社会现实状况，过犹不及，注意"度"的把握。

第二节　人文环境调摄

人文环境包括政治、社会、历史、教育、民俗等因素。人文环境是在大环境下基于人与人交流习惯而形成的一种环境，影响着每个人的素质和成长。人文环境对每个人的影响，从性格气质到理想抱负，涉及个人生活的方方面面，在一定意义上是决定

笔记

性的。从古代人们就已经注意到人文环境对居民的修养、健康、生活所产生的重要影响，历史上最有名的便是孟母三迁。孟母把家搬到一个学堂附近，孟子最后成为了一代思想家与其母为其营造的良好成长环境有着密切关系。老子的《道德经》也劝人“居善地”。

一、操作内容

1. 国家安定　有国才有家，国家这个大家庭和谐安定了，每个人的小家庭才会和谐稳定。每个人都是处于社会之中，是国家的一份子，不能脱离国家这个层面谈养生，国家安定和谐是一切养生的基础。所谓“大战之后必有大疫”，战争给人带来的痛苦不可计数，会降低人们的生活水平，因为战争期间并不能保证卫生清洁、饮食营养等；不仅是对身体的折磨，战争中恐慌、忧虑等情绪会影响人的精神神经，导致人的精神异常；战乱中的尸体不能得到及时有效的处理，会滋生细菌，导致疫情的暴发。即使没有战乱，若是自然灾害较多，如洪水、地震、山体滑坡等，也会对社会环境和人的身体健康造成一定的损害。

2. 邻里和睦　道家、佛家养生观主张远离世俗喧嚣以利悟道修身，但中医养生学认为人类是群居动物，更是情感动物，独自居住在荒野或是城市一隅，不仅危及安全，还会让人产生孤独感而逐渐自闭，甚至丧失交流能力。《素问·上古天真论》及后世养生家在阐释养生原则时均明示“乐其俗”，即入乡随俗，和乡亲保持一样的风俗习惯，融入所生活的环境中，多与他人进行和谐友善的交往才能保持心情的舒畅，避免被邻里排斥疏离而影响日常生活。孙思邈在《千金翼方》中也主张在“大宅总邻村”的“人野相近”处建宅，可见群居互助在其养生观中占有重要位置。

在选择居住地时应尽量选择与人生观、价值观相近的居民群居。例如若想学有建树则应选择学习研究氛围浓郁的居住地，若看重财富价值可选择高档富人区，若想清修悟道则应选择人口密度低、接近大自然的环境生活。

3. 家庭和谐　家庭环境更与人息息相关，人文环境中以家庭对人的影响最为重要。由父母、兄妹、配偶及子女等共同组成的家庭环境，因为与个人的接触最为密切，因此对个人的人生观、价值观、行为活动及性格的养成，均有极大影响，而且这种影响会持续存在于人的一生之中。人的一切社会活动要想达到成功，都必须以和睦的家庭为根基，此即中国传统文化所提倡的“家和万事兴”。

二、功效及作用

人文环境是人类创造的物质的、非物质的成果的总和。物质的成果指文物古迹、绿地园林、建筑部落、器具设施等；非物质的成果指社会风俗、语言文字、文化艺术、教育法律以及各种制度等。这些成果都是人类的创造，具有文化烙印，渗透人文精神。人文环境反映了一个民族的历史积淀，也反映了社会的历史与文化，对人的素质提高起着培育熏陶的作用。自然环境和人文环境是人类生存、繁衍和发展的摇篮。根据科学发展的要求，保护和改善环境，建设环境友好型社会，是人类维护自身生存与发展的需要。

笔记

三、适宜人群

人文环境养生法适用于各类相关的人群，任何人群可以根据自身状况来量体裁衣。

四、禁忌及注意事项

1. 加强学校教育，促进青少年健康成长。要经常开展爱国主义教育活动，培养学生的爱国精神，树立民族自信心和民族自豪感；注意培养日常行为习惯，提升青少年的文明行为，形成基础的道德观念、法制观念，懂得辨别事情的对与错，提高区分是非善恶的能力，增强守规、守法意识，使青少年身心朝着健康的方向发展；开展科技教育，提升青少年的科学素养。通过多种形式对青少年进行科学思想的宣传，为青少年普及科学文化知识，培养青少年热爱科学的好习惯，提高未来公民的科学素养。开展法制教育，提高青少年法律意识，预防未成年人犯罪；开展诚信教育，增强青少年的诚信意识，树立守信为荣、失信为耻的道德观念；开展心理健康教育，培养青少年良好的心理素质，制定心理健康教育工作计划，开展丰富多彩的心理健康教育活动；营造优良的校园文化氛围，使青少年的成长环境不受污染，加强青少年思想道德建设。

2. 加强亲情关爱，提升老年生活质量。与其他国家相比，我国老年人更重视家庭和亲情间的关爱，其乐融融的家庭生活是老年人最快乐的精神享受。老年人虽然需要来自晚辈的关怀和照顾，但却不愿意在生活上给子女增加负担。正常的亲情交往是保持老年人身心健康的良药。目前我国家庭养老模式仍占据主导地位。据调查表明，大多数子女和老人愿意选择毗邻式居住模式。普遍建设单纯性老年住宅和老年社区还不适合我国国情，而普通居住区中满足不同年龄实际需求的住宅及其环境设计应更具有我国特色。

3. 在适应人文环境的同时，一定要符合法律法规与社会道德，不可因为自身或团体的局部利益而肆意破坏改造人文环境，这是抱薪救火，与人文环境养生的初衷背道而驰。

学习小结

1. 学习内容

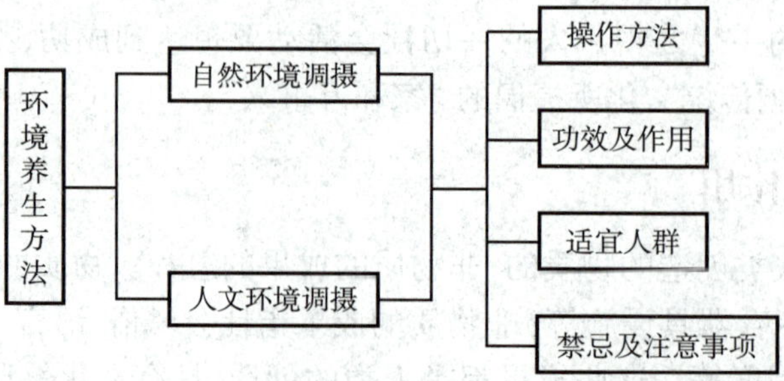

2. 学习方法 通过理论学习环境养生方法技术，熟悉并实演其中的操作方法，熟练掌握，学以致用，在学习过程中要熟悉其功效、适宜人群和禁忌情况，了解其注意事项。

（王诗源 秦 英 卢绪香）

复习思考题

1. 自然环境养生方法技术常见种类有哪些?
2. 简述人文环境养生的功效及作用。
3. 什么是人文环境调摄?

笔记

第四章

社交养生方法

学习目的

了解和掌握社会适应、社会交往等社交养生的方法技术。

学习要点

社交养生的概念与原则、社会适应与社会交往的概念、操作方法、功效及作用、适宜人群、禁忌及注意事项。

社交是指社会上人与人的交际往来，是人们运用一定的方式或工具传递信息、交流思想意识，以达到某种目的的社会活动。随着现代社会经济和社会环境的变化，人与人之间的交往显得尤为重要。只有不断地与他人进行思想交往和信息沟通，才能不断地丰富和发展自己。

社交养生，顾名思义，即以社交活动为主要手段的养生方法。养生是一个系统工程，仅仅依靠身体的养生是远远不够的。中医理论认为，情志因素和社会环境均会对人体健康产生重要的影响。长期持久的精神刺激或突然受到剧烈的精神创伤，超过人体生理活动所能调节的范围，就会引起体内阴阳气血失调，脏腑经络功能紊乱，从而加速衰老。社会地位的急剧变化，会给人带来精神和形体的影响；落后的意识形态、紧张激烈的生存竞争与复杂的人际关系，都可使人体代谢功能紊乱，导致早衰。社交养生不仅能够使人的心情变得轻松，通过社交还可以使人多交朋友，接触到工作之外的很多信息，增长见识，同时增加倾述对象，缓解心理压力。长期坚持社交养生，会使人的心态变得越来越好，遇到事情不再冲动，也不会因小事轻易影响自己的心情。

社交养生的一个重要内容，是社会环境养生。社会环境是指由一定的经济基础和上层建筑等所构成的整体环境。社会环境的好坏对人体健康有着十分重要的影响。当一个社会充满了欺骗、仇恨或战乱杀戮的时候，这样的环境是不利于养生的。只有生活在一个和平的社会环境，人们能够安然生活，怡然自乐，老有所养，病有所医，“鳏寡孤独废疾者皆有所养”，养生才会得到发展。无论是传统的中医理论，还是现代医学理论，都有很多社会环境与人体健康的相关论述。欧洲早在十八世纪工业革命时，就提出了许多与社会因素相联系的医学课题，促使医学家们去探讨社会因素与人群健康和疾病之间的关系。因此，倡导现代养生学，还要注重营造和保持良好的

笔记

社会环境。

人们在社交养生的过程中，还应该注意以下基本原则：

（1）互相尊重原则。社交养生活动中，不论对方身份的高低贵贱，都要注意尊重对方，这样才能够获得对方的尊重。要了解和尊重对方的饮食、风俗习惯，不要强人所难，比如一些少数民族不吃猪肉，不应勉强。

（2）宽以待人原则。在社交养生中要学会替他人着想，善解人意。别人犯了错，要多给别人谅解；别人犯了错，不要穷追猛打，应该多替对方想一想“出错的理由”。

（3）言而有信原则。约会要准时，不要迟到。与人约定要做的事，务必做到。

（4）掌握分寸原则。比如对待客人要热情，但不要过度热情，否则会让人觉得虚伪。着装也要注意场合。

社交养生方法技术，主要包括社会适应、社会交往等。

第一节 社会适应

简单来说，社会适应就是一个人适应社会的过程，复杂来说是指一个人逐渐地接受现有社会的道德规范与行为准则，对于环境中的社会刺激能够在规范允许的范围内做出反应的过程。由于人体在物质与精神方面的需要都只有在社会适应的前提下才能得到较好的满足，因此能否适应社会，对一个人的生存与发展具有重要意义。如果一个人不能与社会取得一致，就会产生对所处环境中的一切格格不入的心理状态。长期社会适应不良的个体，由于其观念与行为不能为他人所接受，与社会相隔离，久而久之就会产生精神病态。因此，社会适应是现代养生学中的一项重要内容。

一般来说，一个人的社会适应包括四个阶段和五种类型。四个阶段包括初期阶段、容忍阶段、接纳阶段、同化阶段；五种适应类型包括适合型、革新型、形式主义型、退缩型、反抗型。如何增强一个人的社会适应能力？尤其是在养生学领域，如何增强老年人的社会适应能力？一般从以下几点入手：

1. 调节心态，学会自我肯定。党的十九大报告指出：“加强社会心理服务体系建设，培育自尊自信、理性平和、积极向上的社会心态”。老年人应该清醒地意识到自身的价值，充分发挥自己的余热，这就要求老年人颐养与有为兼顾，重视自身的社会价值。老年人应该根据自身需要和条件参与社会活动，实现人生价值。对于社会上较为常见的流动老年人，即离开原始居住地到儿女身边生活的老人，应当打破传统观念，主动调节消极心态，消除“寄人篱下”的心理，接受社会角色的转化。具体来说，应当正确面对迁居事实，接受居住环境、生活方式的改变，理性对待生活中的困境，积极参与到社会活动中来，增强社会适应能力。

2. 加强社会交往，构建社会网络。加强社会适应能力，要求我们一定要走出去，融入到社会中。一个人一定要融入所在地的社会生活当中，勇敢地结交朋友，养成自己的兴趣爱好，形成自己的生活圈子。对于流动老人，儿女应该充分理解老人，加强对父母的精神安慰，尊重老人的生活习惯。流动老年人应当主动与当地居民交流与沟通，以积极的心态融入当地的社会生活，尽快适应当地的生活方式，了解当地的风土人情。

3. 加强自我教育，实现社会价值。传统社会是一个经验型社会，现代社会是个知

笔记

识型社会。当今社会知识更新的速度和总量的增长不断加快。因此,现代社会的人注重养生,一定要主动加强自身学习,不但要学习养生保健知识,还要学习各种社会主流知识,如网络知识、各种兴趣爱好的知识等。同时要不断提高自身的价值,切实承担起自己应负的社会责任。对于老年人来说,要充分发挥自己的余热,通过一些身体力行的方式方法,如参加老年人自愿服务队、老年智囊协会、老年大学等,不断造福于社会。一个人的自我价值得以实现,心中就有了归属感、幸福感,健康长寿就是自然而然的事情。

从现代养生学角度,增强一个人的社会适应程度,最简单可行的方法就是培养个人广泛的兴趣爱好,让自己尽快融入到社会生活中,从而保持健康积极的精神状态。

兴趣指人们对事物喜好或关切的情绪,也是人们认识某种事物和从事某项活动的意识倾向。它表现为人们对某件事物、某项活动的选择性态度和积极的情绪反应。爱好指喜爱、喜好,是一个人在兴趣的引导下,经常参与某项活动并有积极的活动倾向。兴趣和爱好均以需要为基础,在人的实践活动中具有重要的意义。通过共同的兴趣爱好作为联系,人们在社会活动中能够大大增加相互交流的机会,从而提升社交养生的效果。同时,兴趣和爱好可以使人集中注意力,产生愉快紧张的心理状态,本身对于养生具有非常重要的意义。兴趣爱好一般分为运动类,包括球类运动、登山、徒步运动、游泳运动、棋牌运动等;文艺类,包括唱歌唱戏、乐器演奏、书法绘画等;阅读写作类,包括读书读报、创作诗歌小说等;收集类,包括收集邮票、印章、纪念封等。

一、操作内容

1. 接触多领域知识,拓宽兴趣爱好基础　知识是产生兴趣的基础条件,只有一个人掌握了某个领域一定的知识量,才能对这个领域有所了解,从而产生兴趣爱好。例如要培养诗歌写作的兴趣爱好,就一定要先接触一些诗歌作品,体验一下诗歌的优美意境,了解一些写诗的基本技能,这样才有可能诱发出一个人诗歌创作的兴趣爱好。因此,知识越丰富的人,兴趣爱好越广泛。

2. 尝试各种兴趣爱好,发现自己的兴趣爱好所在　每个人在不同的人生阶段会有不同的感悟,也会产生不同的兴趣爱好。因此,要勇于尝试各种兴趣爱好,并从中发现乐趣。对于有些受限于年龄、身体素质、生活条件的兴趣爱好,该果断放弃的就要赶紧放弃,不要强行坚持下去。

3. 摆正心态,长期坚持　要树立正确的思想观念,培养兴趣爱好,不是为了赚钱,不是为了面子,而是为了身心健康,老有所为。因此,一旦确定了自己的兴趣爱好,就要坚持下去,长期坚持的兴趣爱好,才能让人获得真正的乐趣。也可以邀请朋友一起发展兴趣,拥有共同兴趣爱好的朋友在发展兴趣爱好的过程中是很重要的。

二、功效及作用

1. 陶冶性情和提高文化素养　兴趣爱好可以陶冶性情,提高文化素养,有助于个人魅力的提升,从而促进社交养生活动的开展。健康的兴趣爱好会使人在潜移默化中接受文化、技能的熏陶,培养良好的个性,这会有助于个人在社交活动中的受欢迎度。

笔记

2. 带来娱乐、知识和友谊　兴趣爱好给人们带来娱乐、知识和友谊。嗜好收集古玩的人，常常要查阅书籍，与人一同考证古玩的历史；同时把自己收藏的古玩拿出来与朋友一同观赏，也是一大乐事。因此，有了兴趣爱好，就有了同人交往的“触点”，越是兴趣广泛的人，“触点”越多，越能够结交更多的朋友。

3. 养生手段　兴趣爱好本身也是养生的有效手段之一，更会成为社交养生的助力。研究发现，有兴趣爱好的患者比没有兴趣爱好的患者疾病康复得更快。国外有许多医院在对患者进行治疗的同时，还让他们发展各种爱好，使他们有事可做，忘记自己的不幸，促使患者更快地恢复健康。因此，近年来很多医生将培养患者的兴趣爱好作为一种心理治疗的手段。

三、适宜人群

培养广泛的兴趣爱好，适宜于所有开展社交养生的人群。

四、禁忌及注意事项

1. 结合实际、坚持不懈　应根据自己的实际条件和能力，选择某项专业作为自己的兴趣和爱好，慢慢培养并持之以恒地追求下去。坚持一段时间，最终会有所收获。应坚守“喜欢”的原则，不可强求，否则适得其反。

2. 培养健康高雅的兴趣爱好　兴趣爱好多种多样，每个人的兴趣爱好也不同。但是在培养兴趣爱好时，一定要注意尽量培养健康高雅的兴趣爱好，才能充分发挥其养生保健的目的。如有些人迷恋打牌，经常通宵达旦，必将影响身体健康。还有些人迷恋网络游戏，花钱购买各种设备，整日端坐，这也不是健康的兴趣爱好。

3. 老年人的兴趣爱好，宜静不宜闹　老年人年纪较大，阅历丰富，身体状况不如年轻人，一般偏好于静，因此，老年人的兴趣爱好，应以养花、养鱼、欣赏音乐、集邮、绘画、写回忆录等为主。这些兴趣爱好动静结合，以静为主，不仅有利于老年人的身心健康，更可陶冶性情，松弛肌肉、平稳血压和心律。

第二节　社会交往

社会交往，即我们常说的“社交活动”，是指在一定的历史条件下，个体之间相互往来，进行物质、精神交流的社会活动。社会交往内容丰富，可以从不同的角度进行分类。如从社会交往的人数而言，可以个体交往与群体交往；从社会交往的过程而言，可以分为直接交往与间接交往；从社会交往的形式而言，可以分为竞争、合作、冲突、调适等。

社会交往从广泛意义上讲，包括物质方面的交换和精神方面的交流。由于社会交往伴随着不同人群之间的互动，能够带来丰富的认知刺激和积极的情绪状态，因此能够为一个人的身心健康发展提供诸多有益的帮助，从而达到养生保健的目的。一般来讲，社会交往过程中，尤其是老年人在社会交往过程中，要注意以下事项：

1. 做好自我心理调节　心理健康对延缓生理心理的衰老起着十分重要的作用。现代养生学要求我们要有开阔的胸怀和乐观的态度，对生活充满信心，广交朋友，接纳新的思维和信息，与时俱进，融入社会，提高自身适应时代的能力。可以积极参加

笔记

力所能及的社会活动，也可以根据自己的兴趣与爱好积极参与娱乐活动，通过这些娱乐活动可以帮助我们克服孤独感、失落感，增添生活的乐趣，也可以延年益寿、预防疾病的发生。

2. 规律性地进行日常生活和锻炼　这一点对于老年人尤其重要。老年人随着年龄的增长，活动减少，体力消耗下降，睡眠时间相对较少，入睡困难，而充足的睡眠对身心健康又是至关重要的。因此老年人需要按时休息，每天保持充足的睡眠时间，中午可有短暂的午睡。应禁止饮酒、抽烟，少喝咖啡、少吃辣椒等刺激性食物，保持二便通畅。在健身保健及运动锻炼方面，我们也应该保持规律性，并遵循循序渐进的原则，老年人更应该从低强度、中小量做起，以稍觉疲劳为度，逐渐增加锻炼量。同时也要持之以恒、贵在坚持。

3. 进行必要且适当的体力活动　适量的运动可提高心脏功能，降低胆固醇，减缓年龄性血压上升，可使人心情舒畅，促进胃肠道蠕动，防止肌肉萎缩和骨质疏松。现代养生学要求我们要四季不懒，勤于锻炼身体。要根据季节的变换，选择不同的时间和项目进行适当的体育锻炼，应在科学的运动处方指导下开展体育锻炼。根据各人的健康情况、体力以及心血管功能状况，结合生活环境条件和运动爱好等，参与适当的运动种类，控制好时间和频率，并了解运动中的注意事项，以便有计划地进行经常性锻炼，达到强身健体的目的。在进行体育锻炼的过程中，为尽量避免锻炼过程中产生乏味感和孤独感，老年人更适宜群体结伴而行，在说说笑笑中既可以彼此排忧解难，又可以在安全隐患发生时相互有个照应。

4. 积极参与社会实践类活动　有研究发现，长期进行看电视之类的休闲活动会抑制老年人的执行能力，这种消极休闲活动方式不仅会降低生活满意度还会造成社会交往的减少，进而对老年人的身体健康和认知能力产生较大的损害。因此，从养生学的角度讲，我们应该多参加社会实践类的活动，多与其他人接触。如参加社会实践调查活动、各种类型的联谊会、集体旅游等活动。

社会交往是一个人适应社会的重要形式，也是现代养生学的重要内容之一。本节主要介绍两种重要的社会交往方法，一是结交朋友，二是组织和参加各种集体活动。

一、结交朋友

朋友之间的感情叫友情，朋友是人际关系中最为重要的交际对象。具体而言，朋友是指在任意条件下，双方的认知在一定层面上关联在一起，不分年龄、性别、地域、种族、社会角色和宗教信仰，符合双方的心理认知、可以在对方需要的时候给予帮助的人。一个人在空虚寂寞、遇到困难的时候，与知心朋友聊聊天，倾诉心里的苦闷，共同商讨解决困难的办法，能够使压抑的心情豁然开朗，不良的情绪得以宣泄。可以说，多交朋友是缓解压力的一剂良药。生活中，有的人善于结交朋友，朋友很多且友情长存；有的人与朋友交际则有始无终、半途而废，甚至反目成仇、相互暗算。因此，掌握与朋友成功交际的技巧是开展社交养生的重要环节。

根据友情的深浅，朋友一般可以分为以下几种：第一种是知己。这种朋友感情最为深厚，互相之间最为了解。第二种是挚友。这种朋友之间的友情不因利益的变化而变化。第三种是好友。朋友之间多由于志同道合，或相互欣赏而成为好友。第四

笔记

种是普通朋友。这种朋友之间的友情较淡，相互间的联系也较少。第五种是合作者。这种朋友之间友情最淡，关系是建立在利益关系的基础上。

（一）操作内容

1. 将同事、客户发展为朋友　如果你在工作关系中有一两位同事或客户，平时聊得很投机，兴趣爱好相同，日常相处起来很轻松舒服，那么你就可以将这样的同事或客户发展为朋友，并好好维护这种朋友关系。即使工作上有分歧，私下也可以成为很好的朋友。

2. 通过已有朋友介绍认识　每个人都有自己的朋友圈，不同的朋友圈之间都会因为一两个人而产生关联。因此，通过已有朋友的介绍再去认识对方的朋友，是很常见的交友方式。你也可以通过已有朋友去了解新结交朋友的性格、爱好、脾气等，为朋友关系的确立和深入发展奠定基础。

3. 多参加聚会或活动　聚会或活动可以包括同学聚会、朋友聚餐、公益活动、朋友邀请集体活动、网络群体组织的活动等。这样的聚会或活动都是认识新朋友的好机会。其实，想要多结交朋友，就要扩大自己的社交圈，就要多参与活动，不要自认为活动无聊无趣而拒绝。

4. 参加兴趣爱好培训班　结交朋友，最好是结交兴趣爱好相同的朋友，这样交流起来拥有共同的话题。根据自己的兴趣爱好参加各种培训班或俱乐部，如乐器、舞蹈、烹饪、绘画、摄影等，不但能够提升个人能力和魅力，也是认识志同道合的新朋友的好机会。大家处在一个共同的环境里，有共同的交流话题，很容易拉近彼此的距离，从而成为好朋友。

（二）功效及作用

1. 不易生病　有研究表明，缺少朋友或长期人际交往不良的人，体内应激激素皮质醇的水平往往过高，这种长期的紧张状态会损害健康。如果经常有朋友相伴，体内皮质醇减少，人就相对不易生病。

2. 睡眠质量提高　研究发现，人越孤独失眠的次数就越多。瑞典也有一项研究显示，缺乏朋友的人经常压抑和隐藏自己的感情，更易失眠，还有可能诱发抑郁。

3. 记忆力更好　研究发现，与朋友交往少的老人记忆力下降的速度比社交频繁的老人快两倍。因此，社交能改善与年龄有关的记忆减退，可以充分开发大脑潜力。

4. 更聪明　研究发现，交朋友能让人变得更聪明，因为交朋友是与陌生人打交道，等于对认知能力进行锻炼。

5. 交朋友会增加人体寿命　研究发现，与5个以上亲密朋友一直保持接触的老人，死亡率降低22%，平均延寿7年。

（三）适宜人群

广交朋友的社交养生方法，适用于各类人群。

（四）禁忌及注意事项

1. 学会倾听朋友诉说　作为朋友，你要学会倾听。当你的朋友遇到挫折、碰上烦恼，他要找一个发泄情感的对象，而你作为朋友，能够真诚、耐心地倾听对方的诉说，为朋友开辟一个情感的宣泄途径。如果在倾听的过程中，能够插上一两句富有情感的安慰话，或是为朋友出出主意想想办法，朋友会觉得有你这样的朋友才是真正的依靠，情感会更加深厚，友谊也会与日俱增。

笔记

2. 朋友交际往来要有“度” 俗话说“物极必反”,朋友之间的交际也是如此,过往甚密,反容易出现裂痕,而把握适中的度,才能使朋友间的友谊成为永恒。因为每个人无论在文化、道德、性格、处世态度及家庭情况等方面都会存在差异,这种差异的大小,有时会与朋友间的交际频率成正比。所以朋友间的交往,无论是相处的时间次数、保持的距离等,都要适度,才能达到“意犹未尽、情犹未了”的意境,才会因朋友的到来而欣喜,因朋友的离去而思念。

3. 朋友交往也要分远近亲疏 朋友虽然是交际圈中最为友好或可靠的交际对象,但是人性复杂,与朋友交际,也要深思慎交,分出亲疏。一般而言,成为朋友者,有的是趣味、性格相投,有的是志趣相仿,有的是文化层次相近,有的是人格清高、心灵相通等。无论是何种原因成为朋友,经过一段时间交往后,都应有所选择,即有远有近,有亲有疏。有的朋友情感诚挚,可以真诚深交;有的朋友是出于某种功利目的,一旦利益达不到或者对他已无利用价值时,他便离你而去,这样的朋友则不可深交,保持距离。

4. 不要将朋友“理想化” 世界上没有两片相同的叶子。尽管朋友跟自己气质相仿、兴趣相近、性格相投,但朋友毕竟是个活生生的人,跟自己总会有些不同之处,总会有这样那样的不足,总会有自己不愿人知的秘密。因此跟朋友交际,不要将朋友过于理想化,不可把朋友的一切言行都以“我”为参照物。与朋友交际,首先要容忍朋友的缺点;其次要让朋友保留“自我”;还要尊重朋友的隐私,不要让朋友事事都向自己报告。

5. 朋友交往也要学会说“不” 朋友之间常常有事相托相求,这是正当的,但是也有的人相托相求的事常常超出原则范围和客观现实。如有的朋友托办的事超出了自己的承受能力;还有的朋友托办的事是违反自己的主观意愿。遇到此类情况,作为朋友,应该果断地说一声“不”。在拒绝朋友时,应该讲求方式方法,不可简单粗暴,影响朋友之间的感情。如可耐心劝阻,言明利害关系;或是如实说明情况,让朋友理解自己的难处等。

6. 朋友之间不要单纯追求功利性交往 交友互利是人之常情。但是不要把与朋友往来单纯作为功利交往。朋友之间的交往除了有事相互帮助之外,还有思想交流、知识互补、情感抚慰、怡情悦性等方面的作用。如果一味地追求功利性交往,这样的朋友是不会长久的。

二、组织和参加各种集体活动

现代社会,紧张的生活和工作节奏让不少人不堪重负、压力重重。在面对挫折、困难时,很多人无法保持一颗平静的心,焦虑、烦躁甚至抑郁不时袭扰着人们的正常生活。集体活动是多人参与的一种社交活动,在活动过程中不仅包含有一定的运动量,还有与团队成员的配合与沟通,而这些沟通交流有利于释放心理压力,让人的精神保持轻松健康。愉悦的心情和良好的心态是养生的首要原则。多组织和参加集体活动,不仅能够锻炼身体,还能够排遣郁闷消极的心理,使人不再感到孤单寂寞,并且有助于结交志同道合的朋友。这对人的身心健康都是大有裨益的。

(一)操作内容

1. 制订详细周密的活动方案 组织集体活动首先要制订一份活动方案,做到详

笔记

细而周密。活动方案应该包括以下几方面内容：活动宗旨、总体思路、组织分工、活动方式、预计费用、实施日期等。详细周密的活动方案有助于集体活动的顺利开展，有助于活动参与人更好地参加集体活动。

2. 讨论落实活动方案的具体细节　组织集体活动，一定要组成一个集体活动筹备小组，组员要针对活动方案中的内容，逐项开展讨论。着重于方案落实过程中可能会碰到的具体问题，提出针对性的解决预案。讨论工作务必详尽和仔细，不要遗漏各个环节和关键部分。

3. 实地勘探活动场地具体情况　为了进一步考察活动方案的可行性，应该在活动实施之前，亲自实地勘探活动场地。确实活动场地是否适合预计的集体活动。如场地的规模、线路的安排等。一旦发现问题可以事先予以纠正，以免在活动实施过程中带来不便。

4. 明确职责分工分头落实行动　在集体活动的方案、细节、场地都确定没有问题后，可以按照方案中各项工作进行职责分工，分头落实集体活动的各项准备工作。具体准备工作大概分为内务和外勤两大类。内务相对简单，主要通知活动参加对象等；外勤负责对外联络并落实活动实施中的细节问题。

（二）功效及作用

1. 可以延缓身体衰老　对于老年人来说，由于身体的衰老，生活质量及健康状况受到很大的影响，甚至容易诱发疾病。参加组织和参加集体活动，可以在一定程度上锻炼老年人的身体和头脑，从而多方面改善身体机功能，延缓衰老。

2. 可以维护心理健康　在集体活动中，人们不自觉地追求积极向上的荣誉感和人们之间相互交往的亲和感，丰富充实了人们的情感生活。同时人们在组织和参加集体活动中可以得到对集体、对社团的信赖感和依托感，从而达到改善心理状况的作用。有研究表明，多参加集体活动能够有效降低人们患抑郁症的风险。研究者发现，集体活动能够诱导成年海马神经以及神经营养因子表达的增加，发挥类似于药物的抗抑郁作用。

3. 可以提高社会适应能力　集体活动能够为人们建立新的社交圈，尤其是对于老年人来说，当老年人从单位退休回到社区，开始新的生活，建立一个新的社交圈是十分必要的。以棋会友，以牌会友，以球会友，共同长走、跑步、登山、骑车等都有助于新的社交关系的建立，从而帮助老年人提高社会适应能力。

（三）适宜人群

集体活动一般参与人数较多，现场气氛较为热闹，大部分人群都可以参加，但是对于不喜欢吵闹环境的人来说不太适宜。

（四）禁忌及注意事项

1. 活动开展过程要注意安全　在集体活动开展过程中，要牢牢绷紧安全这根弦不放松。在根据事先制订的活动方案开展活动的同时，要随时关注活动过程中可能出现的不可预见性因素，随时提醒活动成员互相帮助，要以圆满完成集体活动为宗旨。

2. 提前做好准备工作　对于单纯参加集体活动的人来说，要在参加集体活动前详细了解本次活动的主要内容和场所，并结合自己的身体状况做好充足的准备工作，如携带一定量的食物、饮用水、现金、常用药物等。

笔记

学习小结

1. 内容总结

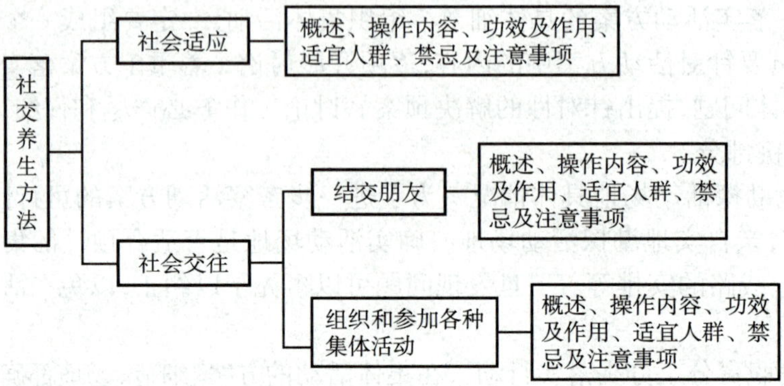

2. 学习方法　通过本章的学习，对于如何培养自己的兴趣爱好、如何结交朋友、如何组织和参加集体活动等常见的社交养生方法应该有进一步的认知，尤其应该加强对适宜人群、禁忌及注意事项等易忽略知识的了解，做到更好地开展社交养生。在学习本章内容时，应该在理论学习的基础上，结合社会交往的实践，才能更好地理解和掌握本章内容。

（张　欣）

复习思考题

1. 什么是社交？什么是社交养生？
2. 社交养生的作用有哪些？

第五章

起居养生方法

学习目的

通过学习起居养生方法技术，更好地了解作息、劳逸、睡眠、二便、起居环境养生以及衣着养生方法。

学习要点

作息、劳逸、睡眠、二便、起居环境以及衣着养生方法技术的概念、操作方法、功效及作用、适宜人群、禁忌和注意事项。

起居养生是指在中医理论指导下，通过合理安排起居作息，妥善处理日常生活之细节，以保证身心健康，求得延年益寿的一种养生方法。起居养生方法技术包括作息调摄、劳逸调摄、睡眠调摄、二便调摄、衣着调摄等。

中国的传统起居养生方法技术有着数千年的历史，从古至今代代相传，历代养生家无不奉为圭臬，认为能否合理安排起居作息与人们的寿命长短有着密切的关系。古代文献中“起居”包含有行动、饮食寝兴、居址和二便等含义，是指对日常生活作息各种细节的安排。《素问》曰：“上古之人，其知道者，法于阴阳，和于术数，食饮有节，起居有常，不妄作劳，故能形与神俱，而尽终其天年，度百岁乃去。今时之人不然也，以酒为浆，以妄为常，醉以入房……务快其心，逆于生乐，起居无节，故半百而衰也。”《素问·生气通天论》曰：“起居如惊，神气乃浮。”《抱朴子·极言》曰：“定息失时，伤也。”起居养生的方法技术经过历代养生家的传承和发展，现已成为中医养生方法技术中的重要组成部分。

第一节　居住环境调摄

起居环境，又称居住环境，可分为住宅环境和居室环境。起居环境调摄是在天、地、人三者合一的中医自然观思想的指导下，通过营造人类适宜的居住环境，以促进健康长寿的方法。我们古代祖先早已意识到居住环境调摄的重要性。《黄帝内经》曰：“故智者之养生也，必顺四时而适寒暑，和喜怒而安居处，节阴阳而调刚柔。”《老老恒言》曰：“院中植花木数十本，不求名种异卉，四时不绝更佳……阶前大缸贮水，养金鱼

笔记

数尾。"《遵生八笺》曰:"择故山滨水地,环篱植荆,间栽以竹,余丈,植芙蓉三百六十,入芙蓉二丈,环以松海。"

住宅环境,是指居住场所及其周边的自然环境。《千金翼方》曰:"山林深远,固是佳境,独往则多阻,数人则喧杂。必在人野相近,心远地偏,背山临水,气候高爽,土地良沃,泉水清美,如此得十亩平坦处便可构居……若得左右映带岗阜形胜最为上地,地势好,亦居者安。"这段话说明从古至今,选择良好的住宅环境,是中国传统建筑在选择基址与规划时首先考虑的问题。

居室环境,即室内环境,是由屋顶、地面、墙壁、门、窗等建筑维护结构从自然环境中分割而成的小环境,也就是建筑物内的环境。人一生大约有一半以上时间是在室内环境中度过的,室内小环境良好与否,直接地影响人们的生活与健康。

一、操作内容

(一)住宅环境

1. 住宅选址

(1)空气清新之处:在现实生活中有很多住宅小区,因为楼宇之间空隙狭窄,阻挡或影响了小区内的通风。故不论是在现代都市选择住宅,还是在山林野外依山筑屋,我们都要优先考虑外部通风条件,它直接影响了住宅环境的空气质量。

(2)地势较高之处:地势低洼的地方,会影响到居住者的健康甚或改变其正常体质。《素问·太阴阳明论》曰:"伤于湿者,下先受之。"中医认为居处潮湿是湿邪伤人的主要原因和途径,故从健康角度而言,现代高层建筑第一、二层不适宜首选。

(3)安静清幽之处:宁静是最好的养生方式,正所谓"结庐在人境,而无车马喧。"环境安静清幽,有助于缓解紧张情绪,有利于心态平和,古人喜欢选择山林作为静养的居住环境正缘于此。

(4)背山临水、风景宜人之处:背山建房,背后有靠山,前面有河流湖泊,气势开阔,最是宜居之所,也是中国传统的风水理论中的"风水宝地"。位于向东、向南或东南面的山坡最佳,阳光充足,风水最好。故在现代都市里,虽然少有山水可依,但我们可以着眼于选择回归自然的生态环境,比如附近有自然山水或公园的楼盘。

2. 住宅朝向　宜选坐北朝南朝向,坐北朝南的房屋具有"冬暖夏凉"的优点,冬季可避严寒,夏天可避酷暑。坐北朝南,夏季太阳位置偏高,太阳光与南墙夹角小,可避免房屋室温过高;冬季太阳位置偏低,可避免房屋室温过低。

3. 住宅结构　要因地制宜,宜考虑到各地区的地理气候、生活习惯和物质条件,设计出不同风格的房屋结构。千百年来,勤劳智慧的中华民族创造出种类繁多的建筑,从帝王权贵的宫廷楼台,到僧侣平民的庙宇村落,不仅各具特色,帮助当地居民更好地适应环境,且大多符合养生保健原理。如我国北方雨水少,故屋顶设计坡度较小,而南方雨水多,屋顶设计坡度较大;再如东北一带的冬季相对南方而言,时间漫长,气温偏低,为了当地人们取暖的需要而流行夹层暖墙,建筑用砖也比普通规格要厚。还有西南边陲的竹楼、陕北的窑洞、草原上的毡房等等,无不反映了先民们因地制宜的生存智慧。

4. 住宅周边环境

(1)绿化环境:满目葱翠的环境不仅有益于人体新陈代谢,对心理起调节、镇静

笔记

作用,还可减轻污染,改善气候,保护人类身体健康。古代养生学家对于美化住宅环境都有不少论述。清代曹慈山曰:“辟园林于城中,池馆相望,有白皮古松数十株,风涛倾耳,如置岩壑……至九十余乃终”。美丽的环境既美化人类的生活,又美化人类的心灵。

(2)清洁防污:保持清洁的环境卫生是我国人民良好的传统习惯。殷商甲骨文中就有大扫除的记载;敦煌壁画上还有一幅“殷人洒扫火燎防疫图”;《礼记》曰:“鸡初鸣,威盥嗽,洒扫室堂及庭。”表明两千多年前,我们的祖先就很重视环境卫生,清晨打扫已成为居民的日常习惯。在工业高度发展、人口密度增加、“三废”污染日趋严重的今天,环境卫生的保护更为重要。城市里,除定期打扫,保持环境清洁外,还要建立良好的公共卫生习惯和生活秩序,人人做到不随地吐痰,不乱丢果皮纸屑,自觉维护公共卫生。乡村中,要妥善管理厕所、牲口棚,疏通渠道,并可在周围栽种具有驱虫作用的植物或带有香气的花草,如除虫菊等。

(3)治理污染:一个地区的环境污染受该地区的工业结构与布局、能源结构、交通管理、人口密度、地形、气象、植被面积等自然因素和社会因素影响。因此,环境污染的治理具有区域性、整体性和综合性。大气污染的治理,包括合理安排工业布局和城镇功能分区的配置,控制燃料污染(改革燃料构成,集中供热,改造锅炉,原煤脱硫,适当增加烟囱高度等),以及防止废气污染环境的各种工艺和净化措施。

(4)控制环境噪声:根本措施是合理的功能分区,将工业区,交通运输区、居住区的相互位置安排好。居住区应按主导风向设在噪声源最小风频的下风侧,居住区内可将对噪声要求不高的公共建筑如商店、餐厅、服务网点等布置在邻近街道的地点,形成隔音屏障,以保持居住区内部安静。要求安静的住宅、学校、医院等建筑,可离噪声源远些,或利用空地绿化减弱噪声。加强交通管理对降低交通噪声也有重要作用。个人防护,可利用耳塞、耳罩、耳棉等隔绝噪声,也不失为经济有效的方法。

随着人们对自然的改造,空气污染严重,对人体的危害很大。例如车辆船舶排出的尾气,工厂、焚烧等导致的烟雾污染,工业生产排放的废气,地面的灰尘,秸秆、垃圾等焚烧放出的烟尘都是污染源。空气污染现在已经严重影响我们的生活和健康,比如近几年由于空气污染出现的酸雨、雾霾、全球气候变暖、气候变化无常等。为了改善这些问题,我们需要保护天然植被,人工栽种;节约能源,降低不可再生能源的消耗,使用新能源,例如太阳能,风能;给烟囱和汽车安装净化装置,降低污染物的排放;开发无污染、可再生能源和无害于健康和环境的化工产品。

(二)居室环境

1. 居室结构合理

(1)居室组成:一般来说,每户住宅应包括主室和辅室。主室为一个起居室和适当数目的卧室;辅室是主室以外的其他房间,包括厨房、卫生间、储藏室、过道和阳台等。主室应与其他房间隔开,尤其是卧室应配置最好的朝向。

(2)居室面积:居室面积要求宽敞适中。《吕氏春秋》曰:“室大则多阴,台高则多阳。多阴则蹶,多阳则痿,此阴阳不适之患也。”按照现代卫生学要求,以正常居室面积为 $15m^2$ 左右,农村住房每人平均 $8\sim12m^2$,城市 $6\sim9m^2$ 为宜。

笔记

（3）居室高度：足够的高度可以满足居室的采光和通风要求，改善室内的微小气候，保持室内呼吸的空气清洁，使居住在室内的人有宽敞舒适的感觉，从而有利于体温调节和高级神经活动。我国大部分地区规定居室高度的最低标准是2.6~2.8m，寒冷省份可略低，炎热地区可稍偏高一些。

（4）居室进深：是指开设窗户的外墙表面至对面墙壁内表面的距离。居室的进深与采光和通风有关。此外，为了便于室内家具的布置，居室进深与居室宽度之比最好是3∶2。

2. 微小气候适宜 室内微小气候是指室内由于围炉结构（墙、屋顶、地板、门窗等）的作用，所形成的与室外不同的室内气候。它主要由气温、气湿（相对湿度）、气流和热辐射（周围物体表面温度）4种气象因素组成。这4种气象因素综合作用于人体，直接影响人体的体温调节。居室内的微小气候要能保证身体的温热平衡，不使体温调节功能长期处于紧张状态，保证人体有良好的温热感觉，确保正常的工作和作息。居室内微小气候的标准以冬夏两季为准：夏季室内适宜温度21~32℃，气湿为30%~65%，气流速度为每秒0.2~0.5m；冬季室内温度的适宜范围是16~20℃，气湿为30%~45%，气流速度为每秒0.1~0.5m。

3. 采光通风良好

（1）采光良好：居室采光明暗适中，随时调节。如《遵生八笺》所说："吾所居座，前帘后屏，太明即下帘以和其内映，太暗即卷帘以通其外耀。内以安心，外以安目，心目皆安，则身安矣。"室内光照包括自然光线（日照）和人工光线的照明。为保证室内有适宜光照，一般认为，北方较冷的地区冬季南向居室，每天至少应有3小时日照，其他朝向的居室还需多些；夏季则应尽量减少日照，防止室温过高。夜间或白天自然光线不足时，要利用人工光线照明。人工照明要保证照度足够、稳定、分布均匀，避免刺眼，光源组成接近日光以及防止过热和空气污染等。

（2）通风良好：居室的自然通风可保证房间内的空气清洁，排除室内的湿热秽浊之气，加强蒸发散热，改善人们的休息、工作环境。因此，厨房和厕所应有良好通风。夏季炎热地区，还应尽量使主室内形成穿堂风。

4. 优化居室环境 为了营造一个舒适、温馨的适宜居室环境，在尊重自然、社会、文化等环境的基础上，充分遵从个人的喜好、兴趣，人们可对居室空间进行优化设计并进行合适、安全的装修改造。室内装修要选择少污染和无污染的装饰材料，如木、竹、瓷等天然和绿色材料。装潢好后的新房不要急于入住，最好空置半年以上，在此期间经常打开门窗通风换气。随着我国城市化进程的不断深入，现代城市的人们大多都居住在多层或高层楼房之中，此时应充分利用好与自然环境接触最近的室内阳台和窗台，美化阳台、窗台空间，如在阳台上可自制花坛养花，种上一年或多年生的天竺葵、牡丹、月季、玫瑰、海棠、水竹、兰花、万年青等草本植物，或海棠、茉莉、文竹、牵牛花、蔷薇等植花类和攀援植物（藤本植物），从而提升居室品位。

二、功效及作用

适宜的住宅环境不仅能为人类生存提供基本条件，还能有效地利用自然界中对人体有益的各种因素来强身健体，愉悦精神，康复伤病。良好的室内环境可提高机体各系统的生理功能，增强抵抗力，降低患病率和死亡率。

笔记

三、适宜人群

起居环境调摄有利于身心健康、延年益寿，广泛适宜于各类人群。

四、禁忌及注意事项

1. 住宅环境禁忌光污染、声音污染、电磁污染和空气污染。平时应充分利用阳台和窗台或者室外环境植树、栽花、种草等，以美化居住环境、改善城市空气、减轻污染。此外，还需要建立良好的公共卫生习惯和生活秩序，共同维护住宅环境卫生。

2. 室内环境禁忌装修污染和潮湿阴暗。可以通过改良不合理的房屋结构，每天保证定时开窗通风，科学环保装潢，室内种植抗污染植物等来改善室内环境。

第二节 作息调摄

自古以来，我国人民就对规律的作息十分重视。“作息”即指劳作和休息。作息调摄主要是指起卧作息要有一定的规律，并合乎自然界规律和人体的生理机制。中医认为，人之阳气，白天巡行于肌表，保护机体不受外邪侵袭；夜晚内藏于脏腑，护卫脏腑不受损伤。汉代王充在《论衡·偶会》曰：“作与日相应，息与夜相得也。”清代名医张隐庵曰：“起居有常，养其神也……不妄作劳，养其精也。夫神气去，形独居，人乃死。能调养其神气，故能与形俱存，而尽终其天年。”日常的作息应“因天之序”，顺应自然规律。

一、操作内容

（一）遵循天人相应

中医养生学认为，人体生命节律是与外界相应的，常人要建立规律的作息习惯，应注意起卧休息与自然界阴阳消长的变化规律相适应，方可有益身心。例如，一年之内，春生夏长秋收冬藏，日常作息也相应地有春夏晚卧早起，秋季早卧早起，冬季早卧晚起的不同。一日之内，平旦之时阳气从阴始生，到日中之时，则阳气最盛，午后则阳气渐弱而阴气渐长，深夜时分则阴气最为隆盛。人们应在白昼阳气隆盛之时从事日常活动，而到夜晚阳气衰微的时候，就要安卧休息。《黄帝内经》所谓：“暮而收拒，无扰筋骨，无见雾露，反此三时，形乃困薄。”《备急千金要方》曰：“善摄生者，卧起有四时之早晚，兴居有至和之常制。”“虽云早起，莫在鸡鸣前；虽言晚起，莫在日出后。”

（二）遵循生物钟规律

规律的作息，关键是要培养规律的生活习惯。而建立规律的作息习惯，人体要遵循生物钟运转规律。例如，工作时间，应随着年龄体质而作相应调整。常人一般为八小时，但年老体弱精气不足者，则应相应地缩短工作时间，工作期间应特别注意穿插工间休息。长期坚持有规律的作息制度，可以在大脑神经中枢建立各种条件反射，并使其不断巩固，从而提高人体对环境的适应能力。每日定时休息、定时工作学习、定时用餐、定时锻炼、定时洗澡、定时排便等，一切皆按规律而行，并持之以恒，才能增进健康，尽终其天年。

笔记

二、功效及作用

（一）调养神气

神气在人体中具有重要作用，它是对人体生命活动的总概括。人们若能起居有常，规律作息，就能保养神气，使人体精力充沛，生命力旺盛，面色红润光泽，目光炯炯，神采奕奕。反之，若起居无常，不合乎自然规律和人体生理机制，天长日久则神气衰败，精神萎靡，面色不华，目光呆滞无神，生命力衰退。

（二）延缓衰老

现代医学也认为作息与人类的衰老有关。每种生物的寿命在遗传基因中都按出生、生长、发育、成熟、衰老、死亡这一过程，预先做了程序安排，决定着生物寿命的长短。虽然人体后天的周期性节律变化受生物钟的控制，但更为重要的是训练和培养。据现代研究资料表明，在同等年龄组内，退休工人比在职工人发病率高达 3 倍之多，这是由于退休后不再有规律的作息制度之故。

三、适宜人群

作息调摄可以延缓衰老，保持生命力旺盛，适用于各类人群。

四、禁忌及注意事项

作息不规律，夜卧晨起没有定时，贪图一时舒适，四体不勤，放纵淫欲，其结果是加速老化和衰老，并进而导致死亡。特别是年老体弱者，生活作息失常对身体的损害更为明显。

第三节 劳逸调摄

劳和逸之间具有一种相互对立、相互协调的辩证统一关系，二者都是人体的生理需要，均包括形体与精神两方面。劳逸调摄是指在劳动强度和劳动时间上需要适度以避免过劳和过逸。《礼记·杂记》曰："一张一弛，文武之道也。"《备急千金要方》曰："养生之道，常欲小劳，但莫疲及强所不能堪耳。"劳动强度过强，时间过长，其相对的一面即"逸"就会不及；反之，劳动强度太弱，时间太短，逸就会太过。过与不及，都是不适度的表现。

过逸即过度安逸，包括脑力和体力两方面。清代医家陆九芝曰："世只知有劳病，不知有逸病，然而逸之为病，正不少也。逸乃逸豫、安逸之所生病，与劳相反。"过度安逸同样可以致病，正如《吕氏春秋》所云："出则以车，入则以辇，务以自佚，命曰招蹶之机……富贵之所以致也。"《黄帝内经》曰："久卧伤气，久坐伤肉。"

过劳即劳累太过，也称劳倦所伤。过劳包括房劳、神劳和体劳三个方面。房劳又称"肾劳"，主要指房事太过，或手淫成习，或妇女早孕多育等。神劳即劳神，也称"心劳"，主要指思虑不解，用脑过度。体劳是形体的过于劳累，故又称"形劳"。如积劳成疾，或病后体虚，勉强劳作致病，都属于体劳过度。《黄帝内经》曰："久视伤血，久行伤筋，久立伤骨。"

古今中外的寿星，大多是勤于"小劳"的实践者。正如宋代大文豪苏东坡曰："是以善养生者，使之能逸而能劳，步趋动作，使其四体狃于寒暑之变，然后可以刚健强力，涉险而不伤。”

一、操作内容

（一）量力而行

体力劳动要依据体力大小量力而行。

（二）交叉工作

脑力劳动要与体力活动相结合。体力劳动者，休息时可参与弈棋、阅读、书画之类的娱乐休闲活动，使劳累的形体得到放松；脑力劳动者，休息时则不妨多活动形体，让过逸的形体得以小劳。

（三）休息多样化

休息不仅是采用睡眠形式的休息，还可选用听音乐、下棋、聊天、观景、散步、打拳、钓鱼、赋诗作画等休息方式。根据工作特点，在工作同时，有意识地将一些养生保健行为融汇其中。例如，整天坐在办公桌前工作的人，下肢常常一动不动，而颈部却一直处于紧张状态，长期这样，造成下肢过逸而颈项过劳，建议在工作时定时变换体位，舒缓局部过度紧张的肌肉，经常做踮脚尖、扣五趾等下肢活动。

（四）安全作业

从事高危险作业者应严格遵守安全作业制度，应时刻注意劳动安全保护，严禁疲劳作业，避免工伤事故意外发生。

二、功效及作用

正常的劳动和体力锻炼，有助于气血流通，增强体质；而必要的休息，可以消除疲劳，恢复体力和脑力，不会使人致病。

三、适宜人群

劳逸调摄的起居养生方法，广泛适宜于各类人群，具体可根据工作强度和个人身体状况灵活掌握。

四、禁忌及注意事项

加强宣传教育，尤其是脑力劳动者、体力劳动者和从事高危险作业者要明确劳逸适度的重要性。

第四节　睡眠调摄

睡眠由人体昼夜节律控制，是人体的一种生理需要。在睡眠状态下人体的组织器官大多处于休整状态，从而大大降低了气血的消耗，使其得到必要的补充与修复。睡眠，古人称“眠食”。睡眠调摄是指通过睡前调摄、睡眠宜忌等获得高质量睡眠，从而达到消除疲劳、恢复精力的目的。马王堆出土医书《十问》曰：“一日不卧，百日不复。”在人的一生中，睡眠占有极为重要的地位。

目前，国际上对睡眠质量的测定还缺乏准确的量化标准。我国基层通常采用的衡量标准是:①入睡快:上床后5至15分钟即可进入睡眠状态;②少起夜:每夜尿次不多于两次;③睡眠深:无梦呓,不易惊醒,无梦游现象;眠中呼吸均匀,无鼾声、磨牙;体位变化不大。④清醒快:起床后自觉浑身轻松、精力充沛、精神饱满、头脑清醒。

一、操作内容

(一)睡前调摄

睡前调摄即做好睡眠前的各种准备工作,这是保证高质量睡眠的前提。

1. 宜调摄精神　睡前调摄的重点是调摄精神。调摄精神有操、纵二法,是从两个极端调节精神,保持安静平和的心态。清代曹廷栋曰:“操者,如贯想头顶,默数鼻息,返观丹田之类,使心有所着,乃不纷驰”,“纵者,任其心游思于杳渺无联之区,亦可渐入朦胧之境”。《景岳全书·不寐》曰:“心为事扰则神动,神动则不静,是以不寐也。”

2. 需稍事活动　古代养生学家提倡“每夜睡时绕室行千步始就枕”,其意义即在于此。

3. 宜濯足,按摩涌泉穴　坚持每晚用热水濯足和按摩涌泉穴大有益处。

濯足实际是用热水浸泡,水温不宜过高(保持在40~45℃为宜),以热而不烫、自觉舒适为度;水量以没踝为宜。浸泡时双脚相互摩擦或用双手按摩足背、足心,并由下至上按摩小腿,时间以30分钟左右为度。

最简单有效的足底按摩是用手搓摩足底部的涌泉穴,俗称“搓脚心”。脚心的涌泉穴是足少阴肾经的要穴,也是生物全息学中肾脏在脚部的“反射区”。具体做法是,先用左手握住左脚趾,用右手拇指或中指指腹按摩左脚涌泉穴(位于足底前1/3凹陷处)36次,然后再用左手手指指腹按摩右脚涌泉穴36次,如此反复2~3次。

4. 不可饮食　临睡前1小时内不宜饮水进食,以防夜尿频多而影响睡眠,或增加胃肠负担而转侧难眠,正所谓“胃不和则卧不安”。

此外,睡前禁食烟、酒、咖啡、巧克力、可可等刺激性食物以及肥甘油腻之品,以防扰神难眠。

(二)睡时调摄

1. 睡眠姿势与方位　在睡眠姿势方面,要求“卧如弓”。古今医家都认为常人右侧卧是最佳卧姿。右侧卧位,即身体侧向右边,四肢略为屈曲,双上肢略为前置,下肢自然弯曲,躯体呈弓形。根据人体生理结构,右侧卧时心排血量较多,食物的消化和营养物质的代谢能得到加强,人自身感觉也比较舒适。对于孕妇来说,宜左侧卧,左侧卧最利于胎儿生长,并可大大减少妊娠并发症。对于婴幼儿来说,应该在大人的帮助下经常地变换体位,每隔1至2小时翻一次身。对于心衰患者及咳喘发作患者宜取半坐位或半侧位,同时将枕与后背垫高。对于胸膜积液患者,宜取患侧卧位。对于有瘀血症状的心脏病患者,如肺心病患者等应忌左侧卧或俯卧。

睡眠方位是指睡眠时头足的方向位置。关于睡眠方位,历代养生学家的认识不尽相同。有的主张按四时而定方位,有的主张寝卧恒东向,然而多数人认为要避免北向而卧,如《老老恒言》曰:“首勿北卧,谓避地气。”《备急千金要方》曰:“头勿北卧,及墙北亦勿安床。”据现代分析,这种现象可能与地磁有关。北向而卧的老人其脑血栓形成的发病率要高于其他睡眠方位的老人。

2. 睡眠时间　关于睡眠时间安排,一般来说,小儿年龄越小,睡眠时间越长,睡

笔记

眠次数越多。至 30 岁前成年人实际睡眠时间减少至每日需要 8 小时，老年人尤其至五十岁以后，对睡眠时间的需求又会逐渐增加。

子午觉是睡眠养生法之一，即每天于子时（夜间 23 至第二日凌晨 1 点）和午时（白天 11 至 13 点）入睡。中医养生学认为，日寝夜寐以养身心的关键在于日寝，午觉不宜超过 1 小时，每日中午小睡能使大脑和身体各系统都得到放松与休息，可弥补夜晚睡眠的不足，有益缓解疲劳，减少心血管疾病发生，避免早衰。实验证明，子、午两时睡眠的质量和效率都好，坚持“子时大睡，午时小憩”，还可以降低老年人心、脑血管疾病的发病率。

3. 睡眠环境　睡眠环境包括卧室环境和卧具，二者均对睡眠质量产生重要影响。

（1）卧室环境

1）卧室环境重在安静。尽量不要选择临街的房间，以免影响睡眠质量。

2）卧室应光线幽暗，尽量杜绝光污染。《云笈七签》曰：“夜寝燃灯，令人心神不安。”《老老恒言》曰：“就寝即灭灯，目不外眩，则神守其舍。”现代研究表明，较强的光线能通过刺激视网膜产生神经冲动导致大脑异常活跃，而无法进入睡眠状态。

3）卧室应保持空气新鲜。无论天气冷热，均应每天定时开窗通风换气，以免潮湿、秽浊之气滞留，但同时要注意忌卧处当风。

4）卧室内色彩宜宁静。窗帘最好根据天气变化更换颜色和厚度，如夏天可用浅绿、浅米色的冷色调，使人感到凉爽；冬天可选橙红等暖色调且质地厚重些的窗帘，使人感到温暖。

5）卧室的家具宜少。以简洁明快，朴素而不失高雅为原则。

6）卧室面积要适中。一般而言，面积在 $15m^2$ 左右为好。太大显得空旷无助而缺乏安全感，导致入睡困难；太小既使人郁闷又不利于空气流通，降低睡眠质量。

（2）卧具选择：卧具包括床、褥、被、枕、睡衣等。

1）床：床的种类很多，但从养生的角度看，最利于健康的当首推木制平板床，其次是棕床和藤制床。

①床的高矮要适中。《老老恒言》曰：“床低则卧起俱便。”床的高度以略高于就寝者膝盖为宜，一般以 45cm 为好，不仅方便上下床，而且利于膝关节及整理床铺时躯干的活动。

②床垫要软硬适度。比较标准的软硬度以木板床上铺 0.1m 的棉垫为妥。有适当硬度的床垫对人体的反作用力有利于保持脊柱正常的生理曲度。

③床铺面积宜大。睡眠时便于自由翻身，有利于筋骨舒展。故《服虔通俗文》曰：“八尺曰床，故床必宽大。”依照人体工程学的特点，床宽通常为人的肩宽的 2.5 至 3 倍为宜，床长是身高加 30cm 的枕头位置。

④床的摆放有讲究。鉴于隐私，床不宜设在窗下；床头不宜在卧室的门或窗的通风处，以防外邪侵入；床面忌高低不平，避免脊柱变形弯曲；床下不宜堆放杂物，避免卫生死角；床不宜对着梳妆镜，以防夜间受惊产生幻想等。

2）褥子：《老老恒言》曰：“稳卧必得厚褥，老人骨瘦体弱，尤须褥厚，必宜多备，渐冷渐加。每年以其一另易新絮，紧着身铺之，倍觉松软，挨次递易，则每年皆新絮褥着身矣。”褥子宜厚而松软，随天气冷暖变化加减。一般以 10cm 厚为佳，以利于维持人体脊柱生理曲线。

笔记

3）被子:《老老恒言》曰:“被取暖气不漏,故必宽大,使两边可折。”被宜宽大,宜以有利于翻身转侧、舒适为度。被宜稍轻,以防压迫胸部四肢。被宜保温,被胎宜选棉花、丝绵、羽绒为好,腈纶棉次之,丝绵织物不宜使用超过两年。被里宜柔软,可选细棉布、棉纱、细麻布等,不宜用腈纶、尼龙、的确良等带静电荷的化纤品。

4）枕头:枕头是睡眠时直接接触颈部和头部的卧具。

①枕头的高度:基本以不超过肩到同侧颈的距离为宜。枕头不宜过宽,以15~20cm为度,但稍长无妨,尤其对老年人,“老年独寝,亦需长枕,则反侧不滞一处”,枕头的长度应够睡觉翻一个身位的标准,一般要长于横断位的周长。《老老恒言》曰:“太低则项垂,阳气不达,未免头目昏眩;太高则项屈,或致作酸,不能转动。酌高下尺寸,令侧卧恰与肩平,即侧卧亦觉安舒。”

②枕头的硬度:要软硬适宜略有弹性。过硬则使头部局部血液循环受阻而致头项麻木,过软则难以维持枕头的高度使头部过于下陷而影响睡眠。枕芯应选用质地松软之物,最好能散发头部热量,符合头冷脚热的快眠原则。荞麦皮做枕芯,是民间传统选择,用荞麦皮装六七分满的枕头,其松软程度最利于睡眠。此种枕芯冬暖夏凉,具有清热泻火、舒适轻柔的特点。枕芯还可选用小米、绿豆、干茶叶、干橘皮、蒲绒、木棉、泡沫塑料等材料。此外,可根据实际需要,辨证使用药枕,以达到相应的养生防病疗疾的目的。

③药枕:是采用不同的药物加工制成枕芯作成的枕头。药枕属于中医外治法的一种。药枕的种类繁多,现择其要者简要介绍其功效与制作方法。比如,菊花枕、石膏枕、麦饭石枕、小米枕、绿豆枕等。

菊花枕:选用菊花干品、川芎、决明子、白芷,装入枕芯内,使药物缓慢挥发,有疏风散热、清利头目之功。适用于目暗昏花之人,也可用于预防和治疗神经衰弱、高血压、偏头痛等病。因药性发散,此枕只可连续使用半年左右,如需再用可更换药物。

石膏枕:生石膏质地纯白晶莹如玉,早在我国古代就有用其制枕的记载。《本草衍义》云:“磨刻为枕,以备暑月之用。”用石膏制作的枕头,头枕在上面清凉而松软,有清利头目之功。长期使用可软化血管,对高血压、动脉硬化等病症有一定的防治效果,更宜在夏季暑热炽盛时使用。

麦饭石枕:麦饭石具有抗疲劳、抗缺氧、抗衰老的功效。麦饭石作为枕芯使用可保持头部清凉,使人在炎炎夏日能够安然入睡。

小米枕:小米性平,微寒,凉热适中,取适量小米装入枕芯,制成小米药枕,适用于小儿枕用,具有防病健身助发育之功。

绿豆枕:取适量绿豆装入枕芯制成绿豆枕,有清热、泻火、除烦的功效。可用于目赤喉痛,口渴心烦等病症,也适用于阴虚火旺体质之人。

④枕头卫生:直接影响着我们的健康。通常人们对于枕头的卫生,往往只注意枕巾、枕套的清洁,而枕芯常常被忽略,这是不可取的。在睡觉时,头部及颈部皮肤蒸发及体内排泄的污物会大量渗入枕芯,头皮分泌的汗渍、油垢也会不断浸染,使枕头成为藏污纳垢的地方。因此,经常晾晒或清洗枕头对保持清洁卫生很有必要。对于不能清洗的枕芯,除多进行晾晒外,能适时更换枕芯更好。

5）睡衣:睡衣以穿着舒适、吸汗保暖、透气遮风为原则。睡衣款式宜宽大无领无扣,年轻人可选用睡袍,老年人可选用宽松的衣裤,且上衣要稍长,裤子要稍短,最好

笔记

齐踝,这样便于老人起夜时活动方便。睡衣面料应选择透气性强、质地柔软、棉质的为好,春夏宜薄纱、丝绸,秋冬宜毛巾布、棉绒等。睡衣颜色宜淡雅或自然色,以防过多化学染料引起过敏。

(三)助眠方法

助眠方法有很多,主要归纳如下:

1. 自我调节　睡眠的关键在于自我心神的调节,心神安宁是入睡及提高睡眠质量的前提。《老老恒言》中提出的"操""纵"二法,其实就是冥想和自我催眠诱导入寐的方法。"操"法即收视返听,断其杂想,驾驭思维,使阳藏于阴,形成平静的睡眠意识环境;"纵"法是自由联想,意念远驰,逐渐减弱影响睡眠的自主意识,使人体对睡眠的生理需求占主导地位而渐入睡。只有"操""纵"二法结合,才能有助于安然入睡。

2. 香薰助眠　香薰养生自古有之,有催人入睡的功效。首先,要在专业人士的指导下选择具有芳香气味的中药,或研成粉末,或煎液取汁,或用鲜品制成药露,装入密封的容器中,以口鼻吸入,也可将具有芳香醒脑、辟秽祛邪的中药制成香饼、瓣香、线香、末香等,置于香炉中点燃,此法通过鼻黏膜的吸收作用,能消除疲劳和失眠、抑制精神过度兴奋。

3. 音乐安神　《临川先生文集·礼乐论》曰:"礼者,天下之中经;乐者,天下之中和;礼乐者,先王所以养人之神,正人气而归正性也。"用音乐来养身修性,古已有之。在睡前可选择自己喜爱的舒缓的轻音乐,以较低分贝收听,如海浪缓慢拍打沙滩声音、丛林中风鸣鸟叫声等,随音乐节律调整呼吸节律,逐渐减慢,人为地降低机体代谢率,帮助入寐。

4. 饮食安神　睡前宜适当服食一些有益睡眠的食物,如核桃、蜂蜜、百合、桂圆、牛奶、酸枣仁、香蕉、莲子、大枣、小麦、木耳、苹果等,还可配合药膳保健。常见膳食有:

(1)心脾血虚证:苡仁红枣粥(薏苡仁,红枣,糙糯米,红糖);小麦红枣粥(小麦,粳米,红枣,桂圆肉,白糖);龙眼莲子羹(龙眼肉,莲子,百合,冰糖)。

(2)心虚胆怯证:人参桂圆醴(野山参,桂圆肉,高粱酒)。

(3)阴虚火旺证:枣竹灯心粥(枣仁,玉竹,灯心草,糯米)。

(4)心肾不交证:苦丁肉桂袋泡茶(苦丁茶,肉桂,夜交藤)。

(5)痰热壅遏证:竹沥贝蔻饮(新鲜苦竹三尺长者十余根,白豆蔻,川贝母,冰糖)。

(6)血虚肝郁证:阿胶佛手羹(阿胶,佛手片,柏子仁,鸡肝,冰糖)。

(7)中焦不和证:山楂入寐饮(山楂,白糖);神曲茶(神曲,红茶末)。

此外,经常因工作性质很晚才吃饭的人,平时应多食用蔬菜、水果、豆制品、海带及紫菜等食物。

二、功效及作用

1. 消除疲劳　睡眠是人体消除疲劳的主要形式,入睡时人体的精气神皆内守于五脏,各系统代谢率降低,使体力得以恢复。

2. 保护大脑　睡眠能提高大脑效率,帮助脑细胞能量贮存记忆,使脑力得以

笔记

恢复。

3. 增强免疫　睡眠可使机体各组织器官自我修复加快，还能产生抗体，增强人体抵抗力。

4. 促进儿童发育　新生儿每天需要睡眠20~22小时，说明他们大脑发育尚未成熟。儿童生长激素是在慢波睡眠状态下分泌增多，促进身体生长和代谢，故儿童要保证足够睡眠时间和质量才能有助增长身高。

5. 健美皮肤　睡眠对美容的作用源于雌激素的分泌，雌激素分泌依赖于副交感神经的兴奋。副交感神经兴奋时间通常是睡眠之中，特别是晚上10点至凌晨2点之间。如果每天得到充足的睡眠，人的皮肤就会自然健康。

6. 防癌　高质量的睡眠是防癌的重要措施。长期熬夜，人体睡眠规律发生紊乱，在外部环境因素作用下，机体很难控制住细胞癌性突变。

三、适宜人群

高质量睡眠是抗衰防老的重要一环，故睡眠调摄广泛适宜于各类人群。

四、禁忌及注意事项

1. 睡卧时不可思虑　古人认为“先睡心，后睡眼”是睡眠的重要秘诀。睡时一定要专心安稳思睡，不要思考日间或过去未来的杂事，甚至忧愁焦虑，这样既易致失眠又伤身体。

2. 睡卧不可言语　肺为五脏之华盖，主出声音，凡人卧下肺即收敛，睡时言语易耗伤肺气，又易使人兴奋而失眠。

3. 睡时不可张口　张口呼吸不仅不卫生，又易使肺脏受冷空气和灰尘等刺激，也易使胃受寒。古代养生家有“夜卧常习闭口”之说。

4. 睡时不可掩面　以被覆面极不卫生，更会吸入自己呼出的二氧化碳，导致呼吸困难，对此古人有“夜卧不覆首”的经验。

5. 卧不可对火炉　卧时头对火炉，易受火气蒸犯，令人头重目赤，或患痈肿疮疖，或易感冒。

6. 卧处不可当风　风为百病之长，善行而数变，人入睡后，机体对环境的适应能力降低，最易感受风邪而发病。在夏季盛暑时，不可当风露宿，或在室内空调温度极低的情况下睡眠。

7. 睡前忌热水浴和冷水浴　沐浴时避免水温过高或过低，宜冲温水澡。若欲进行热水浴，应提前到睡前2至3小时。

8. 睡前忌食太荤和太晚　夜间人体吸收能力增强，过荤容易发胖；夜餐时间过晚，持续时间过长则会破坏正常的生物钟，容易导致失眠。

第五节　二便调摄

大小便是人体新陈代谢，排除代谢废物的主要通道。二便调摄是通过培养良好的二便卫生习惯，以保持大便通畅，小便清利的方法。古代养生家极为重视二便调摄，二便正常与否，直接影响到人体的健康。《论衡》曰：“欲得长生，肠中常清，欲得不死，肠中无滓”。《养生杂记》曰：“要长生，小便清；要长活，小便洁”。《老老恒言·便器》曰：“小便惟取通利”。

一、操作内容

（一）大便通畅法

1. 便前调摄　需要有意识地培养固定的排便时间，早饭之后和睡觉之前都可以。例如，晚上睡觉之前或早晨起床之后，可按时上厕所，久而久之，则可养成按时大便的习惯。

2. 便时调摄

（1）每天有了便意之后不要抑制便意，最好及时将体内的食物残渣排泄出去。经常抑制便意，忍便不解则使粪便部分毒素被肠组织黏膜吸收，导致粪便在人体内堆积，很容易导致便秘，危害机体。

（2）排便不畅时，不要强挣努啧。强挣努啧会过度增高腹内压，导致血压上升，特别对高血压、动脉硬化者不利，容易诱发中风病。另外，由于腹内压增高，痔静脉充血，还容易引起痔疮、肛瘘等病。

3. 便后调摄　每次排便后，稍加调理，对身体会有很多益处。若在饱食后大便，便后宜稍喝一些汤或饮料，以助胃气利消化。《老老恒言》曰：“饱后即大便，进汤以和其气”，这的确是养生经验之谈。若在饥饿时大便，为了防止便后气泄，排便时宜取坐位，便后稍进食物，还可做提肛动作 3~5 次，以补固正气。

（二）小便清利法

1. 饮食调摄　清代曹慈山在《老老恒言》中提出：“食少化速，则清浊易分，一也；薄滋味，无粘腻，则渗泄不滞，二也；食久然后饮，胃空虚则水不归脾，气达膀胱，三也；且饮必待渴，乘微燥以清化源，则水以济火，下输倍捷，四也。所谓通调水道，如是而已。如但犹不通调，则为病。然病能如是通调，亦以渐而愈”。由此可见，对于保证水道通调之法，正确调摄饮食，是保证小便清利的重要方法。

2. 运动调摄　经常进行导引和按摩保健，对于小便通利很有好处，其主要方法有三：①导引壮肾：晚上临睡时，或早晨起床后，调匀呼吸，舌抵上腭，眼睛视头顶上方，随吸气，缓缓做收缩肛门动作，呼气时放松，连续做 8~24 次，待口中津液较多时，可嗽津咽下。此法有护养肾气，增强膀胱制约能力，防治尿频、尿失禁等症。②端坐摩腰：取端坐位，两手置于背后，上下推搓 30~50 次，上至背部，下至骶尾，以腰背部发热为佳，可在晚上就寝时和早晨起床时进行练习。此法有强腰壮肾之功，有助于通调水道。③仰卧摩腹：取仰卧位，调匀呼吸，将掌搓热，置于下腹部，先推摩下腹部两侧，再推下腹部中央，各作 30 次。动作要由轻渐重，力量要和缓均匀。做功时间亦可在早晚。此法有益气，增强膀胱功能，防治尿闭、排尿困难。

二、功效及作用

保持大便通畅，小便清利有助于延缓衰老、防治疾病，益寿延年。

三、适宜人群

二便调摄，广泛适宜于各类人群，特别是年老体弱者尤当注意。

笔记

四、禁忌及注意事项

1. 综合养护不可少

（1）大便不畅时还需要配合其他方面的综合保健。运动按摩可以起到疏畅气血，增强肠胃功能和消化排泄功能，加强大小肠的蠕动，促进新陈代谢，通畅大便的作用。平常可选用一些传统保健功法锻炼，如太极拳、气功导引养生功、腹部按摩保健法等。调摄精神，保持情绪安定；饮食调理，饮食多样化，多素少荤，粗细结合；对有便秘者，辅以药物对症治疗等。

（2）心理状态良好、节制房事也有利于促进小便通利。

2. 切记顺其自然

（1）有便时禁忌抑制便意或强挣努啧。

（2）有尿时要及时排出，禁忌用意志控制不解，否则会损伤肾与膀胱之气，引起病变。排尿要顺其自然，强忍不尿，努力强排，都会对身体健康造成损害。

第六节　衣 着 调 摄

衣着是人类生活最基本的要素之一。衣着的最初作用是防御外界物理、化学及生物因素的侵袭。衣着调摄是在中医天人相应思想的指导下，通过选择适宜的衣着，以御寒防暑，防病延年的方法。人体和衣服之间存在着一定的空隙，这部分空间内的环境被称为“衣服内气候”。衣服内气候正常，可使人的体温调节中枢处于正常状态，维护温热感，有利于提高工作效率和恢复体力。

一、操作内容

（一）顺应四时阴阳变化

1. 保温性　纺织衣料的导热性越低，其保暖性和绝缘性越好。织物越厚，单位时间内散发的热量越少，保暖性能越好。如麻纱织品、丝织品作为夏季材料合适，毛织品适合制成冬装。

2. 吸湿性和散湿性　冬天内衣和夏季衣服除了要求透气外，还需要选择吸湿和散湿性能好的棉织品，有利于吸收汗液和蒸发湿气。

3. 透气性　夏季衣料应选择具有较好的透气性，有利于机体散热，如棉绸。冬季外衣织物的透气性应较小以防风保温，比如氯纶、腈纶等。

4. 质地　春季多风，秋季偏燥，故制装时宜选择透气性和吸湿性适中的化学纤维纺织品为宜，并且具有耐磨、挺括、色泽鲜艳的优点，最适宜做春秋季节的外衣。

5. 色泽　一般来说，衣服颜色越深，吸热性能越强。比如冬天宜穿深色衣服有助于吸收辐射热；夏天宜穿浅颜色衣服有助于反射辐射热。

（二）清洁适体

衣着清洁能增进健康，古代养生家非常重视衣着清洁卫生。《保生要录》曰：“五日则澡汤清浴，三日具沐。”要求人们要勤洗澡、勤换内衣等。衣着适体是人类本能的需要，《老老恒言》：“惟长短宽窄，期于适体”。衣着款式合体才会既增添美感，又使人感觉舒适，从而起到养生保健的效果。比如青少年时期，身体处于生长发育阶段，衣

笔记

着不宜过紧过瘦。老年人为了利于气血流畅，适合选择较宽大些的衣服式样。

二、功效及作用

衣着调摄，可使人体与外在环境之间进行正常的热量交换，从而维持衣服内气候的相对稳定，达到保健的目的。

三、适宜人群

冷暖适宜，清洁适体是衣着调摄最基本的原则，故广泛适宜于各类人群。

四、禁忌及注意事项

衣服切不可急穿急脱，忽冷忽热，特别是老人和身体虚弱的人当尽量注意，以免风寒暑湿之侵。还要注意大汗之时忌当风脱衣，汗湿之衣勿得久穿。

学习小结

1. 学习内容

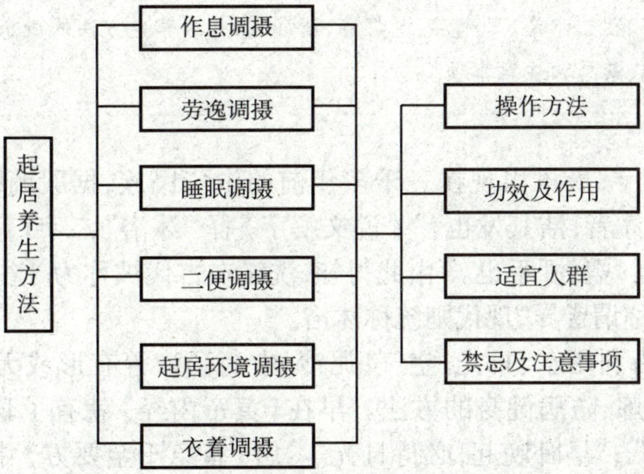

2. 学习方法　通过理论学习，了解起居养生方法技术中的作息、劳逸、睡眠、二便、起居环境养生以及衣着养生，在学习过程中要特别掌握这些养生方法技术的操作方法，熟悉其功效、适宜人群和禁忌情况，了解其注意事项。

（熊常初）

复习思考题

1. 起居环境调摄的禁忌有哪些？
2. 何谓“子午觉”？请简述“子午觉”意义。
3. 何谓衣服内气候？

笔记

第六章

沐浴养生方法

学习目的

通过学习沐浴养生方法，更好地了解水浴、海水浴、粗盐水浴、日光浴、泥浆浴、沙浴、森林浴养生方法。

学习要点

水浴、海水浴、粗盐水浴、日光浴、泥浆浴、沙浴、森林浴养生方法的概念、操作方法、功效及作用、适宜人群、禁忌和注意事项。

“沐”“浴”二字，最早出现在三千多年前的中华民族，据殷商时期甲骨文所载：“浴者，涤其身也；沐者，洁其发也。”《说文解字》释“沐浴”二字曰：“沐，濯发也；浴，洒身也；洗，洒足也；盥，洒手也。”由此得知，洗澡在古代被称为“浴”，意为以水濯身。身体各处之清洁，称谓皆异，现代则统称沐浴。

沐浴养生是指利用水、日光、空气、泥沙、中药汤液等有形或无形的天然物理介质，来达到沐浴锻炼、防病健身的方法。早在《黄帝内经》就有了日光浴的记载：“夜卧早起，无厌于日”；“早卧晚起，必待日光”。唐《备急千金要方》中亦指出：“凡天和暖无风之时，令母将儿于日中嬉戏，数见风日，则血盈气刚，肌肉牢密，堪耐风寒，不致疾病。”再如温泉浴，李时珍《本草纲目》中记载：“教患疥癣风癞杨梅疮者，饱食入池，久浴得汗乃止，旬日自愈。”

沐浴，不仅有清洁的作用，而且根据沐浴方式的不同，祖国医学认为可分别起到发汗解表、祛风除湿、行气活血、舒筋活络、调燮阴阳、振奋精神等作用。现代医学认为，沐浴可促进机体体温调节，改善血液循环和神经系统的功能状态，加速各组织器官的新陈代谢。

浴身的分类方法有多种。如以介质的形态论，可分为有形、无形两类，前者如各种水浴，泥沙浴，其中水浴据其内容成分的不同又可分为淡水浴、海水浴、矿泉浴、药浴等，据水温差异还分为冷水浴、热水浴、蒸汽浴等；后者则指日光浴、空气浴、森林浴和花香浴等有质而无形的沐浴，加以作用于身体下同部位论，可分为全身浴、半身浴和局部浴。本章根据不同浴身方法的养生保健特点和叙述方便，分为水浴、药浴、日光浴、泥浆浴、沙浴、森林浴等。

笔记

第一节 水 浴

水浴是指以水为介质，利用水温、浮力、压力、冲击力和所含的特殊化学成分等对人体产生作用的沐浴方法。水浴可以起到清洁皮肤、调节体温、消除疲劳等作用。

水浴因水温的不同可分为热水浴、冷水浴、蒸汽浴、温泉浴等。

1. 热水浴 广义的热水浴包括温水浴，热水浴、冷热水交替浴三种。一般水温在36~38℃之间者称温水浴；38℃以上者叫热水浴：热水浴与冷水浴交替施行则称为冷热水浴。

2. 冷水浴 通常是指沐浴的水温低于25℃，让沐浴者在比较寒冷的水中施行擦浴、淋浴身体的沐浴方法。

3. 蒸汽浴 指在一间具有特殊结构的房屋里将蒸汽加热，人在弥漫的气里面的沐浴方法。根据浴室空气温度和相对湿度的差异，通常可概括为干热蒸汽浴和湿热蒸汽浴两种：干热蒸汽浴，浴室内气温较高，达80~110℃，相对湿度较低，约为20%~40%；湿热蒸汽浴，浴室气温为40~50℃，相对湿度较高，甚至可达100%。

4. 温泉浴 温泉是一种由地壳深层自然流出或钻孔涌出地表、含有一定量矿物质的地下水，具有较高温度、较高浓度的化学成分。温泉浴是指应用一定温度、压力和不同成分的矿泉水来沐浴健身的方法。由于沐浴用的矿泉水具有一定的温度，故而得名。

一、操作内容

1. 热水浴 将水温控制在40~42℃，将身体慢慢浸入热水中，时间5~10分钟，全身汗出，出浴，用毛巾擦身，以微红为度。

2. 冷水浴 冷水浴要循序渐进，应先从冷水洗脸、洗足、擦身，逐渐过渡到冷水淋浴、浸浴。水温开始宜稍高，在30℃左右，渐次降低水温，直至15~20℃。洗浴时间开始宜稍短逐渐延长，从1~2分钟延长至4~5分钟。洗后用干毛巾擦身，至皮肤发热微红为度。冷水浴的时间一般以早上为佳，从夏季开始，经过秋季，每日1次，坚持过冬。

3. 蒸汽浴 先进行淋浴，并将身体清洗干净，并擦干或以热风吹干全身，之后再进入蒸汽浴室。进入蒸汽浴室后，根据个人的体质及耐受程度，选择不同高度的木栅隔板，在其上躺卧或取坐位，不断变换体位以使周身均匀受热。低层木板区附近空气温度较低，高层木板区空气温度较高。并不断地按摩周身，以促进血液循环，舒筋活络。在蒸汽浴室内停留的时间，以浴者能耐受为准，一般每次10分钟左右。待全身发热后，走出蒸汽浴室，进入降温室，用14~25℃的水冲浴全身或在浴池中进行全身浸浴，浸浴时间一般为2~3分钟。也可在室外降温。经过一定时间的降温，在未感到寒冷时，进入淋浴室淋浴，淋浴后擦干身体，休息10分钟。休息后再进入蒸汽浴室进行蒸汽浴。如此反复2~5次。最后，浴者擦干身体，穿好衣服，在休息室休息半小时后方可离去，期间注意补充水、盐和维生素。

4. 温泉浴 温泉浴的温度一般在26~37℃，操作方法同热水浴。

笔记

二、功效及作用

水浴有良好的保健和辅助治疗的作用，这些作用主要是通过水的物理和化学效应而产生。

1. 清洁皮肤　水可以清洗掉皮肤表面的污物，从而使毛孔和汗腺保持通畅，增强皮肤的代谢能力，使皮肤保持清洁卫生，并使之光滑亮丽。

2. 温度刺激　水的热容量大，导热性强，所以温度刺激在各种水浴中起了非常重要的作用。水浴因水温的不同而分为温水浴、冷水浴、蒸汽浴等，不同温度的水浴对人体的养生作用机制不一。

温热的水刺激局部或全身皮肤的毛细血管使其扩张，从而加快肌肤组织的血液循环，使皮肤排泄功能得到加强，有利于体内的毒素和代谢产物的排出。温热还可降低神经系统的兴奋性，产生镇静作用。同时还可降低肌张力，缓解肌肉的疼痛和痉挛。张介宾认为"血得热则行，得寒则凝"（《类经·经络类》），吴尚先在《理瀹骈文》中曾说："外治者，气血流通即是补。"故温热水浴具有温经通络，行气活血的作用，有研究表明，沐浴时水温在34~36℃时有镇静止痒的作用；37~39℃时最能解除疲劳；40~45℃时有发汗镇痛的作用。

冷水浴对人体的刺激较强。在冷水浴的过程中，人体的外周血管要经过一个收缩—扩张的生理过程，冷水浴应在外周血管出现第二次收缩前结束。这样在冷水浴的过程中，一缩一张的过程使周身血管得到锻炼，因此冷水浴又有着"血管体操"之称。长期坚持冷水浴，可使血管壁的弹性和韧性得到加强，从而提高了心肌收缩和舒张的能力，并能使胆固醇在血管壁的沉积有所减少，进而有助于预防动脉粥样硬化。寒冷刺激可立即引起大脑的兴奋，长此以往可以增强中枢神经系统功能，改善神经衰弱、失眠、头痛等病症。在冷水刺激的环境中，会促使人们形成均匀深长的呼吸，这种呼吸可以增强呼吸肌的功能，形成"呼吸体操"，进而加强整个呼吸系统的功能，使人体对外界温度变化的适应能力得到提高，从而预防感冒等呼吸系统的多种疾病。冷水刺激可增强肠蠕动，并能促进机体产热，为适应这种生理需求，身体需要多吸收营养，从而使消化系功能增强。

3. 机械作用　水的机械作用表现为一定的静水压力、浮力和冲击力。人在水中，静水压力压迫胸、腹部时，可帮助呼吸运动，加强人体内外的气体交换。同时，作用于人体的下部体表的静水压力可以改善血液和淋巴液回流，产生消肿的功效。浸浴时，借助水的浮力，肢体和关节更易于活动，有助于这些部位相关不适的缓解。适当的冲击力对人体可以产生良好的按摩作用。水浴方法的不同，其机械作用的大小也不相同。比如，激涡浴和淋浴的机械作用较强，局部浸浴和雾浴的机械作用则不明显。

4. 化学效应　有些沐浴用水中含有特殊的化学成分，能对人体产生特殊的化学效应，比如矿泉浴。矿泉有冷热两种，冷泉常用于饮用，热泉多用于沐浴，所以矿泉浴又称为温泉浴。根据其所含的化学物质不同，作用亦各异。碳酸氢钠泉和硫酸钠泉主要用于缓解消化系统的不适；碘泉主要用于缓解妇科和循环系统不适；硫化氢泉主要用于缓解多种皮肤和慢性关节不适等，并具有兴奋作用。另外，泉水中所含的铁、锂、二氧化碳，氧、阴离子、阳离子等特殊物质，都会对人体产生作用。

笔记

三、适宜人群

水浴适用于健康、亚健康及大多数患病、康复人群。

四、禁忌及注意事项

水浴的养生功效是建立在正确的使用方法上的，不正确的水浴不但达不到水浴的效果，还会对人体健康造成影响，所以在进行水浴时一般应注意以下事项：

1. 空腹、饱餐、醉酒后和过度疲劳时不宜进行，空腹沐浴可促使体力的消耗从而引起不适，故一般以饭后 1~2 小时入浴比较适宜。饱餐沐浴容易导致脾胃损伤，因沐浴时，血液在体表分布增加，胃肠道的血液供应减少，胃酸分泌降低，使消化能力减弱，故饭后 30 分钟内不宜沐浴。另外，醉酒后和过度疲劳时进行沐浴，容易在沐浴过程中因意识不清或体力支发生意外。

2. 水浴后应避风寒，注意保暖。温水浴时，因浴后腠理开，故当避风寒。

3. 不同的水浴方法，还有各自的禁忌及注意事项：

（1）温泉浴和热水浴：

1）水温依据个人的习惯和身体情况而定，不可太热。中医认为水温太热，则腠理开泄，易耗气伤津。

2）预防"晕澡"。晕澡常见于年老体弱者，是指热浴时出现头晕、心慌、胸闷、汗出、乏力呼吸急促、心跳加快眼前发黑、恶心、呕吐等症状，严重时还会出现突然晕倒。预防晕澡的主要措施有：尽可能保证浴室内空气新鲜；严格控制水温，水温应控制在 37~39℃之间，浸泡时间一般在 15~20 分钟，不宜过长；浴时如感头晕、胸闷等不适，应立即停止沐浴，移至空气新鲜处，同时注意保暖；老年人及有心、脑、肺部疾患者不宜单独进行洗浴，应有人陪同。

3）浸泡高度应循序渐进，仰卧时一般不要超过乳头水平，以免对呼吸和心脏功能造成影响。

4）急性传染病，严重的心脑肾疾患，活动性肺结核，出血性疾病，恶性肿瘤，妇女的经、孕、产期，精神病等均为禁忌证。

5）心血管、呼吸系统疾病及脑血管疾病、低血糖患者不宜进行热水浴。

（2）冷水浴

1）因人而异，注意冷水浴的禁忌证。冷水浴对人体刺激较强，必须根据个体的体质和健康状况等而定，患有严重的疾病、妇女经期、体弱不能耐受等均为禁忌证。

2）循序渐进，逐渐适应。循序渐进是冷水浴的重要原则，这一原则包括以下三方面：一、先局部再全身。从冷水进行面浴、足浴开始，待适应水温后再进行冷水擦身。冷水擦身应先从上半身开始，待适应后再行全身擦浴。二、从擦、淋到浸身。适应冷水擦身后，方可进行冷水淋浴。适应冷水淋浴后，方可进行冷水浸身。当身体浸泡在冷水中时，应不断用手按摩身体各部以促进血液循环。经以上锻炼，当身体适应寒冷时方可进行冬泳。三、水温从温再到凉。冷水浴锻炼宜从温水开始，逐步下降至 16~18℃，最后降至不低于 4℃。循序渐进，使身体逐渐适应。冷水浴前准备活动要充分，先活动肢体各关节，用手搓擦皮肤使身体变暖不觉寒冷后，再行冷水浴。

笔记

3）沐浴时间不宜过长。面浴足浴以不超过 2 分钟为宜；擦浴不要用力过重，时间 15~30 分钟为宜；冷水淋浴最初不超过 30 秒，以后逐渐延长，视环境温度而定，一般夏季不超过 5 分钟，冬季不超过 2 分钟；冷水浸身的时间掌握在 3 分钟左右；冬泳时间一般在 10~20 分钟。

4）进行冷水浴时，若出现寒战，甚至头晕等不适等症状时，应立即停止。

5）进行冷水浴锻炼，应从温暖的季节开始。一般应先从夏季开始，中间不要间断，一直坚持到冬季。

6）有心血管、神经、呼吸、消化、肾脏、内分泌等系统疾病，以及有风湿病、坐骨神经痛、肺结核、高热、贫血以及病后初愈者，均不宜进行冷水浴。

（3）冷热水浴：冷热水交替浴简称冷热水浴，就是用冷热水交替淋浴、浸泡身体的方法。一般顺序为先热水浴后冷水浴。先用热水浴沐浴，使毛孔扩张，清除体表污垢，再以冷水冲淋。亦可轮流交替进行若干次。脑动脉硬化、高血压病、心功能不全患者及年老体弱者均不宜应用冷热水交替浴。

附：海水浴、粗盐水浴

（一）海水浴

海水浴是人在海水中浸浴或用海水淋浴身体体表，以锻炼身体和防治疾病的一种方法。

1. 操作内容　海水浴的时间一般选择在每年 7—9 月，上午 9—11 时，下午 3—5 时为宜；可在海水中浸泡、冲洗或游泳，每次 20~60 分钟，以自觉疲劳为度。浴后要用淡水冲洗身体。

2. 功效及作用　海水中含有多种盐类，可附着于皮肤，进而刺激神经末梢，使毛细血管轻度充血，可改善皮肤血液循环和代谢；海水的压力、流动时的冲击力、游泳动作受到的阻力，构成了海水浴的机械作用，使体内血液循环得到改善，提高心肺功能。海水浓度高、浮力大，有助于肢体活动，可加快运动功能障碍人群的恢复。

3. 适宜人群　海水浴适用于健康、亚健康及体质较好的有皮肤病、心脏病等疾病人群。

4. 禁忌及注意事项　海水浴前要充分做好运动准备工作。凡身体虚弱，发热，重度高血压病，心功能不全，活动性肺结核，肝炎，肾炎，风湿性关节炎，癫痫，各种精神疾病，脑血管疾病，神经痛，各种出血倾向患者，以及妇女月经期间、妊娠期均禁用海水浴。

（二）粗盐水浴

粗盐水浴是指将天然未经加工的粗盐加入温水中的洗浴，是一种养生保健和预防疾病的方法。

1. 操作内容

（1）将 2 匙左右的粗盐，加入 38℃的温水中拌匀。

（2）在浴缸中约泡 5 分钟，需离开浴缸约 30 秒，反复约 2~3 次。

（3）最后用沐浴乳清洁全身。

2. 功效及作用　粗盐水浴既可以杀菌消毒，也能健美皮肤，对皮肤有清洁、保湿、祛痘、美白、防皱等功效，还能去脂减肥、降血脂、降压，对皮肤及关节不适有一定疗效，同时对头发生长及抗衰老也有着一定的作用。

笔记

3. 适宜人群 粗盐水浴适用于健康、亚健康及体质较好的有皮肤病、关节痛、风湿病等疾病人群。

4. 禁忌及注意事项

（1）饥饿时不宜立即入浴，空腹沐浴容易引起虚脱、眩晕及恶心等情形。

（2）饱餐后不宜立即入浴，以免大量血液由体内流向体表，容易引起消化功能障碍。

（3）睡眠不足或熬夜用脑过度时，猛然高温沐浴，可能会导致脑部贫血或温泉休克现象。

（4）喝酒或醉酒后不宜立即入浴，由于温泉浴使血液循环加速，可能引发脑溢血。

（5）长途舟车疲倦、劳累时不宜立即入浴。

（6）剧烈运动后不宜立即入浴，以免引起温泉休克现象。

（7）女性经期及怀孕初期和末期不宜入浴。

（8）癌症、白血病患者不宜沐浴，因温泉会刺激新陈代谢，导致身体加速衰弱。

（9）营养不良或病后身体极度衰弱时，暂勿入浴。

第二节 日 光 浴

日光浴是利用日光来增强体质，防治疾病的一种疗养方法。早在我国古代，医学家们对日光浴就有了深刻的认识。《黄帝内经·四气调神大论》中提到古人四季都很重视日光照射，并将养生方法与日光联系在一起。唐代医学家孙思邈在《千金翼方》中提出，利用日光浴预防和治疗小儿佝偻病。

日光浴可分为：

（1）背光浴：以日光照晒背部为主，也可适当转身。

（2）面光浴：面对阳光，让日光充分照晒面部，戴上墨镜或闭眼，当面部自觉热时适当转身。

（3）其他局部日光浴：可在日光浴床的上方用木栅栏或白色布挡住不需要日光浴的部位，只照射患病的部位如手或足等。

一、操作内容

日光浴四季均可进行，但每天选择时间应因地区和季节有所不同。具体方法如下所述：

1. 地点 以河岸、草地、海滨浴场、旷野林间阳台和特殊建筑物的日光浴场为佳。

2. 时间 一般以气候的寒暑而定，大约夏季以 7 点至 9 点和 16 点至 18 点最为适宜；春秋两季可在 8 点至 11 点和 15 点至 17 点进行，冬季天气冷，以暖和无风的 11 点至 14 点为佳。一般进行日光浴每次为 20~30 分钟，每天一次。

3. 设施 准备睡椅、毛巾、草帽或其他物品。

二、功效及作用

1. 对运动系统的作用 日光可使皮肤内的 7- 脱氢胆固醇转化形成维生素

笔记

D_3，维生素 D 可调节钙、磷代谢，促进钙的吸收；钙离子是运动神经传递、肌肉收缩活动的媒介，钙元素是骨骼的重要组成成分。所以，日光浴可强健筋骨，提高反应速度。

2. 对免疫系统的作用　紫外线不仅能提高皮肤局部的免疫功能，而且对于整个机体的免疫功能亦起着调节作用，日光照射可加强免疫球蛋白的生成，血中各种体液免疫含量增多，红白细胞吞噬功能加强。此外，少量紫外线照射还可以促进组胺生成，形成抗原复合物，从而起到脱敏作用。

3. 对心血管系统的作用　紫外线辐射可改善血浆黏度、全血黏度、红细胞聚集性及变形性，激活纤维蛋白行溶解系统，利于缺血性疾病的防治。

4. 对神经、内分泌系统的作用　小剂量紫外线能兴奋神经中枢，较大量则有抑制作用；当大脑皮质功能兴奋性升高时，过量照射可加强抑制过程，改善睡眠。适量照射对自主神经具有趋向正常化的调节作用，小剂量可增加交感神经功能，反之则抑制。可见光照射能加强中同枢神经兴奋性与抑制性。日光通过神经—体液途径而影响下丘脑、垂体、肾上腺、甲状腺、性腺和胰腺的内分泌功能。

5. 对新陈代谢的作用　光热效应能增强组织代谢、促进尿酸排泄、渗出物吸收。可见光照射可加强糖代谢及组织氧化。紫外线照射可使血胆固醇、乳酸、血糖下降，糖耐量增高，加强肝糖原合成。

三、适宜人群

日光浴适用于健康、亚健康及有运动、神经、心血管、免疫、内分泌等系统疾病人群。

四、禁忌及注意事项

1. 夏天防止中暑、日射病。夏季气温过高时（30℃以上或太阳与地平面夹角低于 30° 时）不宜进行日光浴。所以最好戴草帽和墨镜，以保护头眼，避免阳光直射头部；冬天避免感冒，不要太裸露身体等。

2. 饭前、饭后 1 小时内不宜进行日光浴。因饭前空腹血糖低，易发生头晕等不良反应；饭后照射，由于皮肤血管扩张，内脏血液流入皮肤，会影响消化。

3. 凡有出血倾向，心功能不全、心动过速等较重心脏病，妇女经期、分娩后，发热，甲状腺功能亢进，尿毒症，活动性肺结核患者，均不宜多晒太阳。

4. 如果患有热调节障碍、热射病、光照性皮炎、结膜炎、白内障及体质量减轻，不能进行日光浴。

5. 在施行日光浴时不可入睡并使用防晒油膏，这种油膏外用于皮肤可以阻止 B 段紫外线透过。

第三节　泥　浆　浴

泥浆浴是利用自然界的泥类物质本身固有的温度，或经人工或日晒加热后，做成泥浆介质，敷涂或浸浴于人体的局部或全身，将其中的热能及有益成分传至人体的沐浴方式。古时称之为泥疗，其历史悠久，早在长沙马王堆西汉古墓出土的《五十二病

笔记

方》就有灶黄土、井中泥、冻土等泥疗的记载。

一、操作内容

1. 全身泥浆浴 浴者浸入泥中，高度可达胸部乳头处，在前额与心前区放置冷湿布。时间为15~20分钟。浴中适时补充水和盐分。

2. 局部泥浆浴 浴者将手、前臂、足、小腿等治疗部位浸入泥中进行治疗。局部泥浴的温度，根据疾病的程度和机体的功能状态规定。对体质较好，没有心血管、内分泌以及神经系统障碍的患者浴泥的温度可稍高，但一般不高于45℃。

浴后，用接近体温的温水将泥洗净，擦干身体后卧床安静休息30分钟以上。身体虚弱及治疗部位范围较大的浴者应延长休息时间。隔1~2日治疗一次，10次为一疗程。

二、功效及作用

泥浆浴通过泥的温热、机械、化学作用改善人体各个系统的生理功能。温热作用表现为温度增高，皮肤充血，毛细血管扩张，增强局部的血液循环和淋巴循环。机械作用表现为泥的可塑性和黏滞性对机体的某些部位产生重量和压力，除对组织产生压迫、松弛、疏通气血作用外，又可将泥浆利用按摩、推拿的方法在机体表面推搓，使血流、淋巴液循环加快。其化学作用表现为各种微量元素的刺激作用，如硅、铝、钙等能干燥皮肤、起收敛等作用。

三、适宜人群

泥浆浴适用于健康、亚健康及体质较好的有关节痛、风湿病、血管病变、骨伤病等人群。

四、禁忌及注意事项

1. 洗浴前要做好准备，切忌酗酒和饱腹后进行。
2. 入浴前应该进行必要的身体检查，检查通过方可进行泥浆浴。
3. 如进行过程中出现呕吐、恶心等不适症状，应立即停止。
4. 进行泥浆浴的时间不宜过长，以20分钟左右为宜。
5. 出浴后适当休息，补充水分和盐分。
6. 发热患者、有出血倾向、高血压病、各种严重心脑肺肾疾病、老年及体弱者以及妇女经期和产褥期等，均不宜采用泥浆浴。

第四节 沙 浴

沙浴指将全身或局部埋入沙中，是一种养生保健和预防疾病的方法。沙浴通常选用的是清洁的干海沙、河沙或沙漠沙等。

一、操作内容

仰卧在热沙上，脱衣，将头面、颈部、胸部以外的肢体埋入0.1~0.2m的沙层。佩戴

笔记

墨镜，或用遮阳伞遮挡头部，并适当饮水。每次0.5~1.5小时，之后用温水冲洗干净，并在阴凉处休息20~30分钟，一般10天为一周期。也可用热沙将腰以下部位覆盖或将热沙装入袋中，放于患处进行局部沙浴。

二、功效及作用

热沙作用于人体，可以产生温热和机械刺激，具有热疗、按摩等作用，表现为热疗、磁疗、按摩和日光浴的综合效应；可促进血液循环，增强新陈代谢，有明显的排汗作用；能促进渗出液的吸收和瘢痕的软化；可加快胃肠蠕动和骨组织的生长。

三、适宜人群

沙浴适用于健康、亚健康及体质较好的有皮肤病、关节痛、风湿病等疾病人群。

四、禁忌及注意事项

有出血倾向、急性炎症、较严重器质性病变患者，妇女经期、孕期，儿童，年老体质极度虚弱者，不宜进行沙浴。沙中不应混有小石块、贝壳等杂质，温度宜控制在40~50℃。

第五节　森　林　浴

森林浴，又称空气浴，是在森林中裸露肢体，呼吸新鲜空气从而达到锻炼身体和预防疾病的方法。

一、操作内容

森林浴一年四季皆可，但以夏秋两季最合适。此时的太阳辐射强，树木的光合作用好，森林中的气温、湿度也十分适宜人体的生理要求。而一天之中，早晨并不是进行森林浴的好时机，因为空气中负离子含量较低。进行森林浴最为合适的时间是在下午16时，因为此时阳光较为充沛，森林含氧量高、尘埃少。下过雨最好，因为雨后的森林，空气中所含有的负离子会更加丰富。另外，森林浴的时间不宜过短，最好在30分钟到2个小时之间，直到身体微微出汗，这样才能达到养生效果。

二、功效及作用

森林中的白桦、柏树、雪松、樟树、白皮松都有很强的杀菌能力，森林中的空气清新芳香，富含负离子，能增强肺功能，改善心肌缺血，促进新陈代谢。优美的景色，又能改善人体的精神，放松紧张心态。森林浴宜同散步、慢跑、做操相结合。

三、适宜人群

森林浴适用于健康、亚健康及呼吸、心血管、消化等系统疾病人群。

四、禁忌及注意事项

进行森林浴时最好穿上吸汗、透气的衣服，穿得太厚或太薄都容易感冒。此处因

笔记

森林中树叶的覆盖，太阳辐射不易达地面，因此，长期做森林浴的人，应穿插做些日光浴。对花粉过敏的人不宜进行森林浴。发热患者、重度虚弱者、严重心肺肾疾病、有出血倾向的患者，以及妇女经期和产褥期等，均不宜做森林浴。

学习小结

1. 学习内容

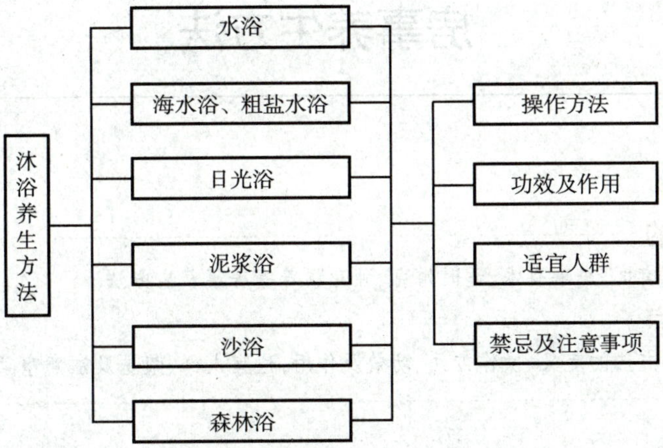

2. 学习方法　学习沐浴养生方法技术，掌握水浴、海水浴、粗盐水浴、日光浴、泥浆浴、沙浴、森林浴的操作方法，熟悉其功效、适宜人群、禁忌情况，了解注意事项。

（郑　亮　刘华东）

复习思考题

1. 简述海水浴的操作内容。
2. 简述泥浆浴的功效及作用。
3. 森林浴的适宜人群有哪些？

第七章

房事养生方法

学习目的

掌握房事有度、房事有术、适时婚育、独身颐养等房事养生方法。

学习要点

房事养生方法的定义、操作方法、功效及作用，适宜人群、禁忌及注意事项。

房事养生，又称为性保健。即根据人体的生理特点和生命的规律，采取健康的性行为，通过必要的保健方法，调节男女房事活动，以达到强身健体、祛病延年目的的一种自我保健方法。房事养生包括房事有度、房事有术、适时婚育、独身颐养等方法。

性行为是人类的一种本能，是满足生理要求和保持心理健康的重要条件。如《礼记·礼运》曰："饮食男女，人之大欲存焉"。又如《玉房秘诀》云："男女相成，犹天地相生，天地得交会之道，故无终竟之限。人失交接之道，故有夭折之渐，能避渐伤之事而得阴阳之术，则不死之道也"。

适度和谐的房事生活对疾病的预防也具有重要意义。现代医学研究表明完美的性生活有益健康，美满的性生活能消除愤怒、忧虑、负罪感、悲伤等消极情绪，产生兴奋等积极情绪，提高免疫系统功能。适度和谐的房事生活能使人延年益寿。美国加利福尼亚大学的研究表明，适宜的性生活能使人在平均寿命的基础上增寿2年。

房事还承载了生育功能。健康的房事生活是人类繁衍的必然需要，古代养生家从健康角度提出了很多优生优育的主张和方法，如提倡晚婚晚育、反对近亲结婚，注意房事宜忌等，以保证胎儿的正常生长发育。

房事养生是中医养生学的重要组成部分，同时自身具有独特的方法和技术。在养生实践中，应注意房事养生与情志养生、饮食养生、药物养生、经络养生、起居养生、环境养生、志趣养生等养生方法的综合运用。其次，还应注意运用现代科学知识与方法，进一步充实、丰富、发展房事养生方法，把它提高到一个新的水平。

第一节 房事有度

房事有度，即根据年龄、体质等不同情况，以"节欲保精"为原则，掌握房事频度，既不可禁，亦不可纵，应做到适度有节制。正常的性生活是满足生理需求和保持心理

笔记

健康的重要条件，和谐美满的性生活，可以使人心情愉悦，身体健康，祛病延年。如果一味禁锢性欲，所愿不遂，悲思忧虑，则会肝郁脾伤，肾精暗耗，产生多种疾病。而恣情纵欲，漫无节制，则耗损肾精，扰乱元神，必致早衰折寿，或致五劳七伤之证。房事有度，包括因人治宜、因时制宜两法。

一、操作方法

（一）因人制宜

1. 年龄因素　中医养生学认为，性生活频率需要与年龄相适应。如《医心方·施泄》云："年二十，常二日一施；三十，三日一施；四十，四日一施；五十，五日一施；年过六十以去，勿复施泄"。青年男女性欲比较旺盛，性交次数可掌握每周二至三次。不要自恃年轻体壮，恣情纵欲，无所节制，所以"节欲保精"对于青年时期的性保健意义重大。人到中年，性心理已经趋于成熟平稳，也有较强的自制力和自我约束的能力，可以做到疏泄有度。但中年人生活和工作压力大，且生理功能由盛渐衰，中年人的性能力也逐步衰退，所以应该特别注意房事的节度，如果房劳过度往往会加速衰老的进程，导致早衰。进入老年时期，机体的各种组织器官逐步衰退，性器官功能逐渐减退，但性欲仍然存在。此时，不应强行抑制性的欲望，可根据自己的健康状况量力而行，合理安排次数，使老年夫妻获得生理和心理上的满足，提高和稳定情绪，以达到促进心身健康的目的。当然，亦不可房事无节制，更不可随意服用壮阳药来增强性欲。

中医传统房事养生学还强调"动而少泄"，即用意识控制性欲，减少射精次数，不要贪图性快感而强行泄精，如此有助于顾护阴精，祛病延年，而泄精频度的掌握仍以年龄为主要依据。孙思邈曾在《备急千金要方》中提出泄精次数随年事而递减的观点，"人年二十者四日一泄；三十者八日一泄；四十者十六日一泄；五十者二十日一泄；六十者闭精勿泄，若体力犹壮者，一月一泄。凡人气力自有强盛过人者亦不可抑忍，久而不泄，致生痈"。他提出根据夫妻双方的年龄及健康状况把握泄精频率，但强忍禁锢亦对身体不利。

现代医学按照年龄计算性生活次数，即：20~29 岁的人，性爱次数为 2×9，等于 18，也就是说 10 天中可性爱 8 次；30~39 岁的人，即 3×9，等于 27，也就是 20 天性爱 7 次，即 3 天 1 次为好；40~49 岁的人，即 4×9，等于 36，即 30 天 6 次，以 5 天 1 次为好；50~59 的人，即 5×9，等于 45，即 40 天 5 次，也就是说 8 天 1 次为好，以此类推。按这个计算方法，60~69 岁的老人约 12 天 1 次；70~79 岁的为 20 天 1 次；80 岁以上者，约 1 个月 1 次，以资参考。

2. 体质因素　体质因素是把握性生活频数的又一重要依据。《玉房秘诀》云："人有强弱，年有老壮，各随其气力，不欲强快，强快即有所损。故男子十五而盛者，可一日再施；瘦者一日一施：年二十盛者，日再施，羸者一日一施；年三十盛者，可一日一施，劣者二日一施；四十盛者三日一施，虚者四日一施；五十盛者五日一施，虚者十日一施；六十盛者十日一施，虚者二十日一施；七十盛者三十日一施，虚者不泻"。

当然，行房次数适度的掌握，并没有一个统一的标准和规定的限制，应该根据夫妻双方的年龄、体质情况及生理、心理状态，灵活掌握，区别对待。行房适度以心身愉快，精力充沛，第二天不感到疲劳为原则。如果出现腰酸背痛、疲乏无力、精神萎靡，

笔记

说明性生活过度，应当加以调整和节制。

（二）因时制宜

性生活频率还应考虑季节因素。中医学认为自然界的规律是“春生夏长，秋收冬藏”，人类的活动宜与之相适应，性生活也不例外。春天万物发生，性生活可以适当增多，冬季应节制房事，蓄养阴精。正如《医心方·卷二十八·房内》引《养生要集》云：“春三日一施精；夏及秋一月再施精；冬当闭精勿施。夫天道，冬藏其阳，人能法之，故能长生。冬一施当春百”。总的来说，性生活频率应遵循“春二、夏三、秋一、冬无”的原则，即春天每月二次，夏天每月三次，秋天每月一次，冬天应避免房事。

二、功效及作用

房事有度，最重要的作用在于节欲保精。节欲保精，可使人体五脏六腑精血充盈，抗病能力强，健康长寿；精血为孕育之本，节欲保精，可使男子保持精气充盈，女子保持月经正常，交合多能孕育，胎产多能优生。

三、适宜人群

节欲保精是抗衰防老的重要一环，故房事有度广泛适宜于各类人群。

四、禁忌及注意事项

1. “禁欲”不可取。房事养生强调房事有节，同时不主张禁欲。禁欲违背人类天性和生理规律，使人精神意志不能宣畅条达，导致脏腑气血阴阳闭塞阻隔，不仅达不到保精、延年的目的，还可能导致疾病，甚至缩短生命。

2. 切忌“忍精不射”。即在临射精时用手指压迫使精液反流，不让精液射出体外，这种房事方式会使气血闭塞，败精瘀阻，精道不利，使阴茎、睾丸和小腹胀痛。现代医学认为忍精不射，精囊、前列腺长久充血，易导致慢性前列腺炎和精囊炎，久而久之诱发不射精、逆行性射精而致不育。严重者性欲降低，容易发生勃起功能障碍。

第二节 房事有术

房事有术，是指房事活动要采取适当的措施和方法，以使夫妻双方身心健康，延年益寿。房事有术包括讲究卫生、环境适宜、协调同步、固精功法、规避不宜五种方法。

一、操作方法

（一）讲究卫生

注意行房卫生是房事保健的一项重要措施，男女双方都要养成睡前洗涤外阴的习惯。因男女外阴部位易藏污纳垢，如细菌、真菌、病毒、衣原体等，男女行房不注意卫生，容易引起很多疾病，甚至还会影响到生殖功能。故房事前必须清洗外阴，男方要特别注意清洗包皮内垢，行房后也要注意清洗外阴。

笔记

行房卫生的另一重要内容是树立正确的性道德观念，反对性交泛滥，如多个性伴侣、不固定的性伴侣，以及无任何保护的婚外性行为都是导致性传播疾病的主要原因。

（二）环境适宜

中医养生非常强调人与自然的和谐。气候适宜，环境舒爽，人的心情舒畅，气血调和，有利于房事的和谐。传统房事养生学对房事的天时、地利、人和三方面都非常讲究，相反，对不宜于房事的环境提出了“天忌”“地忌”“人忌”，提示我们要注重房事环境氛围的营造。

首先，房事环境应安静、温馨、舒适，不受外界干扰，这时双方精神松弛，心情舒畅，有利于性生活的健康和谐。如果房事时居住周围有噪声、惊吓，或离公共场所较近，或居住环境拥挤，夫妻双方心理压力大，情绪不宁，不仅损害房事质量，还可能导致勃起功能障碍或射精障碍等不良后果。

其次，房事环境应保持清洁卫生。室内杂乱不堪，温度过冷或过热，被褥过薄或过厚，枕头过高或过低，都会影响房事质量。不洁的环境还可能使夫妻沾染各种毒邪而患病。《备急千金要方》中强调，“日月星辰火光之下，神庙佛寺之中，井灶圊厕之侧，冢墓尸柩之旁，皆所不可”。所以，室内温度应保持 18~20℃，整个房间的布置以选择暖色基调；被褥、床单、枕巾等要清洁，每 1~2 周至少在室外晾晒 1 次，每 3~4 周清洗更换 1 次；床最好有一定的硬度，以木板床上铺 0.1cm 厚的棉垫为宜；枕高以稍低于肩到同侧颈部距离为佳。

（三）规避不宜

中医房事养生学强调，在某些特殊天气、特殊时期不宜进行性生活，否则会损害健康，引起疾病。

1. 气候异常禁房事　中医学认为“人与天地相应”，非常注重人与自然环境的和谐协调。如果自然界气候的剧变超出了人体自我调节能力，就会打破人体的阴阳平衡。此时，应谨于调养保护，固藏精气。若失于节制，强行交合，泄精耗气，则会使机体抗御外邪的能力下降，导致多种疾病。如果受孕，还可能影响到胎儿的发育及生产，导致先天性疾病、先天性畸形，或临盆难产等。同时，气候异常还会影响夫妻情绪，进而影响房事的和谐。古代养生家强调，狂风暴雨、雷电霹雳、奇寒异热、山崩地裂、日食月食之时，天地阴阳不和，应当禁止性生活。

2. 七情过激禁房事　在七情过激情况下，如气愤恼怒、惊吓恐惧、忧愁悲伤、抑郁思虑等，均不宜勉强进行性交。情志活动过激，人体气机紊乱，脏腑功能失常。此时，本应舒畅情志，调理气血，如若再行房事，则气血更加逆乱壅滞，导致内伤病变的产生。古代养生家强调，只有在双方精神愉快，气血和畅的情况下，性生活才能完美和谐，从而有益于身心健康。

3. 醉酒之后禁房事　古人认为酒性大热，既灼耗人体精液，又煽动性欲之火，促使性欲亢奋，恣情纵欲，更伤肾精，引起男子精液衰少或阳痿不举，女子月经不调，或致五劳七伤之证。另外，醉酒后行为失控，不考虑对方感受，动作粗暴，导致女方生理和心理上的伤害，也是造成性欲下降、性冷淡、性交疼痛等性功能障碍的主要原因。再有，醉酒入房后怀孕，可能会影响胎儿生长发育，这也是历代诸家反对醉酒入房的重要原因。现代医学认为，醉酒行房者的精子质量下降，易致胎儿智力发育出现

笔记

异常。

4. 体劳病期慎房事　劳倦过度，体力精力下降，人体正气虚弱，抵抗力低下，或在大病初愈，元气未复之时，均应及时休息调养以恢复身体功能。此时若急于性生活，势必更耗精血，导致脏腑虚损而灾害丛生。

5. 妇女“三期”禁房事　妇女三期是指女性的月经期、孕期、产期等特殊生理时期，此时，妇女性生活的养生保健尤为重要。

月经期要绝对禁止房事，否则易引起痛经、月经不调、输卵管炎及不孕症等多种妇科疾病。

妊娠期妇女，房事生活必须谨慎从事，严守禁忌，尤其是在妊娠的早晚阶段，即妊娠期前三个月和后三个月内要避免性生活。妊娠早期不节制性生活，则相火内动，阴气外泄，易引起胎毒、胎漏流产；妊娠晚期不节制性生活，则易导致胎动早产、难产和感染，影响母子健康。

妇女产后百脉空虚，体质虚弱，急须补益调理，恢复健康。此时行房事，易动耗精血，不仅元气得不到恢复，邪气亦会乘虚而入，从而导致月经不调、崩漏、少腹拘急胀满、胸胁胸背引痛、腹中积聚等多种疾病。因此，古代养生家再三告诫，妇女产后百日内当绝禁房事。

二、功效及作用

房事有术，有利于性生活和谐，提高性生活质量，使夫妻双方精神愉悦，气血调和，预防疾病，益精强身，延缓衰老，也有利于优生优育。

三、适宜人群

房事有术，广泛适宜于成年人。

四、禁忌及注意事项

1. 慢性病患者，性生活应该注意时间和体位的选择。如高血压患者可以选择在血压相对偏低的早晨进行性生活，以避免性高潮后的血压升高引起急性心脑血管病发生的风险。心脏病患者，宜在病情稳定期过性生活，且应尽量缩短性交时间，体位上可以选择健康一方上位的方法，以减少患者的活动度。夫妇双方皆体弱或伴有心脏病等慢性疾患，可采用面对面的侧卧位。

2. 切忌强行房事。不顾对方体力和情感情况而勉强房事，不仅会影响夫妻关系，而且会影响心理和身体健康。

第三节　适时婚育

适时婚育，是指根据男女生长发育的自然规律选择最佳婚育年龄，是房事养生及强壮后嗣的重要措施。

一、操作方法

养生学历来主张“欲不可早”。男子以精为本，女子以血为本。《寿世保元》谓：

笔记

“男破阳太早，则伤其精气；女破阴太早，则伤其血脉”。精伤血损，肝肾亏虚，根本不固，则易罹患各种疾病。如《三元延寿参赞书》云：“精未通而御女，以通其精，则五体有不满之处，异日有难状之疾”。

宋代陈自明则提出适龄婚育对优生优育的重要性，他在《妇人大全良方》中说：“合男女必当其年，男虽十六而精通，必三十而娶；女虽十四而天癸至，必二十而嫁。皆欲阴阳完实，然后交而孕，孕而育，育而为子，坚壮强寿”。孙思邈则认为，早婚早育不仅损害自身健康，而且贻害下一代。他在《备急千金要方》中有云：“字育太早，或童孺而擅气”，“生子愚痴，多病短寿。”

当然，婚育年龄亦不可过晚。女子超过35岁，肾精逐渐衰少，生殖功能下降，不仅不易受孕，且易造成流产、死胎或胎儿畸形，分娩过程中出现难产的比例也会增高。如《褚氏遗书》云：“女人天癸既至，逾十年无男子合，则不调；未逾十年，思男子合，亦不调。不调则旧血不出，新血误行，或渍而入骨，或变而之肿，或虽合而难子。”

古人从养生学的角度提出的合理结婚年龄是“男三十而婚，女二十而嫁”。根据《素问·上古天真论》关于男女生殖功能盛衰规律的论述，结合现代医学的观点得出结论，女性婚育的最佳时期是21~28岁，男性婚育的最佳时期是25~30岁。

二、功效及作用

在男女生殖功能最为旺盛之时婚育，不仅有利于男女自身养生，节欲保精，延年益寿，更有利于下一代的优生优育。

三、适宜人群

适时婚育，适用于育龄期前后人群。

四、禁忌及注意事项

加强宣传教育，使青年人明确适时婚育的重要性，树立正确的婚育观。

第四节　独身颐养

独身颐养，即分房独宿，以使心神安定，耳目不染，从而达到控制性欲，利于房事保健。

一、操作方法

房事养生之道在于节欲保精，而节欲之要在于清心淡意，不为物感，则欲念无以妄生。如《格致余论》谓：“主闭藏者，肾也，司疏泄者，肝也，二脏皆有相火，而其系上属于心。心，君火也，为物所感则易动，心动则相火亦动，动则精自走，相火翕然而起，虽不交会，亦暗流而疏泄矣”。《格致余论·色欲》又谓：“女之耽兮，其欲实多，闺房之肃，门庭之和。士之耽兮，有家自废，既丧厥德，此身亦瘁。远彼帷薄，放心及收。饮食甘美，身安病瘳”。可见，远房帷，有助于节制性欲，不使邪念妄生。

孙思邈曾提出独卧的倡议，他在《千金翼方》中引彭祖之言，谓“上士别床，中士异

笔记

被，服药百裹，不如独卧。色使目盲，声使耳聋，味使口爽，苟能节宜其宜适，抑扬其通塞者，可以增寿"，认为独卧可使人心神安定，耳目不染。民间亦有"中年异被，老年异床"之说。对于青壮年情欲易动难制者，分房独宿是最好的养生方法。对于老年人来讲，异床以节制房事，则益于健康长寿。妇女妊娠期间，亦当独卧以养血安胎，清心寡欲则五脏安定，冲任调和，益于母体胎儿。患病期间，更应独卧静养，以固护精气，疗病养疾。

二、功效及作用

独身颐养法有助于清心寡欲，节制房事，从而起到保精全神，健康长寿的作用。

三、适宜人群

独身颐养法适于老年人、孕妇及患患者群，如青壮年情欲难制，亦适用此法。

四、禁忌及注意事项

独卧期间宜收敛心神，安神定志，不宜生淫邪之心，要做到不改"谨独"。

学习小结

1. 学习内容

	操作方法	功效及作用	适宜人群	禁忌及注意事项
房事有度	因人制宜 因时制宜	节欲保精	广泛适宜于成年人	（1）"禁欲"不可取 （2）切忌"忍精不射"
房事有术	讲究卫生 环境适宜 规避不宜	预防疾病 益精强身 延缓衰老 优生优育	广泛适宜于成年人	（1）慢性病患者，性生活应该注意时间和体位的选择 （2）切忌强行房事
适时婚育	欲不可早 育不可迟	节欲保精 延年益寿 优生优育	育龄期前后人群	加强宣传教育
独身颐养	分房独宿	保精全神 健康长寿	老年人、孕妇、患病人群、青壮年情欲难制者	独卧期间应做到"谨独"

2. 学习方法

（1）阅读《玉房秘诀》《备急千金要方》《医心方》《玉女指要》《素女经》《三元延寿参赞书》等房事养生著作，深入掌握中医房事养生方法。

（2）联系前期知识，将情志养生、饮食养生、药物养生、经络养生、起居养生、环境养生、志趣养生中涉及房事养生方法技术的内容，融入本章的学习中。

（3）学习性医学等现代科学知识，作为房事养生方法技术的补充。

（刘宏艳）

笔记

复习思考题

1. 何谓“房事有度”？
2. 不宜房事的情况有哪些？
3. 适时婚育的具体要求是什么？

笔记

第八章

经络腧穴养生方法

学习目的

通过本章的学习，能根据人群选择合适的经络腧穴养生方法进行养生操作。

学习要点

掌握经络腧穴养生方法技术的操作内容；熟悉养生方法技术适合的人群；了解养生方法技术的禁忌和注意事项。

经络腧穴养生，就是通过各种器具（针、艾条、砭石、罐、药物等）和施术者身体部位，运用针刺、艾灸、按摩、推拿、敷贴、拔罐刮痧等技术方法，刺激经络循行部位和腧穴，激发经气，促进气血的流通，达到维护身体健康、防治疾病的作用。

我国经络腧穴的养生源远流长，代有发展。经络腧穴的养生方法，是我国人民在长期的生产生活中总结出来的宝贵经验，其良好养生保健作用为维护人们的健康起到了重要作用。如今，经络腧穴的养生保健作用更是得到世界上越来越多国家的认可，成为其医疗体系的重要组成部分。

经络是人体气血运行的通道，为经脉与络脉的总称。起沟通内外、贯穿上下、联系左右前后、网络周身的作用，将外在皮、肌、筋、脉、五官、九窍与内在的五脏六腑等联成统一的有机整体。凡人体内纵行于深层、较大的主干脉为经脉，横行于浅层、较小的分支脉为络脉。腧穴是人体脏腑经络之气输注出入的特殊部位，既是疾病的反应点，又是针灸养生保健的刺激点。腧穴各归其经络，经络连属脏腑，腧穴、经络和脏腑是相互关联、相互影响的。当机体气血受到病邪的侵扰，相应的经脉就会出现异常的气血运行表现，在经络、腧穴就会有相应的酸、胀感，或是压痛点，或是条索状等组织学改变。选取相应经脉或所属的腧穴，以疏通经络、调和阴阳、扶正祛邪，从而起到养生保健作用。

常见养生腧穴有：

（1）头面部：百会（当前发际正中直上 5 寸，或两耳尖连线的中点处）、睛明（目内眦角稍上方凹陷处）、听宫（耳屏前，下颌骨髁状突的后方，张口时呈凹陷处）、迎香（鼻翼外缘中点旁，当鼻唇沟中）、风池（枕骨之下，胸锁乳突肌上端与斜方肌上端之间的凹陷中）、大椎（第 7 颈椎棘突下凹陷中，后正中线上）。

（2）胸腹部：膻中（当前正中线上，平第 4 肋间，两乳头连线的中点）、中脘（前正

笔记

中线上，当脐中上 4 寸)、神阙(脐中央)、关元(脐中下 3 寸，前正中线上)、气海(脐中下 1.5 寸，前正中线上)。

(3)腰背部：肺俞(当第 3 胸椎棘突下，后正中线旁开 1.5 寸)、心俞(当第 5 胸椎棘突下，后正中线旁开 1.5 寸)、肝俞(当第 9 胸椎棘突下，后正中线旁开 1.5 寸)、脾俞(当第 11 胸椎棘突下，后正中线旁开 1.5 寸)、肾俞(当第 2 腰椎棘突下，后正中线旁开 1.5 寸)、命门(第 2 腰椎棘突下凹陷中，后正中线上)。

(4)四肢部：合谷(手背，第 2 掌骨桡侧的中点)、内关(腕掌侧远端横纹上 2 寸，掌长肌腱与桡侧腕屈肌腱之间)、曲池(肱二头肌腱桡侧缘与肱骨外上髁连线的中点处)、足三里(小腿外侧，髌韧带外侧凹陷下 3 寸，髌韧带外侧凹陷与解溪连线上)、阳陵泉(腓骨头前下方凹陷中)、三阴交(内踝尖上 3 寸，胫骨内侧缘后际)、涌泉(卷足时足前部凹陷处，约当足底 2、3 趾缝纹头端与足跟连线的前三分之一与后三分之二交点上)等。

根据作用于经络腧穴的媒介不同，可以将之分为以下十种方法：借助于各种不同的针具的针刺法；借助于点燃的艾材的灸法；借助于施术者手等身体部位或器械的推拿法；借助于杯、筒、罐等器具的拔罐法；借助不同材质和形状的刮痧器械和介质(如水牛角、汤匙等)的刮痧法；借助特定针具或丸状物作用于耳穴的耳穴法；以各种手法或器具作用于小儿的小儿推拿法；在穴位上贴敷药物的穴位贴敷法；以肚脐为刺激部位贴敷药物的敷脐法；通过艾灸产生特殊灸感的热敏灸法等。

第一节　针刺养生

针刺养生，是运用针具对特定穴位，施以提、插、捻、转、迎、随、补、泻等不同手法，激发脏腑经络自身的功能，以达到疏通经络、调畅气血、和谐营卫、增强体质、延年益寿的养生方法。针刺用于养生保健，由来已久，早在《黄帝内经》中就有阐述。《灵枢·逆顺肥瘦》指出："上工刺其未生者也。"早在两千年前就已经认识到针刺的保健养生作用。发展到唐、宋、明、清时期，出现了较多的针灸著作，记载了大量针刺养生的内容。时至今日，针刺养生成为一种别具特色的防病治病、延年益寿的养生方法。

针刺养生与针刺疗疾的方法相同，但各有侧重。养生而施针刺，着眼于强壮身体，增进机体能力，旨在养生延寿；也可用于对机体亚健康状态进行有针对性地调理。治病而用针法，则着眼于纠正机体阴阳、气血的偏盛偏衰，意在扶正祛邪。针刺养生通过针刺刺激经络腧穴，调节机体气血运行状态和经络功能，使气血充盛，阴阳协调；选穴时多取具有强壮功效的腧穴，施以补法或平补平泻操作，刺激强度适中，选穴亦不宜过多。在应用针刺养生调理亚健康状态时常可配合人体体质辨识，有针对性地选取特定腧穴进行针刺。针刺养生适用于各种体质人群的养生保健及各类急慢性疾病的防治。

一、操作内容

目前最常用的针刺技术为毫针针刺，毫针的基本操作技术包括毫针的持针、进针、行针、留针和出针等针刺方法。良好的持针方法是正确进针、舒适进针的前提。采用正确的进针法是减少疼痛、便于刺入的基本要素。行针是进针后为了针下得气，

笔记

产生针感，使针感循经传导的操作技术。合理的留针时间、适宜的出针方式是提高疗效、减少副作用的针刺操作技术组成部分。

1. 常用针具 毫针是用金属制作而成的，目前以不锈钢为制针材料者最常用。不锈钢毫针，具有较高的强度和较好的韧性，针体挺直滑利，能耐高热、防锈，不易被化学物品腐蚀，故目前被广泛采用。也有用其他金属制作的毫针，如金针、银针，其传热、导电性能虽优于不锈钢针，但针体较粗，强度、韧性不如不锈钢针，加之价格昂贵，除特殊需要外，一般很少应用。

毫针由针尖、针身、针根、针柄、针尾五个部分构成。针尖是针身的尖端锋锐部分，亦称针芒，是刺入肌肤的关键部位；针身是针尖至针柄间的主体部分，又称针体，是毫针刺入腧穴内相应深度的主要部分；针根是针身与针柄连接的部位，是观察针身刺入穴位深度和提插幅度的外部标志；针柄是针的末端部分，多用金属丝缠绕呈螺旋状，为针根至针尾的部分，是医者持针、运针的部位，也是温针灸法装置艾团之处；针尾是针柄的最末端部分，亦称针顶，是观察针刺捻转角度的标志。

根据毫针针柄与针尾的构成和形状不同可分为：环柄针（又称圈柄针），即针柄用镀银或经氧化处理的金属丝缠绕成环形者；花柄针（又称盘龙针），即针柄中间用两根金属丝交叉缠绕呈盘龙形者；平柄针（又称平头针），即针柄也用金属丝缠绕，其尾部平针柄者；管柄针，即针柄用金属薄片制成管状者。

毫针的不同规格，是以针身的长度和直径区分，因而有长度规格和粗细规格，见表 8-1 及表 8-2：

表 8-1 毫针的长度规格表

旧规格	寸	0.5	1.0	1.5	2.0	2.5	3.0	3.5	4.0	4.5	5.0
新规格	mm	15	25	40	50	65	75	90	100	115	125

表 8-2 毫针的粗细规格表

号数	26	27	28	29	30	31	32	33	34	35
直径（mm）	0.45	0.42	0.38	0.34	0.32	0.30	0.28	0.26	0.24	0.22

一般以粗细为 30~33 号（0.32~0.26mm）和长短为 1~3 寸（25~75mm）的毫针为多用，但目前呈现细针化的用针趋势，0.30 mm 及以下粗细的毫针使用越来越广，针具制造商也有生产如 0.25 mm 粗细的毫针和 0.18mm 规格的细毫针。短毫针主要用于耳穴和腧穴的浅刺，长毫针多用于肌肉丰厚部位的腧穴作深刺和某些腧穴作横向透刺之用。

2. 针刺前准备

（1）体位：选择合适的体位对于腧穴的正确定位、针刺的施术操作、持久的留针或结合其他疗法的应用以及防止晕针、滞针、弯针甚至折针等具有重要的意义。施针对象体位的选择，以有利于腧穴的正确定位、便于针灸的施术操作、便于取得适宜针感和较长时间的留针而不致疲劳为原则。针刺时的体位一般为卧位和坐位，常用体位主要有以下几种：

笔记

①仰卧位：适宜于取头、面、胸、腹部腧穴和上下肢部分腧穴。

②侧卧位：适宜取身体侧面少阳经腧穴和上、下肢部分腧穴。

③俯卧位：适宜于头、项、脊背、腰骶部腧穴和下肢背侧及上肢部分腧穴。

④仰靠坐位：适宜于取前头、颜面和颈前等部位的腧穴。

⑤侧伏坐位：适宜于取头部的一侧、面颊及耳前后部位的腧穴。

⑥俯伏坐位：适宜于取后头和项、背部的腧穴。

除上述常用体位外，对某些腧穴可根据具体要求采取不同的体位。但不管采用何种体位，应尽量做到暴露足够的施术部位。在针刺处方选穴时，应注意所取腧穴的位置，一般情况下，尽可能选取用一种体位能完成针刺治疗的所有腧穴。如因治疗要求和某些腧穴定位的特点而必须采用两种不同体位时，应根据施针对象的体质等具体情况灵活掌握。此外，医者也应注意根据施术要求选择合适的体位。在针刺施术和留针过程中，应嘱施针对象不可移动或改变体位，以免妨碍针刺操作或导致弯针、滞针的发生。

（2）消毒：针刺治病一定要有严格的无菌观念，切实做好消毒工作，避免发生不必要的事故。针刺前的消毒包括：针具器械、医者的双手、患者的施术部位、治疗室等。针具应尽量选用一次性无菌针灸针。

①针具器械消毒：针具、器械的消毒方法很多，下面介绍常用的消毒方法：

高压蒸汽灭菌法：将毫针等针具用布包好，放在密闭的高压蒸汽锅内灭菌。一般在 1.0~1.4kg/cm² 的压力，115~123℃的高温下，保持 30 分钟以上，可达到消毒灭菌的要求。

药液浸泡消毒法：将针具放入 75% 乙醇内浸泡 30~60 分钟，取出用消毒巾或消毒棉球擦干后使用。也可置于器械消毒液内浸泡，如“84”消毒液，可按规定浓度和时间进行浸泡消毒。直接和毫针接触的针盘、针管、针盒、镊子等，可用戊二醛溶液（保尔康）浸泡 10~20 分钟。经过消毒的毫针，必须放在消毒过的针盘内，并用消毒布或消毒纱布遮盖好。

煮沸消毒法：将毫针等器具用纱布包裹后，放在盛有清水的消毒煮锅内，进行煮沸。一般在水沸后再煮 15~20 分钟，即可达到消毒目的。

②医者手指消毒：在针刺施术前，医者应先用肥皂水将手洗刷干净，待干后再用 75% 乙醇棉球擦拭，之后方可持针操作。持针施术时，医者应尽量避免手指直接接触针身，如某些刺激需要触及针身时，应以消毒干棉球作隔物，以确保针身无菌。

③针刺部位消毒：在需要针刺的部位皮肤上用 75% 乙醇棉球擦拭消毒，或先用 2% 碘酊涂擦，稍干后，再用 75% 乙醇棉球擦拭脱碘，擦拭时应从中心点向外绕圈消毒。当穴位皮肤消毒后，切忌接触污物，保持洁净，防止重新污染。

④治疗室内的消毒：包括治疗台上的床垫、枕巾、毛毯、垫席等物品，要按时换洗晾晒，如采用一人一用的消毒垫布、垫纸、枕巾则更好。治疗室也应定期消毒净化，有良好的换气装置保持空气流通，环境卫生洁净。

3. 持针法

（1）持针：是将毫针保持其端直坚挺、便于操作的方法。通常用右手持针，一般将持针的手称为“刺手”。最常用的持针方法是三指持针法，主要以刺手的拇、食、中指挟持针柄，如持笔状。这样的持针方法比较稳定又简便，适用于常规长度毫针的操作。操作短小的毫针可采用两指持针法，即用拇指、食指末节指腹捏住针柄。操作较长毫针可采用四指持针法，即用拇、食、中指捏持针柄，以无名指抵住针身，以防针体弯曲。对于长针、芒针的操持，可采用双手配合持针，即两手持针法：用右手拇、食、中三指捏持针柄，左手拇、食两指通过消毒棉球固定针体末端，稍留出针尖1~2分，这样可防止长针弯曲，减少进针疼痛。

刺手的作用是掌握针具，施行手法操作，进针时，运指力于针尖，而使针快速刺入皮肤；行针时进行左右捻转，上下提插和弹震刮搓以及出针时的手法操作等。

（2）押手：辅助针刺或按压针刺部位的手称为"押手"。押手的作用主要是固定腧穴的位置，夹持针身协助刺手进针，使针身有所依附，保持针身垂直，力达针尖，以利于进针，减少刺痛和协助调节、控制针感。在进行毫针的针刺操作时，一般应双手协同操作，紧密配合。《难经·七十八难》："知为针者信其左，不知为针者信其右"。《标幽赋》更进一步阐述其义："左手重而多按，欲令气散；右手轻而徐入，不痛之因"。均说明押手应用在针刺过程中的重要性。针刺时押手的配合使用是保证取穴位置固定、进针操作顺利、减轻针刺疼痛与不适、提高针刺效果的重要环节，应予足够的重视。

押手一般采用指按法，常规用单指押手，即用左手拇指或食指定穴后，用指尖按压、爪切穴位。在皮肤松弛、肥厚处的穴位和长针深刺，可用双指押手法，即用左手拇指和食指按住穴位两侧，并向外用力将皮肤撑开，以固定穴位，便于进针。押手的用力应与刺手协调配合，适度而施。一般而言，进针前押手以重按为主，进针后押手放松用力，总以方便进针、不痛为原则。

4. 进针法　进针是将毫针刺入腧穴皮下的操作技术。进针的方法种类繁多，一般可依据进针时刺手、押手的运用情况将常用的进针法分为双手进针法、单手进针法、管针进针法。进针的速度也有根据术者的习惯与能力、腧穴的解剖特点、补泻的需要等而有快慢之别。本节所介绍的是基本的进针操作技术，但无论采用哪一种进针法，必须做到持针稳、取穴准、动作轻、进针快（个别需要除外），进针手法熟练，用力均匀，并应做好进针前对施针对象尤其是初诊人群的安慰工作。

（1）双手进针法

①指切进针法：又称爪切进针法，用押手拇指或食指端切按在腧穴位置的旁边，刺手持针，紧靠押手指甲面将针刺入腧穴。此法适宜于短针的进针。

②夹持进针法：或称骈指进针法，即用押手拇、食二指持捏消毒干棉球，夹住针身下端，将针尖固定在所刺腧穴的皮肤表面位置，刺手捻动针柄，将针刺入腧穴。此法适用于长针的进针。

③舒张进针法：用押手拇、食二指将针刺部位的皮肤向两边撑开，使皮肤绷紧，刺手持针，使针从押手拇、食二指的中间刺入。此法主要用于皮肤松弛部位的腧穴。

④提捏进针法：用押手拇、食二指将针刺部位的皮肤提起，刺手持针，从捏起皮肤的上端将针刺入，此法主要用于皮肉浅薄部位的腧穴，如印堂穴等。

以上各种进针方法应根据腧穴所在部位的解剖特点，针刺深浅和手法的要求灵活选用，以便于进针和减少患者的疼痛。

（2）单手进针法：多用于较短的毫针。用右手拇、食指持针，中指端紧靠穴位，指腹抵住针体中部，当拇、食指向下用力时，中指也随之屈曲，将针刺入，直至所需的深

笔记

度。此外，还有用拇、食指挟持针体，中指尖抵触穴位，拇、食指所挟持的针沿中指尖端迅速刺入。针入穴位后，中指即离开应针之穴，此时拇、食、中指可随意配合，施行补泻。

（3）管针进针法：将针先插入玻璃、塑料或金属制成的小针管内（一般针管比针短3分左右），置于穴位皮肤上，押手压紧针管，刺手食指快速弹击针尾，使针尖迅速刺入皮肤，然后退出针管，将针刺入穴内一定深度，此法进针疼痛感较弱，多用于儿童和惧针者。

5. 针刺角度、方向和深度　在针刺操作过程中，掌握正确的针刺角度、方向和深度，是获得和增强针感、提高疗效、防止针刺意外的关键。腧穴定位的正确，不仅限于体表的位置，还必须与正确的进针角度、方向、深度等有机结合起来，才能充分发挥其应有的效应。同一腧穴，由于针刺的角度、方向、深度的不同，所产生针感的强弱、针感传导的方向和治疗效果常有明显的差异。正确掌握针刺角度、方向和深度，要根据施术腧穴所在的具体位置、患者体质、病情需要和针刺手法等实际情况灵活掌握。

（1）针刺角度：针刺的角度是指针刺时针身与皮肤表面所形成的夹角。它是根据腧穴所在的位置和医者针刺时所要达到的目的结合起来而确定的。一般分为以下三种角度：

①直刺：直刺是将针身与皮肤表面呈90°垂直刺入。此法适用于人体大部分腧穴。

②斜刺：斜刺是将针身与皮肤表面呈45°左右倾斜刺入。此法适用于肌肉浅薄处或内有重要脏器，或不宜直刺、深刺的腧穴。

③平刺：平刺亦称横刺、沿皮刺。将针身与皮肤表面呈15°左右或沿皮肤以更小的角度刺入。此法适用于皮薄肉少部位的腧穴，如头部的腧穴等。

（2）针刺方向：针刺的方向是指针刺时针尖的指向，一般根据经脉循行方向、腧穴所在部位、病情治疗的需要而确定。

①依经脉循行定方向：可按照“迎随补泻”的要求，针刺时结合经脉循行方向，或顺经而刺，或逆经而刺，从而达到针刺补泻的目的。

②依腧穴定方向：针刺时，为保证针刺的安全，应依据针刺腧穴所在部位的解剖特点确定针刺的方向。如针刺哑门穴时，应针尖朝向下颌方向缓慢刺入，针刺背部的背俞穴时针尖宜朝向脊柱。

③依病情治疗需要定方向：为使得气感向病变部位传导，即“气至病所”，以提高治疗效果，针刺时可调整针尖方向、或将针尖朝向病变所在部位，并结合相关行气催气手法。如针刺印堂穴治疗鼻部疾病时，可将针尖朝向鼻根部。

（3）针刺深度：针刺的深度是指针身刺入人体内的深浅度数。一般而言，每个腧穴均有常规的针刺深度；具体针刺的深度还应结合人群的年龄、体质、病情、部位等方面情况综合决定。

①年龄：年老体弱，气血衰退，小儿娇嫩，稚阴稚阳，均不宜深刺；中青年身强体壮者，可适当深刺。

②体质：对形瘦体弱者，宜相应浅刺；形盛体强者，宜深刺。

③部位：头面、胸背及皮薄肉少处的腧穴宜浅刺；四肢、臀、腹及肌肉丰满处的腧穴宜深刺。

④病情：阳证、表证、新病宜浅刺；阴证、里证、久病宜深刺。

⑤时令：不同的季节可采用不同的针刺深浅。一般来说，“春夏宜刺浅，秋冬宜刺深”。

⑥得气与补泻要求：针刺后按照腧穴进针至一定深度而不得气，可采用插针至深部以催气，或提针至浅部以引气。有时根据补泻要求而先浅后深，或先深后浅。

针刺的角度和深度关系极为密切，一般来说，深刺多用直刺，浅刺多用斜刺、平刺。对天突、风府、哑门等穴以及眼区、胸背和重要脏器部位的腧穴，尤其应注意掌握好针刺角度和深度。

6. 针刺得气　得气，又称“气至”，是指毫针刺入腧穴一定深度后，施以提插或捻转等行针手法，使针刺部位获得经气感应。现代也称为“针感”或针刺感应。针下是否得气，可以从医患两方面的体验分析判断，即施针对象对针刺的感觉、反应和医者刺手指下的感觉。当针刺腧穴得气时，施针对象的针刺部位有酸、胀、麻、重等自觉反应，有时还出现热、凉、痒、痛、抽搐、水波样感、蚁行感等，前述感觉或呈现沿着一定的方向和部位传导和扩散的现象；少数人还会出现循经性肌肤瞤动、震颤等反应，有时还可见到针刺腧穴部位的循经性皮疹带或红、白线状现象。当施针对象有自觉反应的同时，医者的刺手亦能体会到针下沉紧、涩滞或针体颤动等反应。若针刺后未得气，施针对象则无任何特殊感觉或反应，医者刺手亦感觉到针下空松、虚滑。正如《标幽赋》所说：“轻滑慢而未来，沉涩紧而已至……气之至也，如鱼吞钩饵之沉浮；气未至也，如闲处幽堂之深邃。”这可以说是对得气与否所作的最形象的描述。

得气，是施行针刺产生治疗作用和决定疗效好坏的关键，也是判定施针对象经气盛衰以及正确定穴、施针手法、针治效应的依据。古今医家无不重视针刺得气。《灵枢·九针十二原》：“刺之要，气至而有效”。针刺的根本作用在于通过针刺腧穴，激发经气，调整阴阳，补虚泻实，达到治病的目的。针刺气至，说明经气通畅，气血调和，人体内在的调整功能得以发挥作用，使偏盛偏衰的脏腑经络功能恢复平衡协调，从而消除病痛。所以，针刺得气与否和针治效应有密切的关系，良好的得气是针刺取得预期效果的关键。

7. 行针基本手法　毫针进针后，为了使施针对象产生针刺感应，或进一步调整针感的强弱，或使针感向某一方向扩散、传导而采取的操作方法，称为“行针”，亦称“运针”。行针的基本手法是毫针刺法的基本动作，常用的主要有提插法和捻转法两种。两种基本手法施术时既可单独应用，又可配合应用。

（1）提插法：提插是针刺过程中行针的最基本手法，即将针刺入腧穴一定深度后，施以上提下插的操作手法。这种使针由浅层向下刺入深层的操作谓之插，从深层向上引退至浅层的谓之提，如此反复地上下呈纵向运动的行针手法，即为提插法。

提插幅度的大小、层次的变化、频率的快慢和操作时间的长短，应根据针刺对象的体质、腧穴部位和针刺目的等灵活掌握。使用提插法时的指力一定要均匀一致，幅度不宜过大，一般以 3~5 分为宜，频率不宜过快，每分钟 60 次左右；应注意保持针身垂直，不改变针刺角度、方向。一般提插的幅度大，频率快，刺激量就大；反之，提插的幅度小，频率慢，刺激量就小。

（2）捻转法：捻转是将针刺入腧穴一定深度后，施以向前向后捻转动作的操作手法。这种使针在腧穴内反复前后来回的平面旋转行针手法，称为捻转法。捻转

笔记

角度的大小、频率的快慢、时间的长短等,需根据针刺对象的体质、腧穴的部位、针刺目的等具体情况而定。使用捻转法时,指力要均匀,角度要适当,一般应掌握在180°~360°左右,一般不单向捻针,以免肌纤维缠绕针身产生滞针。一般捻转角度大,频率快,其刺激量就大;捻转角度小,频率慢,其刺激量则小。

8. 留针与出针

(1)留针:将针刺入腧穴施术后,使针留置穴内一定时间称为留针。留针的目的是为了加强针刺的作用和便于继续行针施术。一般病证只要针下得气而施以适当的补泻手法后,即可出针或留针10~30分钟。但对一些特殊病症,如急性腹痛、寒性、顽固性疼痛或痉挛性疾病,可适当延长留针时间至60分钟,必要时可达数小时,以便在留针过程中做间歇性行针来增强、巩固疗效。若不得气时,也可静以久留,以候气至。

根据留针期间是否间歇行针,可分为静留针法和动留针法,根据病情和针刺对象体质的不同而分别使用。

①静留针法:毫针刺入腧穴后,让其自然地留置一段时间,期间不施行任何针刺操作手法,亦即《素问·离合真邪论》所说的"静以久留"。静留针法,又可根据病情需要,分别采用短时间静留针和长时间静留针。短时间静留针,一般可静留针15~30分钟;长时间静留针,一般可静留针几小时,甚至几十小时。

②动留针法:毫针刺入腧穴后,在留针过程中间歇进行行针操作、施以各种手法的方法。短时间动留针,可在留针15~30分钟内间歇行针1~3次;长时间动留针,可在留针几小时或几十小时中,每隔几十分钟或几小时行针一次。

留针的最主要目的在于守气以维持一定强度的针感而获得更好的疗效,有时通过静留或动留以候气或通过调整针刺方向、深浅和采用一定手法以行气。当然,留针必须根据施针对象的体质需要而施、根据针刺对象的针感而施。保持适宜的留针环境,是获得留针应有的效果和避免留针可能出现的问题的前提条件。

(2)出针:出针,又称起针,是毫针操作技术的最后步骤。在施行针刺手法或留针、达到预定针刺目的和治疗要求后,即可出针。

出针的方法,一般是以押手拇食两指持消毒干棉球轻轻按压于针刺部位,刺手持针作轻微的小幅度捻转,并随势将针缓慢提至皮下,静留片刻,然后出针。不可单手猛拔,一般而言,只有在针下轻松滑利时方可出针。如遇针下沉紧,推之不动,按之不移,不可马上取针,宜再适度留针或采取一定措施后再渐渐将针退出。出针一般应以"先上后下、先外后内"的顺序进行。出针时,依补泻的不同要求,分别采取"疾出"或"徐出"以及"疾按针孔"或"摇大针孔"的方法。但不管是快速出针,还是缓慢出针,都应柔和、轻巧、均匀地捻动针柄,将针拔出。

出针后,除特殊需要外,都要用消毒棉球轻压针孔片刻,以防出血或针孔疼痛。针刺头部腧穴出针时,应适当延长按压时间。当针退出后,要仔细查看针孔是否出血,询问针刺部位有无不适感,检查核对针数有否遗漏,还应注意针刺对象有无晕针延迟反应现象等。

二、功效及作用

1. 疏通经络,和畅气血 针刺的作用主要在于疏通经络,使气血流畅,即《灵枢·九针十二原》所谓"欲以微针通其经脉,调其血气"。针刺前的"催气""候气",

笔记

刺后的"得气",都是在调整经络气血。如果机体某一局部的气血运行不利,针刺即可激发经气,促其畅达。所以,针刺的作用首先在于"通"。经络畅通无阻,气血运行通畅,机体各部分才能密切联系共同完成生命活动,人体才能保持健康的状态。

2. 调理虚实,平衡脏腑　在人体生命过程中,机体的脏腑功能,阴阳气血的盛衰,都会随着外环境以及生活习性的变化而产生虚实盛衰的偏差。针刺养生则可根据具体情况,纠正这种偏差,虚则补之,实则泻之,补泻得宜,可使弱者变强,盛者平和,阴阳平衡,健康延年。

3. 谐和阴阳,延年益寿　"阴平阳秘"是人体健康的关键,针刺可以通经络、调气血,使机体内外交通、营卫周流、阴阳和谐。如此,生命力自然会健旺,从而达到养生保健,延年益寿的目的。

现代研究证明,针刺某些强壮穴位可以提高自身机体新陈代谢能力和抗病能力。针灸有明显的促进机体康复的作用,对于运动系统、神经系统、内分泌系统以及循环、呼吸、消化等系统疾病的康复有良好的作用。同时,针刺对机体有双向免疫调节作用,可使低下的免疫功能增强,亦可使过亢的免疫功能受到抑制。

三、适宜人群

针刺养生法适用于各种体质人群的养生保健及各类亚健康、急慢性疾病的防治。常用于体质虚弱、免疫力低下、内分泌功能失调和脏腑经络功能失调等状态的调理。

四、禁忌及注意事项

1. 选穴要精当　一般而言,一次不宜选穴太多,应少而精。要根据不同的养生需要选择不同的腧穴,可选用单腧穴,也可选用多个腧穴配伍。欲增强某一方面功能时,可用单腧穴,以突出其效应;欲调理整体功能时,可配伍选穴,以增强其效果。

2. 施针要和缓　针刺操作手法宜和缓,刺激强度适中,不宜过大,一般来说,留针不宜过久,得气后即可出针,针刺深度也应因人而异。年老体弱或小儿,进针不宜过深;形盛体胖之人,则可酌情适当深刺。

3. 把握针刺宜忌　针刺有一定的禁忌证,特别是禁针穴位,必须牢记。空腹、过饱、醉酒、惧怕针刺者,不宜针刺;妇女妊娠期间,腰骶部一般不宜针刺,以免堕胎。

4. 及时处理针刺意外　针刺过程中,由于各种原因,可能出现晕针、滞针、弯针、折针等特殊情况,应当针对不同情况,及时处理。

(1)晕针:是在针刺过程中患者发生的晕厥现象。

现象:患者在针刺过程中,突然出现头晕目眩,面色苍白,心慌气短,出冷汗,恶心欲吐、精神疲倦,血压下降,脉沉细;严重者出现四肢厥冷,神志昏迷,唇甲青紫,二便失禁,脉微欲绝。

原因:①体质因素:体质虚弱、过度劳累、饥饿,或大汗、大泻、大吐、大失血后易发生晕针。②精神因素:因精神紧张而致晕针,多见于初次接受针灸治疗的患者。③体位因素:体位不适易致晕针,以坐位或立位者多见。④刺激因素:医者施术手法过重,刺激过强易致晕针。⑤环境因素:诊室内闷热,空气浑浊,声音嘈杂,或过于寒冷等不良环境刺激也容易导致晕针。

处理:立即停止针刺,将已刺之针全部取出。扶患者平卧,呈头低脚高位,解松

笔记

衣带，注意保暖。给饮热茶或温开水，轻者静卧片刻，即可恢复。在行上述处理后仍不能缓解者，可予指压水沟、素髎、内关、合谷、太冲、涌泉、足三里等急救穴，亦可灸百会、气海、关元等穴，同时应尽早配合其他常规急救措施。

预防：注意患者的体质，对于饥饿、过度疲劳者，应待其进食、体力恢复后再进行针刺；对于初次接受针灸治疗和精神紧张者，应先做好解释工作，以消除疑虑及恐惧心理；正确选择舒适自然且能持久的体位；医者在治疗施术过程中，取穴宜适当，不宜过多，手法切勿过重，应思想集中，谨慎细心，密切观察患者的神态变化，发现不适及时处理；注意室内空气流通，消除过热过冷因素。只要做好预防，晕针现象大多可以避免。

（2）滞针：是指在行针时或留针后医者感觉针下涩滞，捻转、提插、出针均感困难，而患者则感觉剧痛的现象。

现象：针在穴位内捻转不动，提插、出针均感困难，若勉强捻转、提插时，则患者痛不可忍。

原因：①患者精神紧张或针刺入腧穴后的疼痛，引起患者局部肌肉强烈收缩；②行针手法不当，用力过猛或捻转、提插时指力不均匀，向单一方向捻针角度过大，以致肌纤维缠绕针身；③针后患者移动体位；④留针时间过长，有时也可出现滞针。

处理：若因患者精神紧张，肌肉痉挛而引起的滞针，需做好解释工作，消除其紧张情绪，医者用手指在邻近部位作循按动作，或弹动针柄，或在附近再加刺一针，以宣散气血、缓解痉挛；若因手法不当，单向捻转而致者，须向相反方向将针捻回，然后左右捻转使之松懈；若因患者体位移动所致者，要帮助其恢复原体位。

预防：对于初诊患者和精神紧张者，针前要做好解释工作，消除患者的紧张和顾虑；行针时手法宜轻巧，不可捻转角度过大，或连续单向捻转。若用搓法时，应注意与提插法的配合，则可避免肌纤维缠绕针身。选择较舒适体位，避免留针时改变体位。

（3）弯针：是指进针时或将针刺入腧穴后，针身在体内形成弯曲，称为弯针。

现象：针柄改变了进针或刺入留针时的方向和角度，医者提插、捻转和出针困难，而患者感到针处疼痛。

原因：①医者进针手法不熟练，用力过猛过速；②针下碰到坚硬组织；③留针时患者改变了体位；④针柄受外力压迫、碰撞；⑤滞针处理不当，而造成弯针。

处理：切忌急拔猛抽，以防引起断针、出血。若系轻度弯曲，可按一般拔针法，将针慢慢地退出；若针身弯曲较大，应注意弯曲的方向，顺着弯曲方向将针退出；若弯曲不止一处，须视针柄扭转倾斜的方向，逐渐分段退出；若因患者体位改变所致的弯针，则应先帮助患者恢复原来体位，使局部肌肉放松，再行退针。

预防：医者施术手法要熟练，用力要适当，避免进针过猛、过速；患者的体位要舒适，嘱患者留针期间不得随意变动体位；保护针刺部位和针柄，防止受外物碰压。

（4）断针：又称折针，是指针体折断在人体内。

现象：行针时或出针后发现针身折断，或部分针体尚露于皮肤之外，或全部没于皮肤之下。

原因：①针具质量不佳，或针身、针根有剥蚀损伤，术前又失于检查；②针刺时将针身全部刺入，行针时强力提插、捻转，或使用电针时骤然加大电流强度而致肌肉剧烈痉挛；③留针时患者体位改变，或外物碰压针处和针柄；④遇弯针、滞针等异常情况

笔记

时处理不当，并强力抽拔。

处理：医者必须镇静，并嘱患者不要惊慌，保持原有体位，以防断针残端向肌肉深层陷入。若残端尚有部分露于皮肤外，可用镊子钳出；若残端与皮肤相平或稍低，但尚可见到残端者，可用左手拇、食两指在针旁按压皮肤，使残端露出皮肤之外，右手持镊子将针拔出；若折断部分全部没入皮下，应采用X线定位，施行外科手术取出。

预防：针前必须认真检查针具，对不符合要求的针应剔除不用；针刺时切勿将针身全部刺入腧穴，应留部分在体外；避免过猛、过强的行针，使用电针时避免骤然加大电流强度；及时正确处理滞针和弯针，切忌强力抽拔。

（5）出血和皮下血肿：是指出针后针刺部位出血；血肿是指针刺部位出现皮下出血而引起的肿痛。

现象：出针后针刺部位出血；针后针刺部位出现肿胀疼痛，继则皮肤呈现青紫、结节等。

原因：多为刺伤血管所致，亦见于患者凝血功能障碍。

处理：出血者，立即用消毒干棉球按压针刺部位至血止。少量皮下出血所致的局部小面积青紫，一般不必处理，可自行消退；若青紫面积较大或局部肿胀疼痛较剧者，可先做冷敷，血止后再作热敷，以促进局部瘀血的消散吸收。

预防：熟悉人体解剖知识，避开血管针刺；行针手法强度适当，避免大幅度地提插捻转，特别对于眼区穴位，更应注意行针手法轻巧，出针后立即用消毒干棉球按压针孔2~3分钟。有凝血功能障碍的患者不宜针刺。

（6）针后异常感：是指出针后患者遗留酸痛、沉重、麻木、酸胀等不适的感觉。

现象：出针后，患者不能挪动体位，或局部遗留酸痛、麻木、重胀等不适感觉，或原有症状加重。

原因：多因行针时手法过重，或留针时间过长，或体位不适等所致。

处理：出针后让患者休息片刻、不要急于离开，用手指在局部上下轻柔的循按，重者可在局部加做温和灸。

预防：行针手法要柔和适度，避免手法过强和留针时间过长。出针后可在针刺局部做上下循按，避免出现针后异常感。

（7）创伤性气胸：是指针具刺穿了胸腔且伤及肺组织，气体积聚于胸腔，从而造成气胸出现呼吸困难等现象。

现象：患者突感胸闷、胸痛、心悸、气短，严重者呼吸困难、发绀，出冷汗、烦躁、恐惧，甚则血压下降，出现休克等危急现象。检查时发现肋间隙变宽，胸廓饱满，叩诊呈鼓音，听诊肺呼吸音减弱或消失，气管可向健侧移位。X线胸透可见肺组织被压缩现象。有的轻度针刺创伤性气胸者，起针后并不出现症状，而是过了一定时间才慢慢感到胸闷、胸痛、呼吸困难等症状。

原因：针刺胸部、背部和锁骨附近的穴位过深，刺穿了胸腔、伤及肺组织，气体积聚于胸腔而致气胸。

处理：一旦发生气胸，应立即起针，让患者采取半卧位休息，嘱患者保持平静，切勿因恐惧而翻转体位。医者要密切观察，随时对症处理，如给予镇咳、消炎类药物，以防止肺组织创口因咳嗽扩大，加重漏气和感染。一般漏气量少者，可自然吸收；对于出现呼吸困难、发绀、休克等症状的严重病例需及时组织抢救，如胸腔排气、少量慢速

笔记

输氧、抗休克等。

预防：医者针刺时必须要集中思想，根据患者体形肥瘦，掌握进针深度，施行提插手法的幅度不宜过大。胸背部及缺盆部腧穴应斜刺或平刺，不宜长时间留针；体位选择要适当，避免患者因不适而移动体位，针身随之移位而伤及肺脏；留针期间做好针刺部位的保护，以免外物碰压针柄而致刺入过深伤及肺脏。

第二节 灸法养生

灸法养生，是用艾绒或其他药物放置在体表的腧穴上烧灼、温熨等，借灸火的温和热力以及药物的作用，通过经络的传导，以温通气血、扶正祛邪，从而达到养生保健、预防疾病作用的养生方法。

灸法养生，施灸用材以艾绒为主，辅以其他药材；在隔物灸用材方面主要有姜、蒜、盐、附子等；在施灸方法方面，根据手法、艾的形态、隔物与否、应用器具、灸疗反应等，分为麦粒灸、艾条灸、隔物灸、温灸器灸、热敏灸等。

一、操作内容

艾灸法，根据艾的使用方法分为艾炷灸、艾条灸和温针灸三种方法。根据使用器具的不同分为灸架灸法、灸筒灸法、灸盒灸法。根据施灸的机体反应有热敏灸法（见本节末附篇）。

（一）材料和制备

1. 艾绒制备　取陈艾叶经过反复晒杵，筛拣干净，除去杂质，令软细如棉，即称为艾绒。

2. 艾炷制备　用手工或器具将艾绒制成小圆锥形，称作艾炷。每燃 1 个艾炷，称灸 1 壮。

3. 艾条制备　仅用艾绒卷成的圆柱形长条，没有其他药物成分，为清艾条；在艾绒中添加其他药物制成的艾条，为药艾条。艾条一般呈圆柱状，长 20~21cm，直径 1.9~2.1cm。常用药艾组成：艾叶 2 400g，桂枝、高良姜各 125g，广藿香、香附、陈皮、丹参各 50g，降香 175g，白芷 100g，生川乌 75g，雄黄 12.5g。共研为末，混匀至艾绒中，制成药条，每支 30g。

4. 间隔物材料　根据病情制作不同的间隔物，如姜片、蒜片、食盐及药饼等，并在其上用针点刺小孔若干。

（二）艾灸法

1. 艾炷灸法

（1）直接灸：将艾炷直接放在穴位上施灸，待艾炷快燃尽时，即患者感到烫时，立刻换一个艾炷点燃。每燃一个艾炷叫一壮。根据病情决定施灸壮数。一般每穴一次可灸 3、5、9 壮不等，并根据穴位所在的部位，酌情选用大小适宜的艾炷。头部宜用麦粒大小的艾炷，腹部宜用大一些的艾炷。

（2）间接灸：在艾炷与皮肤之间加垫一些物质再施灸的一种方法。古代的隔物灸法种类很多，所隔物多为中药，药物又因病而异，故治疗时，发挥了艾灸和药物的双重作用，而有特殊的效果。现将常用的几种方法介绍如下：

笔记

①隔姜灸：将鲜生姜切成直径大约2~3cm，厚约0.2~0.3cm的薄片，中间以针刺数孔，然后将姜片置于应灸的穴位或患处，再将艾炷放在姜片上点燃施灸。当艾炷燃尽后，易炷再灸。以皮肤红晕而不起泡为度。此法有温胃止呕、散寒止痛的作用。

②隔蒜灸：将鲜独头蒜切成厚约0.2~0.3cm的薄片（捣蒜如泥亦可），中间以针刺数孔，置于应灸的穴位或患处，再将艾炷放在蒜片上点燃施灸。当艾炷燃尽后，易炷再灸。因大蒜液对皮肤有刺激性，灸后容易起泡，若不欲起泡，可将蒜片向上提起，或缓慢移动蒜片。此法有清热解毒、杀虫等作用。

③隔盐灸：因本法只用于脐部，又称神阙灸。用纯净干燥的精制食盐填敷于脐部，或于盐上再置一薄姜片，上置大艾炷施灸，如患者稍感灼痛，即更换艾炷。此法可使元气坚牢、精神健旺、却病延年。

④隔附子饼灸：以附子片或附子药饼作间隔物。药饼的制法，是将附子研成细末，以黄酒调和，制成直径约3cm，厚约0.8cm的附子饼，中间以针刺数孔，置于应灸的穴位或患处，再将艾炷放上点燃施灸。此法有温肾补阳的作用。

⑤隔椒饼灸：用白胡椒末加面粉和水，制成直径0.2~0.3cm、厚0.5~0.8cm的薄饼。饼的中心放置药末（丁香、肉桂、人工麝香等）少许，然后置于应灸的腧穴部位或患处，再将艾炷放在椒饼上点燃施灸。当艾炷燃尽，易炷再灸，直至灸完应灸的壮数。多用于风湿痹痛及局部麻木不仁。

⑥隔豉饼灸：用黄酒将淡豆豉末调和，制成直径0.2~0.3cm、厚0.5~0.8cm的薄饼，中间以针刺数孔，然后置于应灸的腧穴部位或患处，再将艾炷放在豉饼上点燃施灸。当艾炷燃尽，易炷再灸，直至灸完应灸的壮数。多用于痈疽发背初起，或溃后久不收口。

⑦隔黄土灸：用水调黄土，制成直径0.2~0.3cm、厚0.5~0.8cm的薄饼，贴在应灸腧穴或患处，再将艾炷放在黄土饼上点燃施灸。当艾炷燃尽，易炷再灸，直至灸完应灸的壮数。用于发背疔疮初起、白癣、湿疹等。

2. 艾条灸法

（1）悬起灸：施灸时将艾条悬放在距离穴位一定高度上进行熏灼，艾条点燃端不直接接触皮肤。根据操作方法不同，有温和灸、雀啄灸和回旋灸之别。

①回旋灸：用点燃的艾条，与施灸部位皮肤保持一定距离，均匀地往复回旋熏烤施灸，以施灸部位皮肤温热潮红为度，回旋灸有利于温热施灸部位的气血，主要用于胸腹背腰部穴位。

②雀啄灸：用点燃的艾条，对准施灸部位一上一下地活动施灸，如鸟雀啄食一样，以施灸部位皮肤温热潮红为度。雀啄灸有利于施灸部位进一步加强敏化，从而为局部的经气激发，产生灸性感传奠定基础。

③温和灸：用点燃的艾条，对准施灸部位，距离皮肤3cm左右处熏烤，使患者局部感觉温热而无灼痛感，以施灸部位皮肤温热潮红为度。温和灸有利于施灸部位进一步激发经气，发动感传。

（2）实按灸：将点燃的艾条隔布或绵纸数层按在穴位上，使热气透入皮肉深部，火灭热减后重新点火按灸。最常用的是太乙神针和雷火神针，适用于风寒湿痹、痿证和虚寒证。

3. 温针灸法　将针刺入穴位，得气后并给予适当补泻手法而留针时，将纯净细软

笔记

的艾绒捏在针尾上，或用一段长约2cm的艾条插在针柄上，点燃施灸。待艾绒或艾条燃尽后，除去灰烬，将针取出。此法是针刺与艾灸结合应用的一种方法，简便易行且能同时发挥针刺和艾灸两种作用而达到治疗目的。

4. 温灸器法

（1）灸架灸法：将艾条点燃后插入灸架顶孔，对准穴位固定好灸架；医者或患者可通过上下调节插入艾条的高度以调节艾灸温度，以患者感到温热略烫可耐受为宜；灸毕移去灸架，取出艾条并熄灭。

（2）灸筒灸法：首先取出灸筒的内筒，装入艾绒后安上外筒，点燃内筒中央部的艾绒，放置室外，待灸筒外面热烫而艾烟较少时，盖上顶盖取回。医生在施灸部位上隔8~10层棉布或纱布，将灸筒放置其上，以患者感到舒适，热力足而不烫伤皮肤为宜；灸毕移去灸筒。取出灸艾并熄灭灰烬。

（3）灸盒灸法：将灸盒安放于施灸部位的中央，点燃艾条段或艾绒后，置放于灸盒内中下部的铁纱上，盖上盒盖。灸至患者有温热舒适无灼痛的感觉、皮肤稍有红晕为度。如患者感到灼烫，可略掀开盒盖或抬起灸盒，使之离开皮肤片刻，旋即放下，再行灸治，反复进行，直至灸足应灸量；灸毕移去灸盒，取出灸艾并熄灭灰烬。

（三）指导原则

1. 因时施灸　根据不同的季节气候特点，来斟酌施灸。《外台秘要》："冬及始春大寒，宜服神丹丸，亦可摩膏火灸。若末春、夏月、初秋，凡此热月，不宜火灸。"

2. 因地施灸　根据不同地域的特点，考虑施灸。如《小品方》："今江东及岭南地气温，风寒少，当以二分以还，极一分半也，遂人形阔狭耳。婴儿以意作炷也。凡八木之火，皆害人肌血筋脉骨髓，不可以灸也。"

3. 因人施灸　体质壮盛者，艾炷宜大，壮数宜多；体质虚弱或久病者，艾炷宜小，炷数宜少。凡少小、衰老者宜少灸。《灵枢·经水》："其少长、大小、肥瘦，以心撩之，命曰：法天之常，灸之亦然。灸而过此者，得恶火则骨枯脉涩。"《外台秘要》："凡灸有生熟，候人盛衰及老少也。衰老者少灸，盛壮肥实者多灸。"

4. 因部施灸　施灸时，一般先灸上部，再灸下部。《备急千金要方》指出："凡灸，当先阳后阴……先上后下。"但须随证而变，不可拘泥。如脱肛，可先灸长强以收肛，后灸百会以举陷。胸部不宜用大炷灸，四肢末端、皮肉浅薄处不可多灸，腹背和肌肉丰厚处可多灸。面部腧穴、乳头、大血管处均不宜使用直接灸，以免烫伤形成瘢痕。关节活动部位不适宜化脓灸，以免化脓破溃，不易愈合，甚至影响功能活动。

5. 因证施灸　根据所收集的望、闻、问、切等四诊资料，辨其阴阳、表里、虚实、寒热，明病因、病性、病位、病势，形成一个高度概括的证型。从而确定施灸的经络腧穴，施灸的方法和施灸的量。

6. 灸法补泻　灸法补泻，始论于《黄帝内经》，依据人虚实而补泻，《灵枢·通天》："古之善用针艾者，视人五态乃治之，盛者泻之，虚者补之。"在施行时，艾灸补法，任艾草自然燃尽；艾灸泻法，以口快速吹艾火至其燃尽。《灵枢·背俞》："以火补者，毋吹其火，须自灭也。以火泻者，疾吹其火，传其艾，须其火灭也。"

二、功效及作用

1. 温通经脉，行气活血　气血运行具有得温则行，遇寒则凝的特点。《灵枢·刺

笔记

节真邪》说："脉中之血，凝而留止，弗之火调，弗能取之。"灸法其性温热，可以温通经络，促进气血运行。

2. 培补元气，预防保健 人体真元之气是一身之主宰，真气壮则人强，真气虚则人病，真气脱则人死。艾为辛温阳热之药，以火助之，灸法具补阳壮阳、培补元气之功，《扁鹊心书》将其称之为"保命第一要法"。

3. 健脾益胃，培补后天 灸法对脾胃有明显的强壮作用，如在中脘穴施灸，可以温运脾阳，补中益气；常灸足三里，不但能使消化系统功能旺盛，增加人体对营养物质的吸收，以濡养全身，亦可收到防病治病、抗衰防老的效果。

4. 升举阳气，密固肌表 灸法有升举阳气、密固肌肤、抵御外邪、调和营卫之功，常用于气虚下陷，卫阳不固之证，即《灵枢·经脉》所说："陷下则灸之"。对于体虚易感、阳气不足、气虚下陷的病证可用灸法来治疗。

三、适宜人群

艾灸适宜人群广泛，男女老少均可施灸。

儿童可以施灸，小儿"脏腑娇嫩，形气未充"，多有肺系和脾胃系不足，容易出现感冒和消化方面的问题。因此多选肺、脾、胃经的腧穴进行保健。如预防呼吸系统的疾患，可选灸风门、肺俞、大椎等穴；小儿饮食不振、消化不良可选灸脾俞、中脘、足三里等穴。

女性月经失调可以施灸，多选择与月经关系密切的肝、肾、脾胃和冲、任二脉腧穴。如灸气海、中极治理月经不调；痛经灸三阴交、关元、次髎；带下清冷灸神阙、命门、带脉、足三里。

中老年人可以施灸。人进中年，脏腑的功能开始衰退，对疾病的抵御能力减弱，艾灸可以激发人体经气，起到保健和延缓衰老的作用。如灸足三里穴，维持后天生化气血的功能；灸气海穴，益气固精。

四、禁忌及注意事项

1. 如因施灸不慎灼伤皮肤，局部出现小水疱，可嘱患者保护好水疱，勿使破溃，任其吸收，一般2~5日即可愈合。如水疱较大，可用消毒毫针刺破水泡，放出水液，再适当外涂烫伤油等，保持疮面洁净。

2. 皮肤感觉迟钝患者，谨慎控制麦粒灸烧灼强度，避免过度灼伤。

3. 注意晕灸的发生。如发生晕灸现象，按晕针处理。

4. 患者在精神紧张、大汗后、劳累后或饥饿时不适宜艾灸。

5. 注意防止艾灰脱落或艾炷倾倒而烫伤皮肤或烧坏衣被。艾条灸毕后，应将剩下的艾条套入灭火管内或将燃头浸入水中，以彻底熄灭，防止再燃。如有绒灰脱落床上，应清扫干净，以免复燃。

6. 施行非化脓灸后可以正常洗浴。化脓灸的灸疮上，用创可贴盖上后可以洗浴。洗浴应避免触碰疮面，不要洗脱灸痂。

7. 中暑高热、高血压危象、肺结核晚期大量咯血等忌用艾灸技术。

8. 孕妇的腹部和腰骶部不宜施灸。

附：热敏灸

热敏灸是采用点燃的艾材产生艾热，悬灸热敏态穴位，激发透热、扩热、传热、局

笔记

部不（微）热远部热、表面不（微）热深部热、非热觉等热敏灸感和经气传导，并施以个体化的饱和消敏灸量，从而明显提高艾灸疗效的一种新技术。热敏灸技术与传统悬灸技术一样，具有温经散寒、扶阳固脱、消瘀散结、防病保健的作用，常用于寒湿痹痛、脏腑虚寒、阳气虚脱、气虚下陷、经络瘀阻等证及亚健康调理。

（一）操作内容

1. 灸材 热敏穴位的最佳刺激方式为艾条悬灸，故选择纯艾条作为穴位热敏探查的灸材。

2. 灸态调整 在探查热敏化腧穴时，患者的身心状态十分重要，所以要调定灸态。灸态包括环境、患者、医生三方面因素，概括为“静、松、匀、守”四个方面：“静”就是要保持诊室安静，可适当播放些轻柔舒缓的音乐，诊室的温度控制在20~30℃。“松”和“匀”就是要消除患者畏惧、紧张心理，选择舒适体位，充分暴露检查部位，放松肌肉，均匀呼吸。思想集中，仔细体会艾灸时的感觉。“守”就是要求医生在施灸时注意力要集中于施灸部位，意守施灸点并不断询问患者在施灸探查过程中的感觉，随时调整艾灸的手法与位置，最大限度激发经络感传。只有调整好灸态，下一步准确探查热敏化腧穴才有良好基础。

3. 探感定位 探查的腧穴，一般从以下五个方面进行选取：一是相关疾病的腧穴热敏化高发部位，如周围性面瘫常在翳风穴，功能性便秘常在大肠俞，痛经常在关元，变应性鼻炎常在印堂；二是病痛及其邻近部位；三是与疾病相关的经络循行部位；四是体表特定穴部位；五是与疾病相关的神经节段分布部位。

选定探查的热敏穴位高发部位后，用点燃的艾条进行悬灸探查（距离皮肤3cm左右处），使患者局部感觉温热而无灼痛感。常用的悬灸探查手法有循经往返灸、回旋灸、雀啄灸、温和灸等。探查热敏穴位可以采用单一手法，灸至皮肤潮红为度，也可采用4种手法的组合。采用组合手法时，按上述顺序每种手法操作1分钟，反复重复上述手法，灸至皮肤潮红为度，一般2~3遍即可。

4. 腧穴热敏现象 机体在非健康状态下，体表的穴位会发生敏化，敏化的类型有六种，只要出现以一种或一种以上灸感现象就表明该穴位已经处于热敏化状态，该穴即为热敏穴。这是探查和判断热敏穴的标志。

（1）透热：灸热从施灸点皮肤表面直接向深部组织穿透，甚至直达胸腹腔脏器。

（2）扩热：灸热以施灸点为中心向周围片状扩散。

（3）传热：灸热从施灸点开始循一定路线向远部传导，甚至到达病所。

（4）局部不（微）热远部热：施灸部位不（或微）热，而远离施灸的部位感觉甚热。

（5）表面不（微）热深部热：施灸部位的皮肤不（或微）热，而皮肤下深部组织甚至胸腹腔脏器感觉甚热。

（6）其他非热感觉施灸：（悬灸）部位或远离施灸部位产生酸、胀、压、重、痛、麻、冷等非热感觉。

以上穴位热敏现象有一个共同特征，就是相关穴位对艾热异常敏感，产生一个“小刺激大反应”（其他非相关穴位对艾热仅产生局部和表面的热感）。这种现象称为穴位热敏现象，这些已热敏的穴位称为热敏穴位。

5. 施灸手法 热敏灸技术采用艾条悬灸的方法，可分为循经往返灸、单点灸、双

笔记

点灸、接力温和灸。

（1）单点温和灸：此手法既可用于探查穴位，同时也是治疗的常用手法。将点燃的艾条对准选择的一个热敏穴位，在距离皮肤 3cm 左右施行温和灸法，每 2 分钟插入 30 秒钟的雀啄灸法，以患者温热而无灼痛感为施灸强度。每穴施灸时间以热敏灸感消失为度，不拘固定的时间。

（2）双点温和灸：同时对两个热敏穴位进行艾条悬灸操作，手法同单点温和灸。每穴施灸时间以热敏灸感消失为度，不拘固定的时间。双点温和灸主要用于左右对称的同名穴位或同一经脉的两个穴位。

（3）接力温和灸：如果经气传导不理想，在上述单点温和灸基础上，可以在经气传导路线上的远离施灸穴位的端点再加一单点温和灸，这样可以延长经气传导的距离。每次施灸时间以热敏灸感消失为度。

（4）循环往返灸：用点燃的艾条在患者体表，距离皮肤 3cm 左右，匀速地沿经脉循行方向往返移动施灸，以施灸路线温热潮红为度。循经往返灸有利于疏通经络，激发经气。

6. 敏消量足 敏消量足，就是施行热敏灸疗法时，随着施灸时间的延长，热敏灸感逐渐减弱，当艾灸至个体腧穴敏化状态消失时，施灸量即达到充足，停止施灸。敏消量足，是保证热敏灸效果的关键之一，每次给予施灸量最终取决于个体热敏化腧穴脱敏所需的时间。当穴位的热敏态转化为消敏态（即非热敏态）时，如果继续保持原来的热强度施灸，皮肤会产生灼痛感；或若减少施灸，灸感也仅为局部和表面的热感。

（二）功效及作用

热敏灸是传统悬灸传承与创新的一种新技术，它的最大特点是高效激发经气、气至病所。热敏灸的热刺激可以通过激发体内固有的调节系统（即经气系统）功能，使失调、紊乱的生理生化过程恢复正常。因此热敏灸的作用并不是艾灸热刺激直接产生的，而是通过人体自身调节功能的激发所介导，这与针灸的作用机制类同，因此热敏灸除具有灸法的功效作用外（见“灸法养生”节），其调节作用具有以下特点。

1. 双向调节 热敏灸的双向调节特点是指热敏灸穴位能产生兴奋或抑制双重效应。用适宜的艾灸刺激作用于机体，其效应总是使偏离的功能朝着正常状态转化，使紊乱的功能恢复正常。即在身体功能状态低下时，热敏灸可使之增强；功能状态亢进时又可使之降低。但热敏灸对正常生理功能无明显影响。热敏灸的双向调节特点，是其无不良反应的根本原因。

2. 整体调节 热敏灸的整体调节特点包括两方面含义：一是指热敏灸穴位可在不同水平上同时对多个器官、系统功能产生影响；二是指热敏灸对某一器官功能的调节作用，是通过该器官所属系统甚至全身各系统功能的综合调节而实现的。如艾灸通过调整交感神经和迷走神经张力，分别调整胃肠动力、调整胃酸分泌、保护胃肠黏膜等，从而治疗胃和十二指肠溃疡。热敏灸对身体各系统、各器官功能几乎均能发挥多环节、多水平、多途径的综合调节作用。热敏灸的整体调节特点是其具有广泛适应证的治疗学基础。

（三）适宜人群

1. 寒湿体质 在寒湿之邪侵袭机体方面，因为病邪性质和灸的特性，灸优于针。

笔记

寒主收引，湿性黏滞，寒湿为邪，经络闭阻，热敏灸疗法使用艾热辛温通达，具有温经通络、祛湿散寒的作用，以阳制阴，可用于治疗寒湿郁表、寒痹经脉引起的各种表证、里证，适用于寒湿体质的人群。

2. 阳虚体质 艾叶为纯阳之品，可温通经络。艾火温热，可直达经络，补虚起陷。因此，对于以阳虚为主的病症，用热敏灸治疗能温补阳气、升阳举陷，使火气助元气，以达助阳治病之功，故适用于阳虚体质人群。

3. 血瘀体质 寒邪凝涩，血运不畅成瘀，或气滞血瘀、血虚成瘀等，阻滞经络。热敏灸能温经通阳，温运气血，气行则血行，血行则瘀散，故治疗瘀血阻络，热敏灸能化瘀通络，取其“温通”效应。故可用于血瘀体质人群。

4. 气阴两虚体质 金元四大家之一朱震亨认为热证用灸，乃“从治”之意，之所以用于阴虚证的治疗，是因灸有补阳之功效，“阳生则阴长”。气虚、阴虚者，用灸法以热补气，使脾胃气盛，运化正常，则气阴得补，此为“以阳化阴”之意，故气阴亏虚之证亦可用灸。

（四）禁忌及注意事项

1. 不宜施灸人员：婴幼儿。

2. 不宜施灸疾病：昏迷、肿瘤晚期、脑出血急性期、血液病、大量吐（咯）血。

3. 不宜施灸部位：孕妇的腹部和腰骶部禁灸；感觉障碍、皮肤溃疡处。

4. 不宜施灸状态：过饥、过饱、过劳、酒醉。

5. 施灸前应详细告知患者操作过程，打消患者对艾灸的恐惧感或紧张感。

6. 施灸时应根据年龄、性别、体质、病情，采取舒适的体位，并充分暴露施灸部位。施灸时间应根据病情不同，个体不同而各不相同。要注意防止艾火脱落灼伤患者，或烧坏衣服被褥等物。

7. 治疗后必须将燃着的艾条熄灭，以防复燃。

第三节 推 拿 养 生

推拿养生，是以中医理论为指导，运用手法或借助于一定的推拿工具作用于患者体表的特定部位或穴位来进行养生保健的方法，属于中医外治法范畴。具有疏通经络、推行气血、扶伤止痛、祛邪扶正、调和阴阳的作用。

相对针刺养生技术、拔罐养生技术、刮痧养生技术等，推拿养生技术更为方便，易于施行。因此，按摩养生法不仅在历代受到养生家青睐，并有广泛的群众基础，就是在当今仍受到人们普遍喜爱。

一、操作内容

（一）推拿手法

1. 一指禅推法 以拇指端或罗纹面着力于施术部位，通过前臂的往返摆动带动拇指做屈伸运动的手法。肩、肘关节放松，拇指伸直，余指的掌指关节和指间关节自然屈曲，以拇指端或罗纹面着力于体表施术部位上，前臂做主动的横向摆动运动，带动拇指掌指关节或拇指指间关节做有节律的屈伸运动。每分钟操作 120~160 次。动作要求“沉肩、垂肘、悬腕、指实、掌虚”。一指禅推法操作时，往往要边推边根据需要

笔记

沿一定的方向移动，要求摆动的频率较快而移动的速度较慢，称为“紧推慢移”。如以指端操作，其接触面最小，易于施力，刺激相对较强；而如以罗纹面操作，则接触面相对较大，刺激亦相对较平和，两者多用于躯干部及四肢部的经络腧穴。一指禅偏锋推法接触面小而窄、轻快柔和，多用于颜面部。

2. 揉法　以一定力按压在施术部位，带动皮下组织做环形运动的手法。

（1）拇指揉法：以拇指罗纹面着力按压在施术部位，带动皮下组织做环形运动的手法。以拇指罗纹面置于施术部位上，余四指置于其相对或合适的位置以助力，腕关节微屈或伸直，拇指主动做环形运动，带动皮肤和皮下组织，每分钟操作 120~160 次。

（2）中指揉法：以中指罗纹面着力按压在施术部位，带动皮下组织做环形运动的手法。中指指间关节伸直，掌指关节微屈，以中指罗纹面着力于施术部位上，前臂做主动运动，通过腕关节使中指罗纹面在施术部位上做轻柔灵活的小幅度的环形运动，带动皮肤和皮下组织，每分钟操作 120~160 次。为加强揉动的力量，可以示指罗纹面搭于中指远侧指间关节背侧进行操作，也可用无名指罗纹面搭于中指远侧指尖关节背侧进行操作。

（3）鱼际揉法：以鱼际着力按压在施术部位，带动皮下组织做环形运动的手法。肩部放松，屈肘成 120°~140°，肘部外翘，腕关节放松，呈微屈或水平状，以手的鱼际部着力于施术部位上，前臂做主动的横向摆动，使鱼际部环形运动，带动皮肤和皮下组织，每分钟操作 120~160 次。

（4）掌根揉法：以手掌掌面掌根部位着力按压在施术部位，带动皮下组织做环形运动的手法。肘关节微屈，腕关节放松并略背伸，手指自然弯曲，以掌根部附着于施术部位上，前臂做主动运动，带动腕掌做小幅度的环形运动，使掌根部在施术部位上环形运动，带动皮肤和皮下组织，每分钟操作 120~160 次。

3. 按法　以指、掌等部位按压施术部位的手法。指按法接触面积小，刺激较强，一般多用于面部，亦可用于肢体穴位；掌按法面积较大，沉实有力，舒缓自然，多用于背腰部、下肢后侧、胸部及上肢部；肘按法力大而刺激量大，可用于腰、臀、下肢肌肉丰厚处。

（1）指按法：以拇指端或罗纹面置于施术部位上，余四指张开，置于相应位置以支撑助力，腕关节悬屈，拇指掌指关节屈曲施力，做与施术部位相垂直的按压。当按压力达到所需的力量后，要稍停片刻，即所谓的“按而留之”，然后松劲撤力，再做重复按压，使按压动作既平稳又有节奏性。必要时，也可双手拇指重叠进行按压，也可用手掌按于指上助力按压。

（2）掌按法：以单手或双手掌面置于施术部位，利用身体上半部的重量，通过上臂、前臂及腕关节传至手掌部，垂直向下按压，施力原则同指按法。操作时，也可双手掌重叠按压。

（3）肘按法：屈肘，以肘的尺骨上端及鹰嘴部为着力部位并可借用身体上半部的重量进行节律性的按压。

4. 点法　以指端或指间关节背侧垂直按压或冲击施术部位的手法。以拇指指端、中指指端、拇指指间关节背侧或示指指间关节背侧等部位着力于施术部位，垂直用力按压，使力向深部传导；或者，以拇指指端、中指指端等部位自施术部位上部，快

笔记

速冲击施术部位。点法还可借用器具来操作，如点穴棒等。点法接触面小，刺激强，易于取穴，故适用于全身各部穴位。

5. 捏法　用拇指和其他手指在施术部位作对称性的挤压，称为捏法。捏法可单手操作，也可以双手操作。可以拇指和食指、中指指面，或拇指与其余四指指面夹住施术部位肢体或肌肤，相对用力挤压，拉或拽，随即放松，再重复上述动作，循环往复。

6. 捻法　用拇指、食指夹住治疗部位进行捏揉捻动，称为捻法。捻法一般为辅助手法。施术时，用拇指罗纹面与食指桡侧缘或罗纹面相对捏住施术部位，拇指与食指相对主动运动，稍用力做较快的捏、揉捻动，如捻线一般。

7. 搓法　用双手掌面置于肢体两侧做交替搓动的手法。以双手掌面置于施术部位两侧，令患者肢体放松，前臂与上臂部主动施力，做相反方向的较快速搓动，并同时做由上而下移动或上下往返运动。搓法具有明显的疏松肌筋，调和气血的作用。常用于四肢和胸胁部、背部，尤以上肢部应用较多，常作为推拿治疗的结束手法。

8. 拿法　用拇指和食指、中指，或其余四指，缓缓地对称用力，将治疗部位夹持、提起，并同时行捻搓揉捏的手法，称为拿法。拿的力量要轻重适宜，以局部酸胀、微痛或放松后感觉舒适为度。拇指和食指、中指同时配合称为三指拿法，拇指和余四指配合称为五指拿法。

9. 擦法　用指、掌贴附于施术部位，行快速的直线往复运动，使摩擦的局部生热，称为擦法。擦法包括全掌擦法、大鱼际擦法和小鱼际擦法。施术时指掌与受术者体表接触必须平实，否则在擦动时，会时滞时浮。

10. 推法　以指或掌、肘等部位着力于施术部位上，做单向直线推动，称为推法。推法一般分为指推法、掌推法和肘推法。

（1）指推法：以拇指端着力于施术部位或穴位上，余四指置于相对侧或相应位置以固定助力，腕关节略屈并偏向于尺侧。拇指及腕臂部主动施力，向拇指端方向呈短距离单向直线推进。

（2）掌推法：以掌根部着力于施术部位，腕关节背伸，肘关节伸直，以肩关节为支点，上臂部主动施力，通过前臂、腕关节，使掌根部向前做单向直线推进。

（3）肘推法：用肘关节的尺骨鹰嘴部为着力面进行操作。肘推法须屈肘，以尺骨鹰嘴突起部作用于施术部位，以另一个手扶握屈肘手臂拳顶以固定助力，其施术过程与掌推法相似，但其运动方向多是向后拉推，以利于力的控制。

11. 摩法　用手指掌面或手掌在体表做环形运动的手法。

（1）指摩法：手指自然伸直，示指、中指、无名指和小指并拢，腕关节略屈，以示指、中指、无名指及小指掌面着于施术部位，前臂做主动摆动，通过腕关节带动手指在体表做环形运动。顺时针和逆时针方向均可，每分钟操作 100~120 次。

（2）掌摩法：手掌自然伸直，腕关节略背伸，将手掌平置于施术部位上，前臂做主动摆动，通过腕关节，带动手掌在体表做环形运动。顺时针和逆时针方向均可，每分钟操作 100~120 次。

12. 抹法　用拇指罗纹面或手掌掌面着力于施术部位，沿皮肤表面做任意方向移动的手法。

（1）指抹法：用拇指罗纹面着力于施术部位，沿皮肤表面做任意方向移动的手法。以单手或双手拇指罗纹面紧贴于施术部位上，余指置于相应的位置以固定助力，拇指主动运动，做上下或左右，直线往返或弧形曲线的移动。即或做拇指平推然后拉回，或做分推、旋推及合推，可根据施术部位的不同而灵活运用，但用力较推法为轻。如果直接在皮肤上操作，需要涂抹介质，各种抹法均要遵循这一要求。

（2）掌抹法：用手掌掌面着力于施术部位，沿皮肤表面做任意方向移动的手法。以单手或双手掌面紧贴于施术部位上，以肘关节的屈伸运动带动掌面，做上下或左右直线往返或弧形曲线的移动。

13. 拨法　以拇指或肢体其他部位深按于施术部位，垂直肌束、肌腱或韧带走行方向进行单向或往返的推动的手法。拇指伸直，以指端着力于施术部位，余四指置于相应的位置以助力，拇指下压至一定的深度，再做与肌纤维或肌腱、韧带成垂直方向的单向或来回推动。若单手指力不足时，亦可以双手拇指重叠进行操作。除拇指以外，也可用其他手指指端、指间关节或肘等部位施力。适用于全身各部位的肌肉、肌腱、韧带等组织。

在实际运用中，上述这些基本操作方法可以单独或复合运用，视具体情况而定。

14. 㨰法　以手背面在施术部位进行不间断的往返滚动的手法。手指自然屈曲，小指、无名指的掌指关节屈曲约达 90°，余指屈曲的角度则依次减小，如此则使手背沿掌横弓排列呈弧面，使之形成滚动的接触面。以第 5 掌指关节背侧附着于施术部位上，前臂主动做推旋运动，带动腕关节做较大幅度的屈伸和一定的旋转活动，使手背面偏尺侧部在施术部位上进行不间断的往返地滚动。每分钟操作 120~160 次。

15. 振法　医生掌面自然按压于施术部位或穴位（如中脘、神阙、气海、关元、丹田等）上，意念集中于掌心，靠前臂肌肉强烈的静止性收缩，使手臂发出快速而连续的震颤，让振动波通过掌心传达到施术部位，使施术部位有振动的感觉，做到意气相随，以意领气。频率 200~300 次 /min。医生亦可将中指指面按压于施术部位上，肘微屈，食指、无名指屈曲（或食指加压在中指的背面），意念集中于指端，前臂和手部的肌肉强烈的静止性收缩，发出快速而连续的震颤，使振动波通过指端传递到施术部位。

16. 拍法　用虚掌拍打体表，称为拍法。拍法可单手操作，也可以双手操作。施术时五指并拢，掌指关节微屈，使掌心空虚。腕关节适度放松，前臂主动运动，上下挥臂，平稳而有节奏地有虚掌拍打施术部位。

17. 击法

以拳背或掌根、掌侧小鱼际、指尖等击打体表部位。

（1）拳击法：握拳，以拳背或拳盖，拳底部为着力面，以肘关节为支点，前臂主动运动，节律性击打施术部位。

（2）掌击法：指掌部伸直，腕关节背伸，以掌根部为击着力面。其运动过程同拳击法。

（3）侧击法：掌指部伸直，腕关节略背伸，以小鱼际部为击打着力面。其运动过程同拳击法。

（4）指击法：用指尖部进行操作，用指尖时，以食、中、无名和小指或罗纹面为击打着力面，腕关节充分放松。其运动过程同拳击法。

笔记

（二）指导原则

1. 整体观念，辨证施术　推拿养生保健，根据养生保健的需要，可以采用就近取穴、循经取穴、俞募配穴、表里经配穴、五俞穴生克配穴等选择按摩的经络和穴位，调理经气，调节脏腑功能，从而沟通上下内外，气血和畅，达到养生保健，预防疾病的目的。

2. 因证选法　因位选法补益脏腑一般取特定募穴、俞穴及其他配穴，应用手法一般选择轻柔缓和的一指禅法、揉法与摩法；祛邪泻实一般选用力量较强的摩擦或挤压手法；阴寒虚冷诸证，一般要用较慢、柔和的节律性手法进行较长时间的操作，产生深层的温热感。根据手法作用的层次，进行选择。表层作用手法，如摩法、推法、擦法等；浅层作用手法，如揉法、捻法等；深层作用手法，如㨰法、一指禅法、按法、拿法、搓法、弹拨法等。

3. 由轻到重，匀和舒适　推拿力量的大小，直接影响到治疗的功效，手法操作须达到一定阈值才会激发人体应答，获得良好治疗效果。力量太小，则达不到最小刺激量，无法达到预期效果；力量太大，则会造成强烈的疼痛，甚至肌肉、筋骨的损伤。因此，在推拿时，根据个体的耐受程度，由轻到重、缓和地进行尝试，予人以安全、舒适的感觉，从而取得最佳的治疗效果。女子、老人、小孩肌肉组织松弛，按摩力量要注意减小，以免发生损伤。

二、功效及作用

1. 疏通经络，行气活血　首先，通过推拿作用于肌肤、筋脉，可以促进气血流通，如《素问·血气形志篇》说："病有悸恐，经络不通，病生于不仁，治之以按摩醪药。"其次，通过手法的反复施行，可以使肌肤发热，从而加速气血的流通，如《素问·举痛论》说："寒气客于背俞之脉则脉泣，脉泣则血虚，血虚则痛，其俞注于心，故相引而痛，按之则热气至，热气至则痛止矣。"

2. 调和脏腑，平衡阴阳　因为腧穴是脏腑气血循经输注于肌表的特定部位，通过推拿体表的相应腧穴，施以补泻手法，可以对相应的脏腑气血起到调整作用，从而促进脏腑功能的恢复。根据《黄帝内经》"谨察阴阳所在而调之，以平为期"的原则，以及辨证分型，采用或轻、或重、或缓、或急、或刚、或柔等不同刺激量的推拿手法，使虚者补之，实者泻之，热者寒之，壅者通之，结聚者散之，邪在皮毛者汗而发之，病在半表半里者和而解之，改变人体阴阳失调的状态，从而恢复阴阳的相对平衡状态。

三、适宜人群

推拿养生法，施法安全，施术简单，没有特殊的器具、场地要求，仅用手等身体部位，或借助一些简单的身边器具，就可完成，保健治疗效果良好，适宜男女老少各种人群使用。如用熨目明目增视，鸣天鼓聪耳增听，摩膻中调气宁心，捏脊调和脏腑，摩腹健脾强身，擦涌泉补肾安神等。

四、禁忌及注意事项

1. 严重内科疾病，如严重心脏病、呼吸系统疾病、脑血栓或脑出血急性发作期，应禁用推拿手法。

2. 传染病，如肝炎、结核病，或某些感染性疾病，如丹毒、骨髓炎等禁用推拿手法。

3. 恶性肿瘤部位禁用按摩手法。

4. 伴有出血倾向的血液病患者禁用推拿。

5. 骨折部位不宜推拿治疗。

6. 皮肤疾病，如湿疹、癣、疱疹、疥疮等，禁在患处推拿治疗。

7. 女性在月经期，其腰骶部和腹部不宜做推拿治疗。

8. 年老体弱、久病体虚，或者过饥过饱，酒醉后均不宜或慎用推拿治疗。

附：小儿推拿养生

小儿推拿养生是以揉法、推法、捏法等手法作用于小儿特有的腧穴上，调理小儿脏腑经络功能或促进小儿发育的推拿技术。以其腧穴的操作手法不同，功效各异。因操作手法方向、轻重变化而有补泻之分。小儿推拿对腹泻、便秘、疳积、遗尿、发热、咳嗽等常见儿科疾病有较好的治疗作用，已被广泛地应用于小儿保健领域。

（一）操作内容

1. 常用小儿特定穴

（1）坎宫：自眉头起沿眉向眉梢成一横线。操作时两拇指自眉心向眉梢做分推，称推坎宫，一般推 30~50 次。具有疏风解表、醒脑明目的作用。

（2）天门（攒竹）：两眉中间至前发际成一直线。操作时两拇指自下而上交替直推，称开天门，一般推 30~50 次。具有发汗解表、镇静安神的作用。

（3）耳后高骨：耳后高骨下凹陷处。操作时两拇指或中指端揉，称揉耳后高骨，一般推 30~50 次。具有疏风解表、祛风散寒的作用。

（4）天柱骨：颈后发际正中至大椎穴成一直线。操作时用拇指或食、中指自下而上直推，称推天柱骨，一般推 50~100 次。具有降逆止呕、祛风散寒的作用。

（5）乳根：乳头下 2 分。操作时中指端揉乳根 20~50 次，具有宽胸理气、止咳化痰的作用。

（6）乳旁：乳头外旁开 2 分。操作时中指端揉乳旁 20~50 次，具有宽胸理气、止咳化痰的作用。

（7）胁肋：从腋下两胁至天枢处。操作时以两胁腋下搓摩至天枢处 50~100 次。具有顺气化痰、除胸闷的作用。

（8）腹：腹部。两手沿肋弓边缘或自中脘至脐，向两旁分推，称分推腹阴阳；掌或四指摩称摩腹。分推 100~200 次；摩腹 5 分钟。具有调理胃肠、健脾和胃、理气消食的作用。

（9）丹田：小腹部脐下 2 寸与 3 寸之间。具有健脾和胃、理气消食的作用。

（10）肚角：天枢穴下 2 寸，脐旁两侧的大筋。操作时用拇指中三指做拿法，称拿肚角；或用中指端按，称按肚角。按 3~5 次。具有止腹痛的作用。

（11）脊柱：大椎至尾骨尖端成一直线。用食中二指面自上而下做直推，称推脊；用捏法自下而上称为捏脊。每捏三下再将脊背上提一下，称为三捏一提。推 100~300 次，捏 3~5 次。具有调阴阳、理气血、和脏腑、通经络、培元气等作用。

（12）七节骨：第四腰椎棘突至尾椎骨端成一直线。用拇指端桡侧缘或示、中二指面自下向上或自上而下直推，分别称为推上七节骨和推下七节骨，100~300 次。具

笔记

有温阳止泻、泻热通便的作用。

（13）龟尾：尾椎骨端。拇指端或中指端在患儿尾椎骨端作揉法，100~300次。具有调理大肠的作用。

（14）脾经：拇指末节罗纹面（或拇指桡侧缘自指端到指根）。用拇指面沿儿童拇指桡侧缘做由指端向指根方向的直推为补，称补脾经；由指根向指端方向直推为清，称清脾经，100~500次。补脾经具有健脾胃、补气血的作用，清脾经具有清热利湿、化痰止呕的作用。

（15）肝经：示指末节罗纹面。自指尖向食指掌面末节指纹方向直推为补，称补肝经；自食指掌面末节指纹推向指尖为清，称清肝经。100~500次。具有平肝泻火、息风镇静和解郁除烦的作用。

（16）心经：中指末节罗纹面。自指尖向中指掌面末节指纹方向直推为补，称补心经；自中指掌面末节指纹推向指尖为清，称清心经。100~500次。清心经具有清心泻火的作用，补心经具有养心安神的作用。

（17）肺经：无名指末节罗纹面。自指尖向无名指掌面末节指纹方向直推为补，称补肺经；自无名指掌面末节指纹推向指尖为清，称清肺经。100~500次。清肺经具有宣肺清热的作用，补肺经具有补益肺气的作用。

（18）肾经：小指末节罗纹面。自小指指根向指尖方向直推为补，称补肾经；自指尖推向指根方向直推为清，称清肾经。100~500次。补肾经具有补肾益脑、温养下元的作用，清肾经具有清利下焦的作用。

（19）小肠：小指尺侧边缘，自指尖到指根成一直线。自指尖直推向指根为补，称补小肠；反之为清，称清小肠。100~300次。具有清利下焦的作用。

（20）大肠：示指桡侧缘，自示指尖至虎口成一直线。从食指尖直推至虎口为补，称补大肠；反之为清，称清大肠。100~300次。补大肠具有温中止泻的作用，清大肠具有清利肠腑的作用。

（21）四横纹：掌面示、中、无名、小指第一指间关节横纹处。拇指甲掐揉称掐四横纹；四指并拢，用拇指从四指横纹处推向小指横纹处，称推四横纹。推、掐各5次，推100~300次。掐四横纹具有退热除烦的作用，推四横纹具有调中行气的作用。

（22）胃经：拇指掌面近掌端第一节（或大鱼际桡侧赤白肉际处）。自拇指根向掌根方向直推为补，称补胃经；反之为清，称清胃经。100~500次。清胃经具有和胃降逆的作用，补胃经具有健脾胃、助运化的作用。

（23）小天心：手掌大小鱼际交接处凹陷中。中指端揉之，称揉小天心；拇指甲掐之，称掐小天心。

（24）运水入土、运土入水：手掌面，大指根至小指根，沿手掌边缘一条弧形曲线。拇指处为土，小指处为水。自拇指根沿手掌边缘经小天心（大小鱼际交界处凹陷中）推至小指根，称为运土入水；反之称为运水入土。重复操作100~300次。

（25）大横纹：仰掌，手掌面腕掌关节横纹。近拇指端称阳池，近小指端称阴池。两拇指自掌后横纹中向两旁分推，又称分阴阳；自两旁向总筋合推，称合阴阳。推30~50次。具有平衡阴阳、调和气血的作用。

（26）二扇门：掌背中指根本节两侧凹陷处。拇指甲掐之，称掐二扇门；拇指偏峰按揉，称揉二扇门。掐5次；揉100~500次。具有安神镇惊的作用。

笔记

（27）膊阳池：在手背一窝风（手背腕横纹中央之凹陷中）上3寸处。拇指甲掐之或指端揉之，称掐膊阳池或揉膊阳池。掐3~5次；揉100~300次。具有通便的作用。

（28）三关：前臂桡侧，阳池至曲池成一直线。用拇指桡侧面或食中指面自腕推向肘，称推三关；屈儿童拇指，自拇指外侧端推向肘称为大推三关。100~300次。具有补气行气、温阳散寒、发汗解表的作用。

（29）六腑：前臂尺侧，阴池至肘成一直线。用拇指侧面或食中指面自肘推向腕，称退六腑或推六腑。100~300次。具有清热、凉血、解毒的作用。

（30）天河水：前臂正中，从腕横纹至肘横纹成一直线。用示指和中指面自腕推向肘，称清天河水；用示指和中指蘸水自总筋处，一起一落弹打如弹琴状，直至洪池，同时一面用口吹气随之，称打马过天河。推100~300次。具有清热解表、泻火除烦的作用。

除以上穴位之外，针灸穴位也在小儿推拿中得到应用，相关的穴位参见针灸技术中的穴位部分。

2. 常用手法

（1）推法：推法是以指、掌、拳或肘等着力于施术部位上，沿皮肤表面做单向直线或弧形推动的手法。用于小儿时，多以指、掌等置于施术部位上，保持均衡的压力，沿皮肤表面做单向直线或弧形推动。如果直接在皮肤上操作，需要涂抹介质（即用油、水、膏、粉等润滑物质作为中介后，再作手法操作），其操作力度以不带动皮下组织为宜。以下各种推法均要遵循这一要求。

①直推法：用拇指桡侧或指面，着力于施术部位，余四指置于对侧或相应的位置以固定助力，拇指保持一定的压力，依靠拇指掌指关节运动带动手指运动，沿皮肤表面做单方向直线推动。或以中指罗纹面、示中二指并拢，或示指、中指、无名指并拢后的罗纹面等部位着力于施术部位，腕关节伸直，依靠肘关节的屈伸活动带动手指运动，使手指掌面沿皮肤表面做单向直线推动。频率大约200~300次/min，用力均匀，始终如一。

②分推法：用两手拇指桡侧或指面，或示中指指面自穴位向两旁分向推动；或作“∧”形推动。

③旋推法：以拇指指面在穴位上顺时针方向旋转推动。

④合推法：以两拇指罗纹面自穴两旁向穴中推动合拢。

（2）揉法：见“推拿养生方法技术”。

（3）摩法：用掌心或并拢的除拇指外的其余四指指面附着在体表做轻柔缓和的环形运动的手法。

（4）捏脊法：捏法之一。用拇指指端桡侧缘向头部方向顶住脊柱或脊柱两侧皮肤，示、中指前按，三指相对轻捏皮肤，双手交替捻动向前推进，从龟尾处到大椎穴。或者示指屈曲，用示指中节桡侧紧贴脊柱两侧皮肤，拇指前按，两指相对轻捏皮肤，双手交替捻动向前推进，从龟尾处到大椎穴。

（5）捣法：用中指指端着力，或手指屈曲，以示或中指近侧指间关节的背侧着力，有节奏地叩击穴位。

在实际运用中，上述这些基本操作方法可以单独或组合运用，也可以选用属于小儿推拿技术的其他手法或复式操作，比如黄蜂入洞、开璇玑、运土入水、运水入土等，

笔记

视具体情况而定。

（二）功效及作用

1. 疏通经络、行气活血　经络，内属于脏腑，外络于肢节，通达表里，贯穿上下，构成经脉网络，遍布全身，将人体各脏腑器官联系成一个有机的整体。运用推拿手法作用于小儿经络穴位，可疏通经络、行气活血，从而达到养生保健的目的。

2. 调整脏腑功能，提高人体正气　脏腑的功能是维持人体正常生理活动的关键，脏腑的功能与人体正气有着直接的关系。只要机体正气充盛，致病因素就不容易影响人体。当脏腑功能失调或衰退时，则邪气壅盛，正气虚弱，易发生疾病。通过推拿手法作用于小儿经络穴位，可以改善脏腑功能，扶正祛邪，增强机体的抗病能力，使机体处于良好的功能状态。

（三）适宜人群

小儿推拿养生适宜于小儿日常保健、小儿免疫力低下、生长发育偏慢等，以及消化不良、感冒、近视等常见疾病的防治。

（四）禁忌及注意事项

1. 手法宜轻快柔和、平稳着实。

2. 患儿应采取舒适而又利于操作的体位。

3. 小儿皮肤娇嫩，小儿推拿时切勿抓破小儿皮肤。小儿推拿一般可使用按摩油、爽身粉、食用淀粉等介质，以防推拿时皮肤破损。

4. 穴位局部有表皮破损者禁用。

5. 小儿过饥或过饱，均不利于小儿推拿疗效的发挥。在小儿哭闹之时，要先安抚好小儿的情绪，再进行小儿推拿。

第四节　拔罐养生

拔罐养生法是以罐为工具，利用燃烧、抽吸、蒸汽等方法造成罐内负压，使罐吸附于腧穴或相应体表部位，使局部皮肤充血或瘀血，以达到防治疾病、强壮身体的外治方法。拔罐法古称角法，又称吸筒法。最早记载见于马王堆出土的帛书《五十二病方》中对痔疾采取“以小角角之”的治法，说明当时是以角法作为治疗痔疾的主要手段之一。

20世纪50年代后，罐具种类得到发展，从角罐、竹罐、陶瓷罐发展到玻璃罐和塑料罐等。拔罐的方法也呈现出多样化的特点，如火罐法、煮罐法和抽气罐法等。罐法的应用也有闪罐法、走罐法、留针拔罐法、刺络拔罐法等多种形式。拔罐法的主治范围也得到不断扩大，在中医养生领域也得到了广泛的应用。

一、操作内容

1. 罐的种类　罐的种类很多，常用的有玻璃罐、竹罐、抽气罐、陶罐、多功能罐等。

（1）玻璃罐：采用耐热的玻璃制成，形状如笆斗，肚大口小，口边微厚而略向外翻，内外光滑，大小规格多样。玻璃罐是应用最多的一类罐，常常用于留罐、闪罐、走罐和刺络拔罐。优点是质地透明，使用时可以直接观察罐内皮肤的充血、瘀血等变化，便于掌握拔罐治疗的程度。缺点是容易破碎。

笔记

（2）竹罐：用直径3~5cm坚固无损的竹子，截成长约6~10cm的竹筒，一端留节做底，另一端做罐口。经去皮、取圆、锉底、做细、见光、磨口、水煮、取膜等工艺，制成管壁厚度约为2~3mm，中间呈腰鼓型的竹罐。它的优点是取材容易、制作简便、轻巧价廉、不易摔碎，适宜药煮。缺点是容易燥裂、漏气、吸着力不大，久置干燥后，易燥裂漏气，且不便观察施术部位的情况。

（3）抽气罐：抽气罐是指用手动或电动的方法将罐内空气排出的拔罐器具。抽气罐分为连体式与分体式两类。抽气罐优点是可以避免烫伤，操作方法容易掌握。不足之处是没有火罐的温热刺激。由于抽气罐操作方便，不会烫伤患者。此外，一些电动抽气罐的应用日益增多。

在没有特制罐时，可选用代用罐。凡是口小腔大、口部光滑平整、耐热，并能产生一定吸拔力的器具均可选用。最为常用的就是玻璃罐头瓶，其他如杯子、小口碗等。用时需选瓶口光滑、无破损者，以免伤及皮肤。

2. 拔罐的方法

（1）火罐法：利用燃烧时的热量使罐内的气体膨胀而排除空气，拔吸后罐内空气的迅速收缩使罐内气压低于外面大气压，借此将罐吸着于施术部位的皮肤上。火罐法其吸拔力的大小与罐具的大小和深度、罐内燃火的温度和方式、扣罐的时机与速度及空气在扣罐时再进入罐内的多少等因素有关。如罐具深而大，在火力旺时扣罐，罐内热度高、扣罐动作快，下扣时空气再进入罐内少，则罐的吸拔力大；反之则小。可根据需要灵活掌握，常用的有以下几种方法：

①闪火法：用镊子或止血钳等夹住95%乙醇棉球，点燃后在火罐内壁中段绕1~2圈，或稍作短暂停留后，迅速退出并及时将罐扣在施术部位上。此法比较安全，不受体位限制，是常用的拔罐方法，须注意操作时不要烧罐口，以免烫伤皮肤。

②投火法：将纸折成宽筒条状，点燃后投入罐内，迅速将罐扣在施术部位。此法适用侧面拔，需注意将纸条投入罐内时，未燃的一端应向下。若燃烧后罐内剩余纸筒条的长度大于罐口直径稍多时，此法即便是用于仰卧位拔罐，也不致灼伤皮肤。

③贴棉法：用直径约为2cm左右的棉花片，厚薄适中，浸少量95%的乙醇，贴在罐内壁的中段，以火柴点燃，扣在施术部位上，即可吸住。此法多用于侧面拔，需防乙醇过多，滴下烫伤皮肤。

（2）水罐法：一般选用竹罐倒置在锅内加水煮沸，使用时用卵圆钳倒挟竹罐的底端，甩去罐内沸水，并用湿毛巾紧扪罐口，趁热扣在施术部位上，即能吸住。此法适用于任何部位拔罐，其吸拔力小、操作需快捷。

（3）抽气法：先将备好的抽气罐紧扣在需拔罐的部位上，用抽气筒将罐内的空气抽出，使之产生所需负压，即能吸住，此法适用于任何部位拔罐。

3. 拔罐法的应用　拔罐时，可根据不同需要，应用不同的拔罐法。常见的拔罐法有以下几种：

①留罐法：又称坐罐法，即将罐体吸附在体表后，使罐子吸拔留置于施术部位10~15分钟，然后将罐取下。此法是拔罐中最常用的一种方法，一般疾病均可应用，可根据病变范围分别采用单罐或多罐。

②闪罐法：即将罐拔住后，立即起下，如此反复多次地拔住起下，直至皮肤潮红、

笔记

充血，或瘀血为度。多用于肌肉比较松弛，吸拔不紧或留罐有困难处，以及局部皮肤麻木、疼痛或功能减退等疾患，尤其适用于不宜留罐的施罐对象，如小儿、年轻女性的面部以及腹部、四肢部分部位。需注意闪罐大多采用闪火拔罐法，且所用的罐不宜过大。

③走罐法：又称推罐法、飞罐法。即拔罐时先在施术部位的皮肤或罐口上，涂一层凡士林等润滑油，再将罐拔住。然后，医者用右手握住罐子，向上、下或左、右需要吸拔的部位，往返推移，至所拔部位的皮肤红润、充血，甚或瘀血时，将罐取下。此法适宜于面积较大、肌肉丰厚的部位，如脊背、腰臀、大腿等部位。

④针罐法：是将针刺和拔罐相结合应用的一种方法。即在针刺留针时，将罐拔在以针为中心的部位上，留置 10~15 分钟，待皮肤红润、充血或瘀血时，起罐、起针。此法能起到针、罐配合的作用。

⑤刺络拔罐法：又称为刺血拔罐法，即在应拔罐的部位行皮肤消毒后，用三棱针点刺出血或用皮肤针叩刺后，再将火罐吸拔于点刺的部位上，使之出血，以加强刺激作用。一般刺血后拔罐留置 10~15 分钟。

4. 起罐法　起罐时用一手拿住火罐，另一手将火罐口边缘的皮肤轻轻按下，或将火罐特制的进气阀拉起，待空气缓缓进入罐内后，罐即落下。切不可硬拔，以免损伤皮肤。若起罐太快，易造成空气快速进入罐内，则负压骤减，易使患者产生疼痛。起罐后，如皮肤上有组织液或者血液，用消毒棉签擦拭即可。

二、功效及作用

火罐法是在中医理论指导下发展而成的外治法。中医认为，拔罐有调整脏腑、祛风除湿、温经散寒、活血通络、消肿止痛等作用。一般多用于风寒湿痹、腰背肩臂腿痛、关节痛、软组织闪挫伤及伤风感冒、头痛、咳嗽、哮喘、胃脘痛、呕吐、腹痛、泄泻、痛经、中风偏枯等。此外，拔罐疗法也广泛应用于预防保健。拔罐的作用主要体现在以下几方面。

1. 负压作用　拔罐通过燃烧或抽气等方法，可排去罐内空气，罐内外空气压力差能使局部毛细血管通透性增加，部分毛细血管破裂，少量血液进入组织间隙，从而出现瘀血现象。这种瘀血现象属于一种轻微损伤，但这种损伤多数情况下属于良性刺激，能调动人体的免疫系统，增强人体的抗病能力。此外，拔罐的负压刺激，能促进血液及淋巴液循环，增强新陈代谢，增加局部组织的营养供给，增加血管壁的通透性和白细胞的吞噬活动，从而增强机体功能和免疫能力。

2. 温热作用　拔罐法对局部皮肤有温热刺激作用，以大火罐、水罐、药罐最明显。温热刺激能使血管扩张，促进以局部为主的血液循环，改善充血状态，加强新陈代谢，使体内的废物、毒素加速排出，改变局部组织的营养状态，增强血管壁通透性，增强白细胞和网状细胞的吞噬力，增强局部耐受性和机体的抵抗力，从而达到促使疾病好转的目的。

3. 调节作用　拔罐法的调节作用是建立在负压和温热作用的基础上的。首先是对神经系统的调节作用。拔罐时的负压刺激和温热刺激，通过皮肤感受器和血管感受器的反射途径传到中枢神经系统，从而产生反射性兴奋，借此调节大脑皮层的兴奋与抑制过程，使之趋于平衡。其次是调节微循环，提高新陈代谢。

笔记

三、适宜人群

拔罐法适用于各种体质人群的养生保健及各类亚健康状态、疲劳、疼痛、软组织损伤性疾病的防治。

四、禁忌及注意事项

1. 拔罐时要选择适当体位和肌肉丰满的部位，骨骼凹凸不平及毛发较多的部位均不适宜。

2. 拔罐时要根据不同部位选择大小适宜的罐，拔罐的吸附力度应视病情而定，身体强壮者力量可稍大，年老体弱及儿童力量应小。

3. 拔罐和留罐中要注意观察施罐对象的反应，如有不适感应立即取罐；严重者可让施罐对象平卧，保暖并饮热水或糖水，还可揉内关、合谷、太阳、足三里等穴。

4. 注意勿灼伤或烫伤皮肤，若烫伤或留罐时间太长而皮肤起水疱时，水疱勿需处理，仅敷以消毒纱布，防止擦破即可。水疱较大时用消毒针将水放出，涂以龙胆紫药水，或用消毒纱布包敷，以防感染。

5. 皮肤有过敏、溃疡、水肿、高热抽搐者和孕妇的腹部、腰骶部位不宜拔罐。

第五节 刮痧养生

刮痧起源于我国古代，是广大人民在长期的医疗实践中创造出来的一种外治方法，用于治疗“痧”一类的疾病。由于这种方法操作简便，取材方便，运用灵活，且具有很好的医疗保健效果，所以备受广大人民群众的欢迎，一直流传于民间。

刮痧养生是利用一定的工具，或苎麻、棉纱一团，或铜钱银元，或瓷碗、瓷调羹，或小蚌壳，或檀木香板、沉木香板，或木梳背，或水牛角板，以及盐、姜等，蘸上水或香油、或润滑剂之类，在人体某一部位的皮肤上进行刮摩，使皮肤发红充血，呈现一块块或一片片的紫红色的斑点，以达到预防疾病、强身健体的目的。

刮痧属于中医的外治疗法，既往常用于夏秋季节，因受秽浊、疫气而引起的“痧”一类疾病，即我们通常所说的“痧症”。后来随着医疗的发展，其运用越来越广泛，不仅用于痧症，而且还可用于内科、妇科、儿科、外科、五官科等多种疾病以及养生保健领域。刮痧不仅可以治病，还可以保健和预防疾病，增强机体免疫功能。刮痧养生易学易练，方法简便，不受场地、时间限制，坐、站、卧都可以刮，安全无副作用。在养生保健领域具有广阔的前景。

一、操作内容

刮痧常用器具是刮痧板，或砭石、水牛角、玉石等。常用的介质为刮痧油、润肤乳、精油等。

选择刮痧部位顺序的总原则为先头面后手足，先背腰后胸腹，先上肢后下肢，逐步按顺序刮痧。全身刮痧者，顺序为：头、颈、肩、背腰、上肢、胸腹及下肢；局部刮痧者，如颈部刮痧顺序为头、颈、肩、上肢；肩部刮痧顺序为头、颈、肩上、肩前、肩后、上肢；背腰部刮痧顺序为背腰部正中、脊柱两侧、双下肢。刮痧方向的总原则为由上向

笔记

下、由内向外，单方向刮拭，尽可能拉长距离。

刮痧的具体操作，一般可以分为两种：

一是直接刮痧疗法。所谓直接刮痧疗法，就是医者用工具，直接刮摩人体某个部位的皮肤上，使皮肤发红、充血，而呈现出紫红色或暗黑色的斑点来。这种方法多半用于体质比较强壮而病症又属于实盛之候。由于它是物理治疗，直接作用于人体皮肤之上，因而它对人体造成的刺激性较大，一般体质虚弱或是老年人群，以及皮肤细嫩的婴儿、幼小儿童人群，不能承受。当然也有应用的，但操作手法一定要轻柔、和缓，而不可用力过猛。

二是间接刮痧疗法。间接刮痧法就是医者在施术时，用一块毛巾或棉布之类隔于人体所需要刮摩的部位，覆盖在其部位的皮肤上，然后再用工具在毛巾或是棉布上进行刮摩，使皮肤发红、充血，呈现出斑点来。由于是有物所隔，间接作用于人体，所以其产生的刺激比较直接刮摩人体皮肤所产生的刺激相对来说要弱一些。这种间接刮摩方法多半用于婴儿、幼小儿童，年老体弱人群。

刮痧疗法的操作手法有平刮、竖刮、斜刮、角刮等，这是运用刮痧板的平、边、弯、角而采取的不同操作手法。所谓平刮，就是用刮痧板的平边着力于施刮部位上，按一定的方向进行较大面积的平行刮摩。竖刮也是用刮痧板的平边着力于施刮的部位上进行较大面积的刮摩，所不同的是方向为竖直上下。斜刮是斜行刮摩，以平、边、弯着力于施刮部位上，是用于人体某些部位不能进行平、竖刮情况下所采用的操作手法。角刮是用刮痧板的边、角着力于施刮处，进行较小面积的刮摩，如鼻沟处、神阙、听宫、听会处耳屏处、肘窝处。

二、功效及作用

刮痧养生的作用主要是通过刮拭体表经络，调整人体经络气血的运行而实现的。可采用不同的刮拭手法，通过对相关经络穴位进行或泻、或补、或补泻结合之手法，来调整经络气血的运行，使阴阳达到平衡，经络气血充盛，皮肤腠理致密，起到保健养生的作用。

1. 提高人体正气　中医认为，正气不足是发病的内在因素，而邪气亢盛是发病的外在条件。邪盛正衰，人体就会发病。而正盛邪衰，则不会发病。即所谓“正气存内，邪不可干”，“邪气所凑，其气必虚”也。疾病的发生是一个渐进的过程，当人体正气不足时，经络气血运行发生轻度障碍，人体表现出精力减退，易于疲劳。此时，如能坚持保健刮痧，即可激发和调节经络脏腑功能，及时清除代谢产物，促进机体的新陈代谢，恢复人体正气，发挥自身愈病能力，则不但可以预防疾病的发生，还可延缓衰老。

2. 调节脏腑经络功能　通过刮痧刺激机体经络腧穴部位，通过穴位刺激和疏通经络，可激发和调节经络脏腑功能，不仅可增强机体的抗病能力，而且对已病患者也可起到已病防变的作用。外邪侵袭人体，如果不及时诊治，病邪即由表及里，由轻变重，正气损伤亦会更趋严重，如能掌握疾病发生及传变规律，在病邪尚未传变之前，就做好未受邪之处的预防，则可有效地防止病邪之传变，有利于正气的恢复，使患者在初起阶段即可获愈。根据气血运行的五行生克制化规律来指导刮痧治疗的正确选经取穴，就可达到已病防传的目的。

三、适宜人群

刮痧法适用于各种体质人群的养生保健及各类亚健康状态、疲劳、疼痛、常见免疫力低下疾病、软组织损伤性疾病的防治。

四、禁忌及注意事项

1. 刮痧时选取适当的刮痧部位，以经脉循行和病变部位为主，刮痧部位应用75%乙醇棉球消毒，或用热毛巾、一次性纸巾、生理盐水棉球等进行清洁，然后取适量刮痧介质，置于清洁后的拟刮拭部位，用刮痧板涂抹均匀。刮痧后用干净纸巾、毛巾或消毒棉球将刮拭部位的刮痧介质擦拭干净。

2. 刮痧时应注意室内保暖，尤其是在冬季应避免感受风寒；夏季刮痧时，应避免风扇、空调直接吹刮拭部位。

3. 刮痧过程中产生的酸、麻、胀、痛、沉重等感觉，均属正常反应。刮痧后皮肤出现潮红、紫红色等颜色变化，或出现粟粒状、丘疹样斑点，或片状、条索状斑块等形态变化，并伴有局部热感或轻微疼痛，都是刮痧的正常反应，数天后即可自行消失，一般不需进行特殊处理。

4. 刮痧过程中若出现头晕、目眩、心慌、出冷汗、面色苍白、恶心欲吐，甚至神昏仆倒等晕刮现象，应立即停止刮痧，使施刮对象呈头低脚高平卧位，饮用温开水或温糖水，并注意保暖，必要时用刮痧板点按施刮对象的百会、人中、内关、足三里、涌泉穴。

5. 刮痧结束后，最好饮一杯温水，不宜即刻食用生冷食物，刮痧出痧后30分钟以内不宜洗冷水澡。

6. 年迈体弱、儿童、对疼痛较敏感的人群宜用轻刮法刮拭。

7. 凡肌肉丰满处（如背部、臀部、胸部、腹部、四肢）宜用刮痧板的横面（薄面、厚面均可）刮拭。对一些关节处、四肢末端、头面部等肌肉较少、凹凸较多的部位宜用刮痧板的棱角刮拭。

第六节 耳穴养生

耳穴养生技术是在耳郭穴位上用针刺或其他方法进行刺激，从而防治疾病、强身健体的一种方法。其应用范围较广，操作方便，且对疾病的诊断也有一定的参考意义。如通过按压、观察、电阻测定等方法，寻找阳性反应点，可以辅助诊断。

中医认为，耳穴是耳郭表面与人体脏腑经络、组织器官、四肢躯干相互沟通的部位，是人体各部在耳郭的缩影，是阳性反应点与治疗刺激点。当人体内脏或体表发生病变或功能失调时，往往在耳郭的相应部位有压痛、形态色泽改变或电阻改变，这些异常反应点可以作为诊断的依据，防治疾病的刺激部位。早在《灵枢·五邪》就有记载："邪在肝，则两胁中痛，取耳间青脉，以去其掣。"《灵枢·厥病》记载："耳聋无闻，取耳中。"唐代《备急千金要方》有取耳中穴治疗走马黄、黄疸、寒暑疫毒等病的记载。历代医学文献也有用针、灸、熨、按摩、耳道塞药、吹药等方法刺激耳郭以防治疾病，以望、触耳郭诊断疾病的论述，并一直为很多医家所应用。目前，耳穴疗法已经发展成

笔记

为常用的养生保健疗法。

一、操作内容

1. 耳穴的分布　耳穴是指分布在耳郭上的一些特定区域。耳穴在耳郭的分布犹如一个倒置在子宫的胎儿，头部朝下，臀部朝上。耳穴分布规律：与头面相应的耳穴在耳垂和对耳屏，与上肢相应的耳穴居耳舟，与躯干和下肢相应的耳穴在对耳轮体部和对耳轮上、下脚；与内脏相应的耳穴集中在耳甲，其中与腹腔脏器相应的耳穴多在耳甲艇，与胸腔脏器相应的耳穴多在耳甲腔；与消化道相应的耳穴多在耳轮脚周围。

国家标准《耳穴的名称与部位》共91穴，这里仅介绍常用的部分耳穴。

（1）耳中：在耳轮脚处。

（2）外生殖器：在对耳轮下脚前方的耳轮处。

（3）耳尖：在耳郭向前对折的上部尖端处。

（4）结节：在耳轮结节处。

（5）风溪：在耳轮结节前方，指区与腕区之间。

（6）肩：耳舟上，将耳舟分五等分，自上而下在第4等分处。

（7）膝：在对耳轮上脚中1/3处。

（8）坐骨神经：在对耳轮下脚的前2/3处。

（9）交感：在对耳轮下脚末端与耳轮内缘相交处。

（10）颈椎：在对耳轮体部将轮屏切迹至对耳轮上、下脚分叉处分为5等分，下1/5为本穴。

（11）胸椎：按上述分法，中2/5为本穴。

（12）神门：在三角窝后1/3的上部。

（13）内生殖器：在三角窝前1/3的下部。

（14）外耳：在屏上切迹前方近耳轮部。

（15）屏尖：在耳屏游离缘上部尖端。

（16）外鼻：在耳屏外侧面中部。

（17）肾上腺：在耳屏游离缘下部尖端。

（18）咽喉：在耳屏内侧面上1/2处。

（19）内鼻：在耳屏内侧面下1/2处。

（20）对屏尖：在对耳屏游离缘的尖端。

（21）缘中：在对耳屏游离缘上，对屏尖与轮屏切迹之中点处。

（22）颞：在对耳屏外侧面的中部。

（23）皮质下：在对耳屏内侧面。

（24）脾：耳甲腔的后上部。

（25）心：在耳甲腔正中凹陷处。

（26）肺：在心、气管区周围处。

（27）内分泌：在耳屏切迹内，耳甲腔的前下部。

（28）口：在耳轮脚下方前1/3处。

（29）胃：耳轮脚消失处。

（30）十二指肠：在耳轮脚上方后 1/3 处。

（31）大肠：在耳轮脚上方前 1/3 处。

（32）肾：在对耳轮下脚下方后部。

（33）胰胆：在耳甲艇的后上部。

（34）肝：在耳甲艇的后下部。

（35）牙：在耳垂正面前上部。

（36）眼：在耳垂正面中央部。

（37）面颊：在耳垂正面，眼区与内耳区之间。

（38）内耳：在耳垂正面后中部。

（39）扁桃体：在耳垂正面下部。

（40）耳背沟：在对耳轮沟和对耳轮上、下脚沟处。

2. 常用方法

（1）针刺法：常用的针具包括 1 寸短柄毫针、图钉形揿针等。

在耳穴上确定穴位或寻找反应点后常规消毒。根据需要选用 1 寸短柄毫针或用特定之图钉形揿针。进针时以左手固定耳郭，右手进针，进针深度以穿破软骨但不透过对侧皮肤为度，留针 15~30 分钟。出针后用消毒干棉球压迫针孔，防止出血。必要时再涂以乙醇或碘伏，预防感染。揿针则需外敷胶布，留针 1~2 天。

（2）耳穴压豆法：将表面光滑近以圆球状或椭圆状的中药王不留行籽或小绿豆等，贴于 0.6cm×0.6cm 的小块胶布中央，然后对准耳穴贴紧并稍加压力，使人体耳朵感到酸麻胀或发热。贴后嘱干预对象每天自行按压数次，每次 1~2 分钟。每次贴压后保持 3~7 天。

由于耳穴是人体脏腑、器官、躯体在耳部的缩影，当人体某部位发生病变时耳部相应区域就会发生异常变化，如出现压痛、变形、变色、电阻改变等，采用相应的耳穴检测方法，便可得出初步诊断，作为选穴参考。常用的耳穴探测方法如下：

①直接观察法：对耳郭进行全面检查，观察有无脱屑、水疱、丘疹、充血、硬结、疣赘、色素沉着等，出现以上变形、变色点的相应脏腑器官往往有不同程度的功能失调，可以用耳穴贴压治疗。

②压痛点探查法：当脏腑经络功能失调时，往往在耳郭上出现压痛点，而这些压痛点，大多是压豆刺激所应选用的穴位。方法是用前端圆滑的金属探棒或火柴棍，以近似相等的压力，在耳郭上探查，当探棒压迫痛点时，患者会呼痛、皱眉或出现躲闪动作。

③电测定法：用耳穴电子测定仪测定患者耳郭良导点的方法。当人体功能失调时，相应穴区会出现电阻降低，导电量增加，形成良导点。在某穴区发现良导点，提示该穴区相应的脏腑器官功能失调，可作为诊断和选取耳穴的参考。

二、功效及作用

耳与人体脏腑经络关系密切，耳穴的分布与人体各个脏腑器官相对应。同时，当人体脏腑器官或躯体发生功能失调或病变时，常可在耳郭的相应部位出现压痛敏感、变形、变色等反应，可通过多种方法刺激耳穴的相应部位，以调节脏腑器官功能，从而达到养生保健或防治疾病的目的。

笔记

三、适宜人群

耳穴养生法可广泛应用于各种体质人群的养生保健及各类亚健康状态、疲劳、疼痛、常见免疫力低下疾病、软组织损伤性疾病的防治，还常用于预防感冒、晕车、晕船、戒烟、美容等。

四、禁忌及注意事项

1. 严格消毒，预防感染。耳郭冻伤或有炎症的部位禁针。若见针孔发红、耳部胀痛，应及时用 2% 碘酒涂擦，或口服消炎药。

2. 耳针亦可发生晕针，需注意预防处理。

3. 压丸时，不要用刮动压丸的手法，以防损伤皮肤。

第七节 穴位贴敷养生

穴位贴敷是在中医理论指导下，在人体穴位上贴敷药物，通过药物的经皮吸收，刺激局部经络穴位，激发经气，以预防和治疗疾病的一种外治方法。

在贴敷时，根据其特点，又可分为天灸、敷脐法和三伏灸。采用带有刺激性的药物，贴敷穴位引起局部发疱、甚至化脓，中医称之为“灸疮”，这种特殊的穴位贴敷方法称为“天灸”“自灸”或“发疱疗法”。如果将药物贴敷于神阙穴，通过脐部吸收或刺激脐部以防治疾病时，又称“敷脐法”或“脐疗”。而选择在夏季三伏天用辛温走窜的药物贴敷穴位治疗的方法，称为“三伏灸”。

一、操作内容

（一）贴敷方药制作

1. 药物选择　凡内服方药，一般都可以熬膏或者研末进行穴位贴敷以防治相应疾病，即所谓“外治之理，即内治之理，外治之药，亦即内治之药，所异者法耳”（《理瀹骈文》）。为了促进药物透皮吸收，宜选择辛香类药物，具体可分为以下三类。

（1）走窜、开窍活络类药物：常用冰片、麝香、丁香、薄荷、樟脑、皂角、乳香、没药、花椒、肉桂、细辛、白芷、穿山甲、姜、葱、蒜、韭等。此类药物具有芳香通络作用，能够率领群药开结行滞，直达病所，拔病外出。同时也因其走窜之性强烈，易耗伤人体气血，用量宜小，不宜过量使用。

（2）刺激发疱类药物：常用白芥子、斑蝥、毛茛、蒜泥、生姜、甘遂、石龙芮、铁线莲、威灵仙、旱莲草等。此类药物对皮肤具有一定的刺激作用，可使局部皮肤充血、起疱，能够较好地发挥刺激腧穴作用，以达到调节经络脏腑功能的效果。

（3）气味俱厚类药物：常用生半夏、附子、川乌、草乌、巴豆、生南星、苍术、牵牛、番木鳖、斑蝥、大戟等。此类药物气味俱厚，药力峻猛，甚至为力猛有毒的药物。正如吴尚先所云：“膏中用药味，必得气味俱厚者方能得力。”这类药物在应用时，应注意掌握用量及贴敷时间，不宜用量过大，贴敷时间也不宜过长。

2. 赋形介质　赋形剂能够帮助药物的附着，促进药物的渗透吸收，因此，赋形剂选用适当与否，直接关系到保健治疗的效果。现代穴位贴敷中主要常用赋形剂为：

笔记

水、盐水、白酒或黄酒、醋、生姜汁、蒜泥、蜂蜜、鸡蛋清、凡士林等。此外，还可针对病情应用药物的浸剂作赋形剂。

（1）水：可将药粉调为散剂、糊剂、饼剂等，既能使贴敷的药物保持一定的湿度，又有利于药物附着和渗透。

（2）盐水：性味咸寒，能软坚散结、清热、凉血、解毒、防腐，并能矫味。

（3）酒：性大热、味甘、辛。能活血通络，祛风散寒，行药势，矫味矫臭。用酒调和贴敷药，则可起到行气、通络、消肿、止痛等作用，促使药物更好地渗透吸收以发挥作用。

（4）醋：性味酸苦、温。具有引药入肝、理气、止血、行水、消肿、解毒、散瘀止痛、矫味矫臭作用。应用醋调和贴敷药，可起解毒、化瘀、敛疮等作用。

（5）生姜汁：性味辛、温。升腾发散而走表，能发表，散寒，温中，止呕，开痰，解毒。

（6）蒜汁：性温味辛。能行滞气，暖脾胃，消癥积，解毒，杀虫。

（7）蜂蜜：性凉味甘。具有促进药物吸收的作用，有“天然吸收剂”之称，不易蒸发，能使药物保持一定湿度，对皮肤无刺激性，具有缓急止痛，解毒化瘀，收敛生肌功效。

（8）鸡蛋清：能清热解毒，含蛋白质和凝胶，能增强药物的黏附性，可使药物释放加快，但容易干缩和变质。

（9）凡士林：医用凡士林，呈半透明状，主要用于医药上配制各种软膏、眼膏的基质，还可用于皮肤保护油膏。凡士林黏稠度适宜，穿透性较好，能促进药物的渗透，可与药粉调和为软膏外敷。

（10）麻油或植物油：麻油调和贴敷药，能增强药物的黏附性，可润肤生肌。

（11）透皮剂：透皮剂是近年来新兴的一种制剂，可增加皮肤通透性，促进药物透皮吸收，增强贴敷药物的作用。目前常用的透皮剂氮酮为无色至微黄透明油状液体，性质稳定、无毒、无味、无刺激性，且促透效率相当高，是目前理想的促透剂之一。

3. 贴敷剂型　目前常见的穴位贴敷剂型有：散剂、糊剂、饼剂、丸剂、锭剂、软膏剂、硬膏剂、橡胶膏剂、涂膜剂、贴膏剂、药袋、磁片等。

（1）散剂：是将药物研为极细粉末，过 80~100 目筛，混合均匀后，用水调和成团，根据具体需要，涂在不同大小的胶布面上，直接贴敷于穴位上。此方法制作简便，可根据病情变化随时增减药味和药量，储存方便，应用较广泛。也可将药末直接撒布在普通膏药中间贴于穴位上。

（2）糊剂：将粉碎过筛的药末，加入酒、醋、姜汁、鸡蛋清、水等赋形剂调为糊状，敷贴于穴位上，外用纱布、胶布固定。糊剂可使药物缓慢释放，延长药物作用的时间，缓和药物毒性。

（3）饼剂：将药物粉碎研细过筛后，加入适量面粉等黏合剂搅拌均匀，压制成小饼状，可入笼蒸熟，并贴敷于穴位上。有些药物本身具有黏稠性，也可直接捣成饼状贴敷。使用量应根据疾病轻重和穴位的部位而定。

（4）丸剂：将药物粉碎过细筛后，拌和适当的黏糊剂制成，便于应用。

（5）锭剂：将药物研碎过筛后，加水或面糊等赋形剂适量，制成锭形，晾干，使用

笔记

时加水或醋磨糊，涂敷于穴位上。可减少配制过程的麻烦，方便储存，适应于慢性疾病的保健。

（6）软膏剂：将药物粉碎过细筛或经提取浓缩后的浸膏，加入适宜的基质调匀并熬成膏状，使用时摊贴于穴位上。本剂型的渗透性较强，药物释放得慢，具有黏着性和扩展性。

（7）硬膏剂：将药物放入麻油或豆油内浸泡1~2日，将油放锅内加热，炸枯后过滤，药油再熬至滴水成珠时，加入铅丹或广丹，摊涂于厚纸、布等材料中央做成固体膏剂。使用时可直接贴用或加热后贴于穴位。本剂型作用持久，保存方便。

（8）橡胶膏剂：是以橡胶为基质的含药硬膏剂，黏着力好，成品稳定性高，使用方便。但制备工艺较复杂，成本也较高。

（9）涂膜剂：是利用现代工艺以高分子聚合物为成膜材料，制成的含药涂膜剂，为一种新颖的骨架型经皮给药方法，使用时涂于皮肤特定穴位上。

（10）贴膏剂：采用高分子材料作基质而制成，具有药物容量高、剂量准确，透皮性、贴敷性、保湿性好，贴着舒适，不污染衣物等特点，是具有良好发展前景的外用中药新剂型。

4. 贴敷方法 在进行穴位贴敷保健时，应根据所选穴位，采取适当体位，方便贴敷顺利进行。

（1）腧穴部位消毒：贴药前，通常用75%乙醇棉球行贴敷穴位的局部消毒，然后敷药。因为皮肤受药物刺激会产生发红、水疱，甚至破损，消毒是为了防止继发感染。

（2）贴敷药物固定：为了保证药物疗效的发挥，对于所敷之药，无论是糊剂、膏剂或捣烂的鲜品，均应将其很好地固定，以防止药物移动或脱落。

固定方法一般可直接用胶布固定，也可先将纱布或油纸覆盖其上，再用胶布固定。若贴敷在头面部，外加绷带固定特别重要，还可防止药物掉入眼内，避免发生意外。目前有专供贴敷穴位的特制敷料，使用固定都非常方便。如需换药，可用消毒干棉球蘸温水或各种植物油，或石蜡油轻轻揩去黏在皮肤上的药物，擦干后再敷药。

（3）贴敷时间控制：多依据选用的药物、体质情况而定，以贴敷者能够耐受为度。成人一般以2~6小时为宜，以皮肤感觉和耐受程度为观察指标，避免灼伤皮肤。对于老年、小儿、体质虚弱者贴敷时间可以适当缩短。贴敷期间出现皮肤过敏，难以耐受的瘙痒、疼痛感觉者应该立即终止贴敷。

穴位贴敷也可以配合其经络腧穴其他养生方法，如灸法、针刺、拔罐等。

（二）指导原则

1. 养生保健和亚健康状态的调理。在应用时常选用补阴壮阳、益气活血、温经通络的药物，穴位多选用关元、膏肓、气海、足三里、五脏的背俞穴等具有强壮作用的穴位，起到增强人体正气，提高抗病能力，预防疾病的作用。

2. 疾病的辅助调养。穴位贴敷可用于内、外、妇、儿、皮肤、五官等疾病的保健和辅助调理，但使用过程中，可通过药物和穴位的选择，进行辨证论治，辨体施养。

3. 实施穴位贴敷前要详细询问病史，对贴敷药物过敏者切勿使用本方法。贴敷后应注意观察皮肤有无过敏、皮疹及糜烂溃破现象，一旦有不适情况，立即停用。

笔记

4. 取穴应少而精，以脏腑经络学说为基础，辨证选穴，穴位选取重在少而精，一般以6~8穴为宜。一般选择离病变器官组织最近、最直接的穴位、阿是穴等。对一些慢性病的保健调理，可采用几组穴位轮换交替的使用方法，每次贴敷一组穴位。同一部位不宜连续贴敷过久，以免药物刺激太久，造成皮肤溃疡。

5. 药物保存宜密闭、低温保存，配制好的药物不可放置过久。

（三）异常情况处理

贴敷后局部皮肤可出现潮红、轻微红肿、小水疱、微痒、烧灼感、色素沉着等情况，均为药物的正常刺激作用，不需特殊处理，但应注意保持局部干燥，不要搓、抓局部，也不要使用洗浴用品及涂抹其他止痒药品，防止对局部皮肤的进一步刺激。若出现以下异常情况，应及时进行处理。

1. 贴敷药物后，局部出现热、凉、麻、痒或轻度疼痛属正常现象，如贴敷处有烧灼或针刺样剧痛，难以忍受时，可提前揭去药物，及时终止贴敷。

2. 皮肤过敏可外涂抗过敏药膏，若出现范围较大、程度较重的皮肤红斑、水疱、瘙痒现象，应立即停药，进行对症处理。出现全身性皮肤过敏症状者，应及时到医院就诊处理。

3. 皮肤出现小水疱，可表面涂以甲紫（龙胆紫）溶液，任其自然吸收。水疱较大者，可先用消毒针从水疱下端挑破，排尽疱液，或用一次性注射器抽出疱液，然后涂以龙胆紫溶液收敛，破溃水疱处也可涂以消炎软膏，外用消毒敷料包扎，以防感染。如果水疱体积巨大，或水疱中有脓性分泌物，或出现皮肤破溃、露出皮下组织、出血等现象，应到专业医院对症治疗。

二、功效及作用

1. 疏通经络，行气和血　贴敷时对穴位的刺激作用，可以疏通经络、调和气血，达到对机体内外的调理作用。

2. 调和阴阳，补虚去实　贴敷的药物，可以根据体质、所需养护组织器官的需要，灵活组方，方药可以研末，或做成特殊剂型。通过贴敷，药物可以经皮吸收，随经脉气血循行一身上下，可以调整阴阳、脏腑、气血的平衡，去之有余，补其不足。

三、适宜人群

穴位贴敷，可用于各类人群的常规养生保健和亚健康状态的调理，也可用于内、外、妇、儿、皮肤、五官等科的常见疾病的保健和辅助调理。

四、禁忌及注意事项

1. 贴敷期间禁食生冷、海鲜、辛辣刺激性食物。
2. 贴敷药物后注意局部防水。
3. 对胶布过敏者，可选用低过敏胶带或用绷带固定贴敷药物。
4. 小儿皮肤娇嫩，不宜用刺激性太强的药物，贴敷时间也不宜太长。
5. 对于残留在皮肤的药膏等，不宜用汽油或肥皂等有刺激性物品擦洗。
6. 贴敷局部皮肤有创伤、溃疡、感染或有较严重的皮肤病者，应禁止贴敷。
7. 颜面五官部位、关节、心脏及大血管附近，慎用贴敷，不宜用刺激性太强的药物

笔记

进行发疱，避免发疱遗留瘢痕，影响容貌或活动功能。

8. 孕妇腹部、腰骶部以及某些可促进子宫收缩的穴位，如合谷、三阴交等，应禁止贴敷，有些药物如麝香等孕妇禁用，以免引发流产。

9. 糖尿病、血液病、发热、严重心肝肾功能障碍者慎用。

10. 艾滋病、结核病或其他传染病者慎用。

附：敷脐养生

敷脐养生法是利用少量中草药敷贴于脐部神阙穴，通过脐部对药物的吸收，激发经络之气，以疏通经络、调和气血、调整脏腑的阴阳平衡，从而防治疾病的一种养生方法。

敷脐疗法有着悠久的历史，它是在古代药熨、敷贴的基础上发展起来的。春秋战国时期的帛书《五十二病方》所载300方中，外治法达一半以上，其中包括肚脐填药、敷药、涂药及角灸脐法等。《黄帝内经》对脐的论述中有脐与十二经脉、五脏六腑相关学说，以及脐的生理、病理等内容，为脐部疗法的发展奠定了坚实的理论基础，但并没有针对脐疗的专门论述。隋唐时期，脐疗法相关理论和应用均得到进一步发展，脐疗法种类和应用技术进一步扩充。如《备急千金要方》："治虚寒腹痛，上吐、下泻，以吴茱萸纳脐，帛布封之"。宋金元以后，脐部疗法得到了广泛的应用。至清代，脐疗法的运用已经很成熟。清代诸多医籍中，影响最大的当属吴尚先所著《理瀹骈文》，作为一部外科专著，其不仅对脐疗法的药物选择、方剂使用、用法用量、操作方法、塑型基质、适应证、禁忌证及相应辨证施治原则、治疗机制等各个方面进行了详细的阐述，为脐疗的规范化做出了巨大贡献，而且进一步总结历代脐疗方法，对其进行整理分类，记载有涂脐法、敷脐法、贴脐法、纳脐法、填脐法、熏脐法、灸脐法及熨脐法等，并对相应验方和适宜病症进行总结扩充，治疗病症进一步扩大至内、外、妇、儿、皮肤和五官科等，使脐疗形成了独特的理论体系。近现代以来脐疗法应用形式也在原本基础上得到进一步发展和完善，敷脐法不仅具有使用、携带方便的特点，而且价格低廉、适应证广，在防、治、养方面均表现出明显的优势。

（一）操作内容

敷脐法即将药物制成一定的剂型外敷于脐部的方法，是脐疗的最主要和最常用的方法，又简称为敷贴法。敷脐法又可分为以下几种：

1. 填法　将药物填于脐内。多用散剂或丸、丹剂，用药部位一般局限于神阙穴内。

2. 敷法　将鲜药捣烂敷于脐部；或将干的药末用水调和成膏状敷于脐部。用药部位可不局限于脐孔内，较填法范围大。

3. 覆法　将用量较大的药物捣烂或研末或调糊膏，覆盖在脐部及脐周围，用药部位较大，已不局限于神阙穴。

4. 涂法　将药汁、药膏、药稀糊等涂擦于脐部。

5. 滴法　将药汁根据病情需要温热或冰凉后，一滴滴徐徐滴入脐内，以达到治疗目的，称为滴法。

6. 熨法　用药物切粗末炒热布包，趁热外熨脐部。

7. 贴法　将药物制成膏药贴于脐部，如暖脐膏贴脐法。

笔记

8. 掺法　将药物少许研细末掺于膏药上，外贴于脐部的方法。

（二）功效及作用

1. 疏通经络　脐，即是奇经八脉之一“任脉”上的一个重要穴位，名神阙，又名脐中、气舍、维会、前命门等。脐既与十二经脉相连，也与十二脏腑和全身相通，为经络之总枢，经气之汇海，通过任、督、冲、带四脉而统属于全身经络，联系五脏六腑。在正常情况下，任、督、冲、带经气相通，阴阳相济，调节各脏腑经脉的正常生理活动。若各部气血阴阳发生病理改变，通过刺激神阙穴调整任、督、冲、带的功能，可达到“阴平阳秘，精神乃治”的目的。

2. 药物作用　敷脐疗法的药物作用是指将药物敷于脐窝进行治疗时，通过脐部皮肤的渗透和吸收作用，药物可进入血液参与血液循环，发挥明显的药理作用。同时通过药物对腧穴的刺激，以激发经络之气，亦可发挥治疗作用。所以清代外治专家吴尚先的《理瀹骈文》中说：“外治之理，即内治之理；外治之药，亦即内治之药；所异者，法耳！”其意是说敷脐疗法是属于外治之法，虽然给药途径和方法与内治法不同，但其防治疾病的原理是一致的。脐联系全身经脉，药物经脐部皮肤吸收后，可循经络贯穿全身，直达病所而起防治疾病的作用。

（三）适宜人群

1. 敷脐养生法主要适用于养生保健和亚健康状态的调理，在应用时常选用补阴壮阳、益气活血、温经通络的药物，起到增强人体正气，提高抗病能力，预防疾病的作用。

2. 敷脐养生法也可用于内、外、妇科等常见疾病的保健和辅助调理，使用过程中，可通过药物的选择，进行辨证论治，辨体施养。

3. 敷脐养生法还常用于小儿腹泻、便秘等常见疾病的防治。

（四）禁忌及注意事项

1. 脐部皮肤有溃烂、损伤、炎症者及孕妇禁用脐疗法。

2. 孕妇若非治疗妊娠诸病，宜慎用敷脐，有堕胎或毒副作用的药物更当慎用或禁用。

3. 脐孔内常有污垢，应用脐疗时先用酒精棉球对脐部进行常规消毒，以免发生感染。

4. 敷脐用药虽有自己的特点，但一般情况下仍应辨证用药，方能提高疗效。

5. 敷脐用药有较强刺激性的药物时，宜先在脐部涂一层凡士林后再用药，可避免脐部皮肤起疱。

6. 脐疗给药时一般用胶布或伤湿止痛膏等固封，个别患者会对胶布等发生过敏反应，可见局部瘙痒、红赤、丘疹等现象，可暂停用药，外涂氟轻松软膏，待脱敏后再继续用。

7. 由于脐部吸收药物较快，故用药开始几天内，个别患者会出现腹部不适或隐痛感，一般过几天会自行消失。

8. 慢性病和预防保健应用脐疗药物时，宜采用间断用药的方法，如两次换药之间宜间隔数小时或1天，两个疗程间可休息3~5天。一般不应长时间连续使用，以免引起脐部过敏反应。

笔记

学习小结

1. 学习内容

经络腧穴养生方法

- 经络腧穴养生技术的概述
- 针刺养生
  - 操作内容：针具，针刺前准备，持针法，进针法，针刺角度、方向和深度，针刺得气，行针基本手法、留针与出针
  - 功效及作用：疏通经络，和畅气血；调理虚实，平衡脏腑；谐和阴阳，延年益寿
  - 适宜人群，禁忌和注意事项
- 灸法养生（附热敏灸）
  - 操作内容：材料与制备，艾灸法（艾炷灸法，艾条灸法，温针灸法，温灸器法），指导原则（因时而灸，因地而灸，因人而灸，因部而灸，因证而灸，灸法补泻）
  - 功效及作用：温通经脉，行气活血；培补元气，预防保健；健脾益胃，培补后天；升举阳气，密固肌表
  - 适宜人群，禁忌和注意事项
- 推拿养生（附小儿推拿养生）
  - 操作内容：17种推拿手法（一指禅推法，揉法，按法，点法，捏法，捻法，搓法，拿法，擦法，推法，摩法，抹法，拨法，滚法，振法，拍法，击法），指导原则（整体观念，辨证施术；因证选法；由轻到重，匀和舒适）
  - 功效及作用：疏通经络，行气
  - 适宜人群，禁忌及注意事项
- 拔罐养生
  - 操作内容：罐的种类，拔罐的方法，拔罐法的应用，起罐法
  - 功效及作用：负压作用，温热作用，调节作用
  - 适宜人群，禁忌和注意事项
- 刮痧养生
  - 操作内容：常用器具（刮痧板，或砭石、水牛角、玉石）；刮痧部位顺序；操作法（直接刮痧疗法，间接刮痧疗法），刮痧的操作手法有平刮、竖刮、斜刮、角刮
  - 功效及作用：提高人体正气，调节脏腑经络功能
  - 适宜人群，禁忌和注意事项
- 耳穴养生
  - 操作内容：耳穴的分布；耳穴常用方法（针刺法、耳穴压豆法）
  - 功效及作用：调节脏腑器官功能，养生保健或防治疾病
  - 适宜人群，禁忌和注意事项
- 穴位贴敷养生（附敷脐养生）
  - 操作内容：贴敷方药制作（药物选择、赋形介质、贴敷剂型、贴敷方法），指导原则（养生保健和亚健康状态的调理，疾病的辅助调养，取穴应少而精，药物保存），异常情况处理
  - 功效及作用：疏通经络，行气和血；调和阴阳，补虚去实
  - 适宜人群，禁忌和注意事项

2. 学习方法

（1）对于本章的学习，是在腧穴经络基础上构建的一系列养生保健方法，因此学习本章前，应对经络学、腧穴学相关的内容进行复习。

（2）本章重于养生方法技术的掌握，因此学习时应注意相关技巧的学习，理论上明白，操作上勤学苦练，方能为临床养生打下基础。

（3）部分养生方法需要借助器械辅助，应注意加强器械的认识，学习其掌握方法。

笔记

（4）还有一部分有关药物的制备和应用，应熟悉药物的性味功效，掌握制备流程。

（5）本章所列养生方法适用于大多数普通人群，但部分养生方法还是有所禁忌，因此在使用时，应注意分辨使用。

（金荣疆　曹　征　蔡荣林）

复习思考题

1. 灸法养生的功效和作用是什么？
2. 热敏灸养生技术中，其探感定位的腧穴如何选取？
3. 穴位贴敷的指导原则是什么？

第九章

功法养生方法

学习目的

通过学习太极拳、八段锦、易筋经、五禽戏、七星功、六字诀、内养功、放松功、站桩功功法养生的相关知识，为功法养生的指导与练习奠定理论基础。

学习要点

了解功法养生概念与分类；掌握太极拳、八段锦、易筋经、五禽戏、七星功、六字诀、内养功、放松功、站桩功功法养生的动作要领、分解动作、功效与作用、禁忌及注意事项。

功法养生是以意识为主导，通过形体的导引运动，配合呼吸吐纳来畅通经络气血、调节脏腑功能而达到强身健体、延年益寿的养生方法。

养生功法源远流长，《吕氏春秋·古乐》记载，在原始氏族部落时期，人们就编创舞蹈来宣导气血、通利关节，以形体运动的方式来养生保健。经过夏、商、周、春秋战国时期，社会生产力的提高推动了文化的进步，功法也得到了相应的发展。魏晋南北朝时期，由于道佛两教盛行，导引养生也在士大夫中流行，养生思想与气功学术仍有较大进步。隋唐五代时期，由于医疗被广泛应用、传统内丹术的兴起及功法理论体系的完善，功法养生开始逐渐流行。宋元明清时期是功法兴旺发展的时期，功法更为广泛地为医家所掌握，功法著作大量出版，功法养生广泛流行。新中国成立后，功法养生迅速发展，并进入规范管理、健康发展时期。

随着功法养生的迅速发展，功法养生的方法也多种多样，其分类也呈多样化，目前常用的功法养生大致有以下四种分类方法：①按学术流派分类可分为佛家功法、道家功法、儒家功法、医家功法、武术功法与民间功法。②以动静形式可分为动功和静功，其中动功包括太极拳、八段锦、易筋经、五禽戏、七星功、六字诀、放松功等；静功包括内养功、站桩功等。③从气功修炼的操作内容——三调操作划分可分为调身、调息、调心。以调心为主的功法，如禅定；以调息为主的功法，如内养功；以调身为主的功法，如八段锦等。④以习练特点分类可分为导引派、吐纳派、静定派、存想派及周天派。

功法养生方法的特点为动静结合，练养相兼；内外兼修，形神合一；意气合练，强壮正气。不同功法的养生作用也不尽相同，但各种功法主要作用基本一致，功法养生

笔记

的作用主要有以下几点：

（1）扶正祛邪，扶助正气。“扶正”，即扶助正气，是提升人体对疾病的抵抗力以及对环境的适应能力；“祛邪”，即祛除邪气，也就是祛除致病因素。

（2）疏通经络，调和气血。经络是人体气血、津液运行的通道，功法练习是通过意识导引、按摩拍打等方式来疏通经络达到保健强身、防治病邪的目的。

（3）调节脏腑，强身健体。脏腑学说是中医基础理论的核心内容之一，功法锻炼，能协调脏腑功能，促使身心健康，达到强身健体的目的。

（4）养生益智，延年益寿。长期坚持不懈的功法练习，能激发人体潜能，提高人体脏腑功能，增强人体四肢、关节的灵活性。

养生功法种类繁多，常练习的动功有太极拳、八段锦、易筋经、五禽戏、七星功、六字诀、放松功，静功有内养功、站桩功等。养生功法均是以阴阳、脏腑、气血、经络等理论为基础，以养精、练气、调神为运动的基本要点，以肢体、呼吸运动为基本锻炼形式，用阴阳理论指导运动的虚、实、动、静，达到强身健体延年益寿的目的。

养生功法虽动作和缓，运动强度较低，但在练习过程中仍需了解运动养生的注意事项，功法养生练习注意事项分为练功前、练习中与练功后。

练功前：①选择养生功法，根据自身情况，选择一些适宜的功法进行练习。②情绪稳定，神形统一。练功前要保持情绪的稳定，提高神意对形气的调控，促进精神与形体的高度统一。③环境适宜，时间合适。功法练习应选择安静、空气清新、湿度适宜、温暖避风的环境，功法练习最好安排在早晚。练功前不做过于兴奋或剧烈运动。不宜在疲劳、过饱或空腹时练功。④着装轻便，适宜运动。功法练习宜选择宽松、合体、质地柔软的服装，此外，还应该摘除帽子、眼镜、手表等附着物，以适宜练功需要。⑤做好准备，循序渐进。功法练习前应做一些准备活动，有利于气血运行。准备活动也应循序渐进，不宜过猛、过难，以免引起不必要的损伤。

练习中：动作松紧自然，准确灵活；思想集中，心神合一；呼吸自然，不可憋气；练功效应，不可贪念；练功间歇，宜做调理。

练功后：①练功完毕，注意收功；②温水洗浴，注意保暖。功法练习后，应注意保暖，不可用冷水洗浴、洗脸、洗手。如若出汗，应先用毛巾擦干或用热水洗浴。练功完毕后也不可以立即饮用凉水。

第一节 动功养生

一、太极拳

太极拳是中华之瑰宝，是中华武术中的著名拳种之一，是我国传统健身锻炼方法之一。太极之名，取自古代《易经》中的“易有太极，是生两仪”之说。太极拳在整个运动过程中自始至终都贯穿着“阴阳”和“虚实”，每个拳式都具有“开与合”“圆与方”“卷与放”“虚与实”“轻与沉”“柔与刚”“慢与快”，并在动作中有左右、上下、里外、大小和进退等对立统一的独特形式，这是构成太极拳的基本原则。太极运动是一种顺应自然的强身治病方法，它将导引、吐纳纳入其中，要求呼吸、意识、动作三者紧密结合，自始至终贯穿着阴阳相生、动静相兼、虚实相济的理念，通过习练该拳法，达到内外合一，浑然无间的境地，故名"太极拳"。太极拳通过形体导引使人身的精神、气血、脏腑、筋骨均得到濡养和锻炼，达到"阴平阳秘"的平衡状态。通过太极拳的锻炼能起到有病治病，无病健身的作用，促进人体健康长寿。

太极拳起源众说纷纭。据目前掌握的史料分析，太极拳是河南温县陈王廷于明末清初创造，其拳法深受明代抗倭名将戚继光《拳经三十二势》的影响，而戚氏的《拳经三十二势》是依据明代十六家著名拳法综合编创的，可见，太极拳是吸收了民间拳法，由戚继光集其大成，又由陈王廷推陈出新而创编。几百年来，陈氏太极拳流传甚广，后经改编又派生出杨氏、孙氏、吴氏、武氏等各式太极拳。特别是杨式太极拳的创立，在医疗保健方面取得了良好的效果，受到民众的普遍欢迎。1956年，国家体委根据杨氏太极拳整理编创了简化太极拳（二十四式）其动作由简到繁，从易到难，循序渐进，便于普及和掌握。在长期实践中，人们认识到太极拳既能增强体质，又能防治疾病，因此，太极拳在群众中广为流传。近年来，太极拳已被许多医院和康复中心采用，成为我国康复医学领域中具有民族特色的传统康复运动治疗手段之一。

太极拳健身在我国历史悠久，它养生治病的效果，也在长期的实践中得到了证实。太极拳锻炼能改善人体整体功能状态，提高人体素质。古代功法家认为通过练习太极拳，可使人精充、气足、神旺。练习太极拳还能平衡阴阳、调整脏腑、延年益寿。

（一）操作内容

1. 动作要领　太极拳动作具有如下特点：①动作圆融，阴阳相济：太极拳的形体动作以圆为本，一招一式均由各种圆弧动作组成。拳路的一招一式又构成了太极图形。故观其形，连绵起伏，动静相随，虚实相间，圆活自然，变化无穷。②心静意导，神形兼备：太极拳的锻炼要求手、眼、身、步法动作协调。注重心静意导，形神兼备。其拳形为"太极"，拳意亦在"太极"，以太极之动而生阳，静而生阴，激发人体自身的阴阳气血；以意领气，运于周身，如环无端，周而复始。③呼吸均匀，舒展柔和：太极拳要求呼吸匀、细、长、缓，并以呼吸配合动作，导引气机的开合出入。一般而言，吸气时动作为合，呼气时动作为开。而动作宜平稳舒展，柔和不僵。具体要求做到以下几点：

（1）松静自然：练太极拳时要始终保持心平气和，掌握"松静"二字。不仅要让大脑"松静"下来，而且要让周身肌肉、关节和内脏器官也都放松下来。头宜正直，虚灵顶劲（即头向上顶、颈部放松），沉肩坠肘，亦即要做到松肩、松腰、松胯以至全身都放松，毫无不适之感。

（2）姿势正确：身体要端正自然，躯干要中正不偏，头顶同会阴要始终在一条垂线上，不可挺胸凸肚，低头弯腰，弓臂和露臀。口唇要自然闭合，下颌微向内收，舌抵上腭，面带微笑。

（3）动作协调：习练太极拳始终要用意识指导动作，动作要呈弧形或环形，要求逐渐做到各个关节和肌肉群能够一动百动，协调、均匀、连贯、绵绵不断。姿势和动作，处处要圆满，不可有凹凸缺陷之处，要以腰部为轴，带动四肢。颈项要随目光转动，松而不僵步法要虚实分明，动步出腿时应将重心先坐稳于对侧，然后动步腿再缓缓伸出。如此轮换以单侧足支持重心，以便在不断运转中保持全身的平衡。

（4）气沉丹田：呼吸要自然（练习拳套熟练后可以逐渐配合腹式深呼吸）。呼吸用鼻，运用腹式自然呼吸。由于全身放松，小腹部必然感到充实，胸部感到宽松，做到

笔记

“虚心实腹”。腹式呼吸时膈肌的不断起伏运动和腰部的旋转，可对内脏起到良好的按摩作用。

2. 分解动作

第一式：起势

（1）动作一：身体自然直立，两脚开立，与肩同宽，两臂自然下垂，两手放在大腿外侧。两眼向前平看。

【要点】头顶正直，下颌微向内收，姿势力求自然，精神要集中。

（2）动作二：两臂慢慢向前平举，两手高与肩平，手心向下。

（3）动作三：上体保持正直，两腿屈膝下蹲同时两掌轻轻下按，两肘下垂与两膝相对。两眼平看前方。

【要点】两肩下沉，两肘松垂，手指自然微屈，重心落于两腿中间。屈膝松腰，臀部不可突出，两臂下落要和身体下蹲的动作协调一致。

第二式：野马分鬃

（1）动作一：身体微向右转，重心移至右腿上。同时右手收在胸前平屈，手心向下；左手经体前向右下划弧放在右手下，手心向上，两手相对成抱球状。左脚随之收到右脚内侧，脚尖点地。两眼看右手。

（2）动作二：上体左转，左脚向左前方迈出，右脚跟后蹬成左弓步。同时左右手慢慢分别向左上右下分开，左手高与眼平（手心斜向上），肘微屈；右手落在右胯旁，手心向下，指尖向前。两眼看左手。

（3）动作三：上体慢慢后坐，重心移至右腿上，左脚尖跷起微向外撇，随即左腿慢慢前弓，身体左转，重心再移至左腿上。同时左手翻转向下，收在胸前平屈，右手向左上划弧放在左手下，两手心相对成抱球状；右脚随之收到左脚内侧，脚尖点地；两眼看左手。

（4）动作四：右腿向右前方迈出，左脚跟后蹬成右弓步；同时左右手分别慢慢向左下右上分开，右手高与眼平（手心斜向上），肘微屈；左手放在左胯旁，手心向下，指尖向前。两眼看右手。

（5）动作五：与动作三解同，唯左右相反。

（6）动作六：与动作四解同，唯左右相反。

【要点】上体勿前俯后仰。两手分开要保持弧形，身体转动要以腰为轴，做弓步与分手的速度要一致。做弓步时，迈出的脚，脚跟先着地，然后慢慢踏实，膝盖不要超过脚尖；后腿稍后蹬，使该腿与地面保持约45°角。前后脚的脚跟在直线两侧，两脚横向距离（身体的正前方为纵轴，其两侧为横向）应为10~30cm。

第三式：白鹤亮翅

（1）动作一：上体微向左转，左手翻掌向下在胸前，右手向左上划弧，手心转向上，与左手成抱球状。

（2）动作二：右脚跟进半步，上体后坐，重心移至右腿上；左脚稍向前移，脚尖点地，同时两手慢慢地分别向右上左下分，右手上提停于头部右侧（偏前），手心向左后方，左手落于左胯前，手心向下。两眼平看前方。

【要点】胸部不要挺出，要保持半圆形，左膝要微屈和右手上提要协调一致。两臂上下都要保持半圆形，重心后移。

笔记

第四式：搂膝拗步

（1）动作一：右手从体前下落，由下向后上方划弧至右肩部外侧，臂微屈，手与耳同高，手心向上；左手上起由左向上、向右下方划弧至右胸前，手心向下，同时上体微向左再向右转。

（2）动作二：上体左转，左脚向前（偏左）迈出成左弓步，同时右手屈回由耳侧向前推出，高与鼻尖平；左手向下由左膝前搂过落于左旁。两眼看右手手指。

（3）动作三：上体慢慢后坐，重心移至右腿上，左脚尖跷起微向外；随即左腿慢慢前弓，身体左转，重心移至左腿上，右脚向左脚靠拢，脚尖点地。同时左手向外翻掌由左后向上平举，手心向上；右手随转体向上、向左下划弧落于左肩前，手心向下。两眼看左手。

（4）动作四：与动作二解同，唯左右相反。

（5）动作五：与动作三解同，唯左右相反。

【要点】手推出后，身体不可前俯后仰，要松腰松胯。推掌时须沉肩垂肘，坐腕舒掌，必须与松腰、弓腿上下协调一致。做弓步时，两脚跟的横向距离一般不少于 30cm。

第五式：手挥琵琶

右脚跟进半步，上体后坐，身体重心移至右腿上，左脚略提起稍向前移，变成左虚步，脚跟着地，膝部微屈。同时左手由左下向上举，高与鼻尖平，臂微屈；右手收回放在左臂肘部里侧。两眼看左手示指。

【要点】身体要平稳自然，沉肩垂肘，胸部放松，左手上起时不要直向上挑，要由左向上、向前，微带弧形，右脚跟进时，前脚掌先着地，再全脚落实。重心后移和左手上起要协调一致。

第六式：倒卷肱

（1）动作一：右手翻掌（手心向上）经腹前由下向后上方划弧平举，臂微屈；左手随之翻掌向上，左脚尖落地，眼随着向右转体先向右看再转看左手。

（2）动作二：右臂屈肘回收，右手由耳侧向前推出，手心向前；左手回收经左肋外侧向后上划平举，手心向上；右手随之再翻掌向上，同时左腿轻轻提起向左后侧方退一步，脚尖先着地，然后慢慢踏实，重心在左腿上，成右虚步。两眼随转体左看，再转看右手。

（3）动作三：与动作一解同，唯左右相反。

（4）动作四：与动作二解同。

（5）动作五：与动作二解同，唯左右相反。

【要点】前推的手不要伸直，后手也不可直向回抽，两手的速度要一致，避免僵硬。退步时，脚尖先着地，再慢慢踏实，同时把前脚摆正，退左脚略向左后斜，退右脚略向右后斜，避免使两脚落在一条直线上。后退时，眼神随转体动作向左右看（约转 90°），然后再转看前手。

第七式：左揽雀尾

（1）动作一：身体慢慢向右转。左手自然下落经腹前划弧至右肋前，手心向上；右臂屈肘，手心转向下，收至右胸前，两手相对成抱球状。同时右脚尖微向外撇，左脚收回靠拢右脚，左脚尖点地。

（2）动作二：左脚向左前方迈出，上体微向左转，右脚跟向后蹬，脚尖微向里扣成

笔记

左弓步。同时左臂向左掤出（即左臂平屈成弓形，前臂外侧和手背向左侧推出），高与肩平，手心向后；右手向右下落放于右胯旁，手心向下。两眼看左前臂。

【要点】掤出时，两臂前后均保持弧形，分手与松腰、弓腿三者必须协调一致。

（3）动作三：身体微向左转，左手随之前伸翻掌向下，右手翻掌向上，经腹前向上、向前伸至左腕下方；然后两手下捋，上体稍向右转，两手经腹前向右后方划弧，直至右手手心向上高与肩齐，左手手心向后平屈于胸前，同时重心移至右腿上。眼看右手。

（4）动作四：上体微向左转，右臂屈肘收回，右手附于左手腕里侧（相距约 5cm），双手同时向前慢慢挤出，左手心向后，右手心向前，左前臂要保持半圆。同时身体重心前移变成左弓步。两眼看左手腕部。

【要点】向前挤时，上体要正直，动作要与松腰、弓腿相一致。

（5）动作五：右手经左腕上方向前、向右伸出与左手齐，手心向下；左手翻掌向下，两手向左右分开，宽与肩同。然后上体后坐，重心移至右腿上，左脚尖跷起。两手屈肘回收至胸前，手心向前下方。两眼向前平看。

（6）动作六：上式不停，两手向前、向上按出，手腕部高与肩平，同时左腿前弓成左弓步。两眼平看前方。

第八式：右揽雀尾

（1）动作一：上体后坐并向右转，重心移至右腿上，左脚尖里扣。右手向右平行划弧至右侧然后由右下经腹前向左上划弧至左肋前，手心向上；左手翻掌向下平屈胸前与右手成抱球状。同时重心再移至左腿上，右脚向左脚靠拢，右脚尖点地。

（2）动作二：同左揽雀尾动作二解，将左变为右即可。

（3）动作三：同左揽雀尾动作三解，将左变为右即可。

（4）动作四：同左揽雀尾动作四解，将左变为右即可。

（5）动作五：同左揽雀尾动作五解，将左变为右即可。

（6）动作六：同左揽雀尾动作六解，将左变为右即可。

【要点】均与左揽雀尾相同，唯左右相反。

第九式：单鞭

（1）动作一：上体后坐，重心逐渐移至左腿上，右脚尖里扣；同时上体左转，两手（左高右低）向左运转，直至左臂平举于左侧，右手经腹前运至左肋前（左手心向左，右手心向后上方）。两眼看左手。

（2）动作二：身体重心再渐渐移至右腿上，左脚向右脚靠拢，脚尖点地。同时右手向右上方划弧至右侧方时变勾手，臂与肩平；左手向下经腹前向右上划弧停于右肩前，手心向后。两眼看左手。

（3）动作三：上体微向左转，左脚向左侧方迈出，右脚跟后蹬成左弓步。在身体重心移向左腿的同时，左掌慢慢翻转向前推出，手心向前，手指与眼齐平，臂微屈。两眼看左手。

【要点】上体正直，松腰。右臂肘部稍下垂，左肘与左膝上下相对，两肩下沉。左手向外推时，要随转随推，不要翻掌太快。全部过渡动作，上下要协调一致。

第十式：云手

（1）动作一：重心移至右腿上，身体渐向右转，左脚尖里扣。左手经腹前向右上划弧至右肩前，手心斜向后，同时右手变掌，手心向右。两眼看左手。

笔记

（2）动作二：身体重心慢慢左移。左手由面前向左侧运转，手心渐渐转向左方；右手由右下经腹前向左上划弧至左肩前，手心斜向后，同时右脚靠近左脚，成小开立步（两脚距离约 10~20cm）。两眼看右手。

（3）动作三：右手继续向右侧运转，左手经腹前向右上划弧至右肩前，手心斜向后；同时右手翻转，手心向右，左腿向左横跨一步。两眼看左手。

（4）动作四：同动作二解。

（5）动作五：同动作三解。

（6）动作六：同动作二解。

【要点】身体转动要以腰脊为轴，松腰，松胯，避免忽高忽低。两臂随腰运转，要自然，圆活，速度要缓慢均匀。下肢移动时，重心要稳定。视线随左右手而移动。

第十一式：单鞭

（1）动作一：右手继续向右运转，至右侧方时变成勾手，左手经腹前向右上划弧至右肩前、手后。两眼看左手。

（2）动作二：上体微向左转，左脚向左侧方迈出，右脚跟后蹬成左弓步。在身体重心移向左腿，左掌慢慢翻转向前推出，成单鞭。

【要点】与前单鞭式相同。

第十二式：高探马

（1）动作一：右脚跟进半步，身体重心移至右腿上。右勾手变成掌，两手心翻转向上，两肘微屈，同时身体微向右转，左脚跟渐渐离地，成左虚步。两眼看左手。

（2）动作二：上体微微左转，右掌经耳旁向前推出，手心向前，手指与眼同高；左手收至左侧腰前，手心向上，同时左脚微向前移，脚尖点地。两眼看右手。

【要点】上体自然正直，双肩要下沉，右肘微下垂。

第十三式：右蹬脚

（1）动作一：左手手心向上，腕背面两手相互交叉，前伸至右手随即两手分开自两侧向下划弧，手心斜向下；同时左脚提起向左前方进步成左弓步。

（2）动作二：两手由外圈向里圈划弧合抱于胸前，右手在外（手心均向后）同时右脚向左脚靠拢，脚尖点地。两眼平看右方。

（3）动作三：两臂左右分开平举，手心均向外，同时右脚提起向右前方慢慢蹬出。两眼看右手。

【要点】身体要稳定，两手分开时，腕部与肩齐平。左腿微屈，蹬脚时脚尖回勾，劲使在脚跟，分手和蹬脚须协调一致。右臂和右腿上下相对。

第十四式：双峰贯耳

（1）动作一：右腿收回，膝盖提起，左手由后向上、向前下落，右手心也翻转向上，两手同时向下划弧分落于右膝盖两侧，手心均向上。

（2）动作二：右脚向右前方落下变成右弓步，同时两手下垂，慢慢变拳，分别从两侧向上、向前划弧至脸前成钳形状，拳眼都斜向后（两拳中间距离约 10~20cm）。两眼看右拳。

【要点】头颈正直，松腰，两拳松握，沉肩垂肘，两臂均保持弧形。

第十五式：转身左蹬脚

（1）动作一：重心渐渐移至左腿上，右脚尖里扣，上体向左转，同时两变家，由上

笔记

向左右划弧分开平举，掌心向前。两眼看左手。

（2）动作二：重心再移至右腿上，左脚靠近右脚内倒，脚尖点地。同时两手由外圈向里圈划合抱于胸前，左手在外，手心均向后。两眼平看左方。

（3）动作三：两臂左右分开平举，手心均向外，同时左脚提起向左前方慢慢蹬出，两眼看左手。

【要点】与右蹬脚式相同，唯左右相反。

第十六式：左下势独立

（1）动作一：左腿收回平屈，右掌变成勾手，然后左掌向上、向右划弧下落，立于右肩前，两眼看右手。

（2）动作二：右腿慢慢屈膝下蹲，左腿向左侧（偏后）伸出，成左仆步，左手下落向左下经左腿内侧穿出。两眼看左手。

【要点】右腿全蹲时脚尖微向外撇，左腿伸直时脚尖向里扣，脚掌全部着地，左脚尖与右脚跟在一条直线上，上体不可过于前倾。

（3）动作三：以左脚跟为轴，脚尖向外扭直（略外撇），随着右腿后蹬，左腿前弓，右脚尖里扣，上体微向左转并向前起身，同时左臂继续向前伸出（立掌）。两眼看左手。

（4）动作四：右腿慢慢提起平屈（成独立式），同时右勾手下落变成掌，并由后下方顺右腿外侧，向前摆出，屈臂立于右腿上方，肘与膝相对，手心向左；左手落于左胯旁，手心向下，两眼看右手。

【要点】上体正直，独立的腿微屈，右腿提起时脚尖自然下垂。

第十七式：右下势独立

（1）动作一：右脚下落于左脚前，脚尖点地，然后以左脚掌为轴向左转体，左脚微向外撇，同时左手向后平举变成勾手，右掌随着转体向左侧划弧，立于左肩前。眼看左手。

（2）动作二：同“左下势独立”动作二解，将左变为右即可。

（3）动作三：同“左下势独立”动作三解，将左变为右即可。

（4）动作四：同“左下势独立”动作四解，将左变为右即可。

【要点】右脚尖触地后必须稍微提起，然后再向下仆腿，其他均与“左下势独立”相同，唯左右相反。

第十八式：左右穿梭

（1）动作一：身体微向左转，左脚向前落地，脚尖外撇，右脚跟离地成半坐盘式，同时两手在左胸前呈抱球状（左上右下）。然后右脚向左脚内侧靠拢，脚尖点地。两眼看左前臂。

（2）动作二：右脚向右前方迈出成右弓步，同时右手由面前向上举并翻掌停在右额前，手心斜向上；左手先向左下再经体前向前推出，高与鼻尖平，手心向前。两眼看左手。

（3）动作三：身体重心略向后移，右脚尖稍向外撇，随即体重再移至右腿上，左脚跟进，附于右脚内侧，脚尖点地，同时两手在右胸前成抱球状（右上左下）。两眼看右前臂。

（4）动作四：同动作二解，唯左右相反。

笔记

【要点】推出后，上体不可前俯。手向上举时，防止引肩上耸。前推时，上举的手和前推的手的速度，要与腰腿前弓上下协调一致。做弓步时，两脚跟的横向距离以不少于 30cm 为宜。

第十九式：海底针

右腿向前跟进半步，左腿稍向前移，脚尖点地，变成左虚步。同时身体稍向右转，右手下落经体前，向后、向上提抽起，并由右耳旁斜向前下方插出，指尖向下；与此同时，左手向前、向下划弧落于左胯旁，手心向下。两眼看前下方。

【要点】身体要先向右转，再向左转，上体不可太前倾，避免低头和臀部外凸，左腿要微屈。

第二十式：闪通臂

上体稍右转，左脚向前迈出成左弓步。同时右手由体前上提，掌心向上翻，右臂平屈于头上方，拇指朝下；左手上起向前平推，高与鼻尖平，手心向前。两眼看左手。

【要点】上体自然正直，松腰、松胯，左臂不要伸直，背部肌肉要伸展开。推掌和弓腿动作要协调一致。

第二十一式：转身搬拦捶

（1）动作一：上体后坐，重心移至右腿上，左脚尖里扣，身体向右后转，然后重心再移至左腿上。在这同时，右手随着转体而向右向下（变拳）经腹前划弧至左肘旁，拳心向下；左掌上举于头前方，掌心斜向上。两眼看前方。

（2）动作二：向右转体，右拳经胸前向前翻转撇出，拳心向上，左手落于左胯旁，同时右脚收回后再向前迈出，脚尖外撇。两眼看右拳。

（3）动作三：身体重心移至右腿上，左脚向前迈一步。左手上起经左侧向前平行划弧拦出，掌心向前下方，同时右拳收到右腰旁，拳心向上。两眼看左手。

（4）动作四：左腿前弓变成左弓步，同时右拳向前打出，拳眼向上，高与胸平，左手附于右前臂里侧，两眼看右拳。

【要点】右拳松握，前臂先慢慢内旋后收，再外旋停于右腰旁，拳心向上。向前打出时，右肩随拳略向前引，沉肩垂肘，右臂微屈。

第二十二式：如封似闭

（1）动作一：左手由右腕下向前伸，右拳变掌，两手心向上慢慢回收，同时身体后坐，左脚尖跷起，重心移至右腿。两眼看前方。

（2）动作二：两手在胸前翻掌，向前推出，腕与肩平，手向前，同时左腿前弓变左弓步。两眼看前方。

【要点】身体后坐时，避免后仰，臀部不可凸出。两臂随身体回收时，肩、肘部略向外松开，不要直着抽回。两手宽度不要超过两肩。

第二十三式：十字手

（1）动作一：左手由右腕下向前伸，右拳变掌，两手心向上慢慢回收；同时身体后坐，左脚尖跷起，重心移至右腿。两眼看前方。

（2）动作二：两手在胸前翻掌，向前推出，腕与肩平，手心向前，同时左腿前弓变左弓步。两眼看前方。

【要点】两手分开和合抱时上体勿前俯，站起后身体自然正直，头微上顶，下颏稍

笔记

向后收。两臂环抱时须圆满舒适，沉肩垂肘。

第二十四式：收势

两手向外翻掌，手心向下，慢慢下落于两胯外侧。两眼看前方。

【要点】两手左右分开下落时，全身注意放松，同时气徐徐向下沉（呼气略加长）。呼吸后，把左脚收到右脚旁，再走动休息。

（二）功效及作用

1. 练脑　太极拳对脑的功能起着积极的调节和训练作用。太极拳要求精神专一，全神贯注，意动身随，内外三合（内三合指意、气、力相合，即意与气合，气与力合；外三合指手与足合、肘与膝合、肩与胯合）。连绵不断，一气呵成。这些细微，复杂，独特的锻炼方法和要求融合在太极拳练习过程当中，是对大脑很好的锻炼。进而调整身体诸系统的功能，使其趋于正常，诸脏器达到坚强有力，从而起到防病，治病，强身，防身的目的。

2. 练气　太极拳练气是在大脑皮层统摄诸神经系统下，使全身处于松静状态，随着深长的呼吸，促使内脏器官和外部肌肉有节律地舒张，收缩。腰、脊、四肢螺旋缠绕将沉蓄于丹田（小腹）之气，运送到全身，通过肢体的顺逆缠绕运动，不仅锻炼了肌肉的弹性，而且提高了血液循环的速度。练太极拳可使呼吸逐步加深，因之横膈膜下降得较多，通过横膈上下鼓动，牵动胸腹运动加强，对五脏六腑起到“按摩”作用。

3. 练身

（1）躯体：太极拳要求上身中正，上下一条线，“顶头悬，尾闾收”即百会穴与会阴穴在一条直线上。这样不但可使气血上下疏通，而且能避免未老先衰，低头猫腰，脊椎萎缩等病态。通过太极拳顺顶贯顶，脚底生根，会产生上下对拉的意念；加之手眼相随，使颈椎左右摆动，前后摇转等，可对颈椎锻炼和防护作用。

（2）腰：太极拳特别注意腰部活动，要求“以腰带脊”。通过腰部锻炼，可增强肾功能，同时对脊髓神经及植物神经有良好的功能刺激，再加上腹肌和膈肌运动的配合，对腹内器官瘀血的消除和肠蠕动功能的改善尤有积极影响，对腰背疼痛的防治更有突出作用。

（3）眼神：练太极拳时是否精神贯注，主要表现在眼神上。俗语谓：“神聚于眼”，“眼为心之窗”。练拳时眼神要随着实手的动作向前平视，动作变化时首先要意动，指挥眼神转向欲去的方向，然后身法，手法，步法跟上去，做到意到，眼到，手到，足到，达到“形神合一”。这样的练法，不仅能使眼球神经得到锻炼，也有助于视力的改善和增强。

（4）关节和韧带：太极拳要求节节贯穿，周身一家。在腰脊，关节的带动下再配合回旋缠绕运动，就能使肩、肘、膝、胯、踝、腕等关节，达到节节贯穿，周身一家的地步。如此则能增强各关节的功能和防止其发生退化现象，并有助于关节韧带、软骨组织的正常功能。

（5）肌肉：肌肉的质量主要看弹性和坚实程度。长期演练太极拳能使肌肉坚实有力，从而防止大腹便便，行路困难。通过肌肉张弛和关节伸屈的运动，一方面可使劲法运用自如；另一方面由此产生的有节律的挤压，对静脉血回流心脏会起到促进作用。

笔记

（6）腿和脚：太极拳着重虚实转换的锻炼。不论上肢、下肢、躯干及内脏各部“处处均有一虚实”。以腿为例，体重在左腿，则左腿为实，右腿为虚，反之亦然。腿部通过虚实锻炼能增加很大的力量。在以脚为例，当脚跟、脚掌、脚趾相继下落抓地为实，脚心（涌泉穴）轻轻上提为虚，叫做实中有虚。经常做脚底板贴地，足弓上提的活动，一紧一松的虚实交换可使足部的肌肉和韧带得到充分的锻炼。长久下去，不但可以矫正平足，同时可使足弓增强弹性，达到健步轻灵。

（三）适宜人群

太极拳动作柔和、速度较慢、拳式并不难学，而且架势的高或低、运动量的大小都可以根据个人的体质而有所不同，能适应不同年龄、体质的需要，并非年老弱者专利。长期练习可以强身健体、益寿养生。

（四）禁忌及注意事项

1. 禁忌　急性脊柱损伤、骨骼病者、骨质疏松者、严重的心、脑、肺疾病患者和体质过于虚弱者不宜练习太极拳。

2. 注意事项

（1）心静：心静才能放松。两者是互为其根、互相作用、相辅相成的辩证关系。如果练拳时边练边说话，不仅会使动作紊乱、内气乱散，身体也很难放松。因此，从预备势开始，就要摒弃一切杂念，物我两忘，将思念全部集中到所练得套路上，镇定、沉着，专心致志，静心演练。

（2）用意识引导行动：这是太极拳的运行法则。拳论说：“意气君来骨肉臣”“用意不用力”。意是一身的统领，前辈讲：“没有意，只有形，就是体操。”因此，行拳中一切动作都应有意念支配，以意领先，以意行气，以气运身，这样，全身的筋、骨、皮、肉和肌腱、韧带才可能得到彻底的放松和舒展。

（3）阴阳相和：一切动作都应是自身本能的“天然自动”，而非故意做作。要动静相兼、虚实结合、曲直互用、蓄发互孕、刚柔相济。每个动作都应在规律的架构内活动，即不能不到位，也不能越其界限。要掌握好分寸、适可而止，不能随心所欲或反序乱序。务使动作平常自然、轻松余暇、圆润和谐。

（4）动作轻灵：太极拳练习应轻起轻落，慢起慢落，点起点落。真正做到迈步如猫行、运动如抽丝。

（5）慢中求功：慢中求功是太极拳与其他拳种的一个重要区别。演练时一定要以缓慢的速度进行，不急不躁，以慢制快。只有这样，才容易使身心放松，才能不用僵力、拙劲、犟劲，使肢体像风吹杨柳一样，徐徐前行。

（6）适量运动：太极拳练习应做到科学合理、安全实效，不要负重锻炼。初学者要由简而繁、由易而难、循序渐进，不可贪多求快、急于求成。

二、八段锦

八段锦是一套动作简单、易学易练的传统运动功法。“八段”是指其动作共有八节，“锦”俗称“织锦”，有典雅华美之意，意为动作舒展优美，似锦缎般优美柔顺，谓其珍贵，故为“八段锦”。八段锦这一名称，最早见于宋人洪迈所编《夷坚志》中，其在我国民间流传广泛，并在实践中不断被修改、创新，演变出许多种类，如岳飞八段锦、十二段锦、坐式八段锦等，各具特色。八段锦主要有站式、坐式两种，多以站式

笔记

常见。

八段锦的发展历程与中国传统哲学文化有着千丝万缕的联系，传统哲学中的两仪四象五行八卦而合阴阳太极。养生术是由汉代华佗结合二禽戏、四禽戏的导引动作演绎为五禽戏，以五禽配五行，五行合五脏，并以动作与呼吸（六字诀主六腑）完美的阴阳互练的养生秘技。到了宋代时，由养生家据八卦之理将五禽戏与六字诀演绎而成“八段锦”，分为坐式与站式两种形式，称之为内修与外练（即吐纳与导引之术）。延至明清时期，八段锦又被养生家和武功家泛化演绎而更名，将坐式八段锦演绎成为内修之法的“洗髓经”；将站式八段锦演绎成为外修之法的“易筋经”。虽然它们都是一脉所发，但独成系统，各有发展。

八段锦功法能柔筋健骨、行气活血，从而调和五脏六腑功能。现代研究也证实，这套功法能改善神经体液调节功能，加强血液循环，对腹腔脏器有柔和的按摩作用，对神经系统、心血管系统、消化系统、呼吸系统及运动系统均有较好的锻炼作用，是一种具有良好保健康复作用的传统养生功法。

本节介绍由国家体育总局健身气功管理中心收集、整编的“健身气功八段锦”。

（一）操作内容

1. 动作要领

（1）总体要求：练习八段锦应该做到姿势舒展、大方，动作势正招圆，运动起来动作路线是圆活的。练习过程中要注意动静相连，整个套路体现柔和、缓慢的特点，需要内示精神，外示安逸，做到内外神形兼备。

（2）调整呼吸：八段锦要求采用腹式呼吸并配合提肛呼吸。强调开始练的时候呼吸要顺其自然。到了中级阶段，动作已经很熟练了，呼吸要与动作配合，开吸合呼、起吸落呼是基本要求。此外，在动静、松紧的转换连接处要屏气，一般正好在每一段当中的主体动作过程中由松到紧，在紧的时候配合抻拉，闭气2秒。这个时候对关节、肌肉、内脏、神经的刺激强度加大，锻炼效果会增强，特别是能加深呼吸，吸进更多的清气，呼出浊气，有利于畅通经络，调和气血。动作到了相当熟练的程度时，呼吸是自调的，不用再去想。

（3）集中意念：在初始阶段以默想动作规则，方法为主；到了练习的中级阶段，动作越来越细致，越来越准确，这个时候意念要在呼吸上；到了高级阶段，呼吸可以自调，动作已经自如，自然进入恬淡的，似守非守的状态。

（4）注意动作：最初的时候，首先要从基本的手形、步形、身形做起，特别是基本身形，要常抓不懈。抱球的姿势就是这套功法的基本身形，既可以当作规范的基本身形来练习，又是练功过程中基本功的练习，它也是八段锦当中最基本的一个方法。在八段锦练习当中，每一式甚至每一动作之间的衔接都是由基本身形来衔接转换的，如捧式、抚按式、抱式等。保持基本身形是练习八段锦最关键的要领之一。当练到一定阶段时，随着动作熟练程度的提高，这个时候重点应该解决动作的衔接，要掌握动作的虚实，学会内劲的使用。到了动作比较熟练，不用去想动作细节，已经达到自动化程度的时候，应该学会体会内劲。内劲是和气息直接相关的，在某种程度上就是气息带着动作走。这样由最初的通过以外导内，到现在的以内导外，整个动作做出来是沿看整个气息走向而运动的。

笔记

2. 分解动作

总诀

两手托天理三焦，左右弯弓似射雕；
调理脾胃须单举，五劳七伤往后瞧；
摇头摆尾去心火，两手攀足固肾腰；
攒拳怒目增气力，背后七颠百病消。

预备式

正身站立，全身放松，两脚分开与肩同宽，两手于腹前结太极印；瞑目静神，调匀呼吸。

第一式：双手托天理三焦

（1）动作一：自然站立，两足平开，与肩同宽，含胸收腹，腰脊放松；正头平视，口齿轻闭，宁神调息，气沉丹田；双手十指交叉沿胸前缓缓举至头顶，转为掌心向上，用力向上托举。

（2）动作二：上体向左转动，二目先看左前方，继而上视；腰以下不动，手带动胸部向左来回转动 8~12 次。

（3）动作三：上身向右转动，方法与左转相同。

（4）动作四：左右各转动 8~12 次后，还原成正面托举势。

（5）动作五：松开手指，两掌向左右分开下落展臂至与肩平。

（6）动作六：两掌旋转成掌心向前，两臂成合抱状向胸前收拢，至下颌时，翻转成掌心向下。

（7）动作七：双掌沿体前缓缓下按，至小腹前时，右掌握于左掌背上，右手拇指放于左掌心之中，左手五指将之握住。

【要点】

（1）要点一：两手上托，掌根用力上顶，腰背充分伸展。

（2）要点二：转动时要动作柔缓，配合自然呼吸；两膝用力伸直内夹，可以加强身体平衡。

第二式：左右开弓似射雕

（1）动作一：两掌十指伸开，右掌心贴住左掌背，掌心向上，缓缓托至胸前的时候，两掌以肘为轴向两肩侧分开，掌高与肩平，掌心向上。

（2）动作二：两掌缓缓向两侧平肩伸展，至臂平时，上体缓缓向下，略微屈蹲膝部。

（3）动作三：上体姿势不变。左脚缓缓收膝提起，至胸高时，伸膝举腿，缓缓向左下落步。

（4）动作四：上体左转，右掌向左侧方画弧，与左掌相平时，左掌略后收至右肩内侧，右掌心向左，左掌心向斜下，目视右掌；此时，身体随动作左转成左弓步。

（5）动作五：右掌屈指握拳向右后拉，左手立掌向左前缓缓推出，身体右坐下蹲成骑马步。右手向右拉至与右肩平高，与肩距约两拳许，意如拉紧弓弦，开弓如满月。目视左侧前方，视线通过左手食指凝视远方，意如弓箭在手，待机而射。

（6）动作六：稍作停顿。缓缓将气呼出后，右拳伸指成掌，掌心向下，柔缓地向左侧前方推揉而出；同时，左掌后收至右肩内侧，右腿蹬力左拥成左弓步。

（7）动作七：右掌屈指握拳向右后拉，左手立掌向左前缓缓推出，身体右坐下蹲成骑马步。右手向右拉至与右肩平高，与肩距约两拳许，意如拉紧弓弦，开弓如满月。目视左侧前方，视线通过左手食指凝视远方，意如弓箭在手，待机而射。注：按上述动作再重复1遍之后，即换右势。

（8）动作八：上体右转，左掌向右侧画弧，右拳伸指成掌收于左肩内侧；同时，上体右拥成右弓步。目视右前方。

（9）动作九：动作不停，左掌屈指握拳向左后拉，右手立掌向右前方缓缓推出，身体左坐成骑马步。左手向左拉至与左肩平高，与肩距约两拳许，意如拉紧弓弦，开弓如满月。目视右侧前方，视线通过右手食指凝视远方，意如弓箭在手，待机而射。

（10）动作十：重复上述动作三次。

（11）动作十一：左拳成掌向左侧划至与右臂成左右平展姿势，重心右移成横裆步。头左转目视左侧方。

（12）动作十二：左脚内收至右脚内侧成并立步，两臂缓缓向前成合抱之势，收至下颌前，掌心向下。

（13）动作十三：双手转为掌心向下，沿体前缓缓下按，至小腹前时，右掌握于左掌背上，右手拇指放于左掌心之中，左手五指将之握住，或者两手结太极印抱于腹前。

【要点】

（1）要点一：两臂平拉，用力要均匀，尽量展臂扩胸，头顶仍保持正直。

（2）要点二：马步时，挺胸塌腰，上体不能前俯，两脚跟外蹬。

第三式：调理脾胃须单举

（1）动作一：两掌十指伸开，右掌心贴住左掌背，掌心向上，缓缓上托，至胸前的时候，两掌以肘为轴向两肩侧分开，掌高与肩平，掌心朝上。接着，两掌缓缓向两侧平肩伸展，至与臂平时停住。

（2）动作二：左掌翻转成掌心向下，右掌旋腕成托掌状缓缓上举至头顶，同时左手下按呼应。两手上托下撑，至臂伸尽。头微左转，目视左斜前方。

（3）动作三：以腰部为轴，上体缓缓左转，使面部至正左方时止。

（4）动作四：右掌下划，左掌上划托起。左臂伸托至尽、右掌下按至腹前时，上体右转还原成面对正前方。此即左托右撑式。

（5）动作五：上体缓缓右转，至面对正右方时，左手下划、右手上划成右上托、左下撑。待双臂伸尽时，体左转成面对正前方。

注：以上动作反复交替练习8个来回后，即行收式。

（6）动作六：右掌向右下划，左掌向左上划。至两臂成左右展臂平肩式时，两掌旋转成掌心向前，两臂成合抱状向胸前收拢；至下颌前，翻转双手成掌心向下。

（7）动作七：双手转成掌心向下，沿体前缓缓按至小腹前时，右掌握于左掌背上，右手拇指放于左掌心之中，左手五指将之握住，或者双手结成太极印。

【要点】动作连贯、匀速。两掌上撑下按，手臂伸直，挺胸直腰，拔长脊柱。

第四式：五劳七伤往后瞧

（1）动作一：两掌十指伸开，右掌心贴住左掌背，掌心向上，缓缓上托至胸前时，两掌以肘为轴向两肩侧分开，高与肩平，掌心向上。接着，两掌缓缓向两侧平肩伸展，

笔记

至与臂平时停住。

（2）动作二：以腰为支点，上体随左手左划而尽量向左后转动；双目随转身向后瞪眼。向左后转动上身3次。

（3）动作三：上体右转，两臂平展不变，动作与左转向后瞧相同。

（4）动作四：上体回转至面向正前方时停住，将掌心翻转向下。

（5）动作五：再做左转和右转各3次。

（6）动作六：恢复上体成面对正前方时，两掌下落成下撑式，掌心向下，两掌位置距髂骨两拳半。

（7）动作七：动作摆正之后，以腰为轴，上体左转，左肩尽量用力向左后带劲；二目向后瞪视。尽力转动3次。

（8）动作八：右转，动作要领与左转向后瞧相同。

（9）动作九：上身回复至面向正前方，两掌下落放于体侧。二目平视正前方。

（10）动作十：身体保持不动，两肩向前转动画圆3次，继向后画圆3次。

（11）动作十一：两肘向左右平抬，后臂与肩平，前臂垂直，两掌心向下，掌指向前。姿势摆正之后，以肩为支点进行前后转动肩部3次。

（12）动作十二：继之两臂平展，掌心向下，目视正前方。

（13）动作十三：两掌旋转成掌心向前，两臂成合抱状向胸前收拢，至下颌前时，翻转成掌心向下。

（14）动作十四：双掌沿体前缓缓下按，至小腹前时，右掌握于左掌背上，右手拇指放于左掌心之中，左手五指将之握住，或者双手结成太极印。两臂起落开合要与呼吸配合一致。转头时，头平项直，眼尽量向后注视。

第五式：摇头摆尾去心火

（1）动作一：两掌十指伸开，右掌心贴住左掌背，掌心向上，缓缓上托至胸前时，以肘为轴向两肩侧分开，高与肩平，掌心向上。

（2）动作二：两掌缓缓向两侧平肩伸展，至与臂平时，上体缓缓向下，略屈膝。

（3）动作三：左腿缓缓收膝提起，至与胸高时伸膝举腿，并缓缓向左下落步。

（4）动作四：紧接着，下蹲成骑马步；同时，两掌向上抱起，至与头齐高时，缓缓按掌向下落于两膝盖之上。目视左侧前方。

（5）动作五：肩带劲向右转成右弓步的同时，上体向右俯、右膝屈。低头俯身至右膝前侧时，面部向下，继向左俯身移动至左膝，此时下盘成左仆步。

（6）动作六：头尽量向左后移动，至极限后使头向左后上方伸起，右腿蹬力成左弓步。继抬头仰视，两腿成开裆步。

（7）动作七：右转身成右弓步，重复上述动作。3遍之后，接着做左式。

（8）动作八：左式的动作与右式相同，唯方向相反。重复3遍后，即行收式。

（9）动作九：两掌抬离膝盖，向上平行抬臂，至与肩平时，左脚向右脚内侧收拢，并步而立。

（10）动作十：两掌旋转成掌心向前，两臂成合抱状向胸前收拢，至下颌前时，翻转成掌心向下。

（11）动作十一：双手沿体前缓缓下按，至小腹前时，右掌握于左掌背上，右手拇指放于左掌心之中，左手五指将之握住，或者双手结成太极印。

笔记

【要点】上体左右摆动，手、眼、身、步、呼吸配合要协调。头部和臀部的相对运动，对拉拔长，要有韧劲。两手不离膝，两脚不离地。

第六式：两手攀足固肾腰

（1）动作一：两掌十指伸开，右掌心贴住左掌背，掌心向上，缓缓上托至胸前时，以肘为轴向两肩侧分开，高与肩平，掌心向上。

（2）动作二：两掌缓缓向两侧平肩伸展，至与臂平时，左脚朝左摆跨一步成开裆步，距离略宽于肩。随之两掌下收以掌心贴住后腰肾俞穴部位。

（3）动作三：双掌沿腰背向下经腿侧、脚背，至脚跟；同时，上身前俯。

（4）动作四：两掌收至脚背握住踝关节，头面部尽量下俯向膝间靠近。然后，两掌原路返回，收至腰背间，同时上身抬起。继之再低头攀足，反复练习上述动作12遍。

（5）动作五：两手从腰背部向两侧上抬，至与肩平时，两掌向胸前合抱按掌于胃脘前。继之向左右翻掌平托成掌心向上，肘节适屈。

（6）动作六：两臂向左右伸开，两掌内旋成掌心向前；左脚向右脚内侧收拢成小开步。随即两臂成合抱状向胸前收拢，至下颌前时，翻转成掌心向下。

（7）动作七：双手转为掌心向下，沿体前缓缓下按，至小腹前时，右掌握于左掌背上，右手拇指放于左掌心之中，左手五指将之握住，或者双手结成太极印。

【要点】身体前屈或背伸，主要是腰部活动，因此，两膝始终要伸直。前俯后仰速度缓慢均匀，运动幅度应由小到大。

第七式：攒拳怒目增气力

（1）动作一：两掌缓缓上托，十指伸开，右掌心贴住左掌背，掌心向上。托至胸前的时候，两掌以肘为轴向两肩侧分开，高与肩平，掌心向上。

（2）动作二：伸展至与臂平时，缓缓屈膝微蹲。

（3）动作三：左脚缓缓收膝提起，至与胸同高时伸膝举腿，并缓缓向左摆，下落步成骑马步时，两掌平行向正前方合拢，至与肩同宽时，扣指握拳收抱于腰间。二目平视前方。

（4）动作四：用鼻吸气的同时，左拳缓缓向前方提起，至拳高与肩平、拳心对鼻的刹那间，鼻喷气催力，左拳猛地旋转成拳心向下，拳面向前抖击而出。二目圆瞪，怒视前方。

（5）动作五：紧接着，左拳回收的同时，右拳向前提起，左拳收至腰间刹那，右拳随鼻喷气旋转成拳心向下，拳面向前抖击而出。二目圆瞪，怒视前方。

（6）动作六：左右拳轮番出击50~100次后，收回抱于腰间。

（7）动作七：两拳伸指成掌向左右抬起，两掌旋转成掌心向前之际，左脚向右脚内侧收拢成小开步。两臂成合抱状向胸前收拢，至下颌前时，翻转成掌心向下。

（8）动作八：双掌沿体前缓缓下按，至小腹前时，右掌握于左掌背上，右手拇指放于左掌心之中，左手五指将之握住，或者双手结成太极印。

【要点】

（1）要点一：出拳由慢到快，做好拧腰，瞬间急旋前臂动作，体现寸劲。

（2）要点二：脚趾抓地，挺胸塌腰，并与呼气、瞪眼、怒目配合一致。收拳宜缓慢、轻柔，蓄气、蓄力待发。一张一弛，刚柔相济。

笔记

第八式：背后七颠百病消

（1）动作一：两掌十指伸开，右掌心贴住左掌背，掌心向上，缓缓上托至胸前时，两掌以肘为轴向两肩侧分开，掌高与肩平，掌心向上。

（2）动作二：两掌缓缓向两侧平肩伸展，至与臂平时，左脚朝左摆跨一步成大开步，两脚距离略宽于肩。随之两掌下收抱拳于腰间。

（3）动作三：两拳后移，以拳背贴住腰后肾腧穴部位。

（4）动作四：上体缓缓向后仰至极限，两脚十趾抓地不可离地，以保证身体平衡。

（5）动作五：抬身立起还原。

（6）动作六：反复练习3次后，两拳变掌从腰后沿胁肋上移向左右分，两肘尖紧贴胁肋，掌心向上，掌尖向左右。随之，向两侧平肩伸臂，掌心仍向上。二目平视前方。

（7）动作七：两掌臂向前方合抱，俯身，至胸腹部与地面平行时，两掌抱至与肩同宽，上身尽量前探。

（8）动作八：上身探至极限而下俯，两掌下落使掌背贴地于两腿之间，两膝挺直，两臂与大腿相贴。

（9）动作九：继起身，反复练习此动作3次。再起身，两掌上抬至胸前时，向左右肩前分开成掌心向上；至两掌与肩平时，向左右伸开。

（10）动作十：两掌旋转成掌心向前，同时左脚向右脚内侧收拢成并步。两臂成合抱状向胸前收拢，至下颌前时，翻转成掌心向下。

（11）动作十一：双掌沿体前缓缓下按，至小腹前时，右掌握于左掌背上，右手拇指放于左掌心之中，左手五指将之握住，或者双手结成太极印。

【要点】身体抖动应放松。脚跟上提时，百会上顶；脚跟着地时，振动宜轻，意念下引至涌泉，全身放松。

收式

（1）动作一：两掌十指伸开，右掌心贴住左掌背，掌心向上，缓缓上托，至胸前的时候，两掌以肘为轴向两肩侧分开，掌高与肩平，掌心向上。展至臂平时，上体缓缓向下略微屈蹲膝部。

（2）动作二：左脚缓缓收膝提起，至胸高时伸膝举腿，并缓缓向左前落步成左弓步；两掌下落叉指于腰间。

（3）动作三：上体左转，右脚沿着地面朝左侧前方上步，两脚交替而行，即在原地行走一圈，也称作“八卦趟泥步”。待走至起步处时即行收式。两臂左右张开，继两掌旋转成掌心向前同时，左脚向右脚内侧收拢成并步。两臂成合抱状向胸前收拢，至下颌前时，翻转掌成掌心向下沿体前缓缓下按，至小腹前时，右掌握于左掌背上，右手拇指放于左掌心之中，左手五指将之握住。

（二）功效及作用

1. 消除疲劳　八段锦练习可以加强四肢和躯干的伸展活动，影响胸腹腔血流的再分配，有利于肺部的扩张，使呼吸加深，吸进更多的氧气，可以消除疲劳。头部运动对活跃头部血液循环、增强颈部肌肉活动有较明显的作用，保持颈部肌肉正常的运动功能，改善高血压和动脉硬化患者的平衡功能，减少眩晕感觉。

2. 舒筋活络　八段锦的动作是全身的伸展活动，又伴随深呼吸，可以调理内脏

笔记

各部，对腰背肌肉骨骼有良好作用，经常练习可以舒筋活络，放松精神、提高全身各器官、各系统的功能，能够增强体质。

3. 促进血液循环 八段锦练习通过扩胸伸臂可以增强胸肋部和肩臂部肌肉功能，加强身体血液循环，提高心肺功能。

4. 调理脾胃 八段锦练习可以锻炼两侧内脏器官和肌肉，特别是使肝、胆、脾、胃受到牵拉，使胃肠蠕动和消化功能得到增强。

（三）适宜人群

八段锦动作简单，易学易记，适合各种人群练习。

（四）禁忌及注意事项

1. 禁忌 不明病因的急性脊柱损伤或患有脊髓症状的人不宜练功；各种骨骼病者以及骨质疏松者不宜练功。严重的心、脑、肺疾病患者和体质过于虚弱者不宜练功。

2. 注意事项

（1）注意训练强度：八段锦练习一周应不少于5次练习，每次练习40分钟，做1至2遍，每遍之间休息2分钟，加上开始的准备活动和结束的整理运动，一次练习在50分钟左右为宜。由于受到性别、年龄、身体条件等因素的影响，练习者个体差异很大，不应攀比，心态要平衡，需结合自己的实际情况灵活掌握。

（2）呼吸吐纳：采用逆腹式呼吸，同时配合提肛呼吸。具体操作是，吸气时提肛、收腹、隔肌上升，呼气时隔肌下降、松腹、松肛。与动作结合时是起吸落呼，开吸合呼，蓄吸发呼，在每一段主体动作中的松紧与动静变化的交替处，采用闭气。因每个人的肺活量、呼吸频率存有差异，功法的动作幅度也有大小、长短之别，对呼吸的方法要灵活运用，不可生搬硬套，如气息不畅应随时进行调节。

（3）形体活动：形体活动包括两方面，一是姿势，二是运动过程。对于初学者，在练习中首先要抓好基本身型。正如古语所说，“形不正则气不顺，气不顺则意不宁，意不宁则气散乱”，可见基本身型的重要。当学会功法后，应进一步在动作的规格要领上下功夫，力求做到动作准确，要领得法，姿势优美，动作大方。

三、易筋经

易筋经是以自身形体活动、呼吸吐纳、心理调节相结合为主要运动形式的民族传统体育项目，一直深受广大群众喜爱，在帮助人们祛病健身、延年益寿等方面发挥了积极作用。易筋经的功法内涵如其命名“易”视为改变的意思，“筋”指肌肉、膜脉络，“经”就是指著作典藏，其核心内容就是通过活络血脉、伸筋拔骨来畅通气血使人延年益寿。

已知最早《易筋经》版本，是清道光年间来章氏《少林易筋经》。其中有紫凝道人的《易筋经义》跋语，称此书传于“绍黄两家”，并历数“禅家”“宗门”“金丹”“清净”“泥水”诸术语，显系明人手笔。而“易筋”之名出自道教文献：《汉武帝内传》已有“一年易气，二年易血，三年易精，四年易脉，五年易髓，六年易骨，七年易筋，八年易发，九年易形”的记载；宋代张君房编纂的道教类书《云笈七签》所收《延陵君修真大略》中已有“易髓”“易筋”说法。

目前大多数学者认为《易筋经》为明代天台紫凝道人宗衡于天启四年编著。紫凝山重峦叠嶂，幽谷奇洞，云雾缭绕，相传为紫凝道人习武著书之地。紫凝道人正是

笔记

在天台深厚的道释武文化滋养下，将道教南宗修炼方法和中华武术融合为一体，从而写下了《易筋经》。《易筋经》集中华武术气功之大成，提出了“内练精气神，外练筋骨皮”的“内壮外强、内坚外勇”的统一论，形成了较为完整的武术气功体系，奠定了中华武术气功的基础。

（一）操作内容

1. 动作要领

（1）精神放松，形意合一：习练本功法要求精神放松，意识平静，不做任何附加的意念引导。通常不意守身体某个点或部位，而是要求意随形体动作的运动而变化。即在习练中，以调身为主，通过动作变化导引气的运行，做到意随形走，意气相随，起到健体养生的作用。同时，在某些动作中，需要适当地配合意识活动。

（2）呼吸自然，贯穿始终：习练本功法时，要求呼吸自然、柔和、流畅，不喘不滞，以利于身心放松、心平气和及身体的协调运动。相反，若不采用自然呼吸，而执著于呼吸的深长绵绵、细柔缓缓，则会在与导引动作的匹配过程中产生“风”“喘”“气”三相，即呼吸中有声（风相），无声而鼻中涩滞（喘相），不声不滞而鼻翼扇动（气相）。这样，习练者不但不受益，反而会导致心烦意乱，动作难以松缓协调，影响健身效果。因此，习练本功法时，要以自然呼吸为主，动作与呼吸始终保持柔和协调的关系。此外，在功法的某些环节中也要主动配合动作进行自然呼或自然吸。

（3）刚柔相济，虚实相兼：本功法动作有刚有柔，且刚与柔是在不断相互转化的；有张有弛，有沉有轻，是阴阳对立统一的辩证关系。习练本功法时，应力求虚实适宜，刚柔相济。要有刚和柔、虚与实之分，但习练动作不能绝对地刚或柔，应做到刚与柔、虚与实的协调配合，即刚中含柔、柔中寓刚。否则用力过“刚”，则会出现拙力、僵力，以致影响呼吸，破坏宁静的心境；动作过“柔”，则会出现疲软、松懈，起不到良好的健身作用。

（4）循序渐进，个别动作配合发音习：练本功法时，不同年龄、不同体质、不同健康状况、不同身体条件的练习者，可以根据自己的实际情况灵活地选择各势动作的活动幅度或姿势。习练时应该遵循由易到难、由浅到深、循序渐进的原则。

2. 分解动作　易筋经共计十二势，其预备式为：两腿并拢站立，两手自然垂于体侧；下颏微收，百会虚领。唇齿合拢，舌自然平贴于上颚；目视前方头端平，口微闭，调呼吸。含胸，直腰，蓄腹，松肩，全身自然放松。

第一式：韦驮献杵势

（1）动作一：左脚向左侧开半步，约与肩同宽，两膝微屈，成开立姿势，两手自然垂于体侧。

（2）动作二：两臂自体侧向前抬至前平举，掌心相对，指尖向前。

（3）动作三：两臂微屈，自然回收，指尖向斜前方约30°，两掌合于胸前，掌根与膻中穴同高，虚腋；目视前下方。动作稍停。

【要点】

（1）要点一：松肩虚腋

（2）要点二：两掌合于胸前，应稍停片刻以达气定神敛之功效。

第二式：横担降魔杵势

（1）动作一：接上式。两肘抬起，两掌伸平，手指相对，掌心向下，掌臂约与肩成

笔记

水平。

（2）动作二：两掌向前伸展，掌心相下，指尖向前。

（3）动作三：两臂向左右分开至侧平举，掌心向下，指尖向外。

（4）动作四：五指自然并拢，坐腕立掌；目视前下方。

【要点】

（1）要点一：两掌外撑，力在掌根

（2）要点二：坐腕立掌时，脚趾抓地。

（3）要点三：自然呼吸，气定神敛。

第三式：掌托天门势

（1）动作一：接上式。松腕，同时两臂向前平举内收至胸前平屈，掌心向下，掌与胸相距约一拳；目视前下方。

（2）动作二：两掌同时内旋，翻掌至耳垂下，掌心向上，虎口相对，两肘平展，约与肩平。

（3）动作三：身体重心前移至前脚掌支撑，提踵；同时，两掌上托至头顶，掌心向上，展肩伸肘，微收下颏，咬紧牙关。

（4）动作四：静立片刻。

【要点】

（1）要点一：两掌上托时，前脚掌支撑，力达四肢，下沉上托，脊柱竖直，同时身体重心稍迁移。

（2）要点二：年老或体弱者可自行调整两脚提踵的高度。

（3）要点三：上托时，意想通过天门关注两掌，目视前下方，自然呼吸。

第四式：摘星换斗势

左摘星换斗势：

（1）动作一：接上式。两脚跟缓缓落地，同时，两手握拳，拳心向外，两臂下落至侧上举。随后两拳缓缓伸开变掌，掌心斜向下，全身放松，目视前下方。身体左转；屈膝；同时，右臂上举经体前下摆至左髋关节外侧“摘星”。右掌自然张开；左臂经体测下摆至体后，左手背轻贴命门；目视右掌。

（2）动作二：直膝，身体转正，同时右手经体前向额上摆至头顶右上方，松腕，肘微屈，掌心向下，手指向左，中指尖垂直于肩髃穴，左手背轻贴命门，意注命门，右臂上摆时眼随手走。定势后目视掌心。尽力片刻，然后两臂向体侧自然生展。

右摘星换斗势与左摘星换斗势动作相同，唯方向相反。

【要点】

（1）要点一：转身以腰带肩，以肩带臂。

（2）要点二：目视掌心，意注命门，自然呼吸。

（3）要点三：颈、肩病患者动作幅度的大小可灵活掌握。

第五式：倒拽九牛尾势

右倒拽九牛尾势

（1）动作一：接上式。双膝微屈，身体重心右移，左脚向左侧后方约45°撤步；右脚跟内转。右腿屈膝成右弓步；同时，左手内旋，向前向后划弧后伸。小指到拇指逐个相握成拳，拳心向上；右手向前上方划弧，伸至与肩平时小指到拇指逐个相握成拳，

笔记

拳心向上。稍高于肩,目视右拳。

（2）动作二：身体重心后移,左膝微屈；腰稍右转,以腰带肩,以肩带臂；右臂外旋,左臂内旋,屈肘内收；目视右拳。

（3）动作三：身体重心前移,屈膝成弓步；腰稍左转,以腰带肩,以肩带臂,两臂放松,前后伸展；目视右拳。

（4）动作四：身体重心前移至右脚,左脚收回右脚尖转正,成开立姿势；同时两臂自然垂于体测,目视前下方。

重复二至三动作3遍。

左倒拽九牛尾势与右倒拽九牛尾势动作相同,唯方向相反。

【要点】

（1）要点一：以腰带肩,以肩带臂,力贯双膀。

（2）要点二：腰部放松,目视拳心。

（3）要点三：前后拉伸,松紧适宜,并与腰的旋转紧密配合。

（4）要点四：后退步时,注意掌握重心,身体平稳。

第六式：出爪亮翅势

（1）动作一：接上式。身体重心移至左脚,右脚收回成开立姿势；同时右臂外旋左臂内旋,摆至侧平举,两掌心向前,环抱至体前,随之两臂内收,两手变柳叶掌立于云门穴前,掌心相对,指尖向上；目视前下方。

（2）动作二：展肩扩胸,然后松肩,两臂缓缓前伸,并逐渐转掌心向前呈荷叶掌,指尖向上；瞪目。

（3）动作三：松腕,屈肘,收臂,立柳叶掌于云门穴；目视前下方。

重复二至三动作3到7遍。

【要点】

（1）要点一：出掌时身体正直,瞪眼怒目,同时两掌运用内劲前伸,先轻如推窗,后重如排山；收掌时如海水还潮。

（2）要点二：注意出掌时为荷叶掌,收掌于云门穴时为柳叶掌。

（3）要点三：收掌时自然吸气,推掌时自然呼气。

第七式：九鬼拔马刀势

右九鬼拔马刀势

（1）动作一：接上式。躯干右转。同时,右手外旋,掌心向上；左手内旋,掌心向下。随后右手由胸前内收经右腋下后伸,掌心向外；同时,左手由胸前升至前上方,掌心向外。躯干稍左转；同时右手经体侧向前上摆至头前上方后屈肘,由后向左绕头半周,掌心掩耳；左手经体左侧下摆至左后,屈肘,手背贴于脊柱,掌心向后,指尖向上；头右转,右手中指按压耳郭,手掌扶按玉枕；目随右手动定势后视左后方。

（2）动作二：身体右转,展臂扩胸,目似右上方,动作稍停。

（3）动作三：屈膝；同时,上体左转,右壁内收,含胸；左手沿脊柱尽量上推；目视右脚跟,动作稍停。

（4）动作四：直膝,身体转正；右手向上经头顶上方向下至侧平举,同时左手经体侧至侧平举,两掌心向下目视前下方。

重复二至三动作3遍。

左九鬼拔马刀势与右九鬼拔马刀势动作相同，唯方向相反。

【要点】

（1）要点一：动作对拔拉伸，尽量用力，身体自然弯曲转动，协调一致。

（2）要点二：扩胸展臂时自然吸气，双肩合并始自然呼气。

（3）要点三：两臂内合，上抬时自然呼气，起身展臂时自然吸气。

（4）要点四：高血压、颈椎病患者和年老体弱患者，头部转动的角度应小，且轻缓。

第八式：三盘落地势

左脚向左侧开步，两脚距离约宽于肩，脚尖向前；目视前下方。

（1）动作一：屈膝下蹲；同时，沉肩、坠肘，两掌逐渐用力下按约与环跳穴同高，两肘微屈，掌心向下，指尖向外；目视前下方。同时，口吐“嗨”音，音吐尽时，舌尖向前轻抵上下牙之间，终止吐音。

（2）动作二：翻掌心向上，肘微屈，上托至侧平举；同时，缓缓起身直立；目视前方。

重复一至二动作3遍。第1遍微蹲；第2遍半蹲；第3遍全蹲。

【要点】

（1）要点一：下蹲时，松腰、裹臀，两掌如负重物；起身时，两掌如托千斤重物。

（2）要点二：下蹲依次加大幅度。年老和体弱者下蹲深度可灵活掌握，年轻体健者可半蹲或全蹲。

（3）要点三：下蹲与起身时，上体始终保持直立，不应前俯或后仰。

（4）要点四：吐“嗨”音时，口微张，上唇着力压龈交穴，下唇松，不着力于承浆穴，音从喉部发出。

第九式：青龙探爪势

左青龙探爪势

（1）动作一：接上式。左脚收回半步，约与肩同宽；两手握固，两臂屈肘内收至腰间，拳轮贴于掌门穴，掌心向上；目视前下方。然后右拳变掌，右臂伸直，经下向右侧外展，略低于肩，掌心向上，且随手动。

（2）动作二：右臂屈肘、屈腕，右掌变“龙爪”指尖向左，经下颌向身体左侧水平伸出，目随手动；躯干随之向左转约90°；目视右掌所指方向。

（3）动作三：“右爪”变掌，随之身体左前屈，掌心向下按至左肩外侧；目视下方。躯干由左前屈转至右前屈，并带动右手经左膝或左脚前划弧至右膝或右脚外侧，手臂外旋，掌心向前，握固；目随手动视下方。

（4）动作四：上体抬起，直立右拳随上体抬起收于章门穴，掌心向上；目视前下方。

右青龙探爪势与左青龙探爪势动作相同，唯方向相反。

【要点】

（1）要点一：伸臂探“爪”，下按划弧，力注肩背，动作自然、协调，一气呵成。

（2）要点二：目随走“爪”，意存心“爪”。

（3）要点三：年老体弱者前俯下按或划弧时，可根据自身状况调整幅度。

第十式：卧虎扑食势

左卧虎扑食势

（1）动作一：接上式。右脚尖内扣约45°，左脚收至右腿成丁步；同时身体左转约90°；两手握固于腰间章门穴不变；目随转体视左前方。

（2）动作二：左脚向前迈一大步，成左弓步；同时两拳提至肩部云门穴，并内旋变“虎爪”，向前扑按，如虎扑食，肘稍屈；目视前方。

（3）动作三：躯干由腰到胸逐节屈伸，重心随之前后适度移动；同时，两手随躯干屈伸向下、向后、向上、向前绕环一周，随后上体下俯，两“爪”下按，十指着地；后腿屈膝，脚趾着地；前脚跟稍抬起；随后塌腰、挺胸、抬头、瞪目；动作稍停，目视前上方。

（4）动作四：起身，双手握固收于腰间章门穴；身体重心后移，左脚尖内扣约135°；身体重心左移；同时，身体右转180°，右脚收至内侧成丁步。

右卧虎扑食势与左卧虎扑食势动作相同，唯方向相反。

【要点】

（1）要点一：用躯干的蛹动带动双手前扑绕环。

（2）要点二：抬头、瞪目时，力达指尖，腰背部成反弓形。

（3）要点三：年老和体弱者可根据自身状况调整动作幅度。

第十一式：打躬势

（1）动作一：接上式。起身，身体重心后移，随之身体转正；右脚尖内扣，脚尖向前，左脚向左侧后方约45°撤步；右脚跟内转。右腿屈膝成右弓步；同时，左脚收回，成开立姿势；同时，两手随身体左转放松，外旋，掌心向前，外展至侧平举后，两臂屈肘，两掌掩耳，十指按扶枕部，指尖相对，以两食指弹拨中指击打枕部7次（即鸣天鼓），目视前下方。

（2）动作二：身体前俯由头经颈椎、胸椎、腰椎、骶椎，由上向下逐节缓缓牵引前屈，两腿伸直；目视脚尖，停留片刻。

（3）动作三：由骶椎至腰椎、胸椎、颈椎、头，由下向上依次缓缓逐节伸直后直立；同时两掌掩耳，十指按扶枕部，指尖相对；目视前下方。

重复二至三动作3遍，逐渐加大身体前倾幅度，并稍停。第1遍前屈小于90°，第2遍前屈约90°，第3遍前屈大于90°。

【要点】

（1）要点一：体前屈肘，直膝，两肘外展。

（2）要点二：体前屈时，脊柱自颈向前拔伸卷曲如沟；后展时，从尾椎向上逐节伸展。

（3）要点三：年老和体弱者可根据自身状况调整动作幅度。

第十二式：掉尾势

接上式。起身直立后，两手猛然剥离开双耳。手臂自然前伸，十指交叉相握，掌心向内。屈肘，翻掌前伸，掌心向外。然后屈肘，转掌心向下内收于胸前，身体前屈塌腰、抬头两手交叉缓缓下，按目视前方。年老和体弱者身体前屈、抬头两掌缓缓下按可致膝前。

（1）动作一：头向左后转，同时，臀向左前扭动，目视尾闾。

（2）动作二：两手交叉不动，放松还原至体前屈。

笔记

（3）动作三：头向右后转，同时，臀向右前扭动，目视尾闾。

（4）动作四：两手交叉不动，放松还原至体前屈。

重复一至四动作3遍。

【要点】

（1）要点一：转头扭臀时，头与臀部做相向运动。

（2）要点二：高血压，颈椎病患者和年老体弱者，头部动作应小而轻缓。另外应根据自身情况调整身体前屈和臀步扭动的幅度和次数。

（3）要点三：配合动作，自然呼吸，意识专一。

收势

（1）动作一：接上式。两手松开，两臂外旋；上体缓缓直立；同时，两臂伸直外展成侧平举，掌心向上，随后两臂上举，肘微屈，掌心向下；目视前下方。

（2）动作二：松肩、屈肘，两臂内收，两掌经头、面、胸前下引至腹部，掌心向下；目视前下方。

重复一至二动作3遍。

【要点】

（1）要点一：第一二次双手下引至腹部以后，意念继续下引，经涌泉穴入地。最后一次则意念随双手下引至腹部稍停。

（2）要点二：下引时，两臂匀速缓慢下行。

（二）功效及作用

1. 疏通经络　易筋经练习是通过意识导引、呼吸调节、按摩拍打等方式来疏通经络达到保健强身、防治病邪的目的。

2. 调节脏腑　易筋经练习可以协调脏腑功能，使其保持平衡，从而使五脏安和，身心健康。长期坚持练习，就能达到强身健体、全面增强体质的目的。

3. 养生益智　易筋经长期练习能激发人体潜能，增强人体脏腑功能，增强人体四肢、关节的灵活性，促进脏腑功能，防治老年智力减退，增进老年人的身心健康，推迟或延缓衰老。

（三）适宜人群

易筋经适合中、青、老年人群习练。针对不同健康水平的人群，个别难度较大的动作可以通过不同的动作幅度和调息次数来适应。

（四）禁忌及注意事项

1. 禁忌　脊柱损伤、下肢骨折、严重的心、脑、肺疾病患者和体质过于虚弱者不宜练习。

2. 注意事项

（1）集中精神练习时需神贯意注，勿徒具其行，若心君妄动，神散意弛，便为徒劳其形，难获实效。初练动式，必心力兼到。

（2）做好习练前准备如穿上合适的服装（最好是宽大、有弹性的），排除二便（不要忍便习练）。

（3）做好热身活动如压腿、踢腿、活动各关节，使人体在生理上产生“预热”，以免在练习中由于过度牵拉而受伤，尤其是冬天或天气寒冷的情况下准备活动就更为重要。

（4）循序渐进在习练中绝对不能因为追求某一标准动作而不顾动作要领。有些动作暂时达不到标准可以先“意到”，在熟悉动作要领的基础上再逐步达到标准动作的要求。

四、五禽戏

五禽戏是古代传统导引类养生功法的代表之一，具有悠久的历史。它是通过模仿五种禽兽——虎、鹿、熊、猿、鸟的动作而编创成的导引功法。

五禽戏之名，首见于《后汉书·方术列传》：“佗语普曰：人体欲得劳动，但不当使极耳。动摇则谷气得消，血脉流通，病不得生，譬犹户枢，终不朽也。是以古之仙者，为导引之事，熊经鸱顾，引挽腰体，动诸关节，以求难老。吾有一术，名五禽之戏：一曰虎，二曰鹿，三曰熊，四曰猿，五曰鸟。亦以除疾，兼利蹄足，以当导引。体有不快，起作一禽之戏，怡而汗出，因此著粉，身体轻便而欲食。普施行之，年九十余，耳目聪明，齿牙完坚。”陶弘景在《养性延命录》中首次记载了完整的五禽戏功法。随着时间的推移，该功法辗转传授，逐渐形成了各流派的五禽戏，流传至今。

本节主要介绍一套现代编练的以动功为主的五禽戏功法。由于五禽戏是模仿五种动物的形态动作而创，所以在进行功法锻炼时要注意表现出动物的不同特性如浑憨、凶猛、灵巧、恬静和柔和等，同时辅以呼吸吐纳与意念配合。本功法方便灵活，可整套进行锻炼，也可分节选取合适者进行锻炼，既可按次数练习，也可限次数反复锻炼，练习者量力而行，应以体热微出汗为宜。目前流传较广的五禽戏有《养性延命录》《万寿仙书》所记载的五禽戏以及国家体育总局新编的健身气功五禽戏三种版本。本节介绍国家体育总局新编健身气功五禽戏。

（一）操作内容

1. 动作要领

（1）动作到位，气息相随：练习五禽戏要根据动作的名称含义，做出与之相适应的动作造型，并尽量使动作到位，合乎规范。尤其要注意动作的起落、高低、轻重、缓急，做到动作灵活柔和、连贯流畅。并且注意呼吸和动作的协调配合，遵循起吸落呼，开吸合呼，先吸后呼，蓄吸发呼的原则。

（2）以理作意，凸现神韵：练习五禽戏时，要注意揣摩虎、鹿、熊、猿、鸟的习性和神态。通过以理作意，逐步进入“五禽”的意境之中。如练虎戏时，意想自己是深山中的猛虎，伸展肢体，抓捕食物，有威猛之气势；练鹿戏时，要意想自己是原野上的梅花鹿，众鹿戏抵，伸足迈步，轻捷舒展；练熊戏时，要意想自己是山林中的黑熊，转腰运腹，步履沉稳，憨态可掬；练猿戏时，要意想自己是置身于山中的灵猴，轻松活泼，机灵敏捷；练鸟戏时，要意想自己是湖边仙鹤，轻盈潇洒，展翅翱翔。

（3）全身放松，呼吸均匀：五禽戏锻炼要做到全身放松，意守丹田，呼吸均匀，形神合一。练熊戏时要在沉稳之中寓有轻灵，将其剽悍之性表现出来；练虎戏时要表现出威武勇猛的神态，柔中有刚，刚中有柔；练猿戏时要仿效猿敏捷灵活之性；练鹿戏时要体现其静谧怡然之态；练鸟戏时要表现其展翅凌云之势，方可融形神为一体。

2. 分解动作

第一式：起势调息

习练起势调息动作的目的是调整呼吸，使身体放松，为练功做好准备。其动作要

笔记

点一是松沉，在两脚分开站立，两手上举前，身体先要向下松沉。松沉的实质就是脊柱与骨盆微前倾，同时两膝关节微屈。做到松沉的要领是注意肩关节的放松，即"沉肩坠肘"。二是圆活，起势调息时两手上提下按，切忌直上直下，要做到圆活自然。上提时，在松沉的基础上，微伸膝、微伸髋使骨盆微后倾，当两手上提接近于胸高时，伸腰、伸胸，胸廓微开展，同时两手边上提边内合，从而使两手在上提与内合的"转弯处"自然划出圆弧形。

第二式：虎戏

虎戏要体现虎的威猛。神发于目，虎视眈眈；威生于爪，伸缩有力；神威并重，气势凌人。动作变化要做到刚中有柔、柔中生刚、外刚内柔、刚柔相济，具有动如雷霆无阻挡、静如泰山不可摇的气势。

（1）虎举：虎举分解动作如下：

1）动作一：两腿开立，与肩同宽，两手自然下垂于体侧，掌心向下，十指撑开，再弯曲成虎爪状；目视两掌。

2）动作二：随后，两手外旋，由小指先弯曲，其余四指依次弯曲握拳，两拳沿体前缓慢上提，至肩前时，十指撑开，举至头上方再弯曲成虎爪状；目视两掌。

3）动作三：两掌外旋握拳，拳心相对；目视两拳。

4）动作四：两拳下拉至肩前时，变掌下按，沿体前下落至腹前，十指撑开，掌心向下目视两掌。

重复一至四动作 3 遍后，两手自然垂于体侧，目视前方。

（2）虎扑：虎扑分解动作如下：

1）动作一：接上式。两手握空拳，沿身体两侧上提至肩前上方。

2）动作二：两手向上、向前划弧，十指弯曲成"虎爪"，掌心向下；同时上体前俯，挺胸塌腰，目视前方。

3）动作三：两腿屈膝下蹲，收腹含胸，同时两手向下划弧至两膝侧，掌心向下，目视前下方。随后两腿伸膝，送髋，挺腹，后仰，两掌握空拳，沿体侧向上提至胸侧，目视前上方。

4）动作四：左腿屈膝提起，两手上举。左脚向前迈出一步，脚跟着地，右腿屈膝下蹲，成左虚步；同时上体前倾，两拳变"虎爪"，向前、向下扑至膝前两侧，掌心向下，目视前下方。随后上体抬起，左脚收回，开步站立，两手自然下落于体侧，目视前方。

5）动作五至动作八：同动作一至动作四，唯左右相反。

重复一至八动作 1 遍后，两掌向身体侧前方举起，与胸同高，掌心向上。目视前方，两臂屈肘，两掌内合下按，自然垂于体侧，目视前方。

第三式：鹿戏

鹿喜挺身眺望，好角抵，运转尾闾，善奔走，通任、督两脉。习练"鹿戏"，动作要轻盈舒展，神态要安闲雅静，意想自己置身于群鹿中，在山坡、草原上自由快乐地活动。

（1）鹿抵：鹿抵分解动作如下：

1）动作一：接上式。两腿微屈，身体重心移至右腿，左脚经右脚内侧向左前方迈步，脚跟着地同时，身体稍右转；两掌握空拳向右侧摆起，拳心向下，高与肩平；目随手动，视右拳。

2）动作二：身体重心前移；左腿屈膝，脚尖外展踏实；右腿伸直蹬实；同时，身体

笔记

左转，两掌成“鹿角”，向上、向左、向后划弧，掌心向外，指尖朝后，左臂弯曲外展平伸，肘抵靠左腰侧；右臂举至头前，向左后方伸抵，掌心向外，指尖朝后；目视右脚跟。随后，身体右转，左脚收回，开步站立；同时两手向上、向右、向下划弧，两掌握空拳下落于体前；目视前下方。

3）动作三、四：同动作一、二，唯左右相反。

4）动作五至动作八：同动作一至动作四。重复一至八动作1遍。

（2）鹿奔：鹿奔分解动作如下。

1）动作一：接上式。左脚向前跨一步，屈膝，右腿伸直成左弓步；同时，两手握空拳，向上、向前划弧至体前，屈腕，高与肩平，与肩同宽，拳心向下；目视前方。

2）动作二：身体重心后移；左膝伸直，全脚掌着地；右腿屈膝；低头，弓背，收腹；同时，两臂内旋，两掌前伸，掌背相对，拳变“鹿角”。

3）动作三：身体重心前移，上体抬起；右腿伸直，左腿屈膝，成左弓步；松肩沉肘，两臂外旋，“鹿角”变空拳，高与肩平，拳心向下；目视前方。

4）动作四：左脚收回，开步直立；两拳变掌，回落于体侧；目视前方。

5）动作五至动作八：同动作一至动作四，唯左右相反。

重复一至八动作1遍后，两掌向身体侧前方举起，与胸同高，掌心向上；目视前方。屈肘，两掌内合下按，自然垂于体侧；目视前方。

第四式：熊戏

熊戏要表现出熊憨厚沉稳、松静自然的神态。运势外阴内阳，外动内静，外刚内柔，以意领气，气沉丹田；行步外观笨重拖沓，其实笨中生灵，蕴含内劲，沉稳之中显灵敏。

（1）熊运：熊运分解动作如下。

1）动作一：接上式。两掌握空拳成“熊掌”，拳眼相对，垂手下腹部；目视两拳。

2）动作二：以腰、腹为轴，上体做顺时针摇晃；同时，两拳随之沿右肋部、上腹部、左肋部、下腹部划圆；目随上体摇晃环视。

3）动作三、四：同动作一、二。

4）动作五至动作八：同动作一至动作四，唯左右相反，上体做逆时针摇晃，两拳随之划圆。

做完最后一个动作，两拳变掌下落，自然垂于体侧；目视前方。

（2）熊晃：熊晃分解动作如下。

1）动作一：接上式。身体重心右移；左髋上提，牵动左脚离地，再微屈左膝；两掌握空拳成“熊掌”；目视左前方。

2）动作二：身体重心前移；左脚向左前方落地，全脚掌踏实，脚尖朝前，右腿伸直；身体右转，左臂内旋前靠，左举摆至左膝前上方，举心朝左右掌摆至体后，举心朝后；目视左前方。

3）动作三：身体左转，重心后坐；右腿屈膝，左伸直；拧腰晃肩，带动两臂前后弧形摆动；右拳摆至左膝前上方，拳心朝右；左拳摆至体后，举心朝后；目视左前方。

4）动作四：身体右转，重心前移；左腿屈膝，右腿伸直；同时，左臂内旋前靠，左摆至左膝前上方，拳心朝左；右掌摆至体后，拳心朝后；目视左前方。

5）动作五至动作八：同动作一至动作四，唯左右相反。

笔记

重复一至八动作1遍后，左脚上步，开步站立；同时，两手自然垂于体侧。两掌向身体侧前方举起，与胸同高，掌心向上；目视前方、屈肘，两掌内合下按，自然垂于体侧；目视前方。

第五式：猿戏

猿生性好动，机智灵敏，善于纵跳，折枝攀树，躲躲闪闪，永不疲倦。习练“猿戏”时，外练肢体的轻灵敏捷，欲动则如疾风闪电，迅敏机警；内练精神的宁静，欲静则似静月凌空，万籁无声，从而达到“外动内静”“动静结合”的境界。

（1）猿提：猿提分解动作如下。

1）动作一：接上式。两掌在体前，手指伸直分开，再屈腕撮拢捏紧成“猿钩”。

2）动作二：两掌上提至胸，两肩上耸，收腹提肛；同时，脚跟提起，头向左转；目随头动，视身体左侧。

3）动作三：头转正，两肩下沉，松腹落肛，脚跟着地；“猿钩”变掌，掌心向下；目视前方。

4）动作四：两掌沿体前下按落于体侧；目视前方。

5）动作五至动作八：同动作一至动作四，唯头向右转。

重复动作一至八1遍。

（2）猿摘：猿摘分解动作如下。

1）动作一：接上式。左脚向左后方退步，脚尖点地，右腿屈膝，重心落于右腿；同时，左臂屈肘，左掌成“猿钩”收至左腰侧；右掌向右前方自然摆起，掌心向下。

2）动作二：身体重心后移；左脚踏实，屈膝下蹲，右脚收至左脚内侧，脚尖点地，成右丁步；同时，右掌向下经腹前向左上方划弧至头左侧，掌心对太阳穴；目先随右掌动，再转头注视右前上方。

3）动作三：右掌内旋，掌心向下，沿体侧下按至左髋侧；目视右掌、右脚向右前方迈出一大步，左腿蹬伸，身体重心前移；右腿伸直，左脚脚尖点地；同时，右掌经体前向右上方划弧，举至右上侧变“猿钩”稍高于肩；左掌向前、向上伸举，屈腕撮钩，成采摘势；目视左掌。

4）动作四：身体重心后移；左掌由“猿钩”变为“握固”；右手变掌，自然回落于体前，虎口朝前。随后，左腿屈膝下蹲，右脚收至左脚内侧，脚尖点地，成右丁步；同时，左臂屈肘收至左耳旁，掌指分开，掌心向上，成托桃状；右掌经体前向左划弧至左肘下捧托；目视左掌。

5）动作五至动作八：同动作一至动作四，唯左右相反。

重复一至八动作1遍后，左脚向左横开一步，两腿直立；同时，两手自然垂于体侧，两掌向身体侧前方举起，与胸同高，掌心向上；目视前方。屈肘，两掌内合下按，自然垂于体侧；目视前方。

第六式：鸟戏

鸟戏取形于鹤。鹤，轻盈安详，人们对它进行描述时往往寓意它的健康长寿。习练时，要表现出鹤的昂然挺拔、悠然自得的神韵。仿效鹤翅飞翔，抑扬开阖。两臂上提，伸颈运腰，真气上引；两臂下合，含胸松腹，气沉丹田。活跃周身经络，灵活四肢关节。

（1）鸟伸：鸟伸分解动作如下。

1）动作一：接上式。两腿微屈下蹲，两掌在腹前相叠。

笔记

2）动作二：两掌向上举至头前上方，掌心向下，指尖向前；身体微前倾，提肩，缩项，挺胸，塌腰；目视前下方。

3）动作三：两腿微屈下蹲；同时，两掌相叠下按至腹前；目视两掌。

4）动作四：身体重心右移；右腿蹬直，左腿伸直向后抬起；同时，两掌左右分开，掌成“鸟翅”，向体侧后方摆起，掌心向上；抬头，伸颈，挺胸，塌腰；目视前方。

5）动作五至动作八：同动作一至四，唯左右相反。

重复动作一至八1遍后，左脚下落，两脚开步站立，两手自然垂于体侧；目视前方。

（2）鸟飞：鸟飞的分解动作如下。

1）动作一：接上式。两腿微屈；两掌成“鸟翅”合于腹前，掌心相对；目视前下方。

2）动作二：右腿伸直独立，左腿屈膝提起，小腿自然下垂，脚尖朝下；同时，两掌成展翅状，在体侧平举向上，稍高于肩，掌心向下；目视前方。

3）动作三：左脚下落在右脚旁，脚尖着地，两腿微屈；同时，两掌合于腹前，掌心相对，目视前下方。

4）动作四：右腿伸直独立，左腿屈膝提起，小腿自然下垂，脚尖朝下；同时，两掌经体侧，向上举至头顶上方，掌背相对，指尖向上；目视前方。

5）动作五：左脚下落在右脚旁，全脚掌着地，两腿微屈；同时，两掌合于腹前，掌心相对；目视前下方。交换姿势，左腿伸直独立，重复相同动作。重复1遍后，两向身体侧前方举起，与胸同高，掌心向上屈，两掌内合下按，自然垂于体侧，目视前方。

第七式：收势

动作：两掌经体侧上举至头顶上方，掌心向下，两掌指尖相对，沿体前缓慢下按至腹前，目视前方。两手在腹前合拢，虎口交叉，叠掌；眼微闭静养，调匀呼吸，意守丹田。数分钟后，两眼慢慢睁开，两手合掌，在胸前搓擦至热。掌贴面部，上、下擦摩，浴面2~5遍。两掌向后沿头顶、耳后、胸前下落，自然垂于体侧；左脚提起向右脚并拢，前脚掌先着地，随之全脚踏实，恢复成预备势；目视前方。

（二）功效及作用

1. 虎戏　练虎戏能益气补肾，壮腰健骨强筋，扩张肺气，久练能通督脉，督脉通，诸脉皆通，精力充沛。

2. 鹿戏　练鹿戏能固脑益肾，增强体力，伸筋松骨，平肝舒胆，疏通经络，调和气血，可防治腰肌劳损，心脑血管疾病。

3. 熊戏　练熊戏能强脾治肝，促进消化，有利睡眠，强健四肢筋骨肌肉，基增长力气，灵活关节，久练防治脾虚，肝脾肿大等疾病。

4. 猿戏　练猿戏能养心补脑，开窍益智，疏通血脉健神，防止健忘，脑血管等疾病。

5. 鸟戏　练鸟戏能够改善肺功能，顾肌表，滋阴润肺，清热解表，开胸理气。

（三）适宜人群

五禽戏动作形象生动，简便易学，适合于不同年龄、职业、性别的人群锻炼。

（四）禁忌及注意事项

1. 禁忌　冠心病患者、经期、妊娠期的妇女、肢体活动不利等不宜练习。

笔记

2. 注意事项

（1）充分热身：充分的热身活动能使关节，韧带，肌肉放松，增加身体灵活性，提高神经系统兴奋程度和心血管活动水平，从而防止运动引发的损伤。

（2）适量运动：锻炼者要根据自身体质安排健身操运动的时间，强度，练习组数等。

（3）注意补水：在锻炼过程中应该注意及时补充水分，以保证身体健康和正常机体的需要。

（4）服装选择：随温度调整着衣的厚薄，衣服宜宽松利于活动，面料宜透气吸汗。

五、七星功

七星功又名七星拳，是一种动功养生法，以其架式为七个、动作如星运而得名。它吸收了太极拳、易筋经、五禽戏等多种养生功的精华，具有动作简单、姿势优美的特点，练之能使全身关节柔软灵活、气血调和，起到保健强身、延年益寿的作用。

七星功历史悠久，内容丰富，风格独特，流传广泛，是一个优秀的汉族传统拳种。它练起来动如猫，行如虎，参照天下北斗七星定位，动作架势以它独有步型、步法而组成。连续动作，变化方位，斗转星移以心意引导，贯穿全身百节、亦刚亦柔、遇柔则刚、遇刚以柔克之，以智慧避刚，待机刚烈猛进出击，是一种常用的运动养生功法。

（一）操作内容

1. 动作要领　七星功要做到外动内静，三松一上：印堂、人中、两肩放松，眼角略向上。还要注意下列基本要点。

（1）手法

1）掌：分阴掌、阳掌。掌朝下、朝内为阴，朝上、朝外为阳。全套功阴掌多，阳掌极少。

2）拳：一律握实拳。方法是：五指并拢伸直，除拇指外，余四指屈卷，一、二节握紧，屈卷第三节紧握握实，大拇指屈卷盖在四指之上。

3）剑指：五指并拢伸直，无名指和小指屈卷，无名指尖点在手心正中劳宫穴，大拇指紧盖在屈卷的二指上，中指、示指伸直。

4）腕关节的运动：腕关节的运动要灵活。可分解为四步：第一步，两手手掌平摊，五指伸直，两小手指靠拢。第二步，两手分开，两掌根合拢，两手全掌分向外翻转，使两大拇指靠拢，由阳掌变为阴掌伸直。第三步，双手掌利用腕关节极力向下向腹内弯，手指尖指向胸部。第四步，双手掌再向上翻转，还原成第一步之式。以上循环往复不断地翻动，是运动腕关节的方法。

（2）眼法：开始做预备式时，两眼向前平视，略向下。手开展动作后，眼神基本上跟着手的动作转。在拳架动作纯熟后，可以藏神：眼或轻闭、或垂帘、或平视都可以，做到视而不见，只觉一气神行，任其自然。

（3）身法：动作要灵活，运转如珠，如环无端。要保持庄严厚重姿势，上身除了动作中必要的俯、仰、侧、扭、翻转之外，始终保持正直。

（4）心法：要空心止念。在动作熟练以后，可全不用意，保持“一片混沌”的境界。初学者如难于做到，可将意念存想丹田。

笔记

（5）步法：

1）平桩马步：俗称骑马桩。低桩、高桩都是两脚分开，与肩同宽，或略宽。高桩腿膝可微屈直立；中桩两膝屈成130°，臀部下坐；低桩两膝弯曲约成90°，臀部下坐。上半身要正直。

2）弓步：左弓步，左腿屈膝成弓形，右腿斜直如箭形，名日前弓后箭。右弓步与此相反。如左右开弓中的步法。

3）虚步：脚尖落地，脚跟提起。插步如大鹏展翅式，左（右）脚转动后，脚尖从右（左）脚后向右（左）伸插出去。

4）扭步：如第三式扭转乾坤中的动作分解。

2. 分解动作

预备式

立正，两足尖外撇呈60°。左足向左跨一步，两足距离比肩略宽，足尖略向内，两眼向前并稍向下视。两手自然下垂，全身放松，排除杂念。要诀为“三松一上”。

第一式：左右开弓式

（1）动作一：以脚跟为轴，身体向左转90°。左腿伸直，右膝微屈，臀部下坐。在转体的同时，双臂微屈，双手握拳，双拳拳背靠拢。

（2）动作二：双拳提至胸前，同时左腿略收，左脚跟踮起成虚步。

（3）动作三：双拳向外翻转，手指伸直，双手伸直向下略向后分开，抬左腿，左膝弯曲，左脚提悬时开始深吸气。双手继续向后从下向上画一大弧形至前方伸直，掌心向下，将已吸足的一口气徐徐呼出，同时左脚掌利用脚踝骨由内向外画一小圈，再向前伸出一步，脚跟先着地成左弓箭步。上体随着向前俯下去。

（4）动作四：左脚略回收，双手拉回。双脚以脚跟为轴，随着身躯向右、向后转，做右开弓，重复上述左开弓动作，唯左右方向相反。

【要点】

横方向左右屈伸运动，着重“开”字，双手应尽量分向左右撑开。

第二式：顶天立地式

（1）动作一：接上式。左脚尖向左转约70°，右脚收回原地。双手随着身躯左转拉回到正前方，手心朝上。翻掌，掌心向下，握拳，成中桩。

（2）动作二：双拳收回至腋下伸掌，双臂从身体两侧下垂，同时身体逐步下蹲至大腿与地面平行。

（3）动作三：双掌接近地面时，掌心朝下再向前。

（4）动作四：双手经前方向上，身手同时向上伸直，掌心朝上，指尖朝后，脚尖踮起，双掌向上顶。同时深吸一口气，然后徐徐呼出。

【要点】上下纵长运动，着重“顶”字，双手和脚跟应尽量向上下顶。

第三式：扭转乾坤式

（1）动作一：接上式。双脚跟落地，双手从前方向左侧徐徐落，成抱球状（左抱球），右手在上，左手在下，同时上身和腿膝向左移，左膝稍屈。接着从左向右，到右边双手翻转，成左手在上、右手在下的抱球状（右抱球）。

（2）动作二：身体随着重心左转，双手成交叉抱球，同时双脚以脚跟为轴向左转，身体继续向左转180°至原来位置的正后方。右手搓球到左肘下，左掌心朝下，右掌心

笔记

朝上，脚尖想内合拢成三角形。左手向下向后，右手向前向上同时成弧形拉开。右手亮掌从额前到头顶，左手摆到后腰，双掌心朝外。

（3）动作三：以脚跟为轴，身体回转到正前方。同时右手从头顶到头后方，经身躯右侧随身腰极力想下弯而下落，左手由左侧从下向上弯向头顶，双掌心朝前方，右膝微屈，左腿伸直。

（4）动作四：左手放下，右手向上成右抱球。以下重复上述一至四动作，唯左右方向相反。

【要点】横方向扭转运动，着重“扭”字，身手头颈腰腿尽可能地向左右扭转。

第四式：前俯后仰式

（1）动作一：接上式。腰伸直成中桩，两手分向两边，两臂弯曲，掌心向下。接着双手向后，由内绕一小圈从腋下伸向腹前，掌心向上，两手交叉，前臂内收，掌心向内，左手在里。

（2）动作二：翻掌握拳，双拳向两边分开，身首极力向下俯。双拳向后，拳背紧靠脚后跟，头弯到胯下，两眼正视后方。初学及年老体弱者，双拳下垂到膝即可。

（3）动作三：腰伸直，双手上提略比肩低，双拳松开，掌心向下，分向左右两侧下垂，同时上身极力向后仰。

【要点】

俯仰屈转运动，着重“俯”字身手尽量前俯，初以指尖着地，渐至掌关节靠脚后跟，头钻到胯下。老年人不必如此。

第五式：大鹏展翅式

（1）动作一：接上式。上身回复正位，双手从后两侧抄向前方成抱球式，右掌向下，左掌向上。重心放在右脚，左脚提起，利用踝骨，脚从右向左转一小圈。

（2）动作二：双手成剑指向左右两侧，左上右下，斜方向极力伸展，与地面成45°。同时左脚背绷直，极力从右脚后向右边伸直，四、五两脚趾着地。双手手臂与左腿平行，左手背翻转朝前，右手背翻转朝后，上身保持正直。头眼跟随双手中食指，先朝左，后朝右。

（3）动作三：左脚复原位，双手收回成抱球式。左掌向下，右掌向上。以下重复上述动作一至动作三，唯左右方向相反。

【要点】斜方向伸展运动，着重“展”字，手足成45°角，尽量伸展出去。

第六式：前后平衡式

（1）动作一：接上式。双手收回前方，掌心向上，双手靠拢。右脚复原位。左腿退后一步，重心在左脚，成前箭后弓步。同时两手伸直，掌心向前向两旁分开。

（2）动作二：随即重心移至右脚，成前弓后箭步，同时双手上抬。左小腿向上钩起，脚背伸直。双手成剑指，从两侧向上举到身边。

（3）动作三：左腿向后伸直，脚背伸直，双手伸向前方，意运到手指脚趾尖，手脚和上身成一水平线，抬头，目视前方。初学和年老体弱者如做不到，则左脚可落地，不钩腿，逐渐进步到钩腿提平。

（4）动作四：双手、左脚收回复原后，重复上述动作一至三，唯左右方向相反。

【要点】

正方向平衡运动，着重“平”字，身、手和一只后脚成一水平线。

笔记

第七式：天体圆转式

（1）动作一：接上式。双手在胸前下垂，成马步桩。

（2）动作二：屈膝，身腰下弯，双手垂向右边，成剑指。从右经左向上，随着上身向左、向后仰，向右再向前俯弯，转一周。

（3）动作三：双手摆到左边，手撒开后再成剑指，上身和双手从左向右、向后仰，向左再向前俯弯一周。

（4）动作四：上身复位成马步桩，双手阴掌握拳上提至胸前。

【要点】全身圆转运动，着重“圆”字，身、手、头、眼分向左右前后转一大圆圈。

收式

收功：双拳松开，双臂放下。在松学向下的同时，双腿和上身缓慢向上伸直，还原成预备式。

（二）功效及作用

1. 增强心肺功能　七星功练习促进新陈代谢，增强心肌收缩，促进血液循环，增强心肺功能。

2. 强筋壮骨，预防颈腰椎病　七星功练习可以改善脊椎功能，舒缓肌肉紧张，缓解姿势性颈腰疼痛，预防肌肉衰退及劳损，减缓骨骼老化，预防骨质疏松。

3. 缓解大脑疲劳　七星功练习不仅可以释放潜在于内心的焦虑、抑郁、愤怒、悲哀等不良情绪，还可以调节大脑皮质、中枢神经系统和自主神经的功能，在其紊乱、失调时起到平衡调节作用。

（三）适宜人群

七星功吸收了太极拳、易筋经、五禽戏的养生优点，具有动作简单姿势优美的特点，适合各种人群练习。

（四）禁忌及注意事项

1. 禁忌　大病初愈、骨折初期、严重心肺功能障碍不宜练习。

2. 注意事项

（1）场地选择：选择空气比较新鲜的空旷地方为好。

（2）调整呼吸：呼吸虽不必十分拘泥，但大致上应与动作融合，如放开的动作以吸气为主，收拢的动作多半以呼气为主，呼吸宜深长均细不出声。

（3）规范动作：动作都是左右匀称的，一般总是先左后右，掌心大半都是向外。各个动作足掌立地要坚实稳定，尤其是在一足着地时，要注意足趾抓地，锻炼指关节，同时保持立式的稳固。

六、六字诀

六字诀，又称六字气诀，是根据中医藏象学说理论，通过呼吸吐纳及意念和肢体的导引，配合特定的发音，来调整与控制体内气息的升降出入和脏腑气机的平衡，以达到养生保健、延缓衰老的目的。

六字诀功法在历代文献均有不少论述。最早记录六字诀功法的当属南北朝时期陶弘景的《养性延命录》，其中记载了有关六字诀的功理功法及其应用。其后历代都有不少发展和补充。六字诀流传至今，在功法上已形成了较为稳定的体系，即功法理论保持了唐宋以来以中医五行五脏学说为理论基础，对呼吸口型及发音有了较明确

笔记

的规范，肢体的动作导引与意念导引遵循中医经络循行规律。

六字诀是根据中医学阴阳五行、天人合一、生克制化的理论，用“嘘、呵、呼、呬、吹、嘻”六字，分别与肝、心、脾、肺、肾、三焦等脏腑经络相应，按春夏秋冬四时节序，配合五脏（肝、心、脾、肺、肾）属性及角、徵、宫、商、羽五音的发音口型，以呼吸、意念和肢体导引，引地阴之气上升，吸天阳之气下降，吐出脏腑之浊气，吸入天地之清气，结合后天之营卫，推动真元，使气血畅行于五脏六腑之中，某经有病，即用相应之字调之，可防患于未然，调治于方始，简便易行，疗效显著。

（一）操作内容

1. 动作要领　每变换一个字都从预备式起。每次练功时预备式可多站一会儿待体会到松静自然，气血和顺之时再开始练功。

（1）发音准确，体会气息：吐气发音是六字诀独特的练功方法，发音的目的在于引导气机。因此练功时，必须按要求，校准口形，准确发音。初学时，可采用吐气出声发音的方法，校正口型和发音，以免憋气；在练习熟练后，可以逐渐过渡为吐气轻声发音，渐至匀细柔长，并注意细心体会气息的变化。

（2）注意呼吸，用意轻微：六字诀中的呼吸方法主要是采用逆腹式呼吸。其方法与要领是：鼻吸气时，胸腔慢慢扩张，而腹部随之微微内收，口呼气时则与此相反。这种呼吸方法使横膈膜升降幅度增大，对人体脏腑产生类似按摩的作用，有利于三焦气机的运行。练功时要注意呼吸，但用意微微，做到吐唯细细，纳唯绵绵，有意无意，绵绵若存，这样方能将形意气息合为一体，以使生命活动得到优化。

（3）动作舒缓，协调配合：六字诀功法以呼吸吐纳为主，同时辅以动作导引。通过动作的导引来协调呼吸吐纳发音引动的气息，以促进脏腑的气化活动。因此，练习时要注意将动作与呼吸吐纳、吐气发音协调配合，动作做到松、柔、舒、缓，以顺应呼吸吐纳和吐气发音的匀细柔长的气机变化。

每个字读6次后需调息1次。其方法是吸气，两臂从体侧徐徐抬起，手心向下，待腕与肩平时，以肘为轴转小臂使手心翻向上，旋臂屈肘使指尖向上，掌心相对，高不过眉，向中合拢至两掌将要相合时，再向内画弧，两手心转向下，指尖相对；呼气，两手似按球状由胸前徐徐下落至腹前，两臂自然下垂，恢复预备式。

2. 分解动作　六字诀的锻炼应注意发音、口型、动作及经络走向4个方面。它们与三调操作的关系是：发音与口型属调息，动作是调身，关注经络走向属调心。

预备式

两脚平站与肩同宽，头正项直，百会朝天，内视小腹，轻合嘴唇，舌抵上腭，沉肩坠肘，两臂自然下垂，两腋虚空，肘微屈，含胸拔背，松腰塌胯，两膝微屈；全身放松，头脑清空；呼吸自然平稳，切忌用力；应体现出头空、心静、身正、肉松之雅境。

“嘘”字养肝

发音：嘘（读“需”），属牙音。

口型：两唇微合，有横绷之力，舌尖向前并向内抽，舌的两边向中间微微卷起，牙齿露有微缝，向外吐气。

动作：两手重叠于小腹之上，左手在下，右手在上（女子则相反），内外劳宫相对，以下手的鱼际穴压在脐下边沿上，开始呼气时并念嘘字。两眼随吐气念字慢慢尽力瞪圆。呼气时提肛收腹缩肾，重心后移，足大趾轻轻点地。吸气时，则放松恢复自然吸气。吸气尽可以一个短暂的自然呼吸稍事休息(下同)。再读第二个嘘字。如此动作6次,做一次调息。

经络走向:意念领肝经之脉气,由大趾外侧之大敦穴起,沿足背上行经行间,太冲入中都,穿膝关节沿大腿内侧至小腹与胃经并行,挟胃脉两旁会于肝脏,出络胆经,上行穿过横膈膜,散布于胸胁间,沿喉咙之后侧,经过上颚骨的上窍联系眼球,复上行而入脑。另一支脉从肝脏穿横膈膜而上注于肺,经中府,云门至手大拇指内侧的少商穴,所以做嘘字功时,工夫稍长,眼有气感,初起发胀,有的人感到刺痛,流泪,大拇指少商穴感到麻胀。慢慢眼睛清凉,视力逐渐提高。

“呵”字功补心

发音:呵(读“喝”),属舌音。

口型:口半张,舌抵下颚,腮稍用力后拉,舌边靠下齿。

动作:两臂从侧前方自然抬起,动作与调息相同,手徐徐下按时,呼气读“呵”字,呼气尽时两手正好按至小腹前。然后两臂下垂,轻合嘴唇,自然吸气。稍候以上述要领再做第二次呵字,共呼六次为一遍,然后调息。

经络走向:意领气由脾经之井穴隐白上升,循大腿两侧上入腹里与冲脉并而转入心经。

心经之脉由胸侧腋窝之极泉上升入臂内侧,沿臂内上行经少海、通里、神门、少府等穴直达小指尖端之少冲穴。所以在做呵字功时小指尖、中指尖都有麻胀之感。同时与心经有关之脏器也会有新的感觉。

“呼”字功健脾

发音:呼(读“乎”),属喉音。

口型:撮口如管状,唇圆似筒,舌放平向上微卷,用力前伸,这个口型动作,能牵引冲脉上行之气喷出口外。

动作:两手由体侧如托物抬至下丹田,复上抬至中脘,左手随呼气念“呼”字之势向外翻转,向上托举,同时右手翻转下按,上托、下按的速度与呼气一致。呼气尽时左手上托至头部前上方,右手下按至右胯旁,同时闭口用鼻自然吸气,左手上臂向内旋转变为立掌,手心朝外,从面前下落,与此同时右手小臂外旋,先手心向上,接着使指尖朝上,手心朝里上穿,两臂在胸前交叉,左手在外,右手在内。吸气尽,然后右手翻转上托,左手翻转下按做第二次呼气并读呼字。共读六次“呼”字为一遍,然后做一次调息,恢复预备式。

经络走向:当念呼字时,足大趾稍用力,则脉气由足大趾内侧之隐白穴起,沿大趾赤白肉际上行,过大都、太白、公孙,入三阴交上行小腿内侧,直入腹内脾脏,联络胃府,挟行咽喉部连于舌根,散于舌下。注入心经之脉随手势高举之形而直达小指尖端。所以内经有“肝脾之气宜升”之说。

“呬”字功润肺

发音:呬(读“丝”),为齿音。

口型:两唇微向后收,上下齿相对,舌尖入两齿缝内,由齿向外发音。

动作:两臂向口四前抬起,手心朝上,手指尖相对应如捧物到胸口窝膻中穴,两臂旋转手心向外成立掌,同时向左右展臂宽胸推掌如鸟之张翼。展臂推掌的同时开始呼气并读“呬”,呼气尽时两臂从两侧自然下落。然后再按上述要领做第二次呼气读字,共做六次为一遍。然后做一次调息恢复预备式。

经络走向:当念呬字时,意念由足大趾之尖端大敦穴内引气上升,这里和“嘘”字功走向相同,转注中焦,即中脘穴上。经过大肠,上循胃口,入肺脏。从肺系出中府,云门循臂内侧,手少阴心经之前,下肘中入尺泽,经孔最、循手臂内入于太渊穴走入鱼际,出拇指尖端之少商穴。当两臂如鸟张翅向左右展开时,自己会感到脉络中如小虫爬行,呼气尽而气到指尖,以拇指、食指气感较强。

“吹”字功强肾

发音:吹(读“炊”),为唇音。

口型:口微张两嘴角稍向后咧,舌微向上翘并微向后收。

动作:两臂从体侧经腰隙向前抬起在胸前膻中穴撑圆,两手指尖相对应如抱重物。呼气读“吹”字时,身体下蹲足五趾点地,足心空如行泥地,两臂随之下落,虚抱两膝,直至呼气尽,下蹲时,身体要求尽量保持正直,膝盖要与脚尖上下垂直,下蹲高度要不影响提肛。呼气尽后两脚跟稍用力,慢慢站起,两臂自然下落于身体两侧。然后以上述要领再作第二次呼气读字,做六次为一遍。然后调息,恢复预备式。

经络走向:当念吹字时,足跟着力,肾经之脉气从足心涌泉上升,经足掌内侧沿内踝骨向后延伸,过三阴交,经小腿内侧出腘窝,再沿大腿内侧上行,贯穿脊椎入于肾脏转注心包,经天池、天泉、曲泽、大陵、劳宫到中指尖之中冲穴。所以做吹字功时手心和中指气感较强。

“嘻”字功理三焦

发音:嘻(字读“希”),为牙音。

口型:两唇微启稍向里扣,上下相对但不闭合,舌微伸而有缩意,舌尖向下,有嬉笑自得之貌、怡然自得之心。

动作:两臂由体侧自然抬起,手心朝上,手指尖相对如捧物之状,抬至胸口(膻中穴),两臂内旋翻手心向外,向上托时呼气读“嘻”,托至头部前上方,指尖相对,呼气尽。接着两臂外旋变立掌,手心朝里经面部胸前下落至乳房时,两手劳宫对乳中穴,指尖相对应,接着转指尖向下,手贴身体沿胆经路线自然下垂于身体两侧。再按上述要领重复做第二次呼气读字,共做六次为一遍。注意:高血压患者,双手不宜过头,可向前上方推出,上托时稍快,下落时稍慢,意想足四趾尖端之窍阴穴及五趾尖端之至阴穴,转而注于涌泉,双阳下降对治疗高血压效果显著。

经络走向:呼气时足四趾点地,着意由胆经之末穴,即四趾爪甲外侧窍阴穴,经丘墟,沿腿外侧走外丘、阳关、环跳上行入腹外侧,经肝经之募穴明至腋下历渊腋入肩中,转注三焦经入天井、支沟、外关至四指爪甲外之关冲穴。呼气尽两手下落,意领气沿胆经下行至足四趾窍阴穴。练“嘻”字功,呼气时手无名指气感强,下落时足四趾气感强,这是少阳之气随呼气上升与冲脉并而贯通上下,则三焦理气之功能发挥而脏腑之气血通畅。

(二)功效及作用

1. 对心血管系统的功效 六字诀练习能提高循环系统的功效效应,从而达到防病的作用,六字诀的动作轻灵、圆活并富有节奏,姿势舒适自然,再配合吸气,来达到锻炼内脏,调节气血,平衡阴阳,使肌肉本身的弹性得以良好的锻炼,使血管弹性增

笔记

强，加强心肌营养。

2. 对呼吸系统的功效　六字诀练习时不断地改变胸压和腹压，而增压与减压的结果使得内脏得以按摩，毛细血管得以反射性扩张，胸压的规律性变化及呼吸的缓深，使得呼吸器官本身得到充分的血液供应，从而增强心肺功能。

3. 对消化系统的功效　消化系统是在自主神经系统直接控制和调节下进行生理活动的，六字诀运动特有的呼吸形式，可直接加大膈肌活动幅度，人为地改变交感神经和副交感神经的兴奋强度，练习六字诀时中腹运动较多，活跃了腹腔血液循环，促进胃肠蠕动和消化液的分泌。

4. 对运动系统的功效　六字诀运动是典型的有氧运动，对消化、呼吸、循环等系统功能的提高，使得骨骼得到充分的营养供应和吸收。

（三）适宜人群

六字诀运动是典型的有氧运动，此功法动作缓慢，没有明显的爆发和跳跃动作，适合各种人群练习。

（四）禁忌及注意事项

1. 禁忌　骨折初期、严重心肺功能障碍患者等不宜练习。

2. 注意事项

（1）动作规范：练六字诀的时候一律采用顺腹式呼吸，先呼后吸，嘴呼鼻吸。吸气时鼓肚子，呼气时瘪肚子。呼气时吐字，同时提肛缩肾，重心自然后移至足跟（此为踵息法），注意不要有憋气感。

（2）适量练习：练功要循序渐进，持之以恒，不可急于求成，尤其是年老体弱者对于动作幅度的大小、运动量的大小、呼吸的长短，练功次数的多少，都要注意因人而异、量力而行。

（3）注意热身：基本的热身运动，活动各个关节，适当幅度的扭动，压腿，身体前屈，活动足、腰、手、肩膀，头部能感觉到微热。

（4）练功后调整：练功结束，可以做一些简单的工作，如搓手、擦面，全身拍打及散步等，以促进气血流通，使身体从练功状态充分恢复到正常状态。

（5）服装选择：随天气变化调整着衣的厚薄，衣服宜宽松利于活动，面料宜透气吸汗，选择一双松软的散步鞋。

七、放松功

放松功属于静功范畴，是通过有意识的放松，将身心调整到自然、轻松、舒适的状态，解除紧张，消除疲劳，恢复体力和精力；放松功具有疏通经络，调节脏腑功能的作用，有助于增强体质，防治疾病。

该功法是20世纪50年代上海市气功疗养所著名气功师蒋维乔（因是子）（图9-1）在继承古人静坐意守的基础上总结和发展起来的一种养身功法。它重视精神内守，意导气行，配合呼吸，按照细、长、柔、匀的要求，依次放松全身达到轻松、舒适的状态。

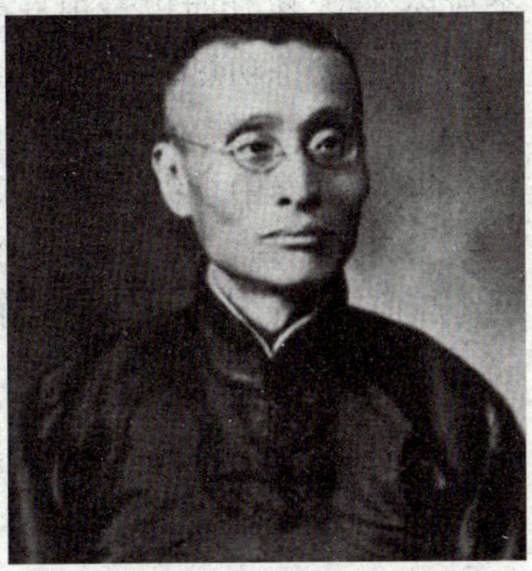

图9-1　蒋维乔

该功法对练功体位没有特殊要求，一般卧、坐或站式均可。放松功可将其分为三线放松法、分段放松法、局部放松法、整体放松法等，具有易学、易练、见效快等特点。既适合健康人练习，又适合患者康复练习。

（一）操作内容

1. 动作要领

（1）练功时间：一般在早晨 8~9 点，可以采取坐位练功。如坐于板凳之上，两脚左右开立同肩宽，两手放在大腿上，注意含胸拔背，头顶项竖，松肩垂肘，塌腕舒指，口唇轻闭，舌底上颚，目似垂帘，自然呼吸，意守丹田。稍息片刻。若晚 9~10 点练功，则宜采取右侧卧位。呼吸与放松方法与坐式相同。收功时，意念逐渐减轻，使气归原，左右手各揉腹 10 次。

（2）呼吸配合：练功时要借助呼吸调整气息，一般从自然呼吸开始，逐步过渡到腹式呼吸。呼吸与默念相结合，吸气时静静的观想松的部位，呼气时默想部位“松”，气息相依，以意领松。

具体方法是将两手相叠，掌心同向，拇指交叉或相抵，置向丹田，吸气时意想自身入静，呼气时默念“松”字，按部位或三线放松法进行练功。

（3）放松要求：一般按照从上到下的顺序进行部位放松。如自头部、颈部、两上肢、胸腹、腰背、两大腿、两小腿到两脚，由上而下练功放松，每一部位练 2~3 次。如三线放松法：是按身体两侧线、身体前正中线、身体后正中线的顺序，每线自上而下进行放松，至全身放松后，方能转入以意导气的练功。

练功时运用意念默念“松”，实现心身的全面放松，“松弛感”“轻松感”“通畅感”是“松”不同感受。“变大”是练习本功法的关键。即借助意想“松”的动力向外不断扩散、使“松”的感觉不断变大。同时要注意在运用意识引导相应部位放松时，意念不能太重。其要领是似守非守，若有若无，并且意念随着部位的变化，意导气行，以意导松。

（4）练习次数：每天可练 2~3 次，每次可练 20~30 分钟。此功对预防神经系统、消化系统、循环系统疾患的发生，具有理想的效力。练习次数是否与疾病类型有关系。

2. 分解动作　放松功的操作可将其分为三线放松法、分段放松法、局部放松法、整体放松法等。三线放松法是将身体划分成两侧、前面、后面三条线，每条线均有 9 个放松部位，练功时以意识导引及观想自上而下依次放松。初练功者采用仰卧或坐式较易放松，练功熟练者，可在各种姿势如站、坐、卧、行中练习。

（1）第一条线（图 9-2）：头部两侧→颈两侧→两肩→两上臂→两肘关节→两前臂→两手，静养中指尖的中冲穴（图 9-3）1~2 分钟。

（2）第二条线（图 9-4）：面部→颈前→胸部→腹部→两大腿前面→两膝关节→两小腿前→足背→足大趾端，静养大脚趾大敦穴（图 9-5）1~2 分钟。

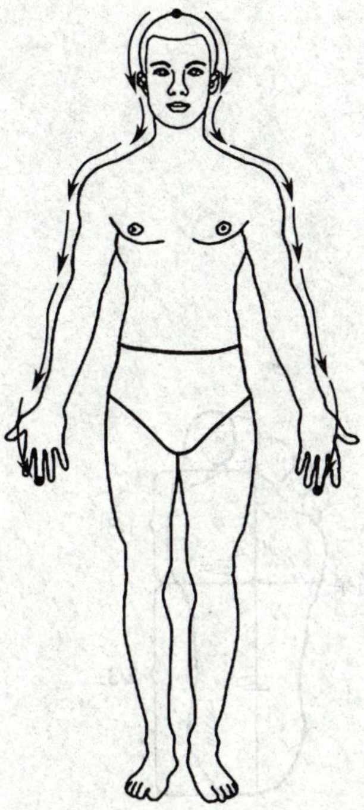

图 9-2　第一条线

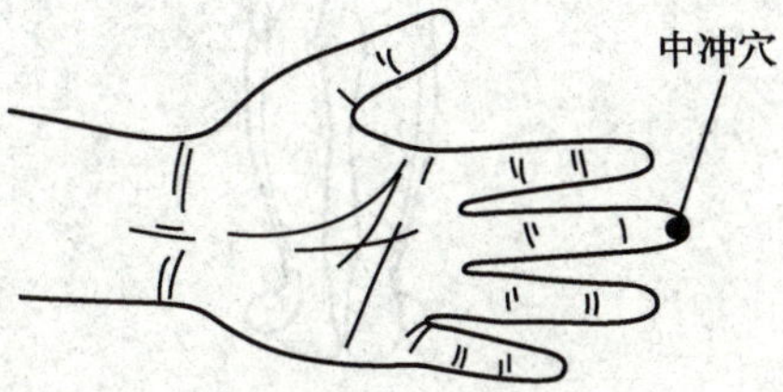

图 9-3　中冲穴

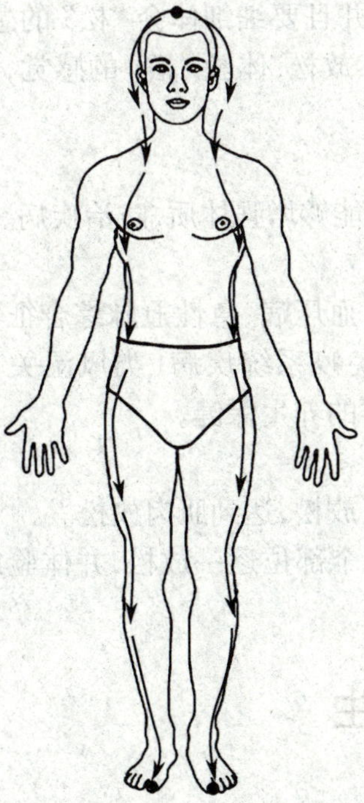

图 9-4　第二条线

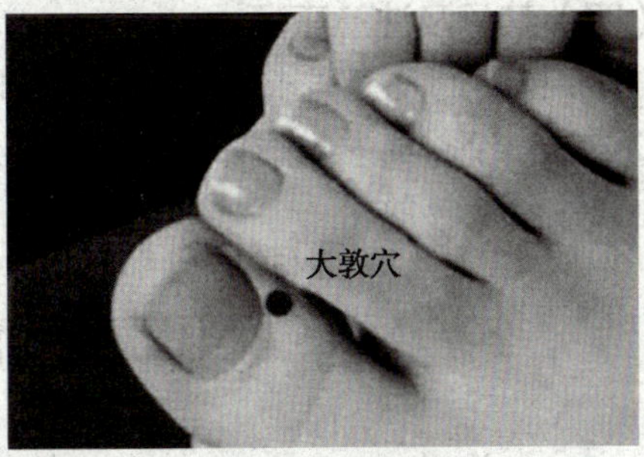

图 9-5　大敦穴

（3）第三条线（图 9-6）：后脑→后颈→背部→腰部→大腿后面→小腿后面→足跟→足心，注意力放在涌泉穴上，静养脚心涌泉穴（图 9-7）3~5 分钟。

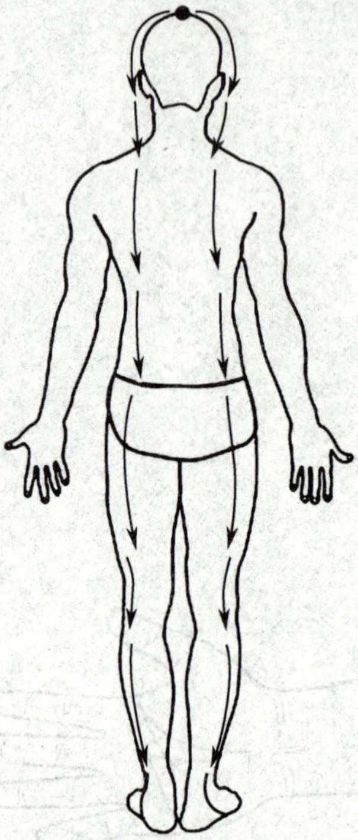

图 9-6　第三条线

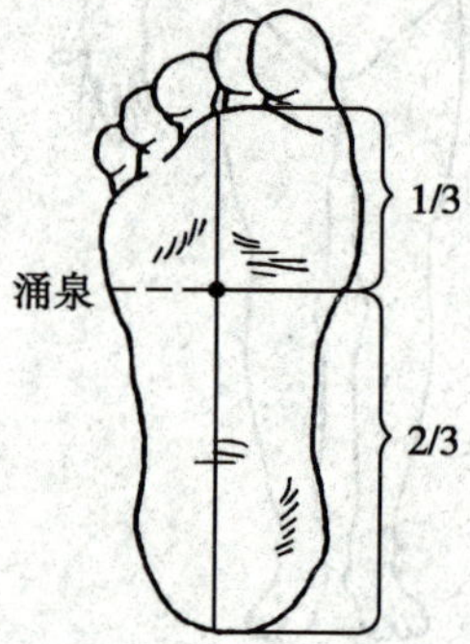

图 9-7　涌泉穴

做完三条线的放松练习后，将意念收回，观想肚脐下丹田处，意守 3~5 分钟结束练习时要注意：呼吸、意念和默念“松”字要协调配合，并且要细细体会“松”的感觉。如体会不到“松”感，可先使四肢肌肉紧张起来，再突然放松，体验“松”的感觉，这样可加速松弛反应的到来。

（二）功效及作用

放松功具有疏通经络、调节脏腑、安神定志的作用，能够增强体质，防治疾病。

（三）适宜人群

放松功适合健康人群，以及患有循环系统疾病（高血压病、急性冠脉综合征等）、神经系统疾病（焦虑、抑郁、失眠等）、运动系统疾病、免疫系统疾病（类风湿关节炎等）、皮肤病（银屑病），以及各种原因引起的疼痛等人群的养生保健。

（四）禁忌及注意事项

1. 放松功的关键要求精神的放松，要注意精神真正放松，达到肌肉放松。

2. 要将意念集中到身体的放松部位，消除杂念，每个部位逐一放松，并体验放松的感觉，达到精神放松。

第二节　静 功 养 生

一、内养功

内养功属于中国传统健身气功的范畴，在古代多称之为“养生法”“静坐法”等。内养功包括放松、数息、意守等。其名称完全体现了自我身心锻炼这一气功定义的范畴。“内”即是内求、通过自我的练习达到养生的目的，“养”则是不断的积累、培养和

笔记

滋养,"功"就是不断重复的操作技能。该功法注重呼吸形式,强调阴阳平衡,具有培补元气、疏通经络、平衡阴阳的功能。

据考,该功法最晚于明朝末年,已在民间以单传口授的形式流传,现有资料显示郝湘武、薛文占、张学忠、张春和、刘渡舟、刘贵珍、刘亚非等为其主要传承人。在400余年的传承该功法不断提高与发展,使功法的内涵与形式得到了很大的提升,其中刘贵珍的贡献尤为突出。20世纪40年代末,由刘贵珍先生挖掘整理内养功相关资料,并将其应用于临床。现代医学实践证明,内养功在改善人们的消化功能,调节神经系统功能方面具有较好效果。

此外,内养功在推广和应用实践中,始终采取"整体调整"和"辨证(病)施功"相结合的方法,并取得满意的效果。所谓辨证或辨病施功,是指在望、闻、问、切四诊合参和在医学检测诊断的基础上,运用"八纲辨证""脏腑经络辨证"等方法,针对患者的病性、患病部位的不同,辨证施功,提高疗效。因此辨证施功基础上进行长期锻炼,方能收到良好的效果。

(一)操作内容

1. 动作要领 内养功讲究呼吸锻炼,可以营养人的五脏六腑、营卫气血。

(1)练习要点:早、午、晚时皆可练习,以正卧位为好。两上肢自然放于身体两侧,两腿伸直,尽量全身放松,意守丹田,保持自然呼吸,排除杂念,静养片刻。

(2)呼吸方法:采用顺腹式或逆腹式呼吸方法,鼻吸鼻呼,在呼吸过程中要夹有停顿,并配合默念字句。第一种呼吸方法为:默念第一个字时,吸气;念中间字时,停顿呼吸;念最后一个字时,呼气。第二种呼吸方法:吸气、呼气时均不念字,呼吸完毕而停顿时念字。

(3)练习频率:每日练2~4次,每次10~30分钟。

2. 分解动作

(1)姿式:有侧卧式、仰卧式、坐式及壮式四种。

①侧卧式:侧卧于床上,头微前俯,头之高低,以枕调节头颈保持在左右不倚稍许抬高的位置。脊柱微向后弓,呈含胸拔背之势。四肢体位,于右侧卧时,右上肢自然弯曲,五指舒伸,掌心向上,置于身前枕上,距身约6~7cm,左上肢自然伸直,五指松开,掌心向下,放于同侧髋部,右下肢自然伸直。左下肢膝关节屈曲约成120°,其膝轻放于右下肢膝部。如为左侧卧,则四肢体位,与此相反而置。双目轻闭或微露一线之光,其口按呼吸法之需,定其开合。

②仰卧式:平身仰卧床上,头微前俯,躯干正直,两臂自然舒伸,十指松展,掌心向下,放于身侧,下肢自然伸直,脚跟相靠,足尖自然分开。口目动作同侧卧式。

③坐式:端坐于椅上,头微前俯,躯体端然,含胸拔背,松肩垂肘,十指舒展,掌心向下,轻放于大腿膝部,两脚前后平行分开,与肩同宽,小腿与地面垂直,膝关节屈曲90°,坐椅高低不适时,可在臀下或脚下垫物调节,口目动作同侧卧式。

④壮式:具体要求和仰卧式基本相同,唯需将枕垫高约24cm,肩背呈坡形垫实,不可悬空,两脚并拢,掌心向内,紧贴于大腿两侧,余同仰卧式。内养功姿式,一般先由卧式开始。关于卧式的侧左、侧右及仰卧、侧卧的选择,应根据病情和个人习惯而定。壮式虽也属于仰卧式的一种,但仅宜在练功后期,作为增强体力锻炼采用。卧式练习数日后,体力有所恢复,即可增添坐式。

笔记

（2）呼吸法：内养功呼吸法较为复杂，要求呼吸、停顿、舌动、默念四种动作相互结合。常用呼吸法有三种：

①第一种呼吸法：轻轻闭口，以鼻呼吸，先行吸气，同时用意领气下达小腹，吸气后不行呼气，而行呼吸停顿（即不吸也不呼），停后再把气徐徐呼出。此法的呼吸运动形式是：吸—停—呼。默念字句的配合，一般先由三个字开始，以后可逐渐增多字数，但字数最多以不超过九个字为宜；在词意方面，一定要选择具有静松、美好、健康内容的词句，常用的词句有“自己静”“通身松静”“自己静坐好”“内脏动，大脑静”“坚持练功能健康”等。默念要和呼吸舌动密切结合起来。以默念“自己静”三个字为例，吸气时默念“自”字。停顿时默念“已”字，呼气时默念“静”字，其余类推。舌动是指舌之起落而言，舌动配合吸气时舌抵上愕，停顿时舌不动，呼气时舌随之落下。

②第二种呼吸法：以鼻呼吸，或口鼻兼用，先行吸气，不停顿，随之徐徐呼气，呼毕再行停顿。此法的呼吸运动形式是：吸—呼—停。默念字句的内容同第一种呼吸法其配合为吸气时默念第一个字，呼气时默念第二个字，停顿时默念剩余的字。舌动的配合为吸气时舌抵上颚，呼气时舌落下，停顿时舌不动，如此周而复始。

③第三种呼吸法：较难掌握，一般默念三个字为宜，用鼻呼吸，先吸气少许即停顿，随吸气舌抵上颚，同时默念第一个字；停顿时舌抵上颚默念第二个字；再行较多量吸气，用意将气引入小腹，同时默念第三个字，吸气毕，不停顿，即徐徐呼出，随之落舌，如此周而复始。此法的呼吸运动形式是：吸—停—吸—呼。默念字句，具有收敛思绪，排除杂念的作用。通过词的暗示、诱导，可以导致与词相应的生理效应选用字句要因病而异。精神紧张者，宜选用“我松静”的字句；脾运失健者，宜选“内脏动，大脑静”的字句；气血两亏者，宜选用“恬淡虚无，真气内生”的字句；气滞胸胁者，宜选用“气沉丹田，真气从之”的字句，这样有助于开胸下气。默念字数开始要少，待呼吸平稳柔和后，则可增加字数。这里必须明确指出：默念是呼吸运动中的一项配合动作，并且对控制呼吸快慢或停顿时间长短有一定影响，尽管每个字的默念所需时间没有统一规定，可以灵活掌握，但默念字数也不宜过多。

（3）意守法：意守是指练功意念集中于某物或某形象而言。意守具有集中精神排除杂念的作用，是气功疗法中的重要手段。内养功常用的意守方法有三种：

①意守丹田法：丹田是气功中常用术语。丹田的部位和含义，说法不一。内养功之丹田规定为脐下一寸五分处，位于气海穴。古人认为气海穴是“生气之源，聚气之所”。用意守之，则元气益壮，百病消除。丹田虽为窍穴，但守时不可拘泥分寸，可想象以气海穴为中心的一个圆形面积，设在小腹表面：也可想象为一个球形体积，设在小腹之内（图 9-8）。

②意守膻中法：即意念默默回忆两乳之间以膻中穴为中心的一个圆形面积或意守剑突下之心窝区域（图 9-9）。

③意守脚趾法：两眼轻闭，微露一线之光，意识随视线注意脚的拇趾，也可闭目，默默回忆脚趾形象。

一般意守丹田较为稳妥，不易产生头、胸、腹三部症状，同时结合呼吸所导致节律的腹壁起伏运动去意守，又能较好地达到集中思想，排除杂念的目的，但部分女性练功者，意守丹田，可出现经期延长及经量过多的情况，可改为意守膻中（即心窝部位）。杂念较多的患者，不习惯于闭目意守丹田，可采取意守脚趾法。

不论意守何处，都应在自然的基础上轻轻意守，做到似守而非守，但也不可无意去守。

笔记

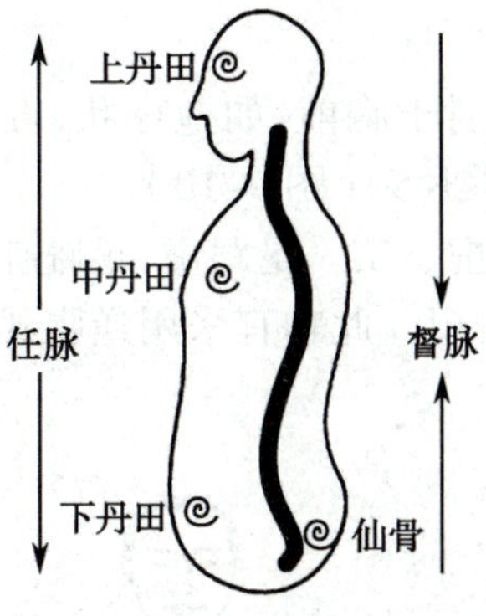

图 9-8　意守丹田

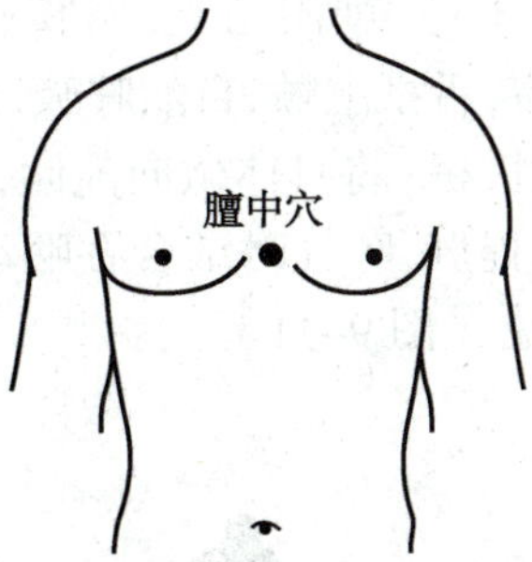

图 9-9　意守膻中

（二）功效及作用

本功具有培补元气、疏通经络、平衡阴阳的功效。此外，具有强健筋骨、活络关节、行气活血等作用。

（三）适宜人群

内养功适合健康人群，以及患有消化系统疾病（胃及十二指肠溃疡、习惯性便秘等）、循环系统疾病（高血压病等）、呼吸系统疾病（慢性支气管炎等）等人群的养生保健。

（四）禁忌及注意事项

1. 空腹禁止练内养功。

2. 练功结束前，要做好收功的准备，把全身的“气息”进一步引导归结到腹部丹田处，动作应缓慢。收功后禁止立即活动，注意休息。

二、站桩功

站桩功属于静功，旨在静中取动，意不动而气在动。站桩的内涵是“独立守神”，站桩功是形、意、气、力互相联系、互相制约、调整阴阳平衡的整体活动。而形（姿势）和意（意念活动）是该功法的关键，二者互相作用，不可偏废。站桩功可以激发人体内在潜能，促进气血运行，调气安神。站桩功包括马步桩和太极桩，根据功能不同站桩功可分为养生桩功和技击桩功，养生桩功具有强身健体、祛病延年的作用，而技击桩功则是为了提高技击水平。

（一）操作内容

1. 动作要领

（1）调整姿势：调整姿势时，要做到全身放松，两腿分开，并且与肩平齐，此外需要注意双膝微微下屈，膝盖不超过足尖部位，两手自然抱球于胸前，舌尖轻抵上颚，双目平视微闭。

（2）调整意念：就是调节自己的意念，切实做到排除杂念，可以想象自己在蔚蓝的大海边或者茫茫草原上，做到想远不想近，想虚不想实，尽量使内心平静，达到调整意念的要求。

（3）调整气息：即通过调节自己的呼吸，采用鼻子吸气、呼气，吸气要深长，用意念使气沉入丹田，呼气时气息要徐缓而慢，使吸气与呼气的时间之比是 1∶3，通过不断练习逐渐达到 1∶6、1∶9。

2. 分解动作　站桩功运用站立姿势，配合意念与呼吸，导引气机。有强筋健骨、通经畅络、练精化气之作用。

（1）马步桩：朝阳站立，屈膝屈髋。双手屈肘于胸前，如抱球状，五指微屈而放松，闭目垂帘，舌抵上颚，自然呼吸，意守丹田，静养片刻（图 9-10）。

（2）太极桩：将身体微向前倾，似抱重物，上虚下实。足跟虚，足趾抓地。吸气时收腹、收胯、提肛，呼气时结合吞咽动作，使气归丹田。此功宜采用逆腹式呼吸法。功毕应全身放松（图 9-11）。

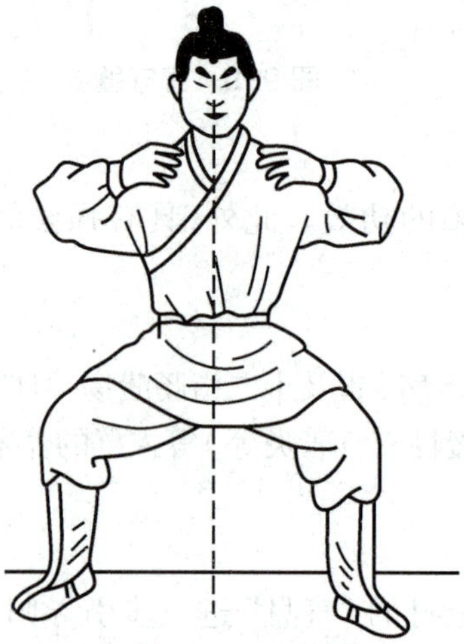

图 9-10 马步桩

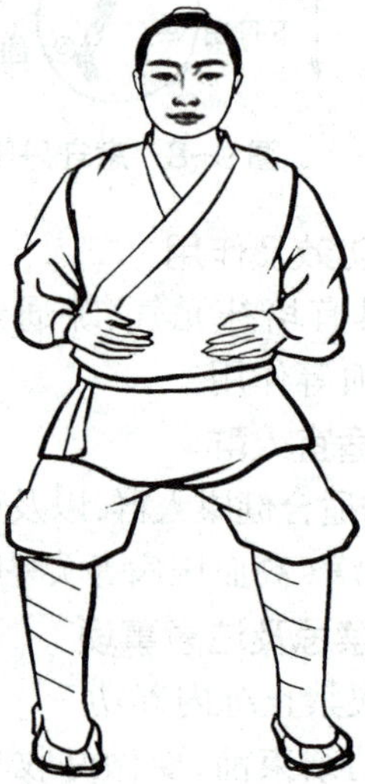

图 9-11 太极桩

每日练 2~4 次，每次练 10~30 分钟即可。此功对预防运动系统疾患效果显著。

（二）功效及作用

站桩功具有促进血液循环，增强各系统的新陈代谢的作用，还具有平衡阴阳，祛病延年，增强体质的功效。能够调节脊柱失衡、降低血压、促进膝关节的修复、改善腰突症状。

（三）适宜人群

站桩功适合健康人群，以及患有消化系统疾病（胃及十二指肠溃疡、慢性胃肠炎等）、循环系统疾病（高血压病等）、运动系统疾病（骨性关节炎等）等人群的养生保健。

（四）禁忌及注意事项

1. 练功应循序渐进，不可急于求成。

2. 练功前，不宜穿紧身衣裤，以宽松舒适服装为好，同时取下手表眼镜等物。

3. 过饥过饱不宜练功，一般饭前饭后一小时之内不宜练功。

4. 站桩时间应遵循循序渐进的方式，根据体质情况练习 10 分钟、20 分钟、30 分钟不等，每天可练功 1~2 次。

5. 急性病发作，或身体处于危重病期间，年龄过大、无法正常站立或行走的残疾人士、妇女经期、站桩后身体不适、身体虚弱等人群禁忌练习站桩功。

附：冥想

冥想（meditation）是一系列自我调节方法的集合，这些方法通过对注意力和觉知（awareness）的训练，对心理加工过程进行更好的自主控制，进而提升整体的心理幸福

笔记

感，培育出诸如平和、清明、专注等特定能力。冥想来源于梵文的"DHYANA"，它的概念最早起源于印度的吠陀经，公元前6—公元前5世纪的印度佛教和中国道教影响了冥想的形式发展。目前冥想已与心理学相关理论结合产生了多种治疗方法，包括正念减压疗法、正念认知疗法，针对边缘型人格障碍患者的辩证行为疗法、创伤治疗等。

依据冥想活动中练习者是否主动将注意力集中到具体物事上把冥想分为"专注式"（focused attention）冥想和"开放式"（open monitoring）冥想。专注冥想也称为聚焦冥想（focused meditation，FA），它要求个体排除任何外来事物的干扰，将注意力集中于某一事物。冥想过程中，个体必须持续保持对注意力的监测和调整，如果出现注意力转移或分散，则必须将注意力再次拉回到原先的某一事物上，以此训练和维持注意力的集中。开放冥想即监控冥想或正念冥想，它是强调个体以一种接纳、不作评判的立场来看待在冥想过程中涌现的一切想法和感受。

（一）操作内容

1. 动作要领

（1）正念：正念一词最早源于佛教，巴利文为"Satipatthana"，1921年首次被译为英文"mindfulness"，是指一种有目的、不评判地将注意力集中于此时此刻的方法。它促使个体脱离特定的思维、情感或想象模式，以全面了解自我的内外世界。正念包括正念冥想、内观和禅定等。正念冥想是一组个体把注意集中在一个中心上而不对其进行任何判断为核心的一种冥想训练方法，包括主要包括内观、禅修、正念减压疗法以及正念认知疗法。

（2）超觉静坐：超觉静坐是在20世纪后半叶由 Maharishi Mahesh Yogi 以印度吠陀教为基础创立的。其训练形式为闭目，按照每日2次，每次15~20分钟反复吟诵"咒语"（梵文的单词或句子），以克服思维框架，觉知思想根源，继而使自身处于纯粹的意识状态，促进注意力集中。

（3）瑜伽：在冥想训练中，常用的瑜伽技术有维汉姆瑜伽和科尔坦瑜伽。维汉姆瑜伽也是根据印度吠陀教的理念，由 Sedguru Sadafaldeo Ji Maharaj 在教学过程中发展而来。它通过加强注意力训练，提高个体对认知取向的警觉，从而更好地把控自我内在世界。维汉姆瑜伽源于昆达里尼瑜伽，主要以反复念咒"sa ta na ma"为特点。

2. 分解动作

（1）选择舒缓音乐为背景，患者取舒适躺姿或坐姿，闭上双眼。将注意力集中到呼吸上，使呼吸深长。

（2）按从脚到头的顺序放松全身，放松每一块肌肉；通过鼻孔呼吸，在一吸一呼之间感受身体的变化。吸气时把意识放在身体的前侧，感受腹部自然的向外扩张，呼气时肩膀放松向下沉，释放掉身心的压力和紧张。

（3）尽力去感受头脑中任何细微的变化，按顺序从脚到头感受身体每个部位，简单感受并体会到身体的变化。

（4）想象美妙的事物或场景，如泉水、莲花、大海、蓝天、白云、草地等，使身心得到完全放松。

（5）缓慢睁开眼睛，结束冥想。

（二）功效及作用

冥想能够改善情绪状态，促进内心平和；改善认知功能，提高创造力；减少成瘾行

笔记

为，增加疼痛耐受；长期冥想可以提升记忆功能，对心理健康具有积极作用。

（三）适宜人群

冥想适合治疗创伤后应激障碍、药物滥用、肿瘤引起的慢性疼痛等，以及患有循环系统疾病（高血压病等）、神经系统疾病（失眠、抑郁症、焦虑、阿尔茨海默病、癫痫、脑卒中认知障碍等）人群的养生保健。

（四）禁忌及注意事项

1. 房间温度适宜，衣着宽松，避免噪声干扰。冥想前排空小便，一般餐后 2 小时进行冥想为宜。

2. 眼睛全闭或半闭，通过鼻腔呼吸，确保呼吸均匀而缓慢，将注意力集中到呼吸上，使呼吸深长。

3. 按照从脚到头的顺序放松全身，使每一块肌肉得到放松。注意内心思想和感受，必须集中注意力，保证冥想的效果。

学习小结

1. 学习内容

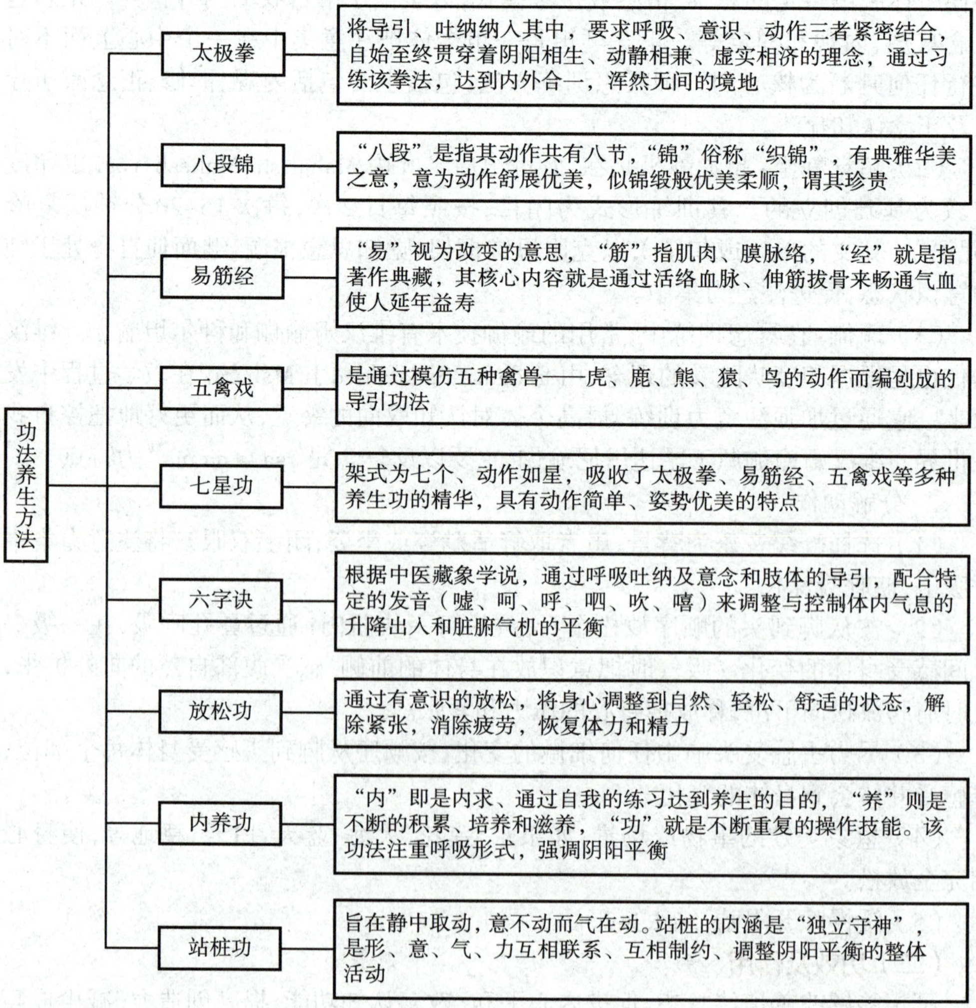

功法养生方法
太极拳
将导引、吐纳纳入其中，要求呼吸、意识、动作三者紧密结合，自始至终贯穿着阴阳相生、动静相兼、虚实相济的理念，通过习练该拳法，达到内外合一，浑然无间的境地
八段锦
“八段”是指其动作共有八节，“锦”俗称“织锦”，有典雅华美之意，意为动作舒展优美，似锦缎般优美柔顺，谓其珍贵
易筋经
“易”视为改变的意思，“筋”指肌肉、膜脉络，“经”就是指著作典藏，其核心内容就是通过活络血脉、伸筋拔骨来畅通气血使人延年益寿
五禽戏
是通过模仿五种禽兽——虎、鹿、熊、猿、鸟的动作而编创成的导引功法
七星功
架式为七个、动作如星，吸收了太极拳、易筋经、五禽戏等多种养生功的精华，具有动作简单、姿势优美的特点
六字诀
根据中医藏象学说，通过呼吸吐纳及意念和肢体的导引，配合特定的发音（嘘、呵、呼、呬、吹、嘻）来调整与控制体内气息的升降出入和脏腑气机的平衡
放松功
通过有意识的放松，将身心调整到自然、轻松、舒适的状态，解除紧张，消除疲劳，恢复体力和精力
内养功
“内”即是内求、通过自我的练习达到养生的目的，“养”则是不断的积累、培养和滋养，“功”就是不断重复的操作技能。该功法注重呼吸形式，强调阴阳平衡
站桩功
旨在静中取动，意不动而气在动。站桩的内涵是“独立守神”，是形、意、气、力互相联系、互相制约、调整阴阳平衡的整体活动

2. 学习方法　本章主要以功法养生动作要领、分解动作为基础，拓展学习功法养生的每个动作，结合实际练习掌握各种养生功法的动作技巧，并注意掌握功法养生的功效与作用、禁忌与注意事项。

（王东岩　王艳君）

复习思考题

1. 功法养生的特点及作用是什么？
2. 太极拳练习的动作特点是什么？
3. 放松功练习的动作要领是什么？

笔记

第十章

运动养生方法

学习目的

通过学习运动养生中现代有氧运动步行、跑步、健身操、游泳、登山，传统舞蹈太极剑、太极扇，球类门球、毽球、羽毛球、乒乓球的相关知识，为运动养生的指导与练习奠定理论基础。

学习要点

了解运动养生的概念及分类，掌握现代有氧运动步行、跑步、健身操、游泳、登山，传统舞蹈太极剑、太极扇，球类门球、毽球、羽毛球、乒乓球的动作要领、分解动作、功效与作用、禁忌及注意事项。

运动养生是运用各种体育活动方式进行锻炼，达到增强体质、延年益寿的一种养生方法。“生命在于运动”“动则不衰”是我们中华民族养生的传统观点。世界卫生组织提出适量运动是健康的四大基石之一。

运动养生形式多样，分类方式根据运动场所分为室内运动与室外运动，根据有无器械分为持械运动与非持械运动等。根据运动类型分为现代有氧运动、传统舞蹈养生与球类运动。现代有氧运动又分为步行、跑步、健身操、游泳、登山等；传统舞蹈养生又分为太极剑、太极扇等；球类运动分为门球、毽球、羽毛球与乒乓球等。

中医学认为运动具有扶助正气、平衡阴阳、疏通经络及调和气血的作用。现代研究表明，科学的运动能够：①促进骨关节健康，增强关节稳定性和灵活性；②改善心肺功能；③提高机体免疫功能；④改善内分泌系统功能；⑤促进新陈代谢。

运动养生应遵循以下原则：①经常性原则：指运动者必须有计划、持之以恒地锻炼身体。②适量性原则：即保持适宜运动负荷，指运动者在锻炼过程中控制运动量，以能够承受的运动负荷并稍感疲劳为宜；③安全性原则：注意环境和场地、器材和用具的检查，严防运动伤害；④个体化原则：指根据自身条件，诸如年龄、健康状况、生活条件等，合理选择运动内容及方法。⑤科学性原则：指在已证明的科学原理指导下选择运动方法，遵循人体生理活动规律，高效地达到强健体魄的目的。

运动时还需要注意：①充分进行准备活动以预防运动损伤，给机体和心理一个缓冲。②预防肌肉痉挛，在运动前对容易发生痉挛的肌肉进行按摩，冬季锻炼时注意保暖，夏季运动注意补充盐分，疲劳和饥饿时不要进行剧烈运动。③合理控制运动时间以避免运动损伤。

笔记

第一节　现代有氧运动

一、步行

步行是人类最主要的也是重复最多的一种运动方式，是经过双脚的交互运动引起机体移动的一种复杂的随意活动。步行养生是一项最简便、最安全的运动养生方法。它不受年龄、性别、健康状况、场地器材设备等条件的限制，男女老少，人人皆宜。古语曰："饭后百步走，活到九十九"，"饭后三百步，不用进药铺" 这些谚语均说明步行是祛病健身、延年益寿的良方。

《新英格兰医学期刊》曾报道，每周步行三小时以上，可以降低患心血管疾病风险。美国《自然》杂志也有报道称，60 岁以上的人，每周三次步行 45 分钟以上，可预防老年痴呆。每周步行 7 小时以上，可以降低 20% 的乳腺癌罹患率。此外，步行对 2 型糖尿病也有疗效。因此，步行被世界卫生组织认为是"世界上最好的运动"。

（一）操作内容

1. 动作要领　行走的具体方法是：行走时，把重心由脚后跟逐渐移向脚大趾，即沿着脚后跟→脚外侧→小脚趾部位→脚大趾的顺序接触地面。在脚趾全部落地后，用脚大趾用力蹬踏地面，并把另一只脚踢出去，同时后脚跟要连贯地踏出，再沿着脚后跟到脚大趾的顺序蹬踏地面，同时用两腿后部的肌肉发力向前走，依此顺序循环。行走时注意以下几点：①首先是脚后跟开始着地。②将身体重心先从脚后跟移向脚小趾处，再移向脚大趾处。③将重心移到脚大趾处并全脚掌用力蹬出。

2. 分解动作　步行时正常步态是人体在中枢神经系统控制下通过骨盆、髋、膝、踝和足趾的一系列活动完成的，此时躯干则基本保持在两足之间的支撑面上。正常步态应具有稳定性、周期性、方向性、协调性以及个体差异性。

（1）步行参数（表 10–1）：

表 10–1　步行参数

参数	定义
步长	行走时一侧足跟着地到对侧足跟着地所行走的距离称为步长，又称单步长，正常人平地行走时，一般步长约为 50~80cm
步幅	由一侧足跟着地到该侧足跟再次着地所行走的距离称为步幅
步宽	在行走中左、右两足间的横向距离称为步宽，通常以足跟中点为测量参考点，常人约为（8 ± 3.5）cm
步频	单位时间内行走的步数称为步频，又称步调。常人步频大约是 95~125 步 /min
步速	单位时间内在行进的方向上整体移动的直线距离称为步速，即行走速度，常人行走的速度约为 65~95m/min

（2）步行周期：步行周期指行走时一侧足跟着地到该侧足跟再次着地的时间，通常用时间单位秒（s）表示，一般成人的步行周期约为 1~1.32 秒。每一侧下肢有其各自的步行周期，每一个步行周期分为支撑相和摆动相两个阶段（图 10–1）。

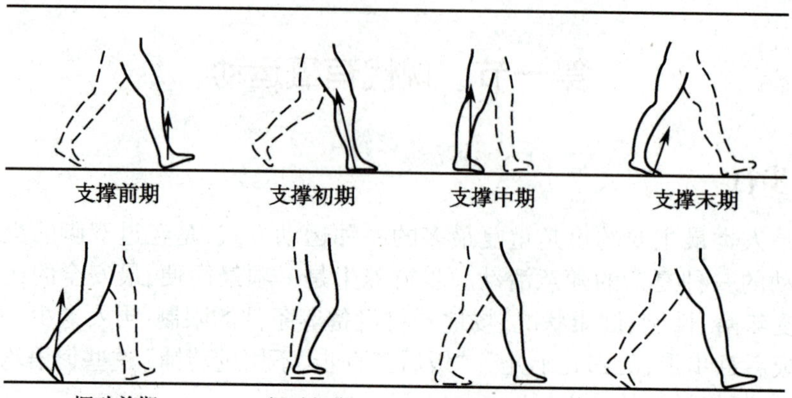

图 10-1　步行周期分期

1）支撑相：又称站立相：是指在步行中足与地面始终有接触的阶段，包括单支撑相和双支撑相。单支撑相通常指一侧下肢足跟着地到同侧足尖离地的过程，单位为秒，一般占一个步行周期的 40%。双支撑相是指在一个步行周期中，当一侧下肢完成足跟抬起到足尖向下蹬踏离开地面的时期内，另一侧下肢同时进行足跟着地和全足底着地动作，产生了双足同时着地的阶段，一般占一个步行周期的 20%，此阶段的长短与步行速度有关，速度越快，双支撑相就越短，当由走变为跑时，双支撑相变为零。双支撑相的消失，是走和跑的转折点。

2）摆动相：亦称迈步相，是指在步行中足始终与地无接触的阶段，通常指从一侧下肢的足尖离地，到同侧足跟着地的阶段，单位为秒，一般占一个步行周期的 40%。

3）步行周期分期：步行周期的分期方法参照美国加利福尼亚州 RAL 国家康复中心 Perry 医师提出的 RAL 分期法，结合正常步行周期及各时相发生过程分期。

①支撑前期：足跟着地，髋关节屈曲，膝关节完全伸直，踝关节处于中立位。

②支撑初期：由足跟着地逐渐过渡到全足着地，此时地面反应力在髋关节前方，髋关节必须进行向心性收缩以克服屈髋，出现屈膝的情况。踝关节由于地面反应力在其后方。

③支撑中期：髋关节逐渐由屈曲过渡到伸直，此时地面反应力通过髋关节以消除髋伸肌的收缩，膝关节由屈曲逐渐伸展。

④支撑末期：躯干由中立位变为前倾位，髋关节的地面反应力在其后方，被动性的产生伸髋和屈膝。

⑤摆动前期：此时为向前摆动下肢做准备，地面反应力在髋关节和膝关节后方。

⑥摆动初期：肢体向前摆动，此时地面反应力位于髋、膝后方，踝的地面反应力位于其前方。

⑦摆动中期：下肢因惯性力的推动得以持续向前摆动，使髋被动地屈曲，肢体的重力诱发膝关节被动地伸展，踝关节保持中立位。

⑧摆动末期：下肢由摆动转向足跟着地，此时要求屈髋速度下降，膝关节以及踝关节过渡到中立位。

人在步行时为了减少能量的消耗，身体各部位要尽量维持正常活动范围的运动，从而减少身体重心的移位。下肢各关节在步行周期的变化支撑相（表 10-2），摆动相（表 10-3）。

笔记

表 10-2　支撑相下肢各关节的变化表

部位	支撑前期	支撑初期	支撑中期	支撑末期
骨盆旋转	向前 4°~5°	向前 4°~5°	中间位	向后 4°~5°
髋关节	屈 30°	屈 30°	屈 30°~0°	过伸 10°
膝关节	完全伸直	屈 15°	屈 15°~0°	完全伸直
踝关节	中间位	跖屈 15°	背屈 10°	中间位

表 10-3　摆动相下肢各关节的变化

部位	支撑前期	支撑初期	支撑中期	支撑末期
骨盆旋转	向后 4°~5°	向后 4°~5°	中间位	向前 4°~5°
髋关节	中间位	屈 20°	屈 20°~30°	屈 30°
膝关节	屈 35°	屈 60°	屈 60°~30°	屈 30°~0°
踝关节	跖屈 20°	跖屈 10°	中间位	中间位

（二）功效及作用

1. 增强心肺功能　步行可以增强血管弹性，促进血液的循环、增加肺部的容量，从而增强心肺功能。

2. 增强肌肉力量　步行可以强健腿足、筋骨，并能使关节灵活，促进人体血液循环和新陈代谢。

3. 增强消化功能　步行能够增强消化腺的分泌功能，促进胃肠有规律的蠕动，增加食欲。

4. 缓解脑力疲劳　在户外新鲜空气中步行，大脑思维活动变得清晰、灵活，可有效消除脑力疲劳，提高学习和工作效率。

5. 缓解精神紧张　步行是一种静中有动、动中有静的健身方式，可以缓解神经肌肉紧张。当烦躁、焦虑时，轻快的步伐可缓解紧张，稳定情绪。

（三）适宜人群

步行是一项健康的、安全的运动，并且步行运动不受年龄、性别、健康状况、场地等条件的限制，适合男女老少，各种群体锻炼。

（四）禁忌及注意事项

1. 禁忌　下肢骨折、脑血管疾病早期下肢功能障碍、严重眩晕患者发病期间应慎重行走。

2. 注意事项

（1）行走时要穿一双舒适的鞋子，并且在行走前后各喝一杯温开水，以补充水分。

（2）在行走期间或行走后进行伸展运动，可以增加锻炼的效果。

（3）运动量要适宜，避免剧烈的运动，且时间不要过长，老年人一般的散步时间在 20 分钟内最合适。体质较差的人“饭后不要走”，应平卧 10 分钟；心脑血管病患者行走最好选在晚餐后 2 小时进行，并注意不宜运动过量，以没有气急、气短症状，身体微出汗为度。

笔记

（4）行走后不宜过快过量进食冷饮或冷餐，以防消化道血管急骤收缩，引起消化系统功能紊乱而出现腹胀、腹痛、腹泻。

（5）行走后可洗个热水澡，既可消除疲劳，又可使人倍感舒适。

二、跑步

跑步是一种步伐，双脚不会同一时间蹤到地面的运动方式。跑步现被人们视为最完美的运动，已风靡全世界。它简便易行，效果明显，成为人们健身防病的一种手段。

跑步包括很多类型，按照距离的长短可分为长跑、中长跑和短跑；按照速度的快慢则可分为全速跑、变速跑和慢跑；按照锻炼目的的不同可分为上坡跑、下坡跑、跨步跑、负重跑、有氧跑、越野跑等；按照不同的速度和场地，跑步通常被分为健身跑、兴趣跑、训练跑和比赛跑。运动养生所采用的跑步形式主要是健身慢跑。健身跑是一种长时间、慢速度、远距离的有氧运动方法。其目的在于提高身体素质，促进身心健康。

（一）操作内容

1. 动作要领　正确的养生跑步方式：身体正直、向前、放松、保持头部和躯干的稳定性，选择平坦的路面，最好穿厚底胶鞋，宽松的衣服，跑步时步伐要轻快，双臂自然摆动，速度 120m/min，运动量以每天跑 20~30 分钟为宜，心率律动次数是：（220-年龄）× 60% 左右，跑步时腾空脚落地时要中位脚先着地，脚掌就不要着地，呼吸一般采用鼻吸嘴呼，呼吸要深长，缓缓而有节奏，可两步一呼、两步一吸，亦可三步一呼、三步一吸，宜用腹部深呼吸，吸气时鼓腹，呼气时收腹（表 10-4）。

表 10-4　各类型跑步的动作要领

跑步类型	动作要领
慢跑	慢跑时须放松肌肉，全脚掌着地，跑的速度要使心率增加至需要的次数，然后维持一定时间，可从 5 分钟开始，逐渐延长
慢速长跑（健身长跑）	练习应从短距离逐渐到长距离，时间从 15 分钟逐渐增加，一般依据健康状况而定
慢速放松跑	跑时呼吸有节奏，并做到深、长、细、缓，呼吸与脚步配合，可二三步一呼，二三步一吸，用腹式深呼吸，吸气时鼓腹，呼气时要吐尽。步伐要轻松，肌肉要放松，双臂自然摆动。运动时间每天半小时左右，跑步时心率每分钟不要超过 120 次，以皮肤出汗而不气喘为度
原地跑	以慢跑的速度和姿势在原地跑动。开始可跑 50~100 复步，每天 2~3 次。经过数月后，可根据锻炼的效果增加到 500~800 复步，最多不要超过 1 000 复步。如感觉运动量不够，可采用高抬腿等技巧动作来增加运动量
变速跑	要求上体更前倾些，双臂摆动幅度更大，双腿的跨幅更大，频率更快些。可根据本人的条件来确定和调整两者（慢跑、中速跑）的距离
定时跑	随着体力渐渐增强，可采用限定距离和时间的方法，如在 5 分钟内跑完 600m，以后还可慢慢缩短时间，从而提高速度

笔记

2. 分解动作　跑步不是随意跑，跑步时应注意以下跑步技巧（表 10-5）。

表 10-5　跑步的技术特点

部位	技术特点
摆臂	摆臂是在跑步过程当中，保持身体的平衡性和协调性，摆臂时，前不露肘，后不露手，自然地随着脚步而摆动
抬头挺胸	跑步时保持抬头挺胸有助于改善人体的呼吸循环系统以及建立正常的记忆状态
头与肩	头与肩都要保持稳定。目视前方，下颚微收，肩先放松下垂，然后尽可能上耸，停留一下，恢复原来的姿势再重复
臂和手	手要微微握住，大小臂屈成约 90°，前后自然摆动。要注意向前的手臂不要露肘，向后的手臂不要露出手来
腿	用大腿带动小腿，膝关节要朝向脚尖方向，抬到合理的高度后放下再重复
双脚	双脚要放松，脚抬高到离地 10cm 就可放下重复。脚掌落地时前脚掌不要太用力蹬地，以免造成小腿肌肉发达

（二）功效及作用

1. 增强心肺功能　跑步可以增强心肌收缩力，增加血红蛋白含量，增加肺活量。

2. 促进消化功能　健身跑还能使大便通畅，缩短粪便大肠内停留的时间，使机体排入肠道内的微量元素镁增多，促进消化功能。

3. 增强肌肉力量　健身跑能使全身大部分肌肉得到锻炼，尤其是腿部肌肉的力量增强更为明显。跑步能预防肌肉萎缩，提高局关节韧带的弹性。

4. 促进心理健康　跑步时，内分泌系统发生变化，其中肾上腺素和内啡肽的分泌增加，从而使人感觉愉快舒适，促进心理健康。

（三）适宜人群

跑步养生适合不同人群，不同人群依自身情况选择不同方法。慢跑、原地跑适用于中老年人、体质弱，心肺功能差，不能耐受连续运动人群。定时跑、反复跑等适于体质尚好的人群。

（四）禁忌及注意事项

1. 禁忌　隐匿性疾病患者如胆结石病等，腿部受伤者，严重的心脏病患者，严重肺、肾等功能障碍患者应慎重进行跑步活动。冠心病、慢性心功能不全、慢性气管炎、肺气肿、糖尿病、肥胖症患者不宜进行剧烈的跑步运动。

2. 注意事项

（1）注意热身：热身可以将肌肉、肌腱、韧带等软组织拉松，以增加关节活动的灵活度，可以预防运动伤害的作用。

（2）注意保暖：运动时不可忽视保暖，天气冷的时候，可待身体发热后再逐渐减衣，开始锻炼时不必立即脱掉衣服，也不要等大汗淋漓时再脱衣服，否则容易感冒。

（3）服装选择：选择有宽松舒适的服装。每次练习后，要及时清洗服装，保持服装干爽。鞋子要舒适，具备一定的弹性和弯曲性。

（4）调整呼吸：跑步时呼吸要有一定节律，用鼻、嘴同时呼吸时，嘴不必张得太大，可将舌卷起，延长空气在口腔里的时间，减少冷空气对呼吸道的刺激。

笔记

三、健身操

健身操是融体操、音乐、舞蹈为一体，以有氧锻炼为基础，以健、力、美为特征的一项体育运动。健身操的动作简繁结合，丰富多彩，变化有序，不仅可以增强关节的灵活性和身体的柔韧性，对心血管、呼吸、消化等系统也都有独特的作用。此外，健身操运动在给人以美的享受的同时，还能愉悦身心陶冶情操，达到全面强身健体的目的。

健身操的种类繁多，根据训练目的的不同大致分为以下 11 种：①灵巧性练习；②速度性练习；③力量性练习；④协调性练习；⑤跳跃练习：包括各种单、双脚跳跃练习；⑥平衡动作练习；⑦爆发力练习；⑧心肺耐力练习；⑨活力性练习；⑩柔韧性练习；⑪局部肌肉的耐力练习。具体选择的内容要适合练习者的体质和生理特点，运动量的安排也要适当，动作和音乐要协调配合，只有这样才能收到应有的练习效果。总的来说，健身操适宜各类人群，不受场地和环境限制，可以利用较零碎的时间完成简单的局部运动锻炼达到很好的健康收益。

（一）操作内容

国家体育总局和中华全国体育总会于 2018 年 8 月 7 日在北京向全社会发布了“科学健身 18 法”。“科学健身 18 法”是在全面总结我国群众体育科学研究成果基础上，基于中国居民运动健身实测数据和健身活动调查结论，针对不同的局部运动，设计编排的一套覆盖全人群、简便易行、功效显著的健身方法，分为缓解肩颈紧张、缓解腰部紧张、缓解下肢紧张三个部分，各部分均有六个具体运动方法（图 10-2）。

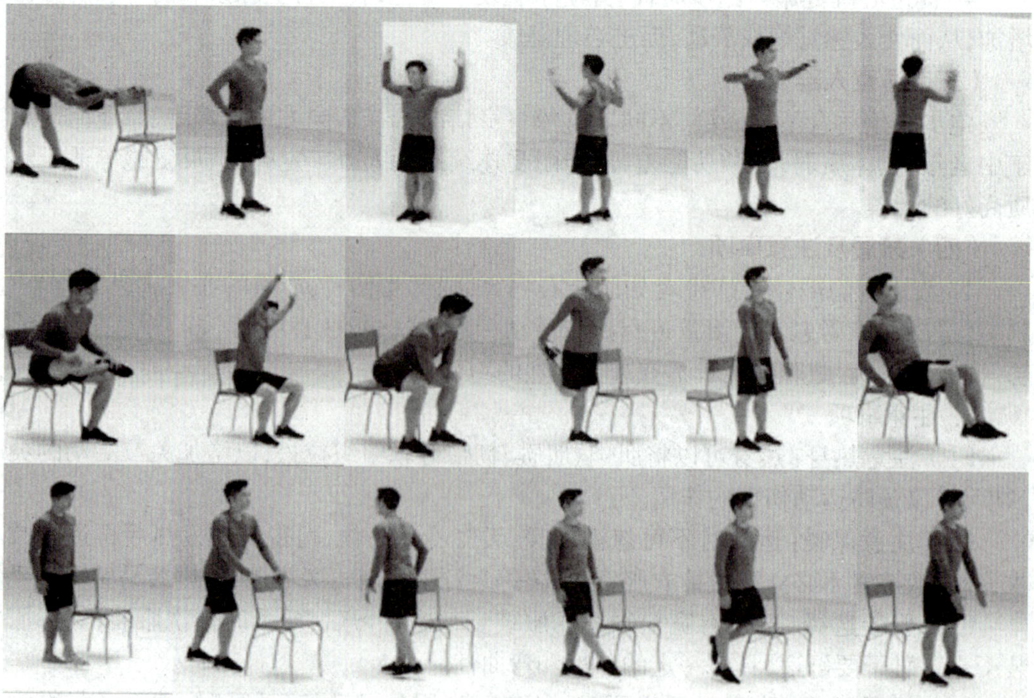

图 10-2　科学健身 18 法

1. 动作要领 练习时应全身肌肉放松，不要过度用力，动作缓慢而流畅，整个过程中会有轻度酸痛和牵拉感，但不应该有明显的疼痛。运动时注意配合深沉呼吸，让全身处于一个稳定而平和的状态，不需要刻意追求动作是否标准，有良好心态更为重要。练习时也可播放舒缓的音乐作伴奏。

2. 分解动作

（1）缓解肩颈紧张的6个方法：

1）懒猫弓背：手扶椅背弓弓背，拉抻脊柱背不累，像只猫咪伸懒腰，肩背放松不疲惫。每组6~10次，重复2~4组。

作用：提高胸椎灵活性，改善肩背不适，防止驼背，预防和延缓肩部和腰部劳损。

2）四向点头：四向把头点，锻炼颈和肩，动作很简单，贵在每天练。每组5次，重复3~5组。

作用：放松颈部肌肉，改善肩颈部不适，预防颈椎病。

3）靠墙天使：背部紧靠墙壁，外展打开双臂，贴墙缓缓而上，徐徐回到原状，背部紧贴墙面，双手侧平举，向上屈肘90°，掌心朝前，将手臂完全贴住墙面；同时手臂向上沿墙壁向上伸展，然后沿原路慢慢回到起始位置，重复进行；完成6~10次，重复2~4组。

作用：提高肩部灵活性和肩胛稳定性，缓解肩颈部紧张。

4）蝴蝶展翅：双肘平举要到位，向内收紧别怕累，像只蝴蝶展翅飞，改善含胸和驼背。可以徒手，也可以双手各握住一瓶矿泉水；双臂形成W形状，保持2秒；每组进行10~15次，重复2~4组；整个练习过程中身体不要有明显的疼痛。

作用：提高肩胛稳定性，改善圆肩驼背姿态，提高肩关节力量，改善肩颈部紧张。

5）招财猫咪：手臂一上一下，交替重复多下，勤练加强肩部，肩肘功能不差。保持大臂始终与地面平行，一侧手臂向上旋转，一侧手臂向下旋转，到最大位置处保持2秒，然后回到起始位置；每组进行10~15次，重复2~4组。

作用：提高肩胛稳定性，增加肩袖力量，缓解肩颈部紧张，肩部塑形。

6）壁虎爬行：身体稳定向前压，双手扶墙往上爬，上下重复需多次，配合呼吸练肩胛。

作用：提高核心稳定性，改善协调性，强化上肢力量，缓解肩颈部紧张。

（2）缓解腰部紧张的6个方法：

1）“4”字拉伸：单腿“4”字往上翘，保持姿势固定脚，身体前压深呼吸，经常练习腰胯好。骨盆和脊柱保持在中立位；不要弓腰，在臀部有明显牵拉感的位置保持20~30秒；完成3~5次。

作用：拉伸臀部肌肉，提高髋关节灵活性，缓解腰部紧张。

2）侧向伸展：双手上举两交叉，身体侧弯向旁拉，左右交替做伸展，松解腰部顶呱呱。弯曲至最大幅度，保持2秒；每组6~10次，重复2~4组。

作用：拉伸躯干侧面肌肉，改善肩颈部和腰部紧张。

3）左右互搏：坐在稳定椅子上，双手交叉顶内膝，大腿向里手抵抗，身体前倾。躯干前倾，但不要弓背；静态发力，每次保持用力3~5秒，然后放松2~3秒，完成6~10次，重复2~4组。

笔记

作用：提高髋关节稳定性，强化内收肌力量，提高上肢力量。

4）站姿拉伸：单腿站姿抓脚面，腿在躯干靠后点，降低难度扶椅背，缓解腰部紧和酸。保持拉伸姿势20~30秒，重复2~4组。

作用：改善下背部紧张，预防腰部和膝关节劳损。

5）靠椅顶髋：站姿双脚同肩宽，躯干前倾后顶髋，微微屈膝不向前，双臂贴耳尽量展。完成6~10次，重复2~4组。

作用：激活人体后侧链，改善圆肩驼背，强化身体后侧的力量。

6）坐姿收腿：坐稳椅子身不晃，双手扶在椅面上，屈膝收腹腿并拢，保持两秒回原状。完成6~10次，重复2~4组。

作用：提高核心力量，提高身体控制能力。

（3）缓解下肢紧张的6个方法：

1）足底滚压：单腿赤脚踩球上，双手扶稳身不晃，顺时逆时各3圈，慢慢滚压足底。每组进行8~10次，重复2~4组。

作用：改善足底筋膜弹性，改善步态，缓解下肢紧张，缓解疲劳。

2）对墙顶膝：双手扶壁分腿立，前脚距墙两分米，脚跟不动缓顶膝，保持拉伸多受益。每组进行8~10次，重复2~4组。

作用：提高踝关节灵活性，改善步态，缓解下肢紧张。

3）单腿拾物：手扶椅背单腿站，膝盖微屈一点点，身体前倾像拾物，稳稳控制防跌绊。每组进行8~10次，重复2~4组。

作用：提高身体平衡与稳定能力，防止跌倒，缓解下肢紧张。

4）足踝绕环：保持脊柱正当中，稳定身体不晃动，转动脚踝内外侧，练习过程无疼痛。向外侧慢慢转动脚踝10次，然后向内侧转动脚踝10次，重复2~4组。

作用：提高踝关节灵活性和力量，缓解下肢紧张。

5）单腿提踵：扶住墙面单脚立，保持平衡往上提，慢慢下落需牢记，防止跌倒增腿力。每组练习10~15次，重复2~4组。

作用：提高身体平衡与稳定能力，提高下肢力量，缓解下肢紧张。

6）触椅下蹲：双脚与肩同宽站，向后下蹲屈膝慢，双手向前水平伸，触椅站立重复练。每组练习10~15次，重复2~4组。

作用：提高下肢力量和稳定性，提高核心稳定性。

（二）功效及作用

1. 减少体脂量　健身操锻炼可消耗体内多余脂肪，经常进行健身操锻炼的人。健身操锻炼可消耗体内多余脂肪。健身操锻炼属有氧运动，可增加脂蛋白脂酶（LPL）活性，促进运动中和运动后体内脂肪分解，机体更多地摄取和利用游离脂肪酸，代谢加快，体脂减少。另外，健身操锻炼可以使肌纤维变粗，肌紧张度增强，因此可以塑造健美的体形和良好的体态。

2. 提高肺活量　健身操锻炼后肺活量显著提高，呼吸频率显著下降，说明健身操可提高呼吸系统功能。这可能与健身操动作幅度大，使肌肉活动需要更多氧气，呼吸深度增加，肺弹性回缩力改善，呼吸肌肌力提高，肺通气量增加有关。

3. 促进血液循环　健身操锻炼不仅能促进大脑的血液循环，使大脑获得更多的氧气和营养，有助于消除疲劳，而且能加强神经系统的调节功能，使人精神振奋，精力

笔记

充沛，心情愉悦，同时睡眠状况也有明显改善。

4. 增强心肺功能　经过健身操锻炼，人体的静息心率、血压值均显著下降，心血管系统功能有所增强。健身操锻炼能保持并增强血管壁弹性，并增加高密度脂蛋白量长期锻炼使心腔扩大，心肌收缩力增强，心排血量和心脏的贮备功能加强，使定量负荷后心率降低。心脏功能发生良好的变化可能与锻炼后迷走神经紧张度改变有关。

（三）适宜人群

健身操的适应人群范围很广，由于其动作简单、趣味性强的特点深受人民群众喜爱，可以说是一项老少皆宜的运动，选择健身操运动的青年女性居多。也适合身高标准体重超标者、肥胖者、不爱运动者或运动不足者、皮下脂肪超过标准者、身体灵敏性与协调性较差者。

（四）禁忌及注意事项

1. 禁忌　中、重度高血压、冠心病患者，经期、妊娠期的妇女，关节活动不利的患者，高龄老人均不宜跳健身操。

2. 注意事项

（1）准备活动：充分的准备活动能使关节、韧带、肌肉温度升高，增加身体灵活性，提高神经系统兴奋程度和心血管活动水平，从而防止运动伤害发生。

（2）合理安排锻炼计划：锻炼者要根据自身体质安排健身操运动的时间、强度、练习组数等。

（3）及时补充水分：在锻炼过程中因该注意及时补充水分，以保证身体健康和正常机体的需要。

（4）进食后两小时进行锻炼：一般进食后间隔 2 个小时才可以进行健身操锻炼。因为进食后胃中食物充盈，立刻运动会影响消化，容易出现腹痛、恶心等症状。

（5）空腹锻炼不可取：长期空腹锻炼，会导致体重急剧下降，脏器功能受损，产生疾患，影响健康。

（6）选择合适的服装：最好选择有弹性、纯棉、柔软、合适的服装。每次练习后，要及时清洗服装，保持服装干爽。鞋子要大小合适，并具备一定的弹性和弯曲性。切忌穿高跟鞋和厚底鞋。

四、游泳

游泳是人在水的浮力作用下产生向上漂浮，凭借浮力通过肢体有规律的运动，使身体在水中有规律运动的技能。游泳养生是因为游泳时身体在水中，借助水的浮力，可以获得较充分地放松，游动时全身的肌肉、关节、骨骼都参加了活动，并且彼此间配合的协调一致才能向前游动，从而达到强身健体、延年益寿的目的。

现代游泳中，根据游泳姿势及技术特点不同将游泳分为蛙泳、自由泳、仰泳、蝶泳、侧泳、潜泳、踩水等。

（一）操作内容

1. 动作要领　游泳者既需要利用水的浮力对活动时的身体进行支撑，又需要利用水的力量推动身体前进。在游泳过程中应配合规律的呼气换气，保持匀速的运动周期，控制良好的动作节奏，维持一定的动作频率。

笔记

2. 基本方法

（1）蛙泳：这种游泳姿势因俯卧在水面，划水与蹬腿动作酷似青蛙在水中游进称之为蛙泳。游蛙泳时，身体姿势比较平稳，水的支撑面积大，动作省力，呼吸方便，且能持久，适用于长时间、远距离游泳，在保健运动中被广泛采用。蛙泳的基本方法是游进时身体俯卧在水中，两臂开始伸直，向两侧分开，然后屈臂向后加速划水，至两肩侧面的延长线前结束。接着向内降肘使两手在胸前汇合，再向前伸出。两腿的动作是由两侧向后呈半弧形加速蹬，而后伸直，并拢，回收，在收腿即将结束时，将小腿和脚向两侧翻出，形成向后蹬水的阻力面，再开始蹬腿。在竞技比赛中一般采用蹬腿一次，划臂一次，呼吸一次的配合方法，在养生运动中可采用蹬腿两次，划臂两次，呼吸一次的配合方法。

（2）自由泳：自由泳是可以自由采用任何姿势的游泳。自由泳动作结构合理、省力、阻力小、前进速度均匀，是目前世界上最快的一种游泳姿势。作为保健体育之一，可与其他游泳方法结合锻炼。现代自由泳的基本游法是，身体俯卧在水中，头部和肩带稍高出水面，游进中躯干围绕身体中轴进行适当的左右滚动，两臂轮流划水，手入水后沿身体中线由前向后划水，整个划水路线成S型，在臂划水的前半部，手和小臂向后移动速度要快于肘，同时肘部要处于较高位置，形成高肘划水，臂出水时利用大臂带动小臂，肘高于手，手接近水面从空中向前移。吸气动作要与划水运作协调配合，两腿上下交替打水，在中长距离游泳中，两臂各划一次，两腿可以2次、4次与不规则打水，但在短距离游泳比赛中多采用6次打水。

（3）仰泳：又称背泳，人体仰卧在水上，两臂同时或轮流划水，两腿同时蹬夹式上下交替打水。仰泳包括反蛙泳和爬式仰泳。反蛙泳是仰泳中一种较早的游泳姿势，它的技术与蛙泳近似，但身体的姿势相反；爬式仰泳技术结构合理，速度较快，是目前游泳竞赛中所采用的游泳姿势。仰泳中身体比较平稳，水的支撑面积较大，动作省力，呼吸方便，能持久，宜于长时间游泳，在较长时间或距离的保健游泳锻炼中，也可结合其他泳法，以仰泳作为运动强度最小的泳法在水中稍事休息。仰泳（爬式）时，身体平躺在水中，头和肩稍高出水面，微收下颚，臂部动作与自由泳相似，两臂轮流划水，腿部动作与自由泳相仿，两腿上下交替踢水。

（4）蝶泳：因其游泳动作在划水结束后把臂伸出水面，两臂在空中向前摆进，好像蝴蝶展翅的样，而被取名蝶泳。蝶泳又分蹬腿蝶泳和海豚泳两种。蹬腿蝶泳是在蛙泳基础上发展起来的蝶泳；海豚泳的腿部动作与蹬腿蝶泳不同，因模仿海豚的游泳动作而得名。

（5）侧泳：身体侧卧在水中，用两臂交替划水，两腿作剪水动作游进。侧泳的方法很多，大致分为手出水和手不出水两种。侧泳的两臂技术动作是：上臂经空中（或在水中）前移，在头前入水后沿身体直线用力划水，至大腿处结束；下臂前伸后，掌心向下，稍勾手，屈臂，在胸侧向斜下方划水，划至腋下为止。划水结束后，掌心转向上，沿腋、胸在头前伸直。两臂的配合是上臂开始划水时，下臂开始前伸，两臂在胸前交叉，伸直成开始姿势。腿的动作是：在上臂入水时向前收上腿，向后收下腿，当完成收腿动作后，上腿脚尖勾起，下腿脚尖蹦直，两腿前后分开成剪刀式，当上臂用力划水到腋下开始推水时，两腿用力开始蹬水。整个动作结束时，两腿伸直，下臂前伸，上臂放在体侧。侧泳是一种养生保健锻炼的常用游泳方法之一。

笔记

（6）潜泳：身体在水下游进的一种游泳方法。潜泳能够锻炼人们的体质，增强内部器官和神经系统的功能，促进血液循环和加大肺活量，提高机体耐缺氧能力，使身体全面发展。潜泳的姿势很多，但多采用蛙式潜泳。潜泳时，身体应保持在水下一定深度游进。在较混浊的水中潜泳时，特别要注意安全。

（7）踩水：一种实用的游泳方式。踩水时可使身体保持在原地，头始终露出水面，以便呼吸和观察。踩水的形式很多，比较常见的是采用类似蛙泳的动作，但是身体与水面所构成的角度较大，接近于直立。这种游泳方法，两臂放松伸出，用手掌和两臂在体前向内和向外压水，两腿作蛙式蹬夹水动作。蹬夹水时，先屈膝，小腿和脚向外翻，然后两膝向里扣压，用小腿和脚内侧蹬夹，手臂和腿的动作互相配合好，身体即在水中浮起。手和腿的动作几乎同时做出，必须连贯，有节奏，呼吸要随手和腿的动作节奏自然进行。用踩水方法向前游进时，身体略向前倾，腿稍向后蹬水，两臂向后压水；向侧游进时，身体向侧倒，手、腿向游进反方向压水和蹬夹腿，这样就可以自由地向各方移动。

（二）功效及作用

1. 改善心肺功能　游泳时冷水的刺激通过热量调节作用与新陈代谢能促进血液循环。此外，游泳时胸腔要承受 12~15kg 的水压，呼吸肌处于负重运动状态，能大大增强呼吸系统的功能，增加肺活量提高心肺功能。

2. 增强腰腹力量　因为在水中游泳需要克服较大的阻力，游泳又是周期性的运动，长期锻炼能够使肌肉的力量、速度、耐力和关节的灵活性都得到提高。游泳增强腰背部肌群及肩臂、大腿肌肉的力量。

3. 帮助健美塑形　由于游泳时身体活动的范围较大，正确的游泳技术要求肌肉在收缩用力前先伸长，这种运动方式有利于不断地提高柔韧性和力量。水的阻力可增加人的运动强度，又很容易控制在有氧域之内，不会长出很生硬的肌肉块，可以使全身的线条流畅、优美。

4. 增强免疫功能　游泳池的水温常为 26~28℃，在水中浸泡散热快，耗能大。为尽快补充身体散发的热量，以供冷热平衡的需要，神经系统便快速做出反应，使人体新陈代谢加快，增强人体对外界的适应能力，抵御寒冷。经常参加冬泳的人，由于体温调节功能改善，就不容易伤风感冒，还能提高人体内分泌功能，使脑垂体功能增加，从而提高对疾病的抵抗力和免疫力。

（三）适宜人群

游泳是一项肌肉关节损伤率偏低的运动养生项目，适合各个年龄的人群练习。但对于一些患有特殊疾病的群体应慎重练习。

（四）禁忌及注意事项

1. 禁忌　有严重心肺疾病、癫痫病史、妇科疾病、传染性疾病以及中耳炎的患者不应该参加游泳运动。参加强体力劳动或剧烈运动后，不能立即跳进水中游泳，尤其是在满身大汗，浑身发热的情况下，不可以立即下水，否则易引起抽筋、感冒等。身体不适或虚弱、饭后、空腹、饮酒后不宜游泳。

2. 注意事项

（1）游泳前应做好热身准备，以及在入水之前最好先体验一下水温，如果有过冷或者过热的水温时尽量不要急于下水。

笔记

（2）游泳持续时间一般不应超过 1.5~2 小时。
（3）在室外游泳时应注意避免曝晒游泳，防止晒斑的发生。
（4）游泳后不可以马上进食，会引起胃肠道疾病。
（5）尽量不要在不熟悉的水域游泳以免发生意外，小儿应在家长的监护下游泳。

五、登山

登山是指在特定的地理环境中，运动员徒手或使用专门装备，从低海拔的平缓地形向高海拔山峰进行攀登的一项体育运动。登山作为户外运动，既有氧运动又有力量练习的成分，而且运动量、运动强度可以根据自己的体力、身体素质进行调节，可以说是一项健身作用较全面而危险性相对较小的锻炼方式。

登山运动可分竞技登山、探险登山、旅游登山和保健锻炼登山。其中旅游登山和保健锻炼登山可作为运动养生项目。保健登山是在居住地附近的山坡上进行的经常性登山锻炼活动，也可与其他保健体育结合，如太极拳、八段锦等可在登山中选择山上平坦的地段进行。旅游登山是指在郊外或异地的旅行游览登山活动，过程中可历古涉今，欣赏大自然的美丽，深谙风景名胜的内在美和优秀文化内涵，满足人们较高层次的精神享受。

（一）操作内容

1. 动作要领 登山时应尽量把重心放在足跟，这样身体的重量就能分配在大小腿乃至腰上，比重心放在前脚掌要省 1/3 左右的力气。外“八”字式迈步便于让脚跟吃重，也可以减少脚面与小腿的角度而使肌腱舒服。脚下一定要踩得平稳，配合均匀的呼吸缓慢攀登，如果体力透支或遇到特殊路段可以用登山杖等辅助工具，要量力而行以免损害身体。坡度较陡时，上下山可沿“之”字形路来降低坡度。

2. 分解动作

（1）准备活动：在开始登山前做一些热身活动是很必要的，尤其是在将爬的山比较高或者平时较少参加登山运动的情况下，可以在山脚下可以利用 10~20 分钟做一些肌肉伸展运动，尽量放松全身肌肉，活动的内容包括全身各主要关节、韧带、肌肉的大范围活动、伸拉和放松，使心脏、关节、肌肉等进入运动状态。还可以用双手手指戳揉膝盖下缘，以促进膝关节润滑液的分泌，这样攀登时会觉得轻松许多。

（2）上山姿势：上山时，上体应放松并前倾，两膝自然弯曲，两腿加强后蹬力，用全脚掌或脚掌外侧着地，也可用前脚掌着地，步幅略小，步频稍快，两臂配合两腿动作协调有力地摆动。走上坡路每一次迈步换腿时，还可以将支撑腿伸直，这样腿的承重就能分散给腰肌一部分，它能让人每走一步都有 0.3 秒的单腿休息。此外，还可以学着用手减轻双腿的负担，当坡度超过 45°，可以考虑手脚并用，省劲有效。

（3）下山姿势：下山时，上体正直或稍后仰，膝盖微屈，足跟先着地，两臂摆动幅度稍小，身体重心平稳下移。不可走得太快或奔跑，以免挫伤关节或拉伤肌肉。下陡坡时宜侧身走，重心略靠后，稳住一脚后再移下一脚。背着身往下倒走，视野不好，且过慢，不妨仰面坐着走，靠两手撑着移动，会更安全。下缓坡时小步紧，即步伐小而步频高，甚至在安全范围内可小跑几步。

（4）通过特殊路段时的操作：遇到滑苔和冰雪山坡可以使用登山杖辅助，还可使用锹、镐等工具挖掘坑、坎、台阶行进，或用手脚抠、蹬、三点支撑、一点移动的方法

笔记

攀援爬行。通过丛林，灌木时应注意用手拨挡树枝，防止钩戳身体，对不熟悉的草木，不要随便攀折，以防刺伤，并尽量选择好的路线。通过乱石浮石地段时，脚应着落在石缝或凸出部位，尽可能攀拉，脚踏牢固的树木，以协助爬进。必要时，应试探踩踏石头，以防止石块松动摔倒。

（二）功效及作用

1. 活动筋骨，增强代谢　经常参加登山锻炼，对关节、骨骼和肌肉都有良好作用。登山可以使骨骼的血液循环得到改善，骨骼的物质代谢增强，使钙、磷在骨骼内的沉积增多，骨骼的弹性和韧性增加，延缓骨骼衰老，提高骨髓的造血功能。经常参加登山锻炼，可促进肌肉的蛋白质合成，使肌肉坚韧有力。

2. 强心健肺，提高免疫　登山能清除沉积在血管壁上的胆固醇，防止动脉血管硬化，减少心血管疾病的发病率；还可增加心脏血管的口径，增加冠状动脉血流量，改善心肌的血流分布，使心肌利用氧的能力提高，从而达到预防心脑血管疾病的目的。登山能提高呼吸肌的力量，有利于保持肺组织的弹性，改善肺脏的通气和换气功能，增加吸氧能力。

3. 放松精神，陶冶情操　经常登山锻炼，使人有回归自然，亲近大自然的感觉，可转移日常工作中的精神压力，能改善中枢神经系统的功能，使人精力充沛，动作敏捷，工作效率提高。登山还可以改善大脑的供血状况，缓解神经系统的疲劳和精神紧张，提高睡眠的质量，有利于摆脱不良的心境，使精神、心理更健康。

（三）适宜人群

登山养生对身体素质要求较高，因此登山养身适应于年轻、体力好、身体素质较好、无严重心肺功能障碍、无严重基础病的人群。

（四）禁忌及注意事项

1. 禁忌　严重的心、肺、肾等功能障碍患者应慎重进行登山活动；身体状况不佳、大病初愈、骨折初期不宜进行登山运动；心脑血管疾病、肢体功能障碍、恐高人群不宜选择登山锻炼。

2. 注意事项

（1）备好运动鞋、绳索、干粮和水。在夏季，一定要带足水，因为登山会出汗，如果不补充足够的水分，容易发生虚脱、中暑。

（2）登山的地点应该慎重选择。要向附近居民了解清楚当地的地理环境和天气变化的情况，选择一条安全的登山路线，并做好标记，防止迷路。

（3）登山时间最好放在早晨或上午，午后应该下山返回驻地。不要擅自改变登山路线和时间。

（4）最好随身携带急救药品，如抗高原反应药品、云南白药、止血绷带等，以便在发生高原反应、摔伤、碰伤、扭伤时派上用场。

（5）背包不要手提，要背在双肩，以便于双手抓攀。还可以用结实的长棍作手杖，帮助攀登。

（6）千万不要在危险的崖边照相，以防发生意外。

第二节 传统养生舞蹈

舞蹈是一种在音乐伴奏下进行的有节奏的全身运动，它的动作丰富，协调有致、难易相济，活动部位广泛，包括头面五官、腕指肩臂、腰背胸腹、髋膝踝足等全身各处。传统养生舞蹈是通过传统舞蹈调节情绪、运动形体达到身心健康、预防疾病、延年益寿的目的。

舞蹈根据其作用可分为生活舞蹈和艺术舞蹈两大类。生活舞蹈是人们为自己的生活需要而进行的舞蹈活动；艺术舞蹈则是为了表演供观众欣赏的舞蹈。生活舞蹈与人们生活直接相关，传统养生舞蹈则在生活舞蹈基础上拆分组合传统舞蹈套路，如太极扇、太极剑等，形式简单易学，具有广泛性群众基础，可根据自己的年龄、性别、性格、身体条件、爱好进行选择。舞蹈不仅能够全面锻炼关节、肌肉、骨骼、韧带等运动器官，而且能增强心肺功能，并可在音乐声中放松身心、陶冶性情，改善大脑的紧张状态，自然身健寿增。

一、太极剑

太极剑属于太极拳系统的一种剑术套路，具有太极拳的运动特点和健身价值。太极剑种类繁多，应用较为普遍的是太极剑三十二式，是国家体委根据传统的太极剑套路改编而成的。

（一）操作内容

1. 动作要领　全部动作除“起势”和“收势”外，共选定了三十二个主要姿势动作，整个套路分四组，每组八个动作，从起势到收势往返两个来回，约需 2~3 分钟。动作包括抽、撩、刺、击、挂、点、劈、截、托、扫、拦、抹等主要剑法和各种身法、步法。可单人独练，也可集体练习，在全国推广后深受人们喜爱，尤其是中老年人和疗养院中的休养员。

2. 分解动作

（1）准备动作：预备式、起势。左脚开立，两臂前平举，转腰摆臂收脚，转身上步，弓步前指，上步穿剑，坐盘展臂，上弓步接剑。

（2）第一组：①并步点刺，绕剑并步前点；②独立反刺，右后方撤步，抽剑，转身挑剑收脚，独立反刺剑；③扑步横扫，转身退步落剑，反穿剑指，仆步扫剑；④向右平带，收脚收剑，上步送剑，弓步向右平带，翻手弓步带剑；⑤向左平带，收脚收剑，上步送剑，弓步翻手向左平带；⑥独立轮劈，收脚转腰抡剑，举剑上步，独立下劈剑；⑦退步回抽，退步提剑，虚步抽抱；⑧独立上刺，转腰活步，独立上刺剑。

（3）第二组：①虚步下截，向后退步，转腰摆剑，虚步下截；②左弓步刺，提脚退步提剑，坐腿转腰带剑，卷收剑，收回左脚，弓步前刺；③转身斜带，坐腿扣脚转腰抽剑，坐腿提脚送剑，转身落脚弓步带剑；④缩身斜带，收脚收剑，反穿剑指，退步向前送剑，坐腿收脚，丁字步平带剑；⑤提膝捧刺，退步曲步分剑，活步提膝捧剑；⑥跳步平刺，落脚沉剑，送剑前刺，跳步收剑，弓步平刺；⑦左虚步撩，收脚举剑后绕，上步饶剑，虚步撩剑；⑧右弓步撩，转腰后绕剑，上步弓步撩剑。

（4）第三组：①转身回抽，坐腿转腰平抽剑，转身平送剑，坐腿转腰下抽剑，虚步前指；②并步平刺，摆脚摆手，并步平刺；③左弓步拦，碾脚转身举剑，绕剑上步，弓步拦剑；④右号步拦，转腰撇脚举剑，收脚转身绕剑，弓步拦剑；⑤左弓步拦，撇脚转身绕剑，收脚转身绕剑，弓步拦剑；⑥进步反刺，上步高歇步坐盘后刺，挑剑上步，弓步反刺剑；⑦反身回劈，坐腿扣脚转身，坐腿收脚举剑，弓步劈剑；⑧虚步点刺，收脚落手，转身上步举剑，虚步前点。

（5）第四组：①独立平托，插步绕剑，转身独立上托剑（剑尖朝前）；②弓步挂劈，落脚转身左挂剑，举剑上步，弓步平劈剑；③虚步抡劈，撇脚转腰后抡剑，上步举剑，虚步下劈剑；④撤步反击，撤步合剑，转身侧弓步反击剑；⑤进步平刺，摆剑收脚，上步收剑，弓步上步平刺；⑥丁步回抽，收脚收剑，抱在怀中；⑦旋转平抹，摆脚横剑，扣脚转身，碾脚虚步平抹剑；⑧弓步直刺。收势。

（二）功效及作用

太极剑练习具有练脑、练气、练身的作用，太极剑练习对于提高身体素质，改善平衡，促进血液循环，提高代谢能力，促进身心健康发展都具有积极作用。

（三）适宜人群

太极剑速度缓慢、简单易学，运动量的大小可以根据个人的体质而有所不同，能适应不同年龄、体质的需要，并非年老体弱者专利。

（四）禁忌及注意事项

1. 禁忌　急性脊柱损伤、骨骼病者，骨质疏松者，严重的心、脑、肺疾病患者和体质过于虚弱者不宜练习太极剑。

2. 注意事项

（1）心静：心静才能放松，从预备势开始，就要摒弃一切杂念，物我两忘，将思想全部集中到所练的套路上，镇定、沉着，专心致志，静心演练。

（2）阴阳相和：动静相兼、虚实结合、曲直互用、蓄发互孕、刚柔相济。每个动作都应在规律的架构内活动，即不能不到位，也不能越其界限。

（3）动作轻灵：太极剑练习应轻起轻落，慢起慢落，点起点落。真正做到迈步如猫行、运动如抽丝。

（4）适量运动：太极剑练习应做到科学合理、安全实效，不要负重锻炼，初学者要由简而繁、由易而难、循序渐进，不可贪多求快、急于求成。

（5）剑的选择：选择太极剑要选择大小、重量等适合自身身体条件的，注意太极剑使用过程中的安全性，避免造成运动损伤。

二、太极扇

太极扇，又叫做太极功夫扇，是一种风格独特的武术健身项目，它融合了太极拳与其他武术、舞蹈的动作，在太极与扇的挥舞动作结合之下，刚柔并济、可攻可守，充满了飘逸潇洒的美感与武术的阳刚威仪，是同时具有观赏性及艺术性的健身运动。目前应用较为广泛的是杨式三十六式太极功夫扇，杨式太极扇动作紧凑，节序清晰，中正雅致，舒展大方，动作速度舒缓适中，动作劲力势势贯劲，劲力内含。练法上，强调每势以起永开合贯串，严格遵循太极原理的要求，适合大众学练和养生健身的需要。

太极功夫扇之所以如此受到大家喜爱，就是它所用的扇器别具一格。扇形似蝶、

笔记

开合随意，合则如短棒，击之如闪电，有力劈华山之势，击之如长风出谷，有势不可挡之力：开则如蝶形，可以做出缤纷多姿的进攻与防守的扇技，它有时好似大鹏展翅，有时宛若怀中抱月、有时犹如鸽鹰翻身，有时则像凤凰落坡。这些变化多端的扇术动作，是一种完美的、造型的艺术，是一种流动的美，它不仅给我们带来身心的健康，同时也给大家带来了无尽的美的享受。

（一）操作内容

1. 动作要领　全部动作共选定了三十六个主要姿势动作，从起势到收势约需2~3分钟。动作包括各种身法、步法。可单人独练，也可集体练习。

2. 分解动作

（1）起势：①持扇下按，右手持扇提气开左步同肩宽，两手前平举肩平肩宽随后屈膝下按腹前。②弓步刺扇，身体右转右脚外摆45°，两手上抬自上走外沿抱扇于腹前。出左脚脚跟先着地，松膝坐胯以扇根为力点，弓步向前刺出。③马步按扇，后脚松膝坐胯做一个虚步动作，同时两臂从腹前随胸胯的开展向两侧向上举臂，从头向下松沉成马步按掌，掌按到腹前的时候注意松腰，扇根为力点。④弓步翻转，身体左转由马步变成侧弓步，扇子经左小背内侧缠绕翻转左手在右手下方。扇子经左小背内侧缠绕翻转时，注意利用身法带动翻转。⑤虚步抛接扇右脚向正前方迈出，脚跟着地，做一个右虚步托扇，随后右手抛接扇。

（2）怀中抱月：①收脚劈扇，身体向右转成叉步手上有一个架扇的动作然后向前移重心，掌心向下翻，右臂右后斜方劈扇，左脚收至右脚内侧。②怀中抱月，左手经过捋从腹前扣右脚转身，身体向左斜前方棚，左脚向前成高虚步做怀中抱月。此动注意左手向左圆撑，右手利用手腕抖动开扇，扇要平。

（3）燕子抄水：①提膝收扇，扇沿左穿后，左臂向右合，再起向右提膝收扇成右独立步稍停顿。②马步下捋，重心下移两手自右前方30°下捋，经马步继续捋至左斜向前。由马步到弓步时，注意扣右脚摆左脚。③燕子抄水，两臂内旋收左脚成丁步，身体继续右旋变成仆步穿掌，穿掌时右掌掌心向外。④叉步开扇，重心上移继续穿掌成弓步摆掌，左脚外摆，右手持扇自后向前开扇，左手回收至右臂内侧成插步开扇。注意落身时身体中正，转前脚，后脚扣，做一个弓步调整调整后，再摆脚成插步开扇。

（4）顺水推舟：重心前移收右脚上成右弓步，立扇推扇，左右手前后对拉，左手伸向左后方，此动作配合一次呼吸完成。

（5）华佗垂帘：重心后移扣右脚向左滚动腰身，两手由上往下成马步切扇，左手扶在右手内侧，要松膝坐胯圆裆。

（6）黄莺落架：重心左移蹬右脚成侧弓步向左送扇，身体右后转两臂向上打开重心移向右脚成歇步开扇，左手心向上右手扇沿向上，眼看右手扇。

（7）凤凰旋亇：①翻扇旋转，两手内旋左手附在右臂内侧，右手翻扇扇沿向右后，扇面要平，利用身法起身旋转一周，注意扣右脚摆左脚成左弓步，右手保持平摆扇。②虚步开扇，身体左转两手向左、向上云扇同时屈膝松胯。两手由上向两侧下落左脚跟点地成左虚步。3 虚步抱扇，重心前移左脚45°踏实，右脚上步脚跟着地成右虚步抱扇，左手托着右手下方，两手前抱时扇子要离开身体，要注意含胸拔背。

（8）乌龙摆尾：①提膝合扇，屈膝松胯重心下沉前移，两手下沉把扇子向内放平。然后提左膝合扇，独立时要屈膝松胯，两臂打开时要沉肩坠肘。②叉步撩扇左脚上步

笔记

脚跟点地扣脚，右手扇击斜前方，扇子头部高度。身体右转经马步向后叉步撩扇。

（9）翻身打虎：①翻身开扇，两手翻转身体右旋扣左脚摆右脚成右弓步，左手架于头上方，右手开扇扇沿朝下。②合扇前击，身体放松微屈膝松胯右手合扇前击。

（10）神龙反首：①松胯合扇松膝松胯翻腕合扇。②歇步开扇，两手体前云手，上手经过脸前下手经腹前把扇子送出，左脚斜后方撤步成歇步，右手举臂开扇。

（11）叶底采莲：①起身合扇。②叉步开扇左脚45°迈步脚跟先着地成叉步平开扇45°，左手侧撑掌。

（12）云燕南飞：①俯身观扇，收右脚穿扇后走一个八卦步走四个斜角摆脚西北、扣脚东北、摆脚东南、扣脚西南。②虚步下扫，左右手相合后成右虚步下扫扇。

（13）昭君扑蝶：①弓步翻扇，左转身成侧弓步右手翻扇，左手收至腰间。②弓步推掌抬右腿抛接扇后，撤步转身成右弓步推掌，左右手成前后对拉。

（14）转身抛接：①叉步下截，扣右脚转体右手接扇，左脚后撤步，右手扇向右后下截扇。②转身抛接，身体左转经马步，左手背后握扇柄，继续转身左脚外展成叉步左手抛扇，右手接扇。③顺手推舟，重心前移收脚，两臂内收，继续上右步左顺手推舟。

（15）回首展臂：①并步撩扇左脚并向右脚，右手右上向下向前撩扇。②独立展臂左脚独立跨虎右手向右下劈扇，注意掌握平衡，眼看右手劈扇。

（16）掩手挑帘：①独立挑扇，右脚落地踏实，右手右下向上直臂挑扇，左手向前立掌推出。②弓步刺扇，两手外翻收在腰间，合力向前刺出。注意右手虎口放在扇柄的位置然后两手同时用力合扇。

（17）乌龙倒卷：①弓步撩扇后坐阴阳掌后，左臂内旋，上右弓步撩扇，手心向上，注意利用身法，以腰带腿。②右脚外展45°上左步左手穿掌。随后上右弓步开扇左手扶右臂内侧，随即快速合扇。

（18）叉步撩击：①转体击扇，身体左转扇子向后击，左手摆掌收于腰侧手心向上。②叉步撩击，左腿后撤步撩击，左手从右手臂内侧穿出，眼看右手撩扇。

（19）振臂看花：收左脚并于右脚，右手回收振臂合扇举于头顶，左手收于右臂内侧，眼看左侧。

（20）随风摆柳：右腿屈膝左脚前掌落地，两掌向下捋，经半马步右脚内扣，经过平捋的过程，再重复1次，经过第三个的时候，侧步（左脚）脚跟着地，左手搂膝打开。

（21）迎风掸尘：重心移到左腿，提右膝独立抖腕开扇，左手——外撑，要求含胸拔背。

（22）推波助澜：重心下落，右脚向右前方迈步，左手合在右手小背内侧然后向前做挤推动作。

（23）转身击扇：屈膝松胯，摆右脚撤左脚右转身成弓步手击扇。

（24）舞袖翻花：左右大捋，重心后移顺势左捋，两背向外送，两手翻转再由前往后侧撤步右捋至左手拳对右膝。

（25）插花盖顶：提膝反击拳，重心后移至右腿，提左腿，左拳翻拳由后向前反击，拳心向上右手提扇于右胯旁。独立时要含胸拔背，左臂左膝相合。

（26）金瓶倒水：重心降低撤左步，两臂右下向后向前旋转，提右膝开扇，扇沿朝下，左手风扶在右臂内侧。独立时要含胸拔背右臂右膝相合。

笔记

（27）回身看花：左腿屈膝降低重心，右脚右后撤步，右手回身合击扇，左手架于头上方。

（28）霸王举鼎：两手体前云手，向左云时扣右脚，向右云时收左脚并向右脚站立，举右手开扇，扇沿向左，左手收扶在右臂内侧，眼看左前方。

（29）神扇穿雾：①叉步刺扇，推左手，屈膝放松重心下移，左脚左前 45° 上步，右手从耳侧向前刺扇，左手收回扶在右臂内侧。②并步合击扇，上右步向左穿扇，经马步后左脚并向右脚站立合扇向右击，两臂打开，注意含胸拔背。

（30）四维雄风：①盖步开合扇屈膝下蹲，收手收扇合在眼前，左手在内。右手握扇掌心向下，盖步翻开扇，随即合扇。注意抖动手腕开扇，回扇，击扇。②提膝挑掌，上步扣脚挂扇，立园环绕，提扇、提膝、挑掌。提膝站立时要含胸拔背，提扇、提膝、挑掌要协调一致。

（31）扑步端扇：屈右膝重心下移作一个扑步，脚后跟着地，同时往下沉胯右手握扇，做一个开扇，端立扇的动作。要注意慢蹲、快开扇。

（32）白鹤亮翅：①叉步举扇，重心左移经过马步左脚向后叉步，两手从两侧上举头顶。左手在右手下，眼看上方，吸气。②歇步合抱，扇子在头上方挽一个扇花，呼气屈膝下沉成歇步合抱扇面向前。再起身重复一次。

（33）风扫秋叶：①摆脚翻扇，上左脚虚步平摆扇，左脚内扣同时小臂内旋外撑，掌指侧向上。接着摆右脚翻扇成立扇。②高点步背扇。左手摆在右肋侧眼神随转体，由右转向前。此动作速度稍快，体现出风扫秋叶之势，扇子不要贴于背。

（34）大地春色：撤右脚，两手合力以掌臂为力点前挤，重心前移过马步，然后左脚向右并步站立合扇。两手侧平举时要含胸，眼看右前方。

（35）彩蝶翻飞：①盖步开扇，屈膝下蹲，收手收扇合在眼前，左手在内。然后左脚向右前方上步成盖步开扇，左手斜撑后方。②两次抛接扇，由下向上抛接扇然后再抛接。注意身体协调一致。

（36）收势：上右脚脚跟着地再扣脚，两掌上托，左脚并于右脚，两掌下按，身体自然立直。

（二）功效及作用

太极扇练习对于全身心的健康均有益处。太极扇能够提高身体素质，改善平衡，促进血液循环，提高代谢能力，促进身心健康发展。

（三）适宜人群

太极扇速度缓慢、简单易学，运动量的大小可以根据个人的体质而有所不同，能适应不同年龄、体质的需要，并非年老体弱者专利。

（四）禁忌及注意事项

1. 禁忌　急性脊柱损伤、骨骼病者，骨质疏松者，严重的心、脑、肺疾病患者和体质过于虚弱者不宜练习太极扇。

2. 注意事项

（1）心静：心静才能放松，从预备势开始，就要摒弃一切杂念，物我两忘，将思念全部集中到所练的套路上，镇定、沉着，专心致志，静心演练。

（2）动作轻柔：太极扇练习应轻起轻落，慢起慢落，点起点落。真正做到迈步如猫行、运动如抽丝。

笔记

（3）适量运动：太极扇练习应做到科学合理、安全实效，不要负重锻炼，初学者要由简而繁、由易而难、循序渐进，不可贪多求快、急于求成。

（4）扇的选择：选择太极扇要选择适合自身身体条件的，注意太极扇使用过程中的安全性，避免造成运动损伤。

第三节　球类运动

球类运功是人类主要的运动健身方式，也是锻炼身体、增强体质的主要途径。其种类繁多、形式多样，比如门球、毽球、羽毛球、乒乓球等。此类运动不仅可以增强身体素质，还能增强心肺功能，改善血液循环系统、呼吸系统、消化系统的功能状况。此外，在运动的同时，球类运动还能开发脑力、陶冶情操，达到全面强身健体的目的。

一、门球

门球是在平地或草坪上，用木槌击打球穿过铁门的一种室外球类游戏，又称槌球。其规则简单、轻松有趣，并且可以激发脑力活动、促进身心健康，是目前时下最经济实惠、老少皆宜的新运动。

该运动是一项两队 10 名队员进行比赛、每名球员各有自球、独立击球又相互合作的体育运动。门球场地为由限制线圈定、无任何障碍物的矩形场地。比赛线长 20~25m，宽 15~20m。限制线在比赛线外 1m 处。比赛线构成 4 个外角，自发球区开始，依逆时针顺序，依次为第 1 角、第 2 角、第 3 角、第 4 角。第 1 角和第 2 角之间的线为第 1 线；第 2 角和第 3 角之间的线为第 2 线；第 3 角和第 4 角之间的线为第 2 线；第 4 角和第 1 角之间的线为第 4 线。发球区是一个矩形，其边线由第 4 线及其外线，以及从第 1 角向第 4 角方向的 1m 和 3m 距离的垂直线组成（图 10-3）。

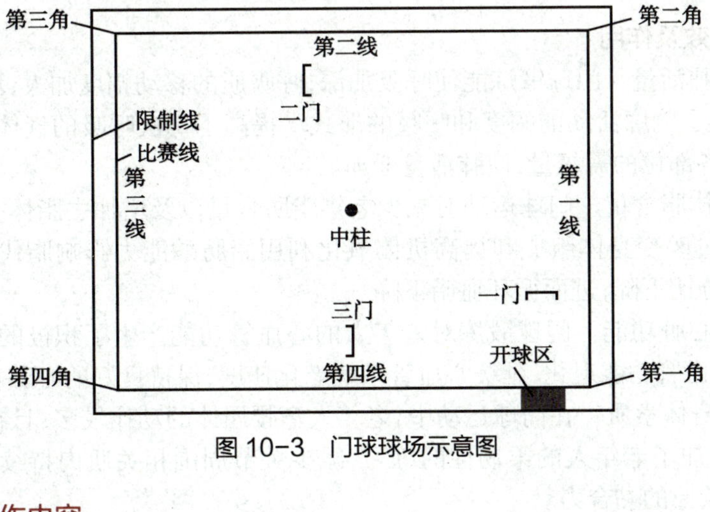

图 10-3　门球球场示意图

（一）操作内容

1. 动作要领　门球训练首先应练好击球。击球需要准度和力度，瞄准是击球过程中最重要的过程，首先人的站位应与自球、他球在一直线上以便于节省瞄准时间。微调槌棒直至槌尾、槌头、自球、他球在一直线上。接下来的动作是贴脚，先把槌头对准自球的球心放下,然后依次贴上双脚,脚的前半部分面贴,后脚跟部分略微分开一些,形式一个“八”字,以便于试棒时不碰脚。贴脚的时候不能让槌棒移动。贴脚时顺势调整两手的姿势,左手在上右手在下,右手心斜向左方,示指伸直,其余四指握杆,手心宜虚。左手自然握杆,手心斜向前方,虎口向下,上下手距离根据用力大小适当调整。最后在击打之前先试棒,度量击打的力量。击球时双眼盯住球,挥棒时两脚不能移动,以免挥棒时棒槌不在一直线运动。

2. 分解动作

(1)击球:是指击球员用手挥摆球槌,使击球面击打自球的行为。击球时,如果槌头击球面先触及地面后,再击到自球亦为合法击球。

(2)撞击:是指合法的自球移动后撞击他球。分为侧面撞击。擦边撞击及越顶撞击等方法。

(3)闪击:闪击是用指用脚踩住自球,将他球放在被踩在脚下的自球旁边(外侧),然后利用击打自球的冲击力将他球击出去。根据闪击方向,将他球置于自球前面。用脚踩住两球,使之固定。如闪击的他球是对方队的球,则必须伸直一条手臂指示击球方向。

(4)过门:球员通过击球使球体旋转运行从场上球门的两柱之间穿过。过门是击球的目的之一,是门球得分的手段。

(5)撞击终点柱:即夺标,指用球槌将球击向终点柱的全过程。撞柱是门球得分的主要方法之一,也是每个球运行的最后目标。撞柱要考虑瞄准角、撞柱角的问题,它的技术要领与过门相似。

(6)送位:属于撞击技术和闪击技术中的一个技艺性很强的基本训练内容,分为主动送位和被动送位。主动送位是将自球击到预定区域,为下一名本方球员接力。强行送位是通过撞柱、闪击技术把本方的球送往预定区域或位置,以制造胜机。

(二)功效及作用

1. 提高肺活量 门球锻炼能使呼吸加深,呼吸肌的移动幅度加大,增加了呼吸肌的力量,改变了胸廓活动的幅度和呼吸的形式。提高了每次呼吸的气体交换量,从而满足了身体各部位的需氧量,使肺活量增加。

2. 减少体脂含量 门球运动对减少老年脂肪含量以及增加去脂体重有一定的作用。运动通过改变身体组成和提高机体氧化利用脂肪酸能力影响脂代谢,而门球运动使体脂百分比下降,进而循环血脂下降。

3. 增强心脏功能 门球锻炼对老年人的心血管功能产生了积极的影响,改善血管弹性,减缓血管功能退化,延缓心血管系统老化速度,保持良好的心脏功能状态。

4. 增强身体素质 在门球运动中,老年人弯腰屈体的动作较多,且在不停的走动中,直接地增加了老年人的柔韧性的练习,减少关节周围相关肌肉持续收缩的时间,降低肌纤维胶原的黏合力。

(三)适宜人群

门球运动运动量小,运动时间长,属于小强度有氧练习。其主要由脂肪供能,且无身体对抗性,还有花费省、技术简单等特点,符合中老年人的生理特点并能满足中老年人的安全需要。

笔记

（四）禁忌及注意事项

1. 禁忌　腰腿部受伤者、关节活动不利及行动不便者，严重的心脏病患者，严重肺、肾等功能障碍患者不适宜进行门球活动。

2. 注意事项

（1）准备活动：充分的准备活动能使关节、韧带、肌肉温度升高，增加身体灵活性，提高神经系统兴奋程度和心血管活动水平，从而防止运动伤害发生。

（2）选择合适的鞋子：选择门球活动进行锻炼时，最好穿带齿而不滑的鞋。尤其对老年人来说，如绊倒或滑倒很容易引起摔伤。

（3）合理安排锻炼计划：锻炼者要根据自身体质安排适当的运动。门球活动的体力消耗并不大，但是一旦着迷，容易兴奋，此时老年人应注意控制自己。不应超过自己适合的步伐或跨度活动的幅度，以免扭伤筋骨。

二、毽球

毽球从中国古老的民间踢毽子游戏演变而来，是中国民族传统体育宝库中的一颗灿烂的明珠。它在花毽的趣味性、观赏性、健身性基础上，增加了对抗性，集羽毛球的场地、排球的规则、足球的技术为一体，是一种隔网相争的体育项目，深受人民群众的喜爱。毽球运动量可大可小，老幼皆宜，有助于培养人体的灵敏性、协调性柔韧性，尤其有利于增强下肢力量。

毽球运动可以分为对抗类的毽球比赛和竞技类的花样踢毽两种。自 1984 年毽球正式被列入国家体育运动委员会发展的体育比赛后，全国各地也展开了毽球相关的体育赛事，完善了毽球比赛规则。踢毽运动也因其独特的娱乐性和健身功能逐渐走出国门走向世界。

（一）操作内容

1. 动作要领　毽球训练应先从单脚踢开始，学完单脚踢的基本动作后，再练习连贯动作，要左右脚交互练习，以促进身体均衡发展。踢毽球注重眼—脑—身的配合，两眼要注视毽子，不要单看脚的动作正确与否，而忽略了掌握毽子落下的时间点，要有预判性。当毽子失去控制时，尽可能用脚掌拍接，真正不得已才用手掌接住，不使其落地，可以此训练对毽球的接续性及流畅性，并训练人的耐力及步法的灵活。身体跃起在半空中踢毽球时，注意当落下时，以前脚掌先着地，以保持脚步轻快，并可避免脚踝受伤。

2. 分解动作

（1）发球：动作一般有三种，即脚内侧发球，脚正背发球和脚外侧发球。脚内侧发球的时候要抬大腿带小腿，用内足弓部位向前上方送髋推踢。特点是既稳又准。脚正背发球时要注意绷脚尖，用正脚背向前上方发力挑踢，它的特点是平、快、准。脚外侧发球时要注意稍侧身站位，绷脚尖，用脚外侧发力扫踢，其发球的特点是既快又狠。

（2）盘踢：用足内侧互换踢毽，膝关节向外张，大腿向外转动，稍有上摆，不要过大，髋和膝关节放松，小腿向上摆，踢毽时踝关节发力。踢起的毽球一般不超过下颌。

（3）磕踢：用两腿膝盖互换将毽球磕起（撞起）的踢法。髋关节、膝关节放松，小腿自然下垂，膝关节发力，将毽球磕起，大腿不要外张或里扣，踢起的毽球一般不超过

笔记

下颌。

（4）拐踢：用两足外侧互换踢毽，大腿放松，小腿发力向体后斜上方摆动，勾足尖，踢毽时大腿不得摆到体前，小腿向体后斜上方摆动不要过高，毽球和足外侧相碰的一刹间，踢毽脚的内侧离地面一般不越过 30cm，踢起的毽球高度随意。

（5）绷踢：用两足尖外三趾部分互换踢毽，单足踢毽也可以。绷踢能踢起即将落地的毽球，毽球被踝关节的发力一绷而起，所以叫绷踢。其动作是，大腿向前抬起，和身体成为 150°~160°夹角，小腿向前摆动，髋关节、膝关节要放松，踝关节的发力，要在踢毽球的一刹间，足尖外三趾向上猛地用力，将毽勾起。踢起的毽球高低都可，但应避免忽高忽低。

（二）功效及作用

1. 运动全身，调整体态　踢毽球时，随着毽球的起落，脊椎各关节屈伸有节、有度，椎体的深、浅层肌及颈前、颈后肌等一张一弛的功能锻炼，避免了椎关节的僵化，增强了关节的稳定性，可以预防颈椎病，修整腰肢体态。踢毽儿时双上肢有节律地摆动，连带运动了肩、背部肌肉和关节，因此对中老年人肩周炎也有较好的防治作用。

2. 锻炼下肢，预防血栓　踢毽球以下肢肌肉的协调运动为主，功夫在脚上，以纵轴为中心摆动，带动远端供血最困难、动作难度最大的部位，增强了肌肉的力量和相应关节的柔韧性。在增强肌肉、骨骼的运动功能的同时，又有效地预防了一些血液回流障碍性疾病，尤其是办公族易罹患的下肢深静脉血栓等疾病。

3. 调神健脑，提高注意力　踢毽球要求人的思想高度集中，瞬间完成踢的动作，技术到位，动作准确。大脑皮层势必在这个过程中，建立起新的兴奋中枢，转移思维。这对于调节高级神经活动、化解心理压力十分有益。毽球虽小，娱乐和艺术等功能俱全，魅力十足。心到、眼到、脚到；反应要灵敏，动作要迅速，相互配合要心领神会。

4. 调畅情志，丰富社交　踢毽球是一项群体活动，很多人把踢毽球称为“走毽儿”，大家围在一起，你一脚，我一脚，飞舞的毽球牵动着所有人的眼球，调动着所有人的责任感，激发着所有人团结进取的精神。这个过程可以维护人际关系，能够增强人与人之间的友谊，结交朋友，消除家人之间的代沟。

（三）适宜人群

毽球作为一项操作简便、不受场地限制的养生娱乐活动，适宜各个年龄段的人参加。毽球竞技比赛对身体素质要求较高，一般是年轻、无基础疾病的人群或专业运动员在从事。

（四）禁忌和注意事项

1. 禁忌　罹患高血压、心脏病、骨关节病等病的患者，最好要谨慎参加。如果一定要参加，那么最好把握好度，千万不能够过量。否则不仅不能够达到锻炼身体的目的，反而有可能危害身体健康。这种人群在踢毽球之前，一定要合理地安排时间和运动方式，一定要由简到难、由小到大。

2. 注意事项

（1）踢毽球之前应先进行准备活动，充分活动开关节部位，并且在开始踢毽球时注意把控节奏，动作幅度应该由小到大，速度由慢变快，让肌肉能够充分适应运动节奏，避免腿部、腰部等部位的肌肉拉伤。

（2）经常踢毽球会使腿部肌肉得到有效锻炼。但是也要注意这可能会造成两腿

笔记

肌肉大小不一，影响腿部线条的美观。另外还可能会造成腿向内弯曲。

（3）踢毽球是一种技巧性的游戏，所以一定要掌握好基本技巧，不能够盲目地进行，最好能了解一定的人体生理和骨关节方面的知识，掌握好踢毽球的基本技巧，不能盲目蛮踢，以免造成崴脚、伤筋、摔伤、骨折或其他更严重的伤害。

（4）踢毽球是一种休闲养生的游戏，所以不要抱有很强的输赢之心，否则不仅不能够达到放松心情的作用。

（5）踢毽球时最好是能穿合适的运动鞋参加，以免在运动过程中造成伤害。

三、羽毛球

羽毛球是一项隔着球网，使用长柄网状球拍击打平口端扎有一圈羽毛的半球状软木球类运动，是一项室内、室外都可以进行的体育运动。羽毛球起源于1860年英国伯明顿组织的一次毽子板游戏。羽毛球是一项集健身、竞技、娱乐为一体的健身活动，是全面锻炼身体、增强身体功能的良好手段，也是陶冶情操的有效方法，通过锻炼和比赛，还能培养顽强的拼搏精神和优良的意志品质，适合人们养生健身的需要。

（一）操作内容

1. 动作要领　羽毛球练习首先应该充分了解和学习羽毛球的基础知识和打羽毛球的技巧，包括如何握拍、持球、发球、挥拍、接球以及步法等。

2. 分解动作

（1）握拍：用左手拿住球拍杆，使球拍与地面垂直。张开右手，使手掌下部靠在球拍打握柄底托。小指、无名、中指自然并拢，示指与中指稍稍分开，自然地弯曲并贴在球拍柄上。把球拍框往外转，大拇指伸直贴在拍柄的宽面上，其余手指并拢。

（2）击球前的准备姿势：准备姿势有两种，一种是接发球的姿势（单打和双打），二是球发出后准备击球的姿势。接发球时应该采取两脚前后站立的方法，即左脚在前，右脚在后。两脚距离稍比肩宽，脚跟提起。接发球后的准备动作应该是双脚平行站法，两脚的距离等肩宽，右脚稍前，多于左脚半个脚掌，两脚脚跟微提，随时起动。

（3）挥拍：在击球前，首先侧身，右脚在后，右脚作为支撑点。挥拍时要以肘为轴，大臂带动小臂后绕，主要靠小臂的挥动速度和手腕、手指的力量击球，当然还有转腰的力量。特别要注意侧身，左脚在前，右脚在后。在发力时要把重心放在右脚上。

（4）接发球：分为准备姿势和正确站位。准备姿势为（以右手握拍为准）通常应是左脚在前，右脚在后，侧身对网，重心放在前脚上，膝关节微曲，后脚跟稍提起，收腹含胸，注视对方发球的动作。单、双打接发球准备姿势基本相同，只是双打发球准备姿势膝关节更加屈曲，以便直接后蹬起跳。单打接发球正确站位为站在离前发球线约1.5m处，在右区应站在靠近中线的位置，在左区则站在中线与边线的中间位置上。双打接发球站位是站在离中线和前发球线适当的距离，在右区时要注意不要把右区的后场靠中线区暴露出来；在左区时注意保护头顶区。

（5）击球：击球分为后场击球，中场击球与网前击球。击球时拍面选择不同的角度和击球点所击出球的效果则不同。在打高远球时，球拍面稍微向上，击球点在头上方，手臂向前上方发力。打平高球时，拍面向前，击球点稍微靠前，手臂向前上方发力。杀球时，击球点在前上方，球拍面在击球时向下，同时利用小臂、手腕和手指速度和力量向下挥动。打劈吊球时，手指控制球拍拍面，击打球托的右侧或左侧，手腕和

笔记

手指下压，改变球的方向，同时要注意保持动作的一致性。

（6）步法：步法分为上网步法、后退步法和两侧移动步法等三种步法。所有步法均要注意站位两脚左右开立约同肩宽，两膝微屈，两脚前脚掌着地，后脚跟稍提起并左右微动；上体微前倾，右手持拍于体前，注视对方来球。关键是要熟练掌握步法的调整和运用，即步法的衔接。

（二）功效及作用

1. 运动全身，改善心肺功能　羽毛球运动可提高身体素质，促进身体功能、身体形态的发展，改善心血管功能。羽毛球锻炼可促进呼吸肌的发育，使呼吸肌的收缩能力加强。

2. 锻炼身体，调整体态　经常参加羽毛球运动能提高身体各方面素质。羽毛球运动对肌肉的改变很明显，使肌纤维增粗，肌肉体积增大，坚持羽毛球锻炼使肌肉发达、匀称、有力，提高神经系统对肌肉的控制能力，提高速度素质的同时对神经系统的灵活性、韧性、肌肉的弹性、伸展性有较大的促进作用。

3. 益智护眼，提高注意力　羽毛球运动双眼必须紧紧盯着球穿梭往来，忽远忽近，旋转多变的羽毛球，使双眼不停地远近、上下调节和运动，眼球内部不断运转，必然不断使睫状肌放松与收缩，大大促进了眼球组织的血液供应和代谢，使血液循环增强，眼神经功能提高，因而能使眼睛疲劳消除或减轻。羽毛球运动需要敏捷、复杂的行动与当机立断的反应；它还对技术、整体配合、节奏感、计谋有一定的要求，对头脑及体能均有锻炼。

4. 调神健脑，调畅情志　羽毛球练习可以使人思维敏捷。同时，由于比赛的紧张、竞争的激烈，使练习者的心理素质得到很好的锻炼，在竞争中，强化进取精神，使人的智、勇、技在竞争与对抗中得到升华。

（三）适宜人群

羽毛球作为一项操作简便、不受场地限制的健身娱乐活动，适宜各个年龄段的人参加。羽毛球竞技比赛对身体素质要求较高，一般适合年轻、无基础疾病的人群或专业运动员参加。

（四）禁忌和注意事项

1. 禁忌　患高血压、心脏病、膝关节病等病的患者，最好要谨慎参加。

2. 注意事项

（1）从事羽毛球运动之前应先进行基础的热身活动，充分活动关节肌肉，并且在开始运动时注意把控节奏，动作幅度应该由小到大，速度由慢变快，让肌肉能够充分适应运动节奏，避免腿部、腰部等部位的肌肉拉伤。

（2）在羽毛球运动的过程中要选择甜区更大的拍形，所谓甜区，就是球拍面的最佳击球区。当击球点在甜区时能给发挥足够的击球威力、控球性，震动感很小，较为舒适。球拍的甜区较大，击球时较不容易打到非甜区，所以震动的机会较少，受伤的机会也就较少。

（3）羽毛球运动是一种技巧性的游戏，所以一定要掌握好基本技巧，不能够盲目地进行，最好能了解一定的人体生理和骨关节方面的知识，其中掌握好羽毛球运动的击球姿势是关键，击球姿势的不正确是造成受伤的重要原因。

（4）羽毛球运动是一种休闲养生的健身活动，所以不要抱有很强的输赢之心，否

笔记

则不能够达到放松心情的作用。

（5）从事羽毛球运动时最好是能穿合适的专业羽毛球运动鞋参加，以免在运动过程中造成伤害。

四、乒乓球

乒乓球是由两名或两队选手，用球拍在中间隔一网的球台两端轮流击球的一项球类运动。乒乓球的特点是球小，速度快，变化快，集健身性、竞技性、娱乐性于一体，设备比较简单，不受年龄、性别和身体条件的限制，具有广泛的适应性和较高的锻炼价值。

乒乓球作为我国的"国球"，在我国有着广泛的群众基础。在公园里、广场上、健身活动中心等场所都会或多或少地设置乒乓球台供人们休闲娱乐、锻炼身体，从五六岁的孩子到七八十岁的老人都会参与其中。

（一）操作内容

1. 动作要领　在击球前后，身体保持的合理姿势即为准备姿势。合理恰当的准备姿势有助于判断来球，及时移动到位，运用各种基本技术完成击球动作。同时根据及时的判断，快速蹬脚，运用多种步法，灵活控制身体重心。发球时需要抛出足够的高度，接球时找到正确合适的击球点，并用正确的拍面击悬空球，在台上划出第一落点的范围。在挡球时提高判断能力，加强手腕的灵活性和调节拍面的能力，推挡球时强调击球后上臂和肘关节前送，上体向左旋转。攻球时放松肩部，加大上臂和身体的距离，掌握好挥拍发力和正确恰当的击球点。

2. 分解动作

（1）准备：击球前后，身体保持的合理姿势即为准备姿势。两脚开立约与肩宽，两膝微屈稍内扣以前脚掌内侧着地，身体重心在两脚中间，上体微前倾下颌微收，两眼注视来球，持拍手臂自然弯曲手腕放松，球拍自然后仰置于腹前，左手自然弯曲抬起高于台面。

（2）握拍：握拍法即指单手持球拍的方法。分为直式握拍法和横式握拍法。

（3）步法：①单步：以一脚为轴，另一脚向前后左右移动一步。②跨步：以来球同方向的脚向侧跨出一大步，另一脚再跟着移动一步。③跳步：以一脚蹬地，两脚同时离地向前后左右跳动。④侧身步：以左脚为轴，右脚向左右移动一步，或左脚先向左跨一步，右脚向左后移动一步。⑤交叉步：以来球方向的脚向来球方向移动一大步，另一脚随着移动一步。

（4）发球：比赛以发球开始，一方选手抛起乒乓球，用球拍击给对方。可分为反手平击发球法、正手平击发球法、反手发急球法、反手发右侧上（下）旋球法、正手发左侧（下）旋球法、正手发奔球法、正手发短球法。

（5）接球：正确地视对方发球站位而定的接发球站位，准确判断来球的旋转性能、飞行弧度、落点，适当移动回击手法。

（6）挡球：近台中偏左站位左脚稍前，屈膝提踵含胸收腹，重心在前脚掌上，持拍手置于腹前，上臂靠近身体右侧，球拍半横状。前臂和手腕顺来球路线向前伸出主动迎球，上升期击球中部，拍面与台面几乎垂直，拍触球后立即停止，迅速还原成准备姿势。

笔记

（7）推挡球：近台中偏左站位右脚稍前，击球时提起前臂上臂后收肘部贴近身体，在上升时期或高点期击球中上部。击球时适当用伸髋转腰动作加大手腕发力，并用中指顶住拍背向前用力。

（8）正手攻球：近台中偏右站位左脚稍前，身体斜对球台，持拍手自然放松置于腹前，拍半横状。顺来球路线略向右侧引拍，约与台面齐高，拍面与台面约成80°，前臂与台面基本平行。当球从台上弹起，持拍手由右侧向左前上方挥动，以前臂快速内收发力配合手腕内转沿球体做弧线挥动，在上升期击球的中上部，击球位置在身体右前方一前臂距离处。

（9）反手攻球：站位近台右脚稍前，持拍手自然弯曲置于腹前偏左，重心偏于左脚。顺来球线路向后引拍。当球从台上弹起，持拍手由左后向右前上加速挥拍，前臂发力为主，手腕外转，拍面前倾，重心移至右脚，左右胸前击球上升时期的中上部。

（二）功效及作用

1. 强身健体、增强活力　经常练习乒乓球可使练习者身体素质得到全面发展，包括速度、力量、灵敏、柔韧等，提高身体健康状况。另外，乒乓球运动也会愉悦身心，令练习者心情愉快、充满活力，所以无论是身体上还是心理上都能使练习者健康。

2. 陶冶情操、缓解压力　随着生活节奏的加快，人们面临的精神压力也越来越大，在空闲时间里进行乒乓球活动，活动筋骨，使人忘却烦恼，尽情享受乒乓球带来的快乐，可以有效缓解人们的各种压力，使其内心得到安宁，使其更加热爱生活，对未来生活充满信心。

3. 磨砺意志、坚定毅力　在激烈的乒乓球比赛进程中，参赛者精神紧绷，注意力高度集中，有利于提高神经系统的灵活性、磨砺意志、坚定毅力。长期进行乒乓球锻炼有利于人的心理素质和意志的培养，使之成为心理素质高、意志坚强的人。

（三）适宜人群

乒乓球作为不受年龄、性别和身体条件的限制的体育养生运动，适宜各年龄段参与。乒乓球球竞技比赛对身体素质要求较高，适宜年轻健康人群或专业运动员从事。

（四）禁忌和注意事项

1. 禁忌　对于高血压、心脏病等疾病的患者，谨慎参加乒乓球运动，参加乒乓球运动的患者避免运动时间过长、过度激烈。

2. 注意事项

（1）检查场地和器材，要认真检查运动场地和运动器材，消除安全隐患。要注意场地中的不安全因素，如场地是否平整，要清除地面石子等异物。

（2）做好运动准备，要穿运动服装、运动鞋，不要佩戴各种金属的或玻璃的装饰物，不要携带尖利物品等。做好热身准备活动。

（3）运动负荷要适当，参加体育活动要根据身体素质条件，选择最有利于增强体质的运动负荷。可循序渐进，由易到难，从小到大。负荷过小，对身体作用不大；负荷过大，会损害身体。只有适宜的运动负荷，才能有效地增强体质，提高健康水平。

（4）认真做恢复整理活动，做恢复整理活动的目的就是使人体更好地从紧张运动状态过渡到安静状态，使心脏逐渐恢复平静，放松身心。如果突然停止运动，就会造成暂时性的贫血，产生心慌、晕倒等一系列不良反应，对身心健康造成损害。

笔记

学习小结

1. 学习内容

- 运动养生方法
  - 现代有氧
    - 步行：双脚交互运动引起机体移动的复杂随意活动，是一项最简便、最安全的运动养生方法。
    - 跑步：跑步是一种步伐，双脚不会同一时间碰到地面的运动方式。现被人们视为最完美的运动。
    - 健身操：健身操是融体操、音乐、舞蹈为一体，以有氧锻炼为基础，以健、力、美为特征的体育运动。
    - 游泳：游泳是在水的浮力下向上漂浮，通过肢体的运动，使身体在水中有规律运动的技能。
    - 登山：登山是在特定的地理环境中，从低海拔的平缓地形向高海拔山峰进行攀登的一项运动。
  - 传统舞蹈
    - 太极剑：太极剑属于太极拳系统的一种剑术套路，具有太极拳的运动特点和健身价值。
    - 太极扇：太极扇是风格独特的武术健身项目，它融合了太极拳与其他武术、舞蹈的动作。
  - 球类养生
    - 门球：门球是在平地或草坪上，用木槌击打球穿过铁门的一种室外球类游戏，又称槌球。
    - 毽球：集羽毛球的场地、排球的规则、足球的技术为一体，是一种隔网相争的体育项目。
    - 羽毛球：羽毛球是一项隔着球网，使用长柄网状球拍击打平口端扎有羽毛的半球状软木球类运动。
    - 乒乓球：乒乓球是由两名或两队选手，用球拍在中间隔一网的球台两端轮流击球的一项球类运动。

2. 学习方法　本章要以运动养生方法的动作要领、分解动作为基础，拓展学习运动养生的各种动作技巧，结合实际操作练习各类运动养生的操作方法步骤，并注意掌握各种运动养生方法的功效与作用、适宜人群、禁忌与注意事项。

（王东岩　王艳君）

复习思考题

1. 运动养生需要遵循原则有哪些？
2. 健身十八法的动作要领是什么？
3. 游泳养生的动作要领是什么？

笔记

第十一章

方药养生方法

学习目的

通过学习内服方药养生技术，更好地了解膏滋、药剂、茶剂、丸剂等养生方法。通过学习外用方药养生方法技术，更好地了解膏药、药浴、药枕等养生方法。

学习要点

膏滋、药剂、茶剂、丸剂的操作方法、功效及作用、适宜人群、禁忌和注意事项。膏药、药浴、药枕的操作方法、功效及作用、适宜人群、禁忌和注意事项。

方药养生方法技术是指在中医药理论指导下，采取的一系列与方药相关的方法技术，是中医养生方法技术的重要组成部分。方药养生方法技术，根据养生方法途径可以分为内服方药养生与外用方药养生。

内服方药养生方法技术包含膏滋、酒剂、茶剂、丸散丹剂等方法技术，具体如黄芪膏、参芪膏、河车膏等膏滋，人参茯苓酒、八珍酒、山萸苁蓉酒等酒剂，竹甘清心茶、玫瑰佛手茶、平胃茶等茶剂，归脾丸、黄精丸、五子衍宗丸等丸剂。

外用方药养生方法技术包含膏药、药浴、药枕等方法技术，具体如预防类和调治类膏药、全身和局部药浴、活血开窍等药枕等。

中医药学认为方药养生方法技术能起到调和人体阴阳的作用。值得注意的是，实际使用方药养生方法技术时，要遵循整体观念、辨体施养等原则。

第一节　内服方药养生

内服方药养生是在中医方剂学理论指导下，为帮助人们更好地实现颐养生命、增强体质、预防疾病以达到延年益寿的养生目的而采取的一系列适宜技术方法。该方法依据中药性味归经、方剂配伍等理论，根据方药的不同性能以及使用者自身的需要，将选配的适当方剂加工制成的一定的制剂形式。

内服方药养生方法技术，可分为采用不同剂型进行内服调理，如膏滋、酒剂、茶剂、丸剂等。

笔记

一、膏滋

膏滋，即膏方，又称煎膏，是将中药饮片加水多次煎煮，去渣取汁，经蒸发浓缩后加阿胶等动物胶质及黄酒、炼蜜或炼糖制成的半流体状制剂，主要起到滋补养生、调治疾患两大方面作用。

膏滋由汤药（煎剂）浓缩演变发展而来，凡汤丸之有效者，皆可熬膏服用，有相当漫长的发展历史。膏方内服从汉代开始陆续出现，《金匮要略》中记载的"煎"，与现代膏方的制作方法十分相似，如大乌头煎、猪膏发煎，可以看作是最早的膏滋方。"膏药"的命名首见于东汉时期的《武威汉代医简》，该古籍对膏方的组方及服用方法有完整的记录，记载有百病膏药方、妇人膏药方、千金膏药方等膏药方。晋代到南北朝时期，膏方得到进一步发展，《小品方》中的地黄煎，是最早的滋补膏方。

唐宋时期，官方组织编写的医药书籍如《新修本草》《太平惠民和剂局方》等书中均有膏方的记载，中医药膏方的加工和应用逐渐正规。王焘的《外治秘要》载有以"煎"（即膏剂）命名的多张膏方，如卷三十一载"古今诸家煎方六首"，实质上与现代膏滋方几乎一样。而"杏仁煎""枸杞煎""知柏天地煎"等均为当时盛行于养生延老、补虚保健的常用膏方。

明清以后，将唐宋时期的"煎"改称为"膏滋"或"膏"，膏方的发展走向成熟，命名、制备均逐步规范化。命名常以"某某膏"的形式，制作上通常采用多次水煎煮，加蜂蜜或动物胶类等物质收膏而成。膏方取得了长足的进步，为各类方书所记载，膏方数量不断增多，部分膏药沿用至今，如《本草纲目》所载的"益母草膏"，《摄生总要》所载的"龟鹿二仙膏"，《摄生秘剖》山梨膏等。

延至近代，各大有名的中药店，如杭州胡庆余堂、北京同仁堂、上海雷允上药店、万承志堂均有自制膏滋，如八仙长寿膏、葆春膏、参鹿补膏等，制合方法皆有其独特之长。

膏方的组成必须充分体现中医辨证论治和理、法、方、药的传统特色，要用中医的基本理论进行辨证分析和指导临床实践。膏方一般由三十味左右的中药组成，属大方、复方范畴，且服用时间较长，因此，制订膏方更应注重针对性。所谓针对性，其制备遵循个体差异用药原则，随证加减游刃有余，做到一人一方，一料一灶，即应该根据患者的疾病性质和体质的不同类型，经辨证后配方制膏，一人一方，量体用药，方能达到增强体质，祛病延年目的。

因其药物浓度高、药效持久、缓和、口味较好、服用方便且可长期服用等优点，有利于提高疗效，方便使用者，减轻服药的痛苦和长期服药的不便，提高中医药的使用率，发挥中医特色优势。

综观古今，可见膏方源远流长，在防治疾病时疗法独特，应当认真总结，不断提高，推广使用。总之，膏滋是一种重要剂型，是经过了漫长的岁月逐渐发展而成熟起来的，有辨证论治、量体裁衣的内涵，仍将为人类的健康和长寿做出重要的贡献。

（一）操作内容

1. 膏滋的制备　膏滋是在中医整体观念和辨证论治思想指导下，针对不同人群、不同临床表现，按照君、臣、佐、使原则进行药物配伍，组方遣药经加热浓缩，加入糖、蜂蜜、阿胶、鳖甲胶及冰糖、黄酒等制成的一种比较稠厚的半流质或冻状剂型。适合

笔记

于滋补性、调理性的中药，可以贮存较长时间。膏滋的制作要点是：

（1）将中药饮片冲淋，洗去灰尘杂质。

（2）置药物于陶罐、不锈钢锅或搪瓷锅内，加水浸泡。加水量为下列三项之和：每克药材吸水毫升；每分钟加热蒸发量是 15~20ml；每 3g 药材最后得膏量约 1ml。浸泡时间视药材品种、质地而异，少则 0.5~1 小时，多则 2~4 小时。

（3）浸泡后进行第一次煎煮。大火煮沸后，用小火煎煮 1~4 小时，煎煮过程中视水量情况灵活加减。然后用双层纱布去渣滤液。

（4）将药渣再加水煎煮，加水量应减去中药吸水量，煎煮时间也较头煎时间短，再过滤存液。如此反复 2~3 次。

（5）最后将 3 次或 4 次过滤的煎液合并，静置，取上清液，用小火微沸浓缩，要不断搅拌，防止结底焦化。待膏滋将成时，可加入糖或蜂蜜，混匀收膏，待温后装瓶或罐备用。膏滋黏稠度，可取少许膏药滴于滤纸或毛边纸上，以四周无渗润水迹为宜。

（6）糖和蜂蜜也可事先加水煮沸，溶化成糖浆或蜜水，再兑入药膏中。

（7）某些贵重细料药物可研成细末，直接加入膏滋中，调匀，煮沸后供服用。

2. 膏滋的用法　临床上膏滋的具体服法，主要是根据病情来决定，同时还应考虑到患者的体质，当时的季节气候、地理条件，努力做到因人、因时、因地制宜。其常用服用方式有以下三种：

（1）冲服：取适量膏汁，放在杯中，将白开水冲入，搅匀，使之溶化，服下。有的根据病情需要，也可将温热的黄酒冲入，服用。

（2）调服：用适当的汤药或黄酒等，隔水炖热，调好和匀服下。

（3）噙化：亦称含化。将膏汁含在口中，让药慢慢在口中溶化，发挥药效，如治疗慢性咽炎用青果膏等。

可每日清晨空腹服一汤匙，或早晚空腹各服一汤匙，均用开水冲入，和匀服用；如方中用熟地等滋腻药或配料胶类剂量较大，则膏滋稠黏，难以烊化，则可以隔水蒸化后服用。膏方服用剂量要根据病情或患者的身体情况及药物性质而决定，尤其是与患者消化功能有着密切关系，一般而言，服膏方应从小剂量开始，逐步增加，如每日先服一汤匙，5~10g 即可，如果患者消化功能正常，或病情需要，再改为早晚各服一汤匙，以加强其调养、治疗效果。

3. 常用膏滋示例　膏滋因功用不同可分为补益气血类膏滋、补益阴阳类膏滋、补消兼顾类膏滋等。临床最常用的膏滋类型如下：

（1）补虚类膏滋

①补气类膏滋：组方主要由补气健脾中药组成。脾为后天之本，气血生化之源，在使用补气药的同时配以健脾助运之品，可以达到更好的补气效果；而配以理气和胃药可以使补而不滞，保持脾胃纳运正常，使补气类膏方能充分发挥作用。

常用药物：补气药如黄芪、人参、党参、山药、甘草等，健脾药如白茯苓、白术、白扁豆、莲肉、芡实等，理气和胃药如木香、砂仁、陈皮等。若中气下陷者，组方时可酌加柴胡、升麻、葛根等升提之品。

黄芪膏

【配方】黄芪 1kg。

【用法】上药酌予切碎，水煎 3 次，分次过滤去渣，滤液合并，用文火煎熬，浓缩至膏状，以不渗纸为度，每两膏汁，兑炼蜜100g成膏。每服25g，一日2次，白开水冲服。

参芪膏

【配方】炙黄芪、炙党参各2.5kg。

【用法】将上药加水8倍，入锅煮4小时，取汁另贮；再将残渣加水6倍，照例煮沸2次，每次过滤，最后取滤汁和前汁合并，浓缩至15kg，加冰糖5kg，浓缩使成膏7.5kg即得。每服25g，1日2次，开水冲服。

河车膏

【配方】党参、生地、枸杞、当归各100g，紫河车1具。

【用法】用水煎透，炼蜜收膏。每服3匙，每早用黄酒冲服。

助胃膏

【配方】党参、白术、白茯苓、炙甘草、丁香各15g，缩砂仁40个，木香9g，白豆蔻14个，山药30g，煨肉豆蔻4个。

【用法】共研粗末，加水煎熬，去渣，共3次，合并滤液，浓缩为膏。每服10g，1日3次。

②气血双补类膏滋：组方主要由益气、补血和健脾、行气活血、安神等药物组成。在使用益气补血药的同时配以健脾、安神类药，仍是基于脾为后天之本，气血生化之源，及血能养神的道理；配以行气活血流通之品，意在理气和胃，畅通气血，使补而不滞，补不碍胃，有利于气血的生化，从而使膏方发挥更好的作用。

常用药物：益气药如黄芪、人参、党参、甘草等，补血药如熟地、白芍、当归、枸杞、阿胶等，健脾药如白术、茯苓、山药、苡仁、莲肉等，行气活血药如香附、陈皮、砂仁、川芎、益母草等，养心安神药如酸枣仁、远志、茯神、当归、熟地黄等，重镇安神药如龙骨、牡蛎、珍珠母等。

十珍膏

【配方】党参、黄芪、麦冬（去心）、枸杞子、归身、天冬各400g，白术500g，北五味子200g、生熟地各500g。

【用法】上药切片，制净，入砂锅内，加水共煎3次，过滤，去渣，合并滤液，浓缩，加炼蜜400g，再熬2、3沸收膏。每服25g，1日2次，白开水冲服。

乾坤膏

【配方】当归、熟地、黄芪、党参各200g，桂圆肉、枸杞子、升麻、肉苁蓉各100g。

【用法】用水煎透，炼蜜收膏。每服25g，白开水冲服。

两仪膏

【配方】党参400g，熟地500g。

【用法】共煎3次，榨净去渣，将3次药汁，澄清过滤，加冰糖或白蜜，炼透，滤过收膏。每服25g，1日2次，白开水冲服。

龟鹿二仙膏

【配方】制龟板2.5kg，鹿角5kg，枸杞子1.2kg，人参750g。

【用法】龟板击碎，鹿角截碎，浸长流水三月，刮去垢，入砂锅，以水慢火，桑柴煮3昼夜，不可断火。常添开水，至3日取出，晒干，碾为末。另用水将药末并枸杞、人参，复煮一昼夜，滤去渣，再慢火熬成膏。瓷瓶收贮。每服15g，1日2次，空腹时白开水冲服，或黄酒燉化服之。

笔记

养血归脾膏

【配方】当归、党参、炒白术,茯苓、黄芪、炒酸枣仁、龙眼肉,生姜各250g,木香、炙远志、甘草、大枣各125g。

【用法】上药加水煎3次,每次4小时,合并煎浓,过滤去渣,浓缩成清膏,每30g清膏加砂糖60g,和匀,浓缩收膏。每服10g,1日2次,冲服。

宁志膏

【配方】党参、酸枣仁各50g,辰砂(水飞)25g,乳香0.5g。

【用法】共为细末,炼蜜成膏。每服15g,睡前服,白开水冲服。

【功效】宁心安神。凡中老年气血不足之失眠健忘、怪梦频作、心悸忧郁等症。

宁神膏

【配方】党参60g,茯神240g,葛根、五味子、知母、天花粉、甘草各36g,生地汁500g。

【用法】先用生地黄用清水浸1宿,捣烂绞取汁,其余药共研粗末,加水煎熬,过滤,共3次,去渣,合并滤液,加入生地汁,浓缩,加炼蜜240g收膏。每晚临睡前服2匙。

③补阳类膏滋:组方主要由补阳药、养阴补血药、补气健脾药、行气活血药组成。“善补阳者,必于阴中求阳,则阳得阴助而生化无穷”,在使用补阳药的同时,配以一定量的养阴补血类药物,是取“阴中求阳”之意,配以补气健脾药在于使脾气健运,以利于补阳养阴药的吸收,而配以行气活血药,意在防补益药呆滞脾胃。

常用药物:补阳药如巴戟天、紫河车、仙灵脾、补骨脂、菟丝子、肉桂等,养阴补血药如熟地、枸杞、山萸肉、生地、黑芝麻、天门冬、褚实子、五味子等,补气健脾药如人参、白术、山药、白茯苓、莲肉、芡实等,行气活血类药如木香、丁香、香附、沉香、乳香、麝香等。

参鹿补膏

【配方】红参80g,鹿肉、玉竹各100g,淫羊藿、制狗脊、炒白术(各)300g,鸡血藤800g,党参、锁阳、续断各200g,墨旱莲、仙鹤草、熟地黄各400g,制女贞子600g。

【用法】先将红参水煎2次,每次3小时;鹿肉水煎4小时,再将参渣、鹿肉渣与余药同煎2次,每次3小时。参汁、鹿肉汁、药汁分别滤清,和匀浓缩,得清膏,取砂糖120g,饴糖30g,加水加热溶解,滤过,加清膏100g,和匀浓缩收膏。每服10g,1日2次,白开水冲服。

五子养精膏

【配方】枸杞子200g,菟丝子200g,金樱子200g,决明子100g,车前子75g,白糖400g。

【用法】将诸药洗净,加水5 000ml,浸泡1小时,用大火煮沸后再用小火煎2小时,滤取药液。药渣加水3 000ml,大火煮沸,小火煎2小时,滤出药液,重复2次。合并3次药液,小火浓缩,加入白糖拌匀收膏。每次1g,1日2次,温开水冲服。

莲肉膏

【配方】莲肉、芡实各200g,山药300g,银耳120g。

【用法】共研细末,水煎取汁,浓缩,加白糖250g收膏。每服3匙,1日3次。

【功效】补肾涩精,治疗肾虚遗精等。

笔记

④滋阴类膏滋：组方主要由补阴药、补气健脾药、清热药组成。在使用补阴药的同时，配以补气健脾药，使脾气健运，以防养阴药的滋腻碍脾，有利于人体对养阴药更好地消化吸收。阴虚生内热，可酌加知母、地骨皮、牡丹皮等清热药；对阴虚火旺者，可酌加黄连、黄柏等清热泄火之品。

常用的补阴药如生地、山萸肉、枸杞子、女贞子、麦冬、石斛、沙参、玉竹、天花粉等，补气健脾药如人参、山药、甘草等，清热药如知母、地骨皮、牡丹皮、黄连、黄柏等。

二冬膏

【配方】天冬、麦冬各等分。

【用法】共煎3次，去渣滤清，将3次汁徐徐收浓，加入炼蜜，浓缩收膏。每服25g，1日2次，白开水冲服。

二地膏

【配方】生地、熟地各500g。

【用法】共煎3次，去渣滤清，将3次汁徐徐收浓，加入炼蜜，浓缩收膏。每服12g，1日2次，白开水冲服。

【功效】滋阴凉血，补血生血。适用于真阴不足，精血两亏，虚劳羸瘦，腰酸腿软等症。

女贞子膏

【配方】女贞子1 000g。

【用法】研为粗末，加水煎熬，过滤，共3次，合并滤液，浓缩，加白糖800g，和匀，溶化收膏。每服15g，1日2次，白开水冲服。

葆真止泄膏

【配方】熟地、生晒参、龙骨、枸杞子、五味子、山药、茯神，牛膝炭各60g。

【用法】先煎取人参汁，其余各药研碎，加水煎3次，过滤，合并药液，兑入人参汁，浓缩，加炼蜜240g收膏。每服2匙，1日2次，白开水冲服。

（2）补消兼顾类膏滋：补消兼顾类膏滋组方主要由化痰药、温散寒湿药、清利湿热药、健脾补气药及理气和胃药组成。在辨证的基础上，根据寒热虚实的具体情况，方中选用相应的祛邪药和补益药，使补不留邪，泻不伤正，寓通于补，补消兼顾。脾主运化，脾失健运，运化无权则水湿内停、聚液成痰，健脾补气药及理气和胃药意在助脾运，和胃气，以帮助除湿化痰，从而使膏滋发挥更好的作用。

常用药物：化痰药如贝母、款冬、紫菀、橘红、杏仁、百部、桑叶、桔梗、枇杷叶等，温散寒湿药如草豆蔻、白蔻仁、苍术、藿香等，清利湿热类药如茵陈、泽泻、黄连、黄芩等，健脾补气药如党参、白术、苡仁、白茯苓、炙甘草等，理气和胃药如陈皮、砂仁、木香、大腹皮等。若有食少难化，甚至食积停滞，可用麦芽、神曲、鸡内金等消食药以消除食积。

理脾调中化湿膏

【配方】潞党参18g，生白术、炒白术各9g，姜黄连（研）6g，炒神曲12g，炒谷芽（研）12g，广皮9g，壳砂仁（研）12g，藿梗9g，麦冬18g，云茯苓18g，炙香附（研）12g，炙甘草12g。

【用法】上药水煎2遍，去渣取汁，合并药液，文火浓缩，加少量炼蜜收膏。每次1匙，1日2次，白开水冲服。

笔记

调中清热化湿膏

【配方】云茯苓(研)、生杭芍各 30g,广皮、焦茅术、藿梗、大腹皮、酒炒条芩、白蔻仁各 15g,酒连炭(研)、炙紫厚朴各 10g,炙香附、泽泻各 20g。

【用法】共以水煎透,去渣,再熬浓汁,少兑炼蜜为膏。每服 1 匙,自开水冲服。

冬花膏

【配方】款冬花、橘红、党参、远志、前胡、川贝粉各 120g,麻黄、马兜铃各 100g,光杏仁、五味子各 60g。

【用法】用水煎各药成汁,加川贝母粉,红糖 500g,和匀。每服 6g,1 日 3 次。

楂术膏

【配方】山楂 500g,白术 250g,陈皮 100g,甘草 60g。

【用法】加水煎 3 次,过滤,去渣,合并滤液,浓缩,加炼蜜 250g 收膏。每服 2 匙,1 日 3 次。

(二)功效及作用

膏滋善于补气益血,填精助阳,调养脏腑,《膏方大全》谓:"膏方者,盖煎熬药汁成汁液,而所以营养五脏六腑之枯燥虚弱者也,故俗称膏滋药"。但膏滋并非单纯滋补,《膏方大全》还指出:"膏方并非单纯之补剂,乃包含纠偏却病之义,故膏方之选药,须视各个体之体质而施以平补、温补、清补、涩补,亦须视各个体之病根,而施以生津、益气、固涩、养血"。所以膏滋用药,要针对不同体质的人或患者病情的需要,针对邪实的状态,适当加以祛邪之品,或祛痰化瘀,或理气开郁,或活血破瘀,以求固本清源,气血流畅,而致阴阳平衡,从而有针对性地体现膏方调补身体,防治疾病的效力所在。膏方为防治慢性病虚证和虚实夹杂证的最佳剂型,具有"调补、补中寓泻"的特色。

(三)适应人群

适用于养生保健需求者、亚健康状态者、老年人、慢病患者等。

1. 养生保健需求者、亚健康者的调补　由于现代社会生活工作压力和劳动强度大,可造成人体的各项生理功能发生变化,精神紧张,脑力透支,抗病能力下降,机体处于亚健康状态,非常需要适时进行整体的调理,内服膏方是很好的选择。

2. 老年人的调补　老年人的各种功能都随着年龄的增长,而趋向衰退,而内服膏方能增强体质,延缓衰老。

3. 慢性患者的调补　内服膏方广泛应用于临床各科,对疾病的治疗和康复作用显著,气血阴阳津液虚弱的患者可以通过服用膏方来达到除病强身的目的。

(四)禁忌与注意事项

1. 注意用药禁忌,避免药物配伍中出现"十八反""十九畏"。

2. 防止"闭门留寇",外邪未尽的情况下,不能过早使用补益膏方,以免留邪为患。

3. 防止"虚不受补",对一般慢性虚证,只能缓缓调养,不宜骤补。可于补益膏方中,酌加助运之品,以免滋腻呆胃之弊。

4. 防止"损阳耗津",阳虚忌清补,以免助阴损阳;阴亏慎用温补,以免助火伤阴。

5. 服膏方期间,应注意饮食禁忌,如服含有黄芪、人参等补气药的膏方时,应忌食萝卜,因萝卜破气消导,如患者属阳虚者,应忌食生冷,如属阴虚火旺者,忌辛辣刺激

笔记

性食物。

二、酒剂

酒剂，是指用酒作为主要溶剂，将具有滋补、保健及治疗功用的药物与酒一起经加工制成含药的酒剂，经过一定时间的浸泡，通过内服或外用，以达到保健强身、抗衰益寿、防治疾病功效的疗法，是我国的一种独特疗法。

酒具有通血脉、御寒气、行药势、养脾气、厚肠胃、润皮肤等功效，故有“酒为百药之长”的说法，《素问·汤液醪醴论篇》谓其“邪气时至，服之万全”，《史记·扁鹊仓公列传》记载“疾在肠胃，酒醪之所及”。随着我国酿酒事业的发展和医药学的不断进步，人们认识到酒不仅可以治病，还是一种良好的溶剂，人们有意识地将各种滋补药物、食品与谷物一起酿酒或用这些药物或食品来浸酒，从而形成了药酒这一新的剂型。

古人在运用酒剂保健强身、延年益寿、防治疾病方面达到了很高的水平，产生了许多配伍合理、制法严密的药酒方。历代医学著作如《备急千金要方》《太平圣惠方》《普济方》《奇效良方》《本草纲目》《随息居饮食谱》等，记载有大量酒剂方面的内容，为酒剂的研究与运用提供了丰富的资料。如唐代《备急千金要方》中记载了许多有保健祛病、延年益寿功效的补益药酒方。宋代官修方书《太平圣惠方》中设有药酒专节，收录了30余个具有保健强身功效的滋补酒方。宋代《养老奉亲书》中记载了用药温和，着重于保健，适合于老年人饮用的补酒，对酒剂的发展具有一定的启迪作用。而明代《本草纲目》详细罗列了曲、酒、葡萄酒、烧酒、糟等酒类物品，并阐述了酒的来源及酿造方法，载有药酒方数以百计，广泛应用于避疫以及内、外、妇、儿、五官等临床各科。

酒剂能防治疾病、抗衰延年，又可作为病后的辅助治疗，适用范围较为广泛。作为一种独特的疗法，相对于其他疗法有以下优点：①药酒选材容易，制作简单，服用方便，容易掌握，极适合于家庭制作。②药酒保留了汤剂的灵活性，配方加减灵活，适应面广，可以根据不同饮用者的具体情况加减调整，以适应个体需求。③某些滋补食药物的有效成分不溶于水，却溶于酒，因而用酒来浸泡这些食药物，可使其有效成分充分渗出，从而提高了进补治疗的功效。④吸收迅速，可及早发挥药效。酒能加快血液循环，可以快速经胃黏膜吸收，进入血液，运行到全身，有利于机体对有效成分的充分吸收。药物之性（药力）通过酒的吸收而进入血液循环，周流全身，能较快地发挥治疗作用。⑤酒可防腐，便于保存。酒本身具有一定的杀菌防腐作用，药酒只要配制适当，遮光密封保存，便可经久存放，其有效成分可保存较长时间，这较为适合年老体弱者及慢性病患者长期服用。⑥大多数药酒可加入糖、蜂蜜等，糖和蜜具有一定的矫味和矫臭作用，可对药酒的口感进行调整。

（一）操作内容

1. 酒剂的制备　药酒的制作方法很多，依据历代医学著作的记载，可归纳总结为以下几种：

（1）冷浸法：根据病情需要，将所需药物按处方用量进行调配后，将中药清洗干净，或切成薄片，或切碎，或干燥（烘干、晒干、焙干均可），然后研成粗末。将中药放入瓷坛、酒瓶等容器中，再倒入规定量的酒液，密封坛（瓶）口。中药可直接投入，也可

笔记

根据情况，用纱布袋或绢袋装之，扎紧袋口，按比例兑入优质白酒或黄酒，密封浸泡，浸泡期间，经常振摇或翻动药物，每日至少振摇1次，贮存一段时间，或三五天，或数月，一般浸7~30日，即可取上清酒液饮用。药酒一般用50度以上的高度白酒浸渍，因其容易溶解中药材中的有效成分。若不善饮酒者，亦可用低度白酒浸药。有些情况下，还可选黄酒、米酒制作，但由于质地较黏稠，所以浸泡时间应适当长一些。待药物中的有效成分充分溶出，药性与酒性充分融合时，将酒汁滤出，每天服数次，每次服适量。此种方法操作方便，容易掌握，故最常为大众所接受。

（2）热浸法：即按比例配好药与酒量，先将药材洗净切片或捣碎，将中药材和酒同煮一定时间，或隔水蒸或用蒸汽将药酒加热至沸，然后放冷，贮存一段时间后，再慢慢取酒服用，这种方法可既使浸泡时间缩短，加快浸取速度，又能使中药材的有效成分充分析出。

（3）酿酒法：根据需要按比例取新鲜或干燥的药物，将经过精选、切片、炮制的药物煎熬，浓缩成药汁，鲜者可捣取汁，将药汁过滤后和酒曲、米等一起酿造成酒，酒成后存放数月，即可取出饮用，此法所制药酒不仅有酒醴的香甜，还因为有药物成分而具备治疗作用，药借酒力，运行周身，因而疗效可靠，并且乙醇度不高，可广泛应用于各类人群，适合于大多数人服用。但该法对酿制工艺技术要求比较高，不容易掌握，需要有一定酿制经验的人酿制才能达到质量要求，稍不注意酒就会变老发酸，故而虽然这种服法很受大众欢迎，但因要求较高，大众不容易掌握操作，普及度目前没有浸酒法高。

（4）煮酒法：将精选、切片、炮制的药物按所需药味和用量配制后，将药物置煮锅中，加入酒或酒、水各适量，对药物进行煎煮乘温热服的方法，一般煎煮3~4沸，再过滤去渣，即可使用。这种方法一般即煮即饮，药性温热，可加快药力的宣散，达到温中散寒、活血止痛等作用。

（5）淋酒法：将精选、切片、炮制的药物，经炒制或蒸熟后以酒淋之，可淋洗一遍至数遍，经取酒使用。

（6）淬酒法：将精选、切片、炮制的药物置于火中烧红，立即淬干酒中，再经去滓后取酒使用。

除上述方法之外，药酒局部外用的方法在治疗一些内科疾病和许多外科疾病时也被广泛采用。根据病情的不同结合外用药酒的功效、性质，在体表患处或一定部位，运用涂、擦、洗、泡等外治方法进行治疗，可使药效和酒力直达病所，对于外伤性疾病等效果尤佳。本节主要讨论药酒疗法的内治作用。

2. 酒剂的用法

药酒的使用，应根据中医的理论，进行辨证服用，根据饮用者的具体情况、疾病性质的不同和药酒的性质、浓度的不同，每口饮用一定数量的药酒，可每日饮酒1次，亦可1日饮酒数次，饮用不宜过多。

3. 常用酒剂示例

（1）补益气血类：指具有补气、补血或气血双补作用的一类酒剂，如人参茯苓酒、八珍酒等酒剂。

适用于气血两虚证，症见面色无华，头晕目眩，心悸怔忡，食少体倦，气短懒言，舌淡，脉虚细无力等。常用补气药如人参、党参、白术等与补血药熟地、当归、白芍、枸杞

笔记

等组成。甘温补气之品，容易壅滞气机，血虚者又多兼夹血瘀，常适当配伍理气及活血之品，使补而不滞。

人参茯苓酒

【配方】人参30g，生地30g，茯苓30g，白术30g，白芍30g，当归30g，川芎15g，冰糖250g，红曲面30g，桂圆肉120g，白酒2 000ml。

【用法】将上述9味药材一同挫成碎粗末，装入布袋中，扎口；放入干净的器皿中，用高粱白酒浸泡4~5日；去渣加入冰糖250g，装瓶备用。每日随量徐徐服下。

八珍酒

【配方】全当归26g，炒白芍18g，生地黄15g，云茯苓20g，炙甘草20g，五加皮25g，肥红枣36g，胡桃肉36g，白术26g，川芎10g，人参15g，白酒1 500ml。

【用法】将所有的药用水洗净后研成粗末；装进用三层纱布缝制的袋中，将口系紧；浸泡在白酒坛中，封口，在火上煮1小时；药冷却后，埋入净土中，五天后取出；3~7日后开启，去掉药渣包将酒装入瓶中备用。每次10~30ml，每日服3次，饭前将酒温热服用。

（2）补肾壮阳类：指具有补肾、壮阳作用的一类酒剂，如山萸苁蓉酒、巴戟熟地酒等酒剂。

适用于肾阳不足证，症见精神萎靡，阳痿早泄，男子精冷清稀，女子宫寒不孕等。常以补肝肾、强筋骨之品如巴戟天、淫羊藿、肉苁蓉、鹿茸、鹿鞭、海马、仙茅、胡芦巴等为主组成，肾为水火之宅，“善补阳者，必于阴中求阳，则阳得阴助而生化无穷”，故常配熟地、山茱萸、石斛、天冬、当归等滋阴养血之品，以助阳的生化，并可制约温燥之性。

肾主骨，腰为肾之府，腰膝酸软、骨软乏力突出者，多重用牛膝、狗脊、五加皮、杜仲等，如地膝酒、地胡酒、金刚酒、补骨脂酒、狗脊酒、健步酒等。本类药酒药性温热较甚，阴虚内热、实火内炽者不宜饮用。

山萸苁蓉酒

【配方】菟丝子30g，肉苁蓉60g，山萸肉30g，五味子35g，川牛膝30g，熟地黄30g，巴戟天30g，山药25g，茯苓30g，泽泻30g，杜仲40g，远志30g，白酒2 000ml。

【用法】将上述12味药材一起捣粗末，放入干净的器皿中；倒入白酒浸泡，密封；春夏5日，秋冬7日后开取，去渣备用。每次10~20ml，每日早晚2次，将酒温热空腹服用。

巴戟熟地酒

【配方】巴戟天60g，熟地黄45g，枸杞子30g，制附子20g，甘菊花60g，蜀椒30g，酒1 500ml。

【用法】将上述6味药材一起捣为粗末，放入干净的器皿中；倒入酒浸泡，密封；3~5日后开取，过滤去渣备用。每次10~20ml，每日早晚2次，将酒温热空腹服用。

（3）滋阴填精类：指具有滋阴、填精作用的一类酒剂，如人参固本酒、五子补肾酒等酒剂。

适用于肺阴虚、心阴虚、肝阴虚、肾阴虚证，症见形体消瘦、唇赤颧红、虚烦失眠、潮热盗汗等。常以滋补心肺之品如麦冬、石斛、生地；滋补肝肾之品如熟地、天冬、知母、黄精、桑椹、制首乌、女贞子、沙苑子、菟丝子、枸杞子等为主组成。

笔记

人参固本酒

【配方】枸杞子 60g，生地黄 60g，熟地黄 60g，麦门冬 60g，天门冬 60g，人参 60g，当归 60g，茯苓 30g，白酒 6 000ml。

【用法】将所有药材捣成碎末；装入纱布袋，放进干净的坛子里；倒入白酒浸泡，加盖再放在文火上煮沸；约 1 小时后离火，冷却后将坛子密封；5~7 天后开启，将药渣除去，装瓶备用。每次 10~20ml，每日早晚 2 次，将酒温热空腹服用。

五子补肾酒

【配方】枸杞子 100g，菟丝子 50g，五味子 50g，覆盆子 100g，车前子 50g，白酒 1 000ml。

【用法】将上述药材研细粉，装入纱布袋中；放入酒中，浸泡 30 天，过滤，去渣备用。每次 10~20ml，每日 1 次，晨起即饮。

（4）强筋健骨类：指具有强筋健骨作用的一类酒剂，如九制豨莶草药酒、三藤酒等酒剂。

适用于风湿侵袭，痹阻经络证，症见肩背、腰膝顽麻痛痹，肢节屈伸不利，或麻木不仁等，常以羌活、独活、狗脊、五加皮、千年健、石楠藤等祛风除湿，通络宣痹之品为主组成。风寒湿易浸淫血脉，以致血行不畅，故而常配伍当归、川芎、鸡血藤、肉桂等养血活血之品，以期"治风先治血，血行风自灭"。风寒湿邪留滞经络，营卫不能流畅，气津不得宣通，痰瘀互结日久，变为停痰死血，多配伍乌梢蛇、蕲蛇、金钱白花蛇等以搜剔络脉，如国公酒、风湿骨痛酒等。需要注意的是，祛风寒湿类内服药酒，勿轻易配用川乌、草乌等毒性药材，两者均含毒性成分乌头碱，在酒剂中摄入乌头碱时，多有中毒致死的报道。

九制豨莶草药酒

【配方】九制豨莶草 712g，海风藤 80g，炒苍术 80g，千年健 80g，威灵仙 80g，油松节 80g，川牛膝 80g，伸筋草 80g，熟地黄 80g，桑寄生 80g，制乳没各 80g，炒白术 80g，地枫皮 80g，防风 80g，狗脊 80g，木瓜 80g，防已 110g，秦艽 80g，茜草 80g，独活 80g，川芎 80g，红花 80g，杜仲 80g，玉竹 130g，当归 80g，肉桂 60g，陈皮 80g，川断 80g，麻黄 20g，红糖 4.5kg，白酒 25 000ml。

【用法】将所有药材一同放入酒瓮中，加酒密封浸泡；每天搅拌 1 次；1 周后每周搅动 1 次；1 个月后滤取上清液，药渣压榨过滤，合并滤液；将红糖用少量白酒加热溶化，过滤，和入药酒坛内，搅匀；静置 10 天，取上清液，滤过即得。每次服 20ml，每日 3 次。

三藤酒

【配方】络石藤 90g，海风藤 90g，鸡血藤 90g，桑寄生 90g，五加皮 30g，木瓜 60g，白酒 3 000ml。

【用法】将上述 6 味药材，切成薄片，放入干净的器皿中；倒入白酒浸泡，按冷浸法制成药酒 2 000~3 000ml 即成。每次 30ml，每日 1~2 次，将酒温热空腹服用。

（二）功效及作用

《汉书》曰："酒，百药之长"。其性温，味甘、苦、辛，入心、肝、肺、胃经；具有舒筋活血，通脉解毒，温中散寒，宣导药势的作用。同时，酒作为优良溶媒，根据其所浸泡药物功效的不同，大致可分为两大类。一类是以补虚强体为主的药酒，其功效及作用为补气养血、补肝益肾、养心安神等；另一类则是以治疗疾病为主的药酒，其功效及作用

笔记

为祛风散寒止痛、舒筋活血通络等。

（三）适应人群

酒剂使酒与药相融合，不仅极大限度溶解药物的有限成分，还可矫臭矫味，而且还能发挥酒的特性，即"主百邪毒，行百药"，易于被人体吸收，进而快速地治疗疾病，已经融入大众的生活，广泛应用于气血亏虚，肝肾虚损，体弱乏力，虚劳羸弱，风寒痹痛，筋脉挛急，心腹冷痛等多种病证及需要调理的亚健康人群。

（四）禁忌与注意事项

1. 有严重肝、肾功能不全患者忌饮酒。
2. 大出血倾向患者忌饮酒。
3. 对酒过敏者忌服。
4. 在服西药期间要参考药物说明书，谨慎饮酒。
5. 急性传染病或高热、精神病、胃病患者，不宜饮酒。
6. 盛暑高热季节及空腹时不宜饮酒。
7. 要严格掌握其适应证，不能乱服，更不能过量饮用。
8. 患有湿疹等过敏性疾病患者、中医辨证属阴虚火旺、湿热证型者，慎用。
9. 用冷浸法浸泡药酒时，要将药物经常搅拌，以便药物中的有效成分溶解逸出。热浸法浸泡药酒时，火候要恰当，时间不宜过久，以防变质、失效。

三、茶剂

茶剂，是在中医理论指导下选用合适中药组成方剂，将药物经加工制成粗末状、方块状或浸膏状后再用热水冲泡后，不拘时候，频频饮用，以此来防治疾患，达到治疗和保健调理的作用的一种疗法，又称"中药代茶饮"。

唐代《外台秘要》将玉竹、茯苓、葛根等14味药加工制成饼子阴干，称之为"消渴茶"，用时"煎以代茶"。宋代中药代茶饮的应用广泛，《太平圣惠方》列有药茶专篇，列有药茶十多则，如治疗伤寒头痛伏热的"葱豉茶"，治疗伤寒鼻塞头痛烦躁的"薄荷茶"，治疗宿滞及泻痢的"硫黄茶"等。《圣济总录》也记载有不少药茶方，如"治霍乱后烦躁卧不安"的"姜茶"，"治小便不通，脐下满闷"的"海金沙茶"等。明代《普济方》收载了很多代茶饮方，《本草纲目》亦附有具体的药茶方。清代药茶的应用十分普遍，《慈禧光绪医方选议》记载有20首代茶饮方。现代随着科学的发展，人们在长期的防病治病的临床实践与研究中，对茶剂有了更进一步的认识，并兴起了一股"中药代茶饮热"。

茶剂是按药物的性能特点、配方要求等，将方药经煎煮或冲泡而制成的饮剂，具有制作简便易行、有效成分溶出量大、饮服方便、服用后易被机体吸收、作用迅速、效果明显等优点，可以避免中药汤剂煎煮程序繁琐、挥发性成分损失、热敏性成分破坏等弊端。

综上所述，茶剂从唐朝到清朝的漫长历史中，经过历代医家和养生学家的应用，已成为养生保健与防病治病的一种特色制剂，为研究中医养生保健和防病治病提供了丰富的资料，具有广阔的发展前景。

（一）操作内容

1. 茶剂的制备　茶剂，多数以植物的花、叶、茎籽为原料，经洗净，去除杂质，晒干，切碎或研碎，根据原料药的特性，可分为药材全粗末型、半生药粗末型、全浸膏型。一些含有易挥发、易热解成分的药材，如薄荷、金银花、川芎、生姜、荆芥、藿香、紫苏等，此类药材经汤剂久煎会使有效成分降低或丧失，故可作为全粗末型袋泡茶的原材料，避免久煎的弊端，疗效优于汤剂；部分花叶类及部分种子类等不需粉碎，保持原有形态即可直接泡服的药材亦属于此类。半生药粗末型与全浸膏型可以减少袋泡茶装量，还可以减少服用剂量。对于质地松泡或不溶性于水类的成分，便可以采取这两种方式。

其次，药饮还可制备为茶包状，适应于不同内容物的装填，根据茶包的不同形态，可分为直形袋型、圆形袋型和三角形袋型袋泡茶，直形袋型袋泡茶又可分为单室袋（俗称信封袋）和双室袋（俗称 W 袋）型。

总之，根据所选取的组方中药材饮片的成分和形态，可采用不同的制剂手段，选择不同的成品类型，以期获得良好的临床效果。

2. 茶剂的用法　茶剂吸取了中医传统而有益的炮制方法，并加以改革、提高，把煎煮和用热开水浸泡作为最普遍应用的方法。另外，也可利用密封良好的保温杯或热水瓶泡茶。

3. 常用茶剂示例

（1）祛暑类：暑邪属外感六淫之邪，清透暑邪，方以花叶类芳香轻清之品为主，如金银花、菊花、薄荷等，为祛暑药饮的重要原料。又因"暑多夹湿"，常配伍甘淡利湿之品，如滑石、茯苓、薏苡仁、赤小豆、冬瓜皮、白茅根、白扁豆、竹叶等。药饮常用选方如清络饮、益元散、鸡苏散等。

竹甘清心茶

【配方】淡竹叶 15g，甘草 10g，薄荷 3g，白糖适量。

【用法】将淡竹叶、甘草同放入砂锅中，加水 800ml，煎煮 10 分钟后，加入薄荷，煮沸片刻，过滤取汁，待凉后加入白糖饮用。每日 1 剂代茶。

荷叶凉茶

【配方】荷叶 1 张，滑石、白术各 10g，藿香、甘草各 7g，白糖适量。

【用法】荷叶洗净，切碎，与上述其他原料一起加水煮沸即可。代茶饮用。

翠衣凉茶

【配方】鲜西瓜皮 9g，炒栀子 3.6g，赤芍 6g，黄连 1g，甘草 1g，白糖 10g。

【用法】先将西瓜皮切成小块，与其他药物一起放入锅中，加水 1 碗半，文火煮 20 分钟，滤渣取汁，放入白糖，搅匀。凉饮，每日 1 次。

（2）清热类：多据脏腑火热证候不同，选用针对性的清热药，如清心热之连翘、灯心草，清肺热之桑叶、桑白皮，清肝火之栀子、黄芩，清胃热之竹茹、芦根等作为主要原料。热邪容易伤阴，常配伍养阴生津药如麦冬、地黄、石斛等组成方剂，药饮常用选方如导赤散、泻白散等。

双花杏仁茶

【配方】金银花、菊花、炒杏仁各 10g。

【用法】先将金银花、菊花、杏仁（研泥）共煎成药汁，去渣，贮瓶内。代茶频频饮之。

银花甘草茶

【配方】银花 30g，甘草 3g。

笔记

【用法】将甘草制成粗末同银花共放入茶杯中，沸水冲泡，代茶饮用。

平肝清热茶

【配方】龙胆草、醋柴胡、川芎各 1.8g，甘菊、生地各 3g。

【用法】将上药共研为细末，水煎。每日 1 剂，代茶饮用。

三金茶

【配方】金钱草、海金沙各 10g，鸡内金 15g。

【用法】将海金沙用布包，与它药同煎，去渣，取汁。代茶频频饮之。

（3）除湿消导类：水湿为病，与脾脏密切相关，故常以苦温燥湿与芳香化湿药如苍术、藿香、厚朴、白豆蔻等为主，又因湿为阴邪，其性重浊黏腻，最易阻碍气机，故常配伍陈皮、砂仁等理气和中之品。湿邪日久，常郁而化热，在理气健脾、燥湿化痰为主的基础上，多佐以渗湿、清热之药，如茯苓、薏苡仁、滑石等。药饮常用选方如不换金正气散、三仁汤、保和丸、三子养亲汤等。

平胃茶

【配方】竹茹、香附、建曲各 10g，化橘红、半夏各 6g。

【用法】上药共水煎，取汁。代茶饮用，每日 1 剂。

苡米防风茶

【配方】薏苡仁 30g，防风 10g。

【用法】将上 2 药入水同煎，去渣，取汁。代茶饮用或每日 1~2 次，连饮 1 周。

麦芽山楂茶

【配方】炒麦芽 10g，炒山楂片 3g，红糖适量。

【用法】将上 3 味药加水煮汤，取汁，去渣。代茶饮用。

陈皮茶

【配方】陈皮（最好用鲜橘皮），白糖适量。

【用法】将陈皮用水洗净，撕成小块，放入杯内，用开水焖好；将泡焖的陈皮汁倒出，汁内加白糖搅匀即可。代茶饮沏用。

川贝莱菔茶

【配方】川贝母、莱菔子各 15g。

【用法】上 2 味共制粗末，沸水冲泡或水煎。代茶饮用。

（4）疏风类：疏风类茶剂，多用治外感风邪之轻症，常用气味芳香，药性平和的解表药如荆芥、薄荷、桑叶、菊花、银花等为主组成，表邪易致肺气失宣，故又常配伍宣降肺气的桔梗、杏仁等，药饮常用选方如桑菊饮、香苏散。

桑菊竹叶茶

【配方】桑叶、菊花各 5g，竹叶、白茅根各 30g，薄荷 3g，白糖 20g。

【用法】将上药放入杯内，开水浸泡 10 分钟，或在火上煎煮 5 分钟，加糖即可。频频饮之。

五神茶

【配方】荆芥、苏叶、生姜各 10g，红糖 30g，茶叶 6g。

【用法】先以文火煎煮荆芥、苏叶、生姜、茶叶，约 15~20 分钟后，加入红糖待溶化即成。每日 2 次，可随量服用。

笔记

（5）滋养类：补益类茶剂以滋阴为主，最常用麦冬、地黄、石斛、当归、白芍等具有滋阴养血的药物，配伍茯苓、陈皮、甘草、谷芽、白术等补气健脾，开胃化滞之品，主治阴虚津亏证、阴虚内热证、气阴两虚证、肺热阴虚证、脾胃气虚证等，药饮常用选方如增液汤、四物汤等。

石斛茶

【配方】石斛 30g。

【用法】将上药放入锅内水煎。代茶饮之。

五汁茶

【配方】梨汁、荸荠汁、藕汁（或蔗汁）、麦冬汁、鲜苇根汁酌情适量。

【用法】将 5 汁搅匀。不拘时，凉饮；如不甚喜凉者，可重汤煨之，代茶温饮。

旱莲红枣茶

【配方】鲜旱莲草 50g，红枣 8~10 枚。

【用法】将旱莲草、红枣加清水 2 碗煎至 1 碗。每日 2 次，去渣饮汤。

益肾饮茶

【配方】女贞子、旱莲子、枸杞子各 50g，白菊花 30g，白砂搪适量。

【用法】将前 4 味加水煎煮，滤渣取汁，趁热加入白砂糖，每日 1 剂，不拘时温服。代茶饮用。

（6）怡神安神类：怡神安神类茶剂，以疏肝理气、滋养阴血为主，主治肝失疏泄，心肝失养所致的气机郁滞，情志抑郁，肝胃不和，胁肋胀痛，胃脘疼痛；虚烦不眠，心悸怔忡，健忘多梦等。常以疏肝理气药如香附、佛手、玫瑰花、合欢花及滋养安神药如酸枣仁、柏子仁、五味子、茯神、小麦等为主，配伍滋阴养血药，如生地、当归、麦冬、玄参等。药饮常用选方如甘麦大枣汤、酸枣仁汤等。

玫瑰佛手茶

【配方】玫瑰花 6g，佛手 10g。

【用法】上 2 味沸水冲泡 5 分钟即可。代茶饮用，每日 1 剂，不拘时温服。

麦芽青皮茶

【配方】生麦芽 30g，青皮 10g。

【用法】上药同煎，取汁，去渣。代茶饮用，不拘时温服。

【功效】疏肝理气，和胃。适用于肝郁气滞，横逆犯胃的两胁胀痛，饮食无味等症。

菖蒲茶

【配方】九节菖蒲 1.5g，酸梅肉、大枣肉各 2 枚，砂糖适量。

【用法】先将菖蒲切片，放茶杯内，再把大枣、酸梅、砂糖一同放入水内煮沸，然后倾入茶杯，将杯盖紧密，15 分钟后服用。代茶饮用。

柏子仁茶

【配方】炒柏子仁 15g。

【用法】先将柏子仁拣净杂质。除去残留的外壳和种皮，轻轻捣碎。每次用 10~15g，放入茶杯中，沸水冲泡代茶饮。

（二）功效及作用

茶剂药物性多平和，药味多甘淡，总体多以微苦微寒为主，很少用大寒大热或药力峻猛之品，具有明显的“轻淡”的特色，具有祛暑、清热、除湿、疏风解表、消导和胃、调补气血、滋养安神等功效及作用。

（三）适应人群

茶剂应用范围非常广泛，药物性味平淡，药量小且多次少量频饮，适合长期服用，可以从四时、体质、人群等多方面对机体进行养生保健，还可以预防治疗多种疾病，尤为适合慢性疾病的调治及相关疾病的辅助治疗。特别对当今时代人们用心、用脑过度，过度疲劳，体力透支等出现亚健康状态有一定的保健作用。

（四）禁忌及注意事项

茶剂对人的健康有很大的益处，能起防病治病的作用，但是，若茶剂服用方法不当，选方不适，反而对身体健康会产生不良影响，因此，茶剂时要注意以下事项：

1. 茶剂要注意正确选方，要辨证用药饮方，才能真正达到养生保健的目的。
2. 根据病情和体质及自身耐受情况合理选用茶剂方，适当掌握用量，不宜过少，也不可超量。
3. 要根据病情和茶剂的性质而确定服用的合适时间。如解表类茶、清热类茶、泻下类茶等，可随时空腹饮服；补养类茶宜早起或晚上空腹饮服；助消化类茶宜饭后半小时左右饮服；安神助眠类茶宜在临睡时空腹饮服等。
4. 冲泡或煎煮时间不宜过长。冲泡时，一般以烧沸的开水冲泡，加盖闷 5~30 分钟为宜；浸泡时，一般将药物放入盛有开水的保温瓶里浸泡 5~25 分钟为宜；煎煮时，以煎沸 5~20 分钟为宜。
5. 茶剂饮用时的温度不宜太烫，也不可太凉。
6. 忌饮隔夜或隔天茶。
7. 饮茶冲泡次数不宜过多。

四、丸剂

丸剂历史悠久，临床上应用极其广泛，在临床应用上发挥着重要作用。丸剂的理论经典、制备技术科学、临床疗效精准，是中药传统剂型的主要剂型之一。

《黄帝内经》中有最早作为剂型名出现的“丸”，《神农本草经》有“药性有宜丸者”的记载，是最早的丸剂理论。汉代《伤寒杂病论》中有蜜丸和糊丸，晋代《肘后备急方》中有蜜蜡丸、浓缩丸、以鸡冠血为辅料的药汁丸剂，唐代则出现了蜡丸、包衣丸、蜡壳丸和煎丸。宋代丸剂发展至鼎盛，出现了水丸、糊丸和化学丸剂如铅磺丸，《太平惠民和剂局方》记载的丸剂数占总方剂数的 36%。明代包衣形式逐渐丰富，开始出现朱砂包衣。清代开始用川蜡作为衣料以起到缓释或肠溶作用，沿用至今。20 世纪 80 年代，新型微丸制备技术被广泛应用，如挤出滚圆制丸法、离心造丸法、流化床喷涂制丸法等。进入 21 世纪后，先进的制丸设备如全自动制丸机组、螺旋振动干燥机、微波干燥机等相继问世，工业化的制丸生产线实现了制丸、干燥、包装的自动化与联动化，大大提高了丸剂的生产效率、质量稳定性。

丸剂携带方便，制备简单，具备“有药性宜丸者”“有疾宜丸者”的应用特点，至今仍在剂型中占有重要地位。丸剂作为中医药传统剂型，有着不可替代的优势，比如药效持久、缓释毒性、便于服用等。此外，丸剂因制作方法和赋形剂的不同呈现出多元化发展趋势。根据赋形剂的不同，传统丸剂可分为蜜丸、水蜜丸、水丸、糊丸、浓缩

笔记

丸、微丸等，使之更加适应病情需要。

（一）操作内容

1. 丸剂的制备 丸剂是药材细粉或药材提取物加适宜黏合剂或辅料，制成的球形或类球形的固体制剂，是中成药最古老的剂型之一。根据黏合剂的不同丸剂又分为蜜丸、水蜜丸、水丸、糊丸、浓缩丸、微丸等类型。

（1）蜜丸：药材细粉以蜂蜜为黏合剂制成，是中医临床应用最广泛的一种。丸重在0.5g以上（含0.5g）称为大蜜丸，丸重在0.5g以下为小蜜丸。蜂蜜富于营养，味甜能矫味，并含有较丰富的营养成分，具有补益作用。同时还有质地柔润、吸收缓慢、作用缓和的特点。蜂蜜还含有大量的还原糖，能防止药材有效成分的氧化变质。蜂蜜炼制后黏合力强，与药粉混合后有较大的可塑性，制成的蜜丸圆整、光洁、滋润、含水量少、崩解缓慢、作用持久、便于贮存。滋补类药物、小儿用药、贵重及含易挥发性成分的药物常制成蜜丸。常用于慢性病和虚弱性疾病的调养和治疗，如六味地黄丸、人参鹿茸丸等。

（2）水丸：药材细粉以水或醋、药汁、黄酒等为黏合剂制成。因特殊需要，水丸还可包衣。泛制水丸体积小，表面致密光滑，便于吞服，不易吸潮。较蜜丸、糊丸易于溶解，吸收快，体积小，易于服用，适用于多种疾病，如防风通圣丸、连翘败毒丸等。

（3）水蜜丸：药材细粉以水和蜂蜜按适当比例混匀为黏合剂制成。水蜜丸的特点与蜜丸相似，作用缓慢、持久，但因用蜜较蜜丸少，故含水量低、易保存和服用。多用于补益类药物，如补中益气丸等。

（4）浓缩丸：全部药材或部分药材的煎液或提取液，与适宜的辅料或药物细粉加适宜的黏合剂制成。根据黏合剂的不同，又分为浓缩蜜丸、浓缩水丸、浓缩水蜜丸。浓缩丸体积小，药物有效成分含量高，易于服用，在体内溶化吸收比较缓慢。浓缩丸适用于慢性疾病等多种疾病。

（5）糊丸：药材细粉以米糊或面糊为黏合剂制成。糊丸质地坚硬，在体内崩解慢，内服既可延长药效，又能减少某些毒性成分的释放或减缓刺激性成分对胃肠的刺激。刺激性较大或有毒药物宜制成糊丸。

（6）蜡丸：药材细粉以蜂蜡为粘合剂制成。蜡丸是中成药的长效剂型之一，溶化极其缓慢，可延长药效，防止药物中毒或对胃起强烈的刺激作用。处方中含较多的剧毒或强刺激性药物，或要求在肠道吸收的中成药，都可制成蜡丸。为中成药传统剂型，品种已不常见。

（7）微丸：药材细粉以水或酒泛丸，或以百草霜为衣，采用现代技术制成。微丸直径小于2.5mm，体积小，应用剂量小，服用方便，吸收平稳。微丸适宜于刺激性药物，贵重或细料药材多制备成微丸。

2. 丸剂的用法 丸剂一般吸收缓慢，药效持久，且体积小，服用、携带、贮藏都较方便，是一种常用的剂型。一般用于慢性、虚弱性疾病，如六味地黄丸、金匮肾气丸、理中丸等；亦有用于急救的，如安宫牛黄丸、紫雪丹等。为使某些峻猛药缓慢发挥其作用，亦可制成丸剂，如大黄䗪虫丸等。另外，对于毒性大、难溶于水，或贵重、芳香、不宜久煎的药物，如麝香、牛黄、苏合香等，均宜制作丸剂，如至宝丹、苏合香丸、备急丸等。

3. 常用丸剂示例

（1）补气养血类：有补益正气，补血益阴的作用。用于脾胃虚弱，气血两虚证。症

笔记

见气短懒言，身体乏力，则气喘失眠等，面色萎黄。唇爪苍白，经少色淡，头晕目眩，心悸。代表丸剂：归脾丸、黄精丸等。

归脾丸

【配方】黄芪、党参、白术、茯苓、酸枣仁、龙眼肉、当归、远志、木香、甘草、生姜、大枣。

【用法】每服 10g，1 日 3 次，温开水送服。

黄精丸

【配方】黄精、当归。

【用法】每服 2 丸，1 日 2 次，温开水送下。

（2）补肾壮阳类：具有温肾助阳，填充精血的作用。适用于肾阳虚弱，命门火衰证。症见形寒肢冷，腰膝酸软，少腹拘急，小便不利，阳痿早泄，妇女宫寒不孕等。代表丸剂：五子衍宗丸、肾气丸、右归丸等。

五子衍宗丸

【配方】菟丝子、五味子、枸杞子、覆盆子、车前子。

【用法】每服 10g，1 日 2 次，淡盐水送服。

（3）补肾滋阴类：具有滋补肾阴，增津生液的作用。适用于肾阴不足，津液亏耗之症。症见身体消瘦，肌肤枯涩，口干咽燥，五心烦热，腰腿酸软，头晕眼花，甚则骨蒸盗汗，潮热颧红等。代表丸剂：大补阴丸、左归丸等。

大补阴丸

【配方】熟地黄、龟板、黄柏、知母、猪脊髓。

【用法】每服 6~9g，1 日 2 次，淡盐水送服。

（4）补益脾胃类：具有补脾益气，开胃进食，改善营养，增强体质的作用。适用于脾虚气弱，脾胃虚寒症。症见面色萎黄，神疲乏力，不思饮食，脘腹胀满，腹部寒痛，肠鸣泻泄，大便溏薄，脏器下垂等。代表丸剂：四君子丸、补中益气丸、附子理中丸等。

补中益气丸

【配方】黄芪、人参、白术、甘草、陈皮、柴胡、升麻、当归。

【用法】每服 9g，1 日 2 次，温开水送服。

（5）养心安神类：具有养心安神，滋阴养血的作用。用于心神不宁之证，症见惊悸健忘，失眠多梦，精神恍惚，喜怒无常，神志不宁等。代表丸剂：柏子养心丸，朱砂安神丸等。

朱砂安神丸

【配方】黄连、甘草、生地、当归、朱砂。

【用法】每服 9g，1 日 2 次，温开水送服。

（6）祛除风湿类：具有祛风散寒，除湿通络，逐痹止痛的作用。适用于风寒湿痹之证。症见肢体疼痛，关节屈伸不利，四肢沉重麻木，筋脉拘挛，行走不便等。代表丸剂：天麻丸等。

天麻丸

【配方】天麻、羌活、独活、萆薢、杜仲、牛膝、制附片、地黄、元参、当归。

【用法】每服 1 丸，1 日 2 次，温开水送服。

笔记

（7）清热解毒类：具有清热泻火，解毒消肿的作用。适用于温疫，温毒、热深毒重火炎所致诸证。症见疮疡疔毒，瘰疬痰核，身热烦躁，头面红肿，口糜咽痛等。代表丸药：六神丸、连翘败毒丸等。

黄连上清丸

【配方】黄连、大黄、黄芩、黄柏、石膏、栀子、连翘、菊花、荆芥穗、白芷、蔓荆子、川芎，防风、薄荷、旋覆花、桔梗、甘草。

【用法】清热通便。适用于头昏耳鸣，牙龈肿痛，口舌生疮，咽喉红肿，暴发火眼，大便燥结，小便黄赤。

（二）功效及作用

《汤液本草·东垣用药心法》谓："丸者，缓也，不能速去之，舒缓而治之也。""丸者缓也，舒缓而治之"是经典的丸剂剂型理论，对中药丸剂的遣方、制剂、临床用药都有指导性意义。这段论述是对丸剂发挥药效缓慢，但效果持久这一特点的描述，也说明了它从缓而用的服用方法，表明传统丸剂发挥药效缓慢，作用持久，多用于调治慢性疾病。具有明显的"缓而持久"的特色。以蜂蜜为赋形剂的蜜丸常用以治疗气虚、血虚等虚证，如六味地黄丸；以水、酒、醋、药汁为赋形剂的水丸常用来清热、解表、消导等，如上清丸；以面糊为赋形剂的糊丸和以蜂蜡为赋形剂的蜡丸则可延长药效，对含毒或者有强烈刺激的药物通过缓释达到降低副作用的目的，起到一定的缓控释作用，是现代缓控释制剂的雏形。但某些丸剂通过调整服用方式也可用于急救，如麝香保心丸舌下含服可起到速效作用。

（三）适应人群

1. 亚健康人群、慢性患者的调养　丸药广泛应用于临床各科，对疾病的治疗和康复作用显著，气血阴阳津液虚弱的患者可以通过服用丸药缓图来达到强身除病的目的。

2. 小儿的调养　小儿脏腑之气软弱，用药宜缓，以免损伤本未充盛的精气，可与丸剂缓释药性、徐徐治之。

3. 妇女的调养　女子易处于"有余于气，不足于血"的状态，可以利用丸剂缓效长久之性，培补先后天之本，补肝益肾、滋阴养血。

4. 老年人的调养　老年人的各种机能都随着年龄的增长，而趋向衰退，而丸药缓图能增强体质，延缓衰老。

（四）禁忌及注意事项

1. 注意辨证施治，合理应用丸剂。

2. 注意服用方法的准确，丸剂药性不同，服用的方法也不一样，饭前服还是饭后服，服用几次，是否需要药引等，都会影响药效的发挥。

3. 注意用药量。服用丸剂，也须按照医嘱或说明书，不宜超剂量或减少剂量。

4. 注意疗程。不能盲目服用丸剂，不宜在不了解自身疾病状况的情况下盲目地长期服用同一种丸剂。

第二节　外用方药养生

外用方药养生是指在中医药理论指导下，为帮助人们更好地达到养生目的而采取的一系列与方药相关的外用方法。外用方药养生与内服方药养生一样，都是以中

笔记

医基础理论为指导，清代吴尚先《理瀹骈文》中提出："外治之理，即内治之理；外治之药，即内治之药，所异者，法耳。"外用方药养生是在中医外科学与中医方剂学的理论指导下，运用可供选择的多种给药途径，如体表、经穴、孔窍等给药，具有内病外治、安全稳妥、直达病所等特点。

外用方药养生方法众多，如膏药、药浴、药枕等，各具特色。

一、膏药

膏药指饮片、食用植物油与红丹（铅丹）或官粉（铅粉）炼制成膏料，摊涂于裱背材料上制成的供皮肤贴敷的外用制剂。膏药是以中医基本理论为指导，遵循中医辨证论治及中药的功效、主治与归经的原则，充分调动药物互相协调为用的效能，组成多味药物的复方，敷贴于体表或经穴，药物通过皮肤渗透，内传经络、脏腑，发挥调气血、通经络、散寒湿，消肿痛等作用。

膏药历史悠久，源远流长。上古时期，先民们在与野兽和大自然的斗争中，发现以某些植物的叶、茎、根等涂敷于伤口，可以起到止血、止痛、消肿等作用。如《灵枢》中，对痈疮治疗"……砭之，涂以豕膏"，被后世誉为膏药之始，开创了现代膏药先河。东汉医家张仲景在其《伤寒杂病论》中记载"……膏摩勿令九窍塞"，膏药已经进一步使用。东晋葛洪在其《肘后备急方》收录了续断膏、丹参膏、雄黄膏、五毒神膏等外用膏药，并注明了具体的制用方法。西晋《崔化方》中记载："先空煎油三分减一，停待冷，次内黄丹，更上火缓煎，又三分减一，又停待冷，次下薰陆香一钱，不冷即恐溢沸出，煎候香消尽，次下松脂及蜡，看膏稍稠，即以点铁物上试之，斟酌硬软适中，乃罢"，根据其制法推断为黑膏药。清代是膏药发展成熟的鼎盛时期，成为普遍的民间用药。王洪绪《外科全生集》载有膏药方 11 张，其中"阳和解凝膏"，一直为后世医家所应用。"外治之宗"吴尚先所著《理瀹骈文》是我国第一部较完善的以膏药为主的中药外治专书。该书以中医学理法方药为理论依据，以外治法为主要内容。书中强调："外治之理，即内治之理，外治之药，亦即内治之药。所异者，法耳"，"膏可统治百病"，并对膏药制备方法、质量控制、作用机制的进行了描述。

膏药，一般包括膏（基质）和药两个部分，膏的成分也比较固定，药却因人因病各有不同。中药外治的膏剂大致可以分为硬膏和软膏两大类：

（1）硬膏：通称为"膏药"，是以传统中医理论为指导，将药物溶解或混匀于适当基质中，摊涂于纸或布等，贴于患处或经穴，药物经体表进入血液循环，发挥舒经活络、活血化淤、驱风散寒等作用。硬膏是一类供贴敷使用的近似固体的外用剂型。根据基质组成不同还可分为：①铅硬膏，包括黑膏药、白膏药、松香膏药；②橡胶硬膏；③中药巴布剂。

（2）软膏：古时称"贴"，是用植物油、蜂蜡、凡士林或动物脂肪等作基质，加入药物加热后，提取有效成分；或不经加热，研粉掺入所制成的容易涂布于皮肤、黏膜或者创面的半固体剂型，具有保护、湿润、润滑或局部治疗作用，俗称"药膏"，又称"油膏"。

（一）操作内容

1. 膏药的制备

1）黑膏药：传统黑膏药系以食用植物油炸取药料，去渣后在高热下与铅丹反应制成膏料，摊涂于裱褙材料上制成的外用铅硬膏。黑膏药一般是黑褐色的固体，油润细腻，老嫩适度，能于加温后粘贴于皮肤上且不易移动。

①准备工作

器具准备：炉灶、铁锅、搅拌棍、称量工具、450℃温度计、小铁勺、筷子、过滤器、药油的容器（瓷质）、浸膏药用容器、粉碎机或药碾槽、大鬃刷、裱褙材料（皮革、布纸、纸等）。

药品准备：植物油（香油、桐油或其他）、铅丹（化学成分主要是 Pb_3O_4）。

处方中药材：一般药料按处方的制备量称取好，并进行适当的粉碎。

②膏药的制备

炸料：植物油置锅中，文火，油温达 40~80℃左右时，把中药粗料投入锅内炸料。坚硬的、肉质的药料及鲜药宜先炸。质地疏松的花、草、叶、皮等宜在其他药料炸至枯黄后再入锅。应不断翻搅，直至药料炸至表面深褐色，内部焦黄色，未炭化为度。铁丝或铜丝筛捞去药渣，去渣后的油液称为药油。

炼油：药油继续熬炼，待油的温度上升到 320~330℃。离火，稍凉沉淀，过滤，再把滤油文火煎熬。判断炼油是否熬成，可根据油烟、油花、滴水成珠方面判断。

下丹：在炼成的油中加入铅丹反应生成脂肪酸铅盐，促进油脂最终成为膏状，油立刻起沫沸腾。不断搅动或酌情喷洒适量冷水。油由黄褐色稀浆变成黑褐色的稠膏，并逐渐变成黑亮的膏药。

去火毒：膏药熬成后，慢慢地以细流倒入冷水缸中搅拌，使膏药在水中成带状，制成团块，浸泡以除去火毒。

摊膏：将膏药块加热使其熔化，再掺入细料，搅拌均匀后，即可进行摊涂，按规定量涂于裱褙材料上。

2）白膏药：白膏药系以食用植物与铅粉为基质，油炸药料，去渣后与铅粉反应而成的另一种铅硬膏。白膏药的制法与黑膏药略同，但下丹时需将油冷至 100℃左右，缓缓递加铅粉，铅粉的用量较铅丹为多，铅粉的氧化作用不如铅丹剧烈，有少部分过量的铅粉未能皂化或分解。铅粉与油的比例为 1∶1 或 1.5∶1。加入铅粉后须搅拌，视其在将要变黑时迅速投入冷水中，成品为黄白色，制成小纸型膏药即得。

3）松香型膏药

①准备工作

器具准备：火炉、铁锅、搅拌棍、量杯、漏斗、容器、裱褙材料、膏药薄膜、水。

药品准备：松香、香油、95% 乙醇、中药细料（中药细料烘干粉过 120 目筛）、中药粗料切片段或适当粉碎后）备用。

②松香膏的制备

松香膏药基质的制作：按处方量称取香油，置锅内用文火加热，当出现青色浓烟后油温达 40~80℃时，将松香、黄蜡碎块一同放入锅内熔化，熔化后成为松膏油。随着油温增高，锅内开始出现黑色浓烟，不停搅动，黑浓烟逐渐变为白色浓烟，膏油即将熬成。进行滴水成珠试验、老嫩试验、贴药试验等进行验证。膏药过嫩时，需再熬再试，必要时加入适量松香。膏药过老时，需加原量 1/10 油再试。松香膏做好后必须去火毒，先把炼好的膏油慢慢地以细流倒入预先盛有大量冷水的盆中。用棍搅动使松香膏冷却后凝结，然后在水中拔伸，呈金黄色的条状，每条约 500g，浸泡 3~7 天或更长时间，每天更换新水数次以除去火毒。松香基质的配伍最佳比例：香油 100g+ 松香 500g。

乙醇提取粗料药：按处方用量称取中药粗料置 3~10 倍的乙醇中浸泡 7~15 天。每天搅动数次。浸泡结束后，用纱布过滤乙醇提取液，清夜装容器内备用。药渣保留水再次提取。中药粗料与 95% 乙醇的比例为 1∶（3~10）；常用乙醇量为 1 000~2 000ml。

水提取药渣：把乙醇提取过的药渣放入锅内，加水 3~5 倍，然后用武火煎熬，沸腾后改用文火煎 1 小时过滤。药渣加水复煎一次。将两次煎汁混合后用文火浓缩为浓缩液，浓缩液为粗料药的半量至等量，装容器备用。药渣和水的比例为 1∶（3~5）；浓缩液的总量为粗料药质量的半量至等量；常取浓缩液的总量为 2 000ml。

乙醇浓缩液的制备：把水提取药渣浓缩液倾入乙醇提取液中，静置后乙醇提取液中便产生絮状沉淀物，用纱布过滤后弃去，过滤的清液为乙醇提取液。将乙醇提取液倒入锅内，用文火加热浓缩（注意预防此过程中因乙醇蒸发产生的火灾隐患），乙醇提取液浓缩量为药渣浓缩液的 1.5~2 倍，浓缩液为乙醇浓缩液。常用浓缩量为 300ml 左右。

摊贴：摊膏前，把去火毒的松香膏药基质置于锅内微火加热熔化，去尽水汽。待膏温达到 100℃左右时，将乙醇浓缩液喷洒入锅内，边喷洒边搅动，待乙醇浓缩液喷洒完，锅内无气体挥发即停火，待温度降至 70℃时，将细药加入搅匀，膏温 40℃左右时，再加入香窜类药及珍贵细料搅匀成膏。摊膏时，维持膏药在锅内的软化点，使膏药处于软化状态，利用小勺或竹筷挑起一定量的膏药，摊贴到膏药被子上，制成所需不同规则的膏药，一边摊贴一边将塑料薄膜覆盖在膏药面上，保证膏药面平整不粘连，膏药不变质。摊毕后，装入塑料袋密封，用盒包装置于阴凉干燥处。

4）橡胶硬膏：以橡胶为主要基质，与树脂、脂肪或类脂类物质和药物混匀后，摊涂于布或其他裱褙材料上而制成的一种外用制剂去渣后与宫粉反应而成的铅硬膏。

5）中药巴布剂：是一种经皮肤给药的制剂，具有载药量大、质量可控、透皮吸收效果好、对皮肤无刺激性的特点。中药巴布剂是指中药提取物、药材或化学药物与适宜的亲水性基质混匀后，涂布于背衬材料上制成的贴膏剂。一般来说，巴布剂的基质配方中包含十种左右的辅料。这些配方辅料包括黏着剂、填充剂、保湿剂、透皮促进剂和其他附加剂（交联剂、骨架材料、抑菌剂和保湿剂）等。另外，有些处方中可能还有清凉剂以及表面活性剂等。

①准备工作

器具准备：仪器真空干燥箱、旋转蒸发仪、中药粉碎机。

药物准备：中药粉、明胶、聚丙烯酸钠、高岭土、羧甲基纤维素钠、甘油、聚乙二醇。

②巴布剂的制备：中药经粉碎机粉碎后，称取 50g，加 300ml 去离子水，在 85℃条件下回流 90 分钟，取出反应物，趁热抽滤，将滤液放入旋转蒸发仪中浓缩 25 分钟，即制成浸膏。取定量明胶加 10ml 水溶胀，溶胀后作为 a 相；取聚丙烯酸钠加水 25ml，于 50℃水浴溶胀后作为 b 相；取高岭土及羧甲基纤维素钠加水搅拌溶解均匀后作为 c 相；将 a 相与 b 相混合均匀，作为 d 相，然后将 d 相与 c 相混合均匀，再加入 6ml 甘油，混合均匀，即配成基质。称取 5g 浸膏加入基质中，向其中加入 2ml 聚乙二醇（消泡剂），于 50℃水浴中搅拌炼和 15 分钟，混合均匀后称取 4g 涂布于无纺纱布

笔记

(4cm × 8cm)上。将涂好的巴布剂放入真空干燥箱 60℃干燥 35 分钟，取出，压平，即制成巴布剂，贴上防黏盖衬膜覆盖，保存。

6）软膏：传统软膏多用牛脂、羊脂、鱼油、蜂蜡为基质；现代多用油脂类或类脂（羊毛脂等）、烃类（凡士林等）、乳剂（液体石蜡、蜂蜡等）作基质。取上述基质之一溶化，加入预先粉碎的药粉加热后，提取有效成分；或是将药物粉碎，或者同时提取药物挥发油、制备药物水煎液后与适宜的基质混合制取而成；或不经加热，研粉掺入充分搅匀或研磨均匀，使之达到细腻、软滑，稠度适宜，涂布于皮肤、黏膜或者创面的半固体剂型，具有保护、湿润、润滑或局部治疗作用。如蓖麻子、杏仁等与其他药物粉末混合槌捣而成，称“千槌膏”。常用于涂擦法、贴敷法。

7）新型膏药：主要是无铅、无丹、无松香型膏药的制备。在组方确定之后，根据中草药的性状，确定加工的方法。

器具准备：粉碎机、80~100 目筛（不锈钢）、钢锅等工具。

基质准备：炼制后的蜂蜜。

药品准备：一般情况下，茎类、纤维类或质地比较蓬松特别是不易粉碎的药，经过粗粉碎，多次煎煮取液，将多次滤出的药液合并，以武火加热煮沸，再降低火力，徐徐蒸发浓缩成膏备用，即流浸膏。贵重药品及芳香易挥发性药物，如冰片、全蝎、麝香等粉碎后过 80 目以上的细筛备用，即细药。

制备方法：

①取中蜜置不锈钢锅内，温度保持在 116~118℃。

②取药物。药物（包括流浸膏和细药）与蜂蜜质量比例为 3∶4。

③先加入流浸膏，边加热边搅拌至无水汽冒出（去水汽），炼至滴入冷水中成块状，降温至 40℃，加入细药及透皮药物，搅拌均匀收膏。

④趁热摊涂于干净棉布上，密封，置阴凉处保存。

新型膏药制作工序简单、易掌握，且操作无危害，使用对皮肤无刺激，无毒副作用；无污染；疗效可靠，药效持久。

2. 膏药的使用方法

（1）施术前准备

1）膏药

2）部位：根据患者病情，选择相应的穴位。

3）体位：以患者舒适、医者便于操作的治疗体位为宜。

4）环境：应选择清洁卫生的环境。

5）消毒

施术部位：用 75% 乙醇或 0.5%~1% 碘伏棉球或棉签在施术部位消毒。

术者：医者双手应用肥皂水清洗干净。

（2）施术方法

1）贴法：将已制备好的膏药直接贴压于穴位上，然后外覆医用胶布固定；或先将药物置于医用胶布粘面正中，再对准穴位粘贴。硬膏剂可直接或温化后将硬膏剂中心对准穴位贴牢。

2）敷法：将已制备好的膏药直接涂搽于穴位上，外覆医用防渗水敷料贴，再以医用胶布固定。

笔记

3）填法：将膏药填于脐中。外覆纱布，再以医用胶布固定。

4）熨贴法：将膏药加热，趁热外敷于穴位。或先将熨贴剂贴敷在穴位上，再用艾火或其他热源在药物上温熨。

（3）施术后处理

1）换药：贴敷部位无水泡、破溃者，可用消毒干棉球或棉签蘸温水、植物油或石蜡油清洁皮肤上的药物，擦干并消毒后再贴敷。贴敷部位起水泡或破溃者，应待皮肤愈后再贴敷。

2）水疱：小的水疱一般不必特殊处理，让其自然吸收。大的水疱应以消毒针具挑破其底部，排尽液体，消毒以防感染。破溃的水疱应做消毒处理后，外用无菌纱布包扎，以防感染。

3. 膏药的选穴原则　膏药的选穴原则同针灸用穴是一致的，可选痛点穴位，即针灸常用的"阿是穴"，便于药物的直接渗透，以及与内脏有密切关系的窍穴，如背俞穴、募穴等。《理瀹骈文》中记载"病之所至，各有其位，各有其名，各有其形……按其位，循其名，核其形，就病以治病。皮肤隔而毛窍通，不见脏腑，恰直达脏腑也"。一般来说，病在外者或病之局限者则贴敷局部，病在内者或病变广泛者则贴敷要穴。上焦病，常选择膻中、肺俞、劳宫、内关；中焦病，常选择中脘、神阙、足三里；下焦病，常选择涌泉、劳宫、关元、气海等。正如吴尚先云："若脏腑病，则视病之所在，上贴心口，中贴脐眼，下贴丹田，或兼贴心俞与心口对，命门与脐眼对，足心与丹田应"，"若病在经，循其经而取之"。若能选穴精当，可收药效、穴效之益。

4. 常用膏药示例

（1）预防类：根据中医"冬病夏治、夏病冬治"理论，取每年的夏季三伏进行穴位贴敷治疗，又称"三伏贴"。"三伏"是一年中最热的时候，此时阳气发泄，气血趋于体表，皮肤松弛、毛孔开张，将元胡、细辛、麝香、白芥子、甘遂、延胡索等中药磨粉后，姜汁糊丸敷贴或调涂于大椎、肺俞、心俞、膈俞、膏肓、天突、百劳等穴位上，利用白芥子、细辛、甘遂药物渗透皮肤，刺激穴位，以预防反复感冒、支气管哮喘、痉挛性支气管炎、慢性支气管炎、过敏性鼻炎等顽固性肺系疾病。

（2）调治类：①粘连性肠梗阻（无肠管坏死者）：以沙热敷法，在腹部作持续热敷，每次约1小时，每天2~3次。肠胀气取1份松节油、2份麻油混合均均匀后涂于热敷肚脐周围直径范围5~6cm的皮肤上，上覆以纱布。同时，在其肛门内插一肛管，肛管另一头置于有水的盆内。②风湿性关节炎：先将生姜切碎，并与白酒混和，加热（勿令燃烧），热敷痛处，以油纸包扎，绷带固定，隔日换药1次。或热敷关节不适处。或使用麝香壮骨膏贴于患处，麝香壮骨膏具有镇痛消炎功效，主要用于风湿痛、腰痛、关节痛等症。③扭挫伤：紫荆皮、天南星、半夏、黄柏、草乌、川乌、当归、川芎、乌药、补骨脂、白芷、刘寄奴、牛膝、桑白皮各适量等份，同研为细末，用饴糖调成糊状，外敷肿痛处。④痛经：川楝子、白芷、炒蒲黄、五灵脂、青盐共为细末。用时取药末3g放入脐眼中，上盖生姜1片，艾火灸之，以脐内有热感为度。每次5~10分钟，每日1次。在经前7天左右应用，至月经停止为一疗程。⑤头痛：风寒头痛应用白附子、川芎研为细末，葱白一段捣成泥状，加入白附子和川芎细末调匀，摊在纸上，贴于两侧太阳穴；热盛头痛应用大黄、芒硝、生石膏研末，醋调为糊状，敷于前额；三叉神经痛应用全蝎、地龙、五倍子、生南星、生半夏、附子、木香共研细末，备用。每次用药末适量，并加入1/2

笔记

的面粉，用酒调成两个药饼，敷太阳穴。⑥乳腺炎（初期）：以水或醋热敷不适之处。每日 2 次，每次 30 分钟。⑦小儿泄泻脾虚湿盛：用利湿健脾之药制成膏药，用于小儿泄泻的治疗。药物组成：苍术、茯苓、陈皮、厚朴、丁香等。制作方法：上药按比例配制，制研细末，以醋调和均匀，使用时取适量药膏加入中药膏药贴片中。取穴：将中药膏药贴敷于中脘、关元、神阙等穴。根据年龄不同，每次贴敷 4~6 小时，每日 1 次，治疗 3 天。

（二）功效及作用

膏药是以中医的整体观念和辨证论治思想为指导，通过药物的外敷，疏经通络、调和气血、活血祛瘀、消肿止痛、扶正祛邪、调整人体脏腑等功效，从而达到预防疾病、强身保健的作用。膏药对局部皮肤产生的药理化学效应，可通过经络系统对内脏和病变器官产生单相或双向调节效应。如《理瀹骈文》中记载“切于皮肤，彻于肉理，摄于吸气，融于渗液”。膏药敷贴于皮肤，能透彻到肉理之中，也同样能将药之气味透过皮肤直到经脉，摄于体内，融化于津液之中，与之合而为一，具有内外一贯之妙。

（三）适宜人群

贴敷法作用直接，适应证广，广泛用于各类人群，疗效显著。如三伏贴适用于患有气管炎、支气管炎、支气管哮喘、肺结核的人群；敷脐法适用于患有如消化不良、慢性胃肠炎、胆囊炎、胃溃疡的人群。

（四）禁忌及注意事项

1. 禁忌

（1）贴敷前要详细询问病史，皮肤过敏者切勿使用本法。

（2）对体弱者、孕妇、严重心脏病患者、精神病患者，以及对发疱法有恐惧心理者，尽量不用发疱法。

（3）对危、急、重病症者，慎用。

（4）孕妇腹部、腰背部以及某些可促进子宫收缩的穴位，如合谷、三阴交等禁用。

（5）颜面五官、关节、心脏及大血管附近，慎用贴敷，更不宜用发疱法。

（6）膏药严禁内服。

（7）脐部感染者禁用敷脐法。

2. 注意事项

（1）每次贴敷时取穴不宜过多，应少而精，一般以 6~8 穴为宜；对一些慢性疾病的保健调理，可采用几组穴位轮换交替的贴敷方法，每次贴敷一组穴位；同部位不宜连续贴敷过久，以免药物刺激太久，造成皮肤溃疡，影响继续治疗。一般为每日换药 1 次。

（2）要严防有毒性及强烈刺激性的发疱药物，误入口腔、鼻腔和眼内；部分验方含有马钱子、雄黄、斑蝥、硫黄、轻粉、朱砂、甘遂、黄丹、巴豆、铅粉、木鳖子等外用药物，均具有不同程度的毒性，使用时应控制用量，应在医生指导下进行配方。

（3）药物贴敷贴药时间内，应尽量减少出汗，以使药物与穴位充分接触，病保持医用胶布的黏性。敷药部位在 10 小时内，一般不宜洗冷水或过热水，勿令抓破和拭擦。药物贴敷治疗的当天，患者要禁止进食寒凉、生冷和辛辣之品。贴药处皮肤出现水疱，则应禁食牛肉、鸭、花生、虾蟹及其他辛辣煎炸食物。

（4）贴敷药物后，局部出现热、凉、麻、痒或轻度疼痛属正常现象，如贴敷处有烧

笔记

灼或针刺样剧痛,难以忍受时,应提前揭去药物,及时中止贴敷。

(5)膏药应防止发生中毒反应。贴敷后应注意观察皮肤有无过敏、糜烂、溃破现象,一旦有不适情况,立即停用。对于使用贴敷药物产生过敏反应者应及时调整用药,以防过敏加重。

二、药浴

药浴,是指在中医理论指导下,以辨证施治为基本原则,组方配药,将药物的煎汤或浸液按照一定的浓度加入到浴水中,或直接用中药煎剂,浸浴全身或局部以达到防治疾病、养生延年目的的沐浴方法。中药经熬煮、水浸或酒浸等各种炮制后,有效成分充分溶解于水或散发在水蒸汽中,浴取草木之气,经浸泡、洗浴或熏浴,通过皮肤的吸收、渗透、感觉刺激、分泌排泄等,使药液作用于肌腠患处,行于经络,内达脏腑,由表及里产生效应,达到治疗疾病的目的。

药浴法有着悠久的历史,据殷商时期甲骨文所载:"浴者,涤其身也;沐者,洁其发也";《说文解字》:"沐,濯发也;浴,洒身也;洗,洒足也;盥,洒手也"。身体各处之清洁,称谓皆异,现代则统称沐浴。战国时期楚国诗人屈原在《云中君》里记述:"浴兰汤兮沐芳华。"民俗尚中有艾叶、菖蒲入锅煮,便成香汤,以之浴身,可祛病消灾,防虫蛊之患。秦汉时期"汤治文化",开启了温泉药浴之历史先河,温泉乃自然之产物,其内所富含之泉质相当于药浴之"药质"。《水经注》中云:"鲁山皇女汤,可以熟米,饮之愈百病,道士清身沐浴,一日三次,四十日后,身中百病愈。"《南史·梁本纪下》载,梁简文帝萧纲颇通医道,著有中国最早的沐浴专著《沐浴经》内载药浴之法,为治疗皮肤病用,称之为"玉面疗法"。南北朝贵族社会热衷沐浴,被后世沿用并推广。唐孙思邈制澡豆,先以白芷碾末入五香,可令浴方清香,另以白肤之药,润肤之蛋清、猪胰,制成澡豆,以为沐浴之方。能十日内色白如雪,二十日如凝脂。葛洪所著之《肘后备急方》,根据疾病差异,分别研制出不同的药浴疗法如"酒洗法""醋洗法"和"煎黄柏水浴法"用于各种原因所致的创伤和脓肿。《太平圣惠方》中,收熏洗方剂163首,药浴之法分为淋洗法、沐浴法、熨洗法、膏敷法、摩浴法等用于药浴美肤、美容、美发。《圣济总录》在药浴方面也有不少记载,"治外者,由外以通内,膏熨蒸浴之类,藉以气达者是也。"《本草纲目》收载了沐浴、热浴、坐浴等中药外治法,猪胆汁为美发之佳品,可"入汤沐发,去腻光泽"。《理瀹骈文》中药浴疗法应用广泛,突破了前人的应用范围,为药浴的研究奠定了深厚的理论基础。

根据药浴部位不同,可将药浴分为全身药浴与局部药浴,局部药浴又包括坐浴、熏洗浴、足浴、熏蒸浴。

(一)操作内容

1. 全身药浴　全身药浴是借药浴的温热之力及药物本身的功效,使周身腠理疏通,毛窍开放,起到发汗退热,祛风除湿,温经散寒,疏通经络,调和气血,消肿止痛,祛瘀生新等作用。

操作方法:将中药浴液倒入清洁消毒后的浴盆或浴缸里,加入热水,然后把水调到适当的温度,即可进行药浴。适用于感冒、湿疹、风湿痹症等,如用于感冒,偏于风寒者,常选用紫苏叶、防风、荆芥、葱白、生姜、佩兰、藿香、白芷等药疏散风寒;偏于风热者,选用银花、连翘、荆芥、防风、牛蒡子、薄荷等药疏散风热;用于风湿痹证者,选用

笔记

丁公藤、麻黄、青蒿、威灵仙、桂枝、白芷、防己、羌活、独活、小茴香、五加皮等药祛风散寒止痛，偏于湿热痹证者，选用当归、威灵仙、生川乌、生草乌、透骨草、莪术、制乳香、桑寄生、皂角刺、马钱子、北细辛、淫羊藿等药清热除湿止痛；用于湿疮者，选用金银花、连翘、野菊花、蒲公英、苦参、晚蚕沙、白鲜皮、车前子、蛇床子等药祛湿杀虫止痒。

2. 局部药浴　局部药浴是借助药浴热力和药物的综合作用，直透局部皮肤腠理，而发挥清热解毒、消肿除湿、祛风杀虫止痒、活血行气、软化角质、祛腐生肌等功效，从而达到治疗目的。

（1）坐浴：坐浴是将药物加水煎煮取液后置盆中，让患者坐在盆内药液中洗浴的方法。它可借助适当热力，较长时间作用于患病部位，使药力得到充分的吸收。特别适用于肛门或阴道疾病的治疗，如痔疮、肛裂、脱肛、阴痒、阴挺及各种阴道炎症等。用于痔疮者，选用大黄、苦参、五倍子、黄芩、黄柏、土茯苓、连翘、赤芍、红花、地榆等药活血清热除湿，活血止痛等；用于阴痒者，选用芒硝、苦参、蛇床子、白鲜皮、黄柏、艾叶、荆芥、防风、川椒、白芷等药祛湿杀虫止痒；用于便秘者，选用黄芩、槐米、桃仁、地榆、火麻仁、枳壳、连翘、川大黄、朴硝等药润肠（泻下）通便等。药汤温度要适宜，坐浴时不可太热，以免烫伤皮肤或黏膜，也不可太冷，以免产生不良刺激，一般以40℃为宜。

（2）熏洗浴：熏洗浴是一种先熏后洗的药浴方法，是熏法与洗法优点的组合，即选择相应的药物煎取药液，温度高时先熏蒸患部，待温稍降后再进行洗浴，有疏通腠理、消肿止痛、祛风止痒等作用，适用于妇科、外科、五官科、皮肤科等病症的治疗。但要注意患部接触气雾切勿太近，以免发烫伤。目前，市场上有专门销售的特制雾化器也是美容常用器具之一，适用于痤疮、黄褐斑、面瘫、酒渣鼻、鼻炎、白内障等疾病的治疗。用于痤疮者，选用明矾、蛇床子、地肤子、丹参、紫花地丁、生薏苡仁、当归、红花、赤芍、苦参、百部等药清热燥湿，活血化瘀，杀虫止痒等；用于酒渣鼻者，选用百部、硫黄、大黄、黄芩、蛇床子、红花、苦参、当归、栀子、苍术、牡丹皮、丹参等药清热祛湿，活血散瘀。

（3）足浴：足浴是将相应药液倒入盆内，让患者双足置盆内洗浴以治疗疾病的方法。足部是全身的缩影，它分布着全身相应组织、器官的穴位，只要方法适当能够治疗人体的各种疾病。经常足浴，既可治疗局部病，也可治疗全身病，而且还有保健作用。中国古代有民谣唱道："春天洗足，升阳固脱；夏天洗足，祛湿除暑；秋天洗足，润肺濡肠；冬天洗足，丹田温灼。"适用于腹泻、汗证、失眠等疾病。用于腹泻者，可选用高粱壳、车前草、干姜、五味子、吴茱萸、补骨脂、生姜、白扁豆、葛根、车前草等药温补脾肾，固摄止泻；用于汗证者，选用黄芪、浮小麦、糯稻根、防风、炒白术、当归、黄柏、黄芩、黄连、生地黄、龙骨、牡蛎、五味子等药固表（清热）止汗等；用于失眠者，选用夜交藤、柏子仁、远志、红花、枣仁、磁石、龙骨、桃仁、珍珠母等药养血（重镇）安神等。

（二）功效及作用

1. 解表祛邪　表证就是指病在浅表，由外邪侵犯肌表所引起。凡是以发散表邪，解除表证为主要作用的药物称为解表药又叫发表药，解表药一般都具有发汗的功效。药浴通过药浴中的药力与热力发散表邪，解除表证。"其在皮者汗而发之"，"体若燔炭，汗出而散"。另外，还有部分药物兼有利尿退肿、止咳平喘、透疹和止痛等作用。

笔记

这些药物从药性上来看，都兼备辛散轻扬的功效，它们主要进入肺、膀胱经脉，运行于肌肤表面，有促进机体发汗，使表邪由汗而出的作用从而达到治愈表证，防止疾病转变的目的。

2. 解毒杀虫、燥湿止痒　药浴通过药液中具有解毒、杀虫、燥湿、止痒作用的药物，对一些常见的肌肤疾病，如常见的疥癣、湿疹、疮肿疔毒以及蚊虫叮咬等病症发挥治疗作用。常用的药物有白矾、雄黄、硼砂、蛇床子、山慈菇等，在皮肤感染与局部红肿时，有解毒消炎、消肿止痛的作用；当皮肤角质层破损，黏膜分泌物过多时，可以起到收敛的作用；甚至有当肌肉有腐败坏死的组织时可以脱去腐肉，在破损的患部组织生长不良、久不愈合的部位，可以生肌愈合创口等。需要注意，必须掌握这些药物大都有一些毒性，一定要严格地按照药典规定的方法“炮制”后方可使用，并且在使用时必须严格按照书中说的剂量和用法使用，水温和浸泡时间必须严格控制，严防发生中毒的不良事件。孕妇、儿童更应该慎重使用，防止意外发生。

3. 祛风散寒、除湿、通络、强筋骨　药浴中的祛风湿、补肝肾、强筋骨、散寒止痛、舒筋通络药液辅以适当的水温能够更好地祛除风寒湿邪、解除痹症。痹症，主要的表现就是肌肉、关节、经络、筋骨等处疼痛、沉重、麻木、关节肿大、筋脉拘挛、屈伸不利等药症状，相当于现代医学的风湿或类风湿性关节炎等疾病，此类病证适合应用药浴疗法。常选用于药浴的中药有：海桐皮、络石藤、威灵仙、独活、川乌、木瓜、苏木、松节、伸筋草、透骨草、老鹳草、路路通、五加皮、砂仁、豆蔻、草果、桂枝、桑枝、穿山龙等。适用于肾虚腰痛、骨痿、卒中（中风）后遗症、半身不遂等人群。

4. 活血化瘀　药浴中选用的活血化瘀药，主要功效为通行血脉，消除瘀血，化瘀生新。常用的药物有丹参、红花、川芎、丹皮、赤芍、乳香、没药、血竭、三棱、莪术、虎杖、益母草等，主要用于各种血瘀引起的各种病症人群，如胸腹痛、头痛、痛经、腹痛等。现代药理学研究表明，活血化瘀药能扩张血管，改善血液循环，促进瘀血的吸收，部分药物还有抗菌消炎、抑制肿瘤生长的作用。药浴时通过水温和皮肤吸收的共同作用，从而达到调经止痛、破血消瘀、疗伤消肿、活血消痈的功效。

5. 清热解毒　药浴中选用清热解毒作用的中药材，可用于热毒证候的养生防护。在中医理论中“热毒”泛指现代医学所说的“感染性疾病所致的发热”，比如：各种化脓性感染，疮疡、疖肿、肺痈、乳痈、肠痈、下痢和一部分病毒性传染病；也有些是机体代谢或病机转化过程中，产生的“内热”，如肝郁化热、痰蕴化热、气郁化火、热毒内蕴等。现代人们的生活节奏快、压力大、生活紧张，因此经常出现有“火毒”和“体虚”的现象。中医认为“热为火之渐，火为热之极”。凡能清热的药物，大多能泻火解毒，如常用金银花、连翘、蒲公英、紫花地丁、白花蛇舌草、败酱草、穿心莲、百部等起到清热解毒、防病养生的功效。

6. 开窍安神、调节身心　中医认为心藏神，主神明，心窍开通则神明有主，神志清醒，思维敏捷，若心窍被阻、清窍被蒙则神明内闭，神志昏蒙。药浴则是缓解这些症状的有效方法。现代社会人群常见症状“身心疲惫、头晕乏力、心烦失眠”。人的情志变化与心脏、肝脏的功能活动有密切的关系，如：心火内热、邪热内扰、心神不宁、躁动不安、惊悸失眠，虚烦怔忡、健忘多梦。常用麝香、冰片、石菖蒲、酸枣仁、远志、柏子仁等药物，通过此类药物药浴后，能开窍安神，调节身心，宁神悦志。

7. 皮肤保养　中医自古就有药浴保养皮肤、养颜美容的经验，如应用桃花、玫瑰

笔记

花、红花、梨花、素馨花、月季花、白芷、丁香、冰片等，通过药浴来滋养、润泽皮肤；应用五香，青木香、麝香、白檀香、甘松香以及丁香令浴方清香，白肤之药白茯苓、白芷、白术、白僵蚕等美白，蛋清、猪胰润肤。不仅维护皮肤的感觉、吸收、分泌与排泄、代谢、调节体温等功能，还可使肌肤细腻滋润，富有弹性，具有活力等。

健康完美的皮肤应包括以下几个方面：①肤色，现代的中国女性多以白嫩、红润的肤色为美；②光泽，要求在自然光线下，皮肤应该能达到光泽发亮、容光焕发。相反如果皮肤苍白，则被认为是缺乏活力、营养不良；③细腻，皮肤表面可以有浅细的皮肤沟纹，皮肤表面无皱缩、不粗糙；④质地好，皮肤的含水量、皮下脂肪含量均适度，血液循环流畅、皮肤的营养充足和新陈代谢旺盛；皮肤柔韧富有弹性；⑤滋润；皮肤代谢及分泌排泄功能正常，可在皮肤表面形成适度的皮脂膜，从而使皮肤滋润；⑥不老化，皮肤没有皱纹、色斑、白发等。

损害皮肤质量的因素很多，如皮脂膜失调、皮肤的酸碱性失衡、过敏、皮肤性状改变、外界破坏、疾病的影响等。

8. 调畅情志　中药材大多数都来自自然界的植物，众多的花香药浴以及草药，都有着独特的香气，有放松、怡情、旷神的作用，有些药物同时具有疏肝理气的功效，如柴胡、薄荷、素馨花、梅花等，用这些药物沐浴，可起到调畅情志的作用。

（三）适宜人群

药浴养生适合健康、亚健康人群及各系统疾病患者等大部分人群。年老体弱者要注意药浴的时间和不良反应。

（四）禁忌及注意事项

1. 禁忌

（1）饭前、饭后60分钟以内，过饥、过饱，或极度疲劳、酒醉后不宜药浴。

（2）结核、骨髓炎、有出血倾向、中重度高血压患者，女性妊娠期及对药浴液皮肤过敏者禁用药浴。

（3）皮肤有破溃或创面者，局部禁用。

2. 注意事项

（1）药浴的药液需要保持适宜的温度，避免烫伤，稍冷即应调换药液。

（2）药浴前用清水洗澡，清除皮肤的汗液、污垢等，再进行药浴。

（3）患有心脏病、高血压、心血管疾病患者欲进行药浴前，应咨询医生的意见。

（4）药浴时患者若出现头晕的表现，可暂停药浴，或用冷水洗下肢，使下肢部血管收缩，缓解症状。

（5）药浴按摩时忌用力搓擦皮肤。

（6）如果药浴中使用的药物引起了皮肤过敏，应该立即停止药浴。

（7）药浴后立即擦药液，穿上衣服，防止感冒。

（8）凡儿童、老人、病情较重的患者，药浴时要有人护理，避免烫伤、着凉等，洗浴的时间不宜过长。

附：中药熏蒸

中药熏蒸，是以中医药基本理论为指导，利用中药煮沸后产生的蒸汽来熏蒸机体，以达到治疗疾病、养生保健目的的方法，又称为中药蒸煮疗法、中药汽浴疗法、药透疗法、热雾疗法等，是中医学外治疗法的重要组成部分。中医学对于熏蒸疗法有广

笔记

义和狭义之分。广义的熏蒸疗法，包括烧烟熏、蒸汽熏和药物熏蒸三法；狭义的熏蒸疗法仅指药物熏蒸的治疗方法。本节介绍的熏蒸疗法为狭义的药物熏蒸疗法。

熏蒸疗法历史悠久、源远流长，在战国早期历史的文史地理古籍中就有对中药熏蒸的文字描述，而在医学著作中最早有所记载的是《五十二病方》，书中明确提出中药煎煮的热药蒸汽熏蒸治疗疾病，并记载有熏蒸洗浴八方。中药熏蒸法避免了口服给药所带来的不良反应，能够减轻肝脏、肾脏的负担，具有“内病外治、由表透里、舒筋通络、发汗而不伤营卫”的特点，适用大部分患者。

（一）操作内容

1. 全身熏蒸法　按病证配制处方，煎煮后将药液倒入较大的容器（如浴盆或浴池）中，容器上放置一木板，让患者裸坐其上，外罩塑料薄膜或布单，露出头面，进行熏蒸治疗。熏蒸次数及时间视病情而定。一般为 20~40 分钟，最长不超过 1 小时，每日 1~2 次。

2. 局部熏蒸法　将中药加热煮沸，倒入容器中，使药液占容器体积的 1/2 以上。让患者将患部置于容器上方，与药液保持一定距离，以感觉皮肤温热舒适为宜，进行熏蒸。可用塑料薄膜或布单围住熏蒸部和容器，以延长熏蒸时间，减少蒸汽散失，从而提高治疗效果。根据患部的不同又分为头面熏蒸法、手足熏蒸法、眼部熏蒸法、坐浴熏蒸法。

（1）头面熏蒸法：将药物煎液倒入清洁的脸盆内，外罩布单，乘热熏蒸面部。一般每次 30 分钟，每日 2 次。

（2）手足熏蒸法：将药物加水煎煮，药液倒入脸盆或木桶内，外罩布单，将患处手足与容器封严，乘热熏蒸，熏足时可按摩双足的穴位。每次 15~30 分钟，每日 1~3 次。

（3）眼部熏蒸法：将药物煎煮后，药液滤过，倒入保温瓶内，熏蒸眼部。每次 20~30 分钟，每日 2~3 次。

（4）坐浴熏蒸法：将药物煎汤后，去渣取液置盆中，熏蒸肛门或阴部。每次 20~40 分钟，每日 2~3 次。

按照上述方法操作时，要注意控制温度，以患者自身感受为宜，温度过高易烫伤患者，温度过低不能起到治疗作用，老年人感觉迟钝，温度不宜过高。熏蒸过程中需注意保暖。上述操作方法是指传统的方法，近年来熏蒸器械的更新迭代较为迅速，由于不同的熏蒸器械操作方法不同，故不在此一一介绍。

（二）功效及作用

1. 功效　中药熏蒸疗法主要通过扶元固本、消除疲劳，给人以舒畅之感，故能疏通经络、益气养血调节机体阴阳平衡，从而达到养生保健、治疗疾病的目的。

2. 应用举例　熏蒸疗法的应用范围相当广泛，涉及内科、外科、妇科、男科、儿科、皮肤科、五官科、骨伤科等数百种疾病。熏蒸疗法既是治疗慢性疾病的好方法，又适用于急性病的辅助治疗；既可治病又可防病，还可美容、健身，是治未病的一种重要手段。

（三）适宜人群

中药熏蒸养生的应用范围相当广泛，适用于健康和亚健康人群，同时也适用于患有头痛、便秘、失眠、颈椎病、肩周炎等慢性疾病需要养生的人群。此外，还广泛应用于儿科、皮肤科、肛肠科等多种疾病的防治。

笔记

（四）禁忌及注意事项

1. 禁忌

（1）凡患有癫痫、急性炎症、急性传染病、腰椎结核、恶性肿瘤、心脏功能不全、慢性肺心病、严重高血压、心脏病、心绞痛、重度贫血、动脉硬化症、精神病、青光眼、有开放性创口等疾病的患者禁用。

（2）妇女妊娠及月经期间，均不宜进行熏蒸。

（3）过度饥饿、过度疲劳、年龄过大或体质特别虚弱的人群不宜进行熏蒸。

2. 注意事项

（1）冬季熏蒸时，应注意保暖，夏季要避免风吹。全身熏蒸后皮肤血管扩张，血液循环旺盛，全身温热出汗，必须待汗解，穿好衣服后再外出，以免感受风寒，发生感冒等病证。

（2）熏蒸时应注意与药液保持一定的距离，以感觉皮肤温热舒适为宜，避免被蒸汽烫伤。全身熏蒸时间不宜过长，熏蒸过程中，如患者发生头晕及不适时，应停止熏蒸，让患者卧床休息。饭前、饭后半小时内不宜进行全身熏蒸。

（3）熏蒸时若发现皮肤过敏，应立即停止熏蒸，并给予对症处理。凡老人、儿童、病情较重较急者，要在医生指导下进行熏蒸，熏蒸时要有专人陪护，避免烫伤、着凉、或发生意外受伤。高龄者、严重高血压病、心脏病患者不宜采用。

三、药枕

药枕是在中医理论的指导下，基于中医学的基本特点，即人体是一个统一的整体，将具有芳香开窍、活血通脉、镇静安神、益智醒神、调养脏腑、和调阴阳等作用的药物经过炮制之后，置于枕芯或浸在枕套之中，令人在睡卧之时枕卧治病的一种外治方法，具有调和气血、祛病延年的作用。中医认为“头为诸阳之会”“头为精明之府”。气血皆上聚于头部，头与全身经络腧穴紧密相连，因为头部是许多经络起止之处，人体的手足阳经均在头部交接，和督脉等都汇聚到头部。睡眠时枕位于头项部，借助于头颈部的体温加速枕中药物的挥发，通过皮肤及鼻黏膜进入人体和嗅神经传导等途径，以及局部的风府、哑门、风池、天柱、大椎、头皮上大脑皮层的投影区、颈夹脊及皮肤等机械刺激，对机体组织器官起到双向调节作用。

枕，《说文解字》注：卧为所薦首者也。目前已知最早的是我国西汉马王堆一号墓出土的“香枕”。晋代葛洪《肘后备急方》中就有将大豆装入枕中，制成豆枕，用以治疗失眠患者的记载。书中还记载了取青木香、麝香、犀角、虎头等药物制成药枕。唐代孙思邈《备急千金要方》载有“治头项强，不得四顾方，蒸好大豆一斗，令变色，内囊中枕之”。宋代养生家蒲虔贯在《保生要录》中写道：“蔓荆子八分，甘菊花八分，细辛六分，吴白芷六分，其合形亦如枕。”常枕此枕，可以治疗感冒、鼻塞、目眩、头风等。明代李时珍在《本草纲目》中载有绿豆枕、吴茱萸枕、决明菊花枕、蚕沙枕等多首枕疗方剂。其中，蚕沙枕对防治高血压病、颈椎病、失眠、头痛疗效显著。清代吴尚先《理瀹骈文》中载有“健身丁公枕”，并且针对脑痛、小儿丹毒、项强、头风头痛、梦魇等多种病症创制了桃叶枕、蝉衣枕、决明枕、荆芥黑豆枕等多首枕方。曹庭栋在《老老恒言》中旁征博引，论述了枕之高低、长短、温凉等对人体生理病理的影响。书中收集了多种药枕，如磁枕、藤枕、竹枕等，发现了药枕的多种用途。近年来，药枕疗法由于绿色

笔记

自然的治疗理念更加受人们重视。

根据药枕方所含药物数量不同，将药枕分为含单味药物药枕、含多味药物药枕。

（1）含单味药物药枕：此类药枕只含单味药物，如菊花枕、决明子枕、绿豆枕等。

（2）含多味药物药枕：此类药枕用药当根据病情辨证施治。需要注意的是，药枕法用药当辨证施治，决不可一枕而终，当随证变枕，因人而异，即使是保健药枕亦当遵守本原则。

根据药枕的制作工艺主要分为布式药枕、木式硬枕、囊式药枕、石式硬枕、书枕、电磁疗枕。

（1）布式药枕：即用纱布、棉布等包裹药物，制成药枕。特点是暖、软、寿命短，药物容易破损和挥发。多用于虚寒证。

（2）木式硬枕：以木质材料制成枕框，中空、四周留有许多孔隙，外以棉布包裹，可将药物放在木芯中的一种药枕。也有人用竹片或藤质材料编制成枕框，里面再装枕芯。《老老恒言》中记载“藤枕”。此类药枕特点是性凉质硬、使用时间较长，药物损失少并且能储藏其他物品，一物多用。多用于实证、热证。

（3）囊式药枕：又称软式药枕。也就是将药物或温水、或凉水装入囊袋中，令患者枕之，临床不常用。

（4）石式硬枕：即选用有治疗作用的石块，如砭石、玉石、陶瓷等，磨成枕形，令人睡觉时枕之。唐代陈藏器《本草拾遗》中记载：“玉作枕，除鬼魔。”适用于脑力劳动人群的脑疲劳。寒证之人慎用。

（5）书枕：又称纸枕。即以书纸、宣纸等纸卷成圆形、粗如小碗共3卷，按“品”字形相叠，束缚成枕，令人睡觉时枕之。清代高濂《遵生八笺·起居安乐笺》有记载。

（6）电磁疗枕：即在传统药枕基础上加入现代电子技术，从而增加了电磁疗的作用。

（一）操作内容

1. 药枕的制备　药枕主要有枕芯、枕套以及填充枕芯的中药材。药枕的制作也主要包括枕芯、枕套的选择、制作以及中药材的制备。

（1）枕芯、枕套的选择与制作：选择透气性能良好的棉质布料或丝绸面料做枕芯、枕套，化纤、尼龙类慎用。用纯棉白布制成长40~45cm，宽25~30cm（小儿则宜制成长30cm、宽20cm）两端开口的枕套，备用。

（2）中药材的制备：根据人的不同体质和不适，在医师指导下选择不同的药物组成。将鲜采的药物阴干，避免过多曝晒；质地坚硬的矿物类、角质类药物打碎成小块如米粒大小，或捣成粉类；将根茎、本木、藤类药物等混合轧碎（以不成粉末为度）；花、叶类药物于晾晒后搓碎；冰片、麝香等贵重药物直接入囊装枕，易挥发的结晶用纱布包裹混入药末中，不需炮制。以上药物混匀后，用乙醇均匀喷洒在药物上搅拌，再经日晒60分钟杀菌。根类块质铺于下，枝叶药物填于中，花香之品覆其上，矿物、树胶放一侧。药物摊放平坦，枕面柔软，富有弹性。将药物（每袋不少于180g）装入备用的枕套后，排列为圆柱、方柱、扁柱、三角柱等形状，最后缝合。

2. 药枕的使用方法　休息或睡前令患者枕垫于头项下，枕前一般多要求患者松衣，饮一二口温开水，防止芳香类药物耗伤阴津。使用前全身放松，息心宁神，若能配合内养功、六字诀等气功法，效果更好。一般使用2~3周后，当置于阳光下晾晒1小

笔记

时，以保持药枕枕形及药物的干燥度。药物一般不可潮湿，否则失效。每日用枕时间不少于 6 小时，连续枕 2~3 周后见疗效。

3. 药枕使用示例

失眠：

（1）心胆气虚型失眠：琥珀 50g，夜交藤 300g，酸枣仁、枸杞子、蚕沙各 200g。将酸枣仁、夜交藤、枸杞子晒干，与琥珀一起研成粗末。将此药末与蚕沙混合均匀，装入枕芯中，制成药枕。每隔 15 天换 1 次药物。

（2）痰热扰心型失眠：白芥子 1 000g，皂角 100g，郁金、石菖蒲各 200g，陈皮 500g，大茴香 50g，冰片 20g，将上述药物晒干或烘干后一起研成粗末，装入枕芯中，制成药枕，每隔 15 天更换 1 次药物。

（3）心脾两虚型失眠：当归 350g，黄芪 250g，甘松、白术、陈皮、茯苓、熟地、葛根各 200g，酸枣仁 150g，木香 50g。将上述药物晒干或烘干，一起研成粗末后装入枕芯中，制成药枕，每隔 15 天更换 1 次药物。

（4）肝火扰心型失眠：钩藤 500g，罗布麻叶 1 200g，决明子 1 000g。将上述药物起晒干后，将钩藤和罗布麻叶研成粗末，与决明子混合均匀，用纱布包裹缝好，装入枕芯中，制成药枕，每隔 15 天更换 1 次药物。

（5）胃气不和型失眠：柴胡 60g，郁金、白芍各 80g，白术、竹茹、石菖蒲各 100g，香附、佛手各 100g，桑叶、荷叶各 200g。将竹茹捣成绒状，装入枕芯制成药枕。每隔 15 天更换 1 次药物。

（二）功效及作用

药枕法中所使用的药物可辨证选用，枕质、枕形亦可根据不同需求制作，具有药物治疗和皮肤、穴位刺激等综合作用，具有芳香温通、活血化瘀、除秽开窍、养脑益智等功效。

1. 芳香温通，活血化瘀　选用芳香温通，活血化瘀中药，或制成硬枕，刺激经络或腧穴，进以激发经络之气，促进循经感传，起到疏通经络、流畅气血等作用。此类药枕适用于各种经络郁滞、气血不通、瘀血内停等病证。如颈椎病、郁证、胸痹心痛、麻木及各种痛证等人群。还有，通过刺激经络腧穴和药性可以调节微循环，促进血液循环，提高机体的免疫功能，维护机体内环境的稳定，纠正内分泌紊乱，从而增强机体的抗病能力，强壮真气，抗老防衰，延年益寿。主要适用于患有各种慢性虚损性疾病的人群，以及各种保健。

2. 除秽开窍、养脑益智　选用气味芳香和矿石类药物，芳香即能除秽开窍，“一窍开则百窍皆开”，气府开通，气机得以调节，诸病得以调治；矿石之品，多属镇坠，含有磁性成分，能够调节神经，养脑益智，消除脑疲劳，发挥更大的工作效率。故适用于五官科病证、神经衰弱及脑力劳动者等人群。

（三）适宜人群

药枕法虽然应用范围广泛，但主要应用于头面、颈项、胸部疾病。对枕后有不良反应者，应当及时予以必要的处理。

（四）禁忌及注意事项

1. 禁忌

（1）哮喘患者慎用。

（2）患颈部特殊疾病人群禁用。

笔记

2. 注意事项

（1）过敏体质的人不宜使用治病药枕，因其接触到药枕，很可能使病情加重，还可能出现局部皮肤瘙痒、红疹、水疱等。

（2）药枕制作除特殊要求外，一般需选用透气性能良好的棉布或纱布做成枕芯，不用尼龙、化纤类布匹。

（3）药枕不使用时最好用塑料包封，防止有效成分散发，并置于阴凉干燥处，防止霉变。

（4）药枕法起效缓慢而且持久，必须告诫使用人要耐心坚持使用。

学习小结

1. 学习内容

- 方药养生方法
  - 膏药
    敷贴、涂敷、发疱法、热熨和敷脐
  - 药浴（附中药熏蒸）
    全身药浴与局部药浴（坐浴、熏洗浴、足浴、熏蒸浴）
  - 药枕
    布式药枕、木式硬枕、囊式药枕、石式硬枕、书枕、电磁疗枕

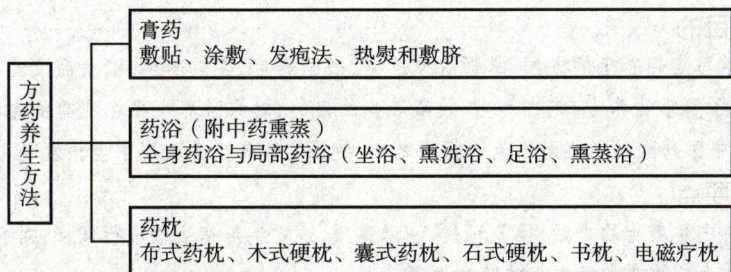

2. 学习方法　掌握膏滋、药剂、茶剂、丸剂的功效及作用，掌握膏药、药浴、药枕的具体操作方法；熟悉膏滋、药剂、茶剂、丸剂的操作方法；了解膏滋、药剂、茶剂、丸剂的发展、现状，膏药、药浴、药枕的具制备方法。

（秦凯华　胡美兰　韩　丽）

复习思考题

1. 什么是茶饮疗法？
2. 如何用膏药调理哮喘病患者？
3. 药枕法的功效有哪些？

笔记

第十二章

志趣养生方法

学习目的

通过学习志趣养生的方法，掌握音乐养生，书画养生，弈棋养生，以及品读养生，品茗养生的方法，了解垂钓养生、花卉养生、收藏养生的目的，对旅游养生要在现有的基础上，进一步发展，使中医药融入到旅游养生的行列之中，使得志趣养生在人群中生根发芽，开花结果。

学习要点

对各种志趣养生的方法，操作过程，注意事项，适宜年龄都应该进行掌握，对有发展前景的养生方法也应该在学习中去体验和发展。

志趣，指意向；志向和兴趣。志趣养生是通过培养兴趣爱好，或在精神方面能够舒畅情志、怡养心神、增加智慧；或在身体方面能够动筋骨、活气血、锻炼身体、增强体质。总之，寓养生于兴趣爱好之中，达到养心怡神、养神健形、益寿延年的目的。

人的兴趣爱好是广泛的，但是志趣作为一种理想和追求，关系到人生的价值和意义，具有专一性和持续性。人的爱好有三种境界，从兴趣开始，然后变成乐趣，最后成为志趣。志趣不仅是要把感兴趣的事情做好，还要为之努力和奋斗，在做的过程中产生成就感。只有将一件小事打磨到获得自我满足与外部肯定时，兴趣才发展为志趣。

志趣养生的活动主要在业余生活中，用健康而美好的活动形式，调剂和丰富我们的生活。因此必须科学合理的运用，才能起到良好作用。在实践中，要注意以下几点：

（1）内容健康：志趣养生的内容一定要是积极健康的兴趣爱好，选择和开展不健康、低俗的爱好，非但不能养生，反而会有损健康。

（2）因人而宜：每个人根据实际情况选择不能的志趣养生方式，例如根据不同的年龄、性别、职业、生活环境、文化修养、性格气质，选择不同的养生形式。只有因人选择，才能达到良好的养生作用。

（3）心情愉悦：有的志趣是具有竞争性的，但是在志趣养生时，人们应只求调养身心，切勿争强好胜，勿做力不从心的活动，以免伤害身体。志趣养生要在轻松愉快的环境和气氛中进行，这样才可以情志畅达，赏心悦目，则百脉疏通，气血调和。志趣高雅的兴趣爱好可益智养心，故具有怡志养神之作用；兴趣爱好动静结合，柔刚相济，既可调养心神，又能活动筋骨，具有形神兼养之功，故有身心兼养的作用。

笔记

（4）和谐适度：不可沉迷不返，“乐不思蜀”。娱乐太过，就成为《素问·上古天真论》所谓“务快其心，逆于生乐”的背离养生之道的行为。于身体非但无益，而且有害。

《黄帝内经》上讲：“女子七岁，肾气盛，齿更发长；二七而天癸至，任脉通，太冲脉盛，月事以时下，故有子；三七，肾气平均，故真牙生而长极；四七，筋骨坚，发长极，身体盛壮；五七，阳明脉衰，面始焦，发始堕；六七，三阳脉衰于上，面皆焦，发始白；七七，任脉虚，太冲脉衰少，天癸竭，地道不通，故形坏而无子也。”

“丈夫八岁，肾气实，发长齿更；二八，肾气盛，天癸至，精气溢写（同泻），阴阳和，故能有子；三八，肾气平均，筋骨劲强，故真牙生而长极；四八，筋骨隆盛，肌肉满壮；五八，肾气衰，发堕齿槁；六八，阳气衰竭于上，面焦，发鬓颁（同斑）白；七八，肝气衰，筋不能动；八八，天癸竭，精少，肾藏衰，形体皆极，则齿发去。”

这反映出了女子以阴血为主，成长周期为7年；男子以阳气为主，成长周期为8年。可见人在生长发育过程中，养生方法的选择是很重要的。志趣养生也要考虑到每个人的生理期的变化，比如儿童、少年、中年志趣选择以动为主，老年的志趣选择当以静为宜。男性，女性的志趣选择也有不同，女性的每个生长过程更是有明显的志趣选择倾向，女性月经来潮前、中、后的不同时期，对养生项目的选择也要进行调整。所以，采取不同的养生方法，可以根据其不同体质、不同的年龄来决定。

古人云：“人生不能无所适以寄情意。”可见志趣养生是人们生活中怡情养性、调节身心健康的重要方法。孔子主张“通习六艺，臻于三德”，“五音贵和，形神兼修”，认为礼、乐、射、御、书、数等都可强身健体，修身养性。明代书画家董其昌在《画禅室随笔》中说：“画之道，所谓宇宙在乎手者，眼前无非生机，故其人往往多寿。”清画家王昱在《东庄论画》中也说：“学画所以养性情，且可涤烦襟，破孤闷，释躁心，迎静气。昔人谓山水家多寿，盖烟云供养，眼前无非生机。古来大家享大耋者居多，良有以也。”清代养生家石成金总结养生“八乐”曰：“静坐之乐，读书之乐，赏花之乐，玩月之乐，观画之乐、听写之乐，狂歌之乐，高卧之乐。”当代红学大师周汝昌认为：“笔墨可以养生，可以寄托情怀。”现代人志趣养生的方法很多，如音乐、弈棋、书画、品读、品茗、垂钓、花卉、收藏、旅游、舞蹈、编织等。

第一节　音乐养生

音乐是自然之声与人类之声最完美的结合与表现形式。它以高度完美和谐的组合声音信号为特征，表达人类丰富而又深刻，复杂而又广博的心身至爱。音乐，本身就是人类以音响艺术形式表现生命信息变化规律，表达自身情感和思维的作品，人类生命活动的信息密码就融于音乐之中。

音乐养生是人们通过聆听音乐，在音乐的环境中使自己的精神状态、脏腑机能、阴阳气血等内环境得到改善，从而调整身心、保持健康的养生方法。音乐是生命的火花，其能够美化生活、净化心灵、提高品味、陶冶情操，激发才智、休闲身心、蓄积活力。在音乐的多种功用中，养生与保健其实是音乐自身的作用与功能。我国古人对此早有认识和总结。古人有云：音乐者，所以动荡血脉、通流精神而和正心也。这就说明音乐能够调理血脉、调治身体。现代研究也证明，音乐对于促进心血管系统和消化系

笔记

统功能，缓解肌肉紧张和神经紧张都具有良好的功效。如果能够根据自己的爱好选择一首美妙的乐曲，对于调整情绪和缓解压力、消除抑郁确有好处。

一、操作内容

1. 五音调脏

（1）养心宜徵调式乐曲：心为五脏六腑之主，精神之所舍。如果生活和工作压力大、睡眠减少以及运动过少等不良因素长期作用，就会伤害心气，引起心慌、胸闷、胸痛、烦躁：微调式乐曲活泼轻松、欢快明朗、惬意宣泄，代表曲如《紫竹调》《百鸟朝凤》等，对调理心脏功能有较好效果。

（2）养肝宜角调式乐曲：如果长期被一些烦恼的事情所困扰，会逐渐引起肝气郁结，引起抑郁、易怒、乳房胀痛、口苦、痛经、眼部干涩、胆怯。角调式乐曲亲切爽朗、柔和甜美、生机盎然，代表曲如《胡笳十八拍》《蓝色多瑙河》等，有利于平调旺盛的肝气，起到疏理肝气的作用。

（3）养脾宜宫调式乐曲：脾胃为后天之本，气血生化之源，是人体的能量来源。饮食不节、思虑过度等常损害脾胃之气，引起腹胀、便溏、口唇溃疡、肥胖、面黄、月经量少色淡、疲乏、内脏下垂等。宫调式乐曲沉静稳健、辽阔厚重、悠扬绵绵，代表曲如《十面埋伏》《鸟投林》等，有助于调节脾胃功能。

（4）养肺宜商调式乐曲：肺主气，司呼吸，主管人体气体交换，与环境直接相通。环境污染，空气质量下降，各种病邪容易袭肺，引起咳嗽、吐痰、鼻塞、气喘。商调式乐曲高亢昂越、激愤悲壮，铿锵雄伟，代表曲如《阳春白雪》《黄河大合唱》等。在这类音乐旋律中，不断调理呼吸，能起到调补肺气，促进肺的宣发肃降作用。

（5）养肾宜羽调式乐曲：肾藏元阴元阳，是人体精气的储藏之所。当人体精气较长时间耗损，会引起面色晦暗、形寒肢冷、小便清长，腰酸膝软、性欲低等。羽调式乐曲清纯温婉，潺潺流淌、阴柔滋润，可调理肾气。代表曲如《梅花三弄》《汉宫秋月》等，欣赏此类乐曲，可以促长肾中精气。

2. 以情胜情　根据生克乘侮的关系，利用某一种情绪抑制人体另一种偏盛为害的情绪，使情绪恢复正常。昂扬活泼、欢快明朗的音乐能帮助人们消除愁思，《蓝色多瑙河》《春之声圆舞曲》等角调式乐曲可以制约思虑，《溜冰圆舞曲》《喜洋洋》等徵调式乐曲能够减缓忧愁。云淡风轻、凄美滋润的音乐能帮助人们舒缓烦躁愤怒，如《梁祝》《汉宫秋月》等羽调式乐曲能够缓和克制急躁情绪，《江南好》《威风堂堂进行曲》等商调式乐曲可以制约愤怒情绪。

3. 顺情疏调　利用承载某一种情绪的音乐来帮助人体宣泄和调整同一种偏盛为害的情绪。如人在悲伤时，不妨听听《二泉映月》，乐曲委婉连绵而又升腾跌宕地倾诉着作者阿炳坎坷的人生故事和悲愤、哀痛、不屈的内心情绪，听者内心的悲凉也会在情绪共鸣和情境比较中，得到宣泄与调节而渐趋平静。

二、功效及作用

1. 抒发情感，调节情志　音乐用其特殊的语言形式，满足了人们宣泄情绪，表达愿望的需求，而情感的适当抒发对人的健康十分有利。音乐不仅可以表达情感，还能通过其旋律的起伏和节奏的强弱调节人的情志。《晋书·乐上》说："闻其宫声，使人

笔记

温良而宽大；闻其商声，使人方廉而好义；闻其角声，使人恻隐而仁爱；闻其徵声，使人乐养而好施；闻其羽声，使人恭俭而好礼。”说明音乐能影响感情变化。《寿世全书》说：“声音感人之道，其效力速于训话与身教……况丝竹能陶冶性情，讴歌能发抒抑郁，故无论男女，当职业余之时，或安弦操漫，或铁板铜琶，或引吭高歌，或曼声徐度，于身心二者，交有裨益。”音乐使人的感情得以宣泄，情绪得以抒发，因而令人消愁解闷，心绪安宁，胸襟开阔，乐观豁达。正如音乐家冼星海所说：“音乐，是人生最大的快乐；音乐，是生活中的一股清泉；是陶冶性情的熔炉。”

2. 调和血脉，怡养五脏　《乐记》中说：“音乐者，流通血脉，动荡精神，以和正心也”。音乐通过调节情志，使人欢悦，故而令周身脉道通畅，气血调达。《黄帝内经》探讨了音乐与人体生理、病理、养生益寿及防病治病的关系。认为角为木音通于肝，徵为火音通于心，宫为土音通于脾，商为金音通于肺，羽为水音通于肾，阐明了五音、五行和五脏的内在联系。宫音悠扬谐和，助脾健运，旺盛食欲；商者铿锵肃劲，善制躁怒，使人安宁；角音调畅平和，善消忧郁，助人入眠；徵音抑扬咏越，通调血脉，抖擞精神；羽音柔和透彻，发人遐思，启迪心灵。说明音乐确能起到和血脉，谐调五脏功能的作用。

3. 动形健身　音乐不仅可以通过听赏而令人心情舒畅，气血和调，演奏不同的乐器或伴随优美的乐曲而翩翩起舞可使人动形健身。吹、拉、弹、拨各种不同的乐器，可以心、手并用，既抒发情感，也活动肢体，而且，手指的活动还可以健脑益智。在音乐旋律的境界中，舒展身体，轻歌曼舞，使人情动形动，畅情志而动筋骨，从而达到动形健身的目的。

三、适宜人群

音乐养生适宜老少男女，从儿童的学习音乐，到老年的志趣享乐，可以提高人们心情的喜悦和激情。

四、禁忌及注意事项

1. 营造一个良好的环境　最好能选择静谧、优雅、空气清新的地方，泡上一杯茶，排除心理上的紧张烦乱。最好使用高保真音响播放音乐。只是在不得已情况下，可利用封闭式耳机来欣赏音乐。

2. 选择适当的时间段　如在起床、午休或就寝时，可用作背景音乐，闭目养神，静心体味。最好能安排比较固定的时间段，使音乐能有规律地对身体功能产生作用。需要坚持不懈，才能收到效果。

3. 根据不同情况有针对性地选择　如进餐时，听轻松活泼的乐曲较为适宜，有促进消化吸收的作用；临睡前，听缓慢悠扬的乐曲，有利于入睡；工间休息时，听欢乐、明快的乐曲，有利于解除疲劳等。

4. 注意音量合适　欣赏音乐时，只要能清晰入耳，音量的大小，对人体的良性作用只有很小的区别，但太大的音量却具有不良作用，甚至变成一种噪声，给身体带来不适。

5. 结合个人身体情况选择曲目　不同体质、不同身体状态的人对音乐的感受不同，音乐种类的选择主要根据自己的体验。如老年人，体弱者及心脏病患者，宜选

笔记

择慢节奏的乐曲；年轻人宜选择强节奏的乐曲等。不论高雅的古典音乐还是通俗质朴的大众音乐，只要能让欣赏者感到身心舒畅，能很快地调整心情就是适合个人的音乐。

6. 根据个人爱好选择曲目　无论民族乐、管弦乐，还是地方戏曲，均以个人喜好为原则，其同样都能起到调节情志的作用。

7. 注意听音乐时的状态　空腹时忌听进行曲及节奏强烈的音乐，会加剧饥饿感；进餐时忌听打击乐，其节奏明快，铿锵有力，会分散对食物的注意力，影响食欲，有碍食物消化；生气忌听摇滚乐，怒气未消又听到疯狂而富有刺激性的摇滚乐，会火上加油，助长怒气；睡眠时上面几种音乐也不宜，会使人情绪激动，难以入眠，特别是失眠人群，更不宜听这类音乐。轻靡淫逸之音，会使人神废心荡，为了健康向上，当忌收听。

第二节　弈棋养生

棋，最早出现于甲骨文，由“木”和“其”构成，原是上下结构（木，是小木块；其，是箕筐，双手，抓持）。整个字的意思是几案上有像簸箕横竖成行条纹的木制品。它指围棋盘，引申表示各种棋。棋者，弈也。下棋者，艺也。弈棋养生，能够使人精神专一宁静，心无杂念、全神贯注于棋局，谋定而动，在凝神屏息间获得气功样的调身、调心效应，从而使脏腑功能、阴阳气血等身体内环境得到改善，达到调整身心、保持健康之目的。

一、操作内容

1. 选择适宜自己的棋类弈棋　从对心脑的作用强度来说，弈棋可分为简单类和复杂类。简单类如对弈跳棋、军棋、五子棋等，复杂类如对弈围棋、中国象棋、国际象棋等。前者弈棋时间短、所需条件少、游戏功能明显，后者弈棋时间长、条件要求较多、思维锻炼突出。由于象棋、围棋等复杂棋类变化无穷，永远能给人新鲜感，胜之不易，能够较好地修养心性，故较适合养生对弈选择。但每个人的爱好、体质和时间等不同，故更应结合自己的实际情况而选择适宜的棋类弈棋。

2. 选择良好的弈棋环境　一局棋的胜负，往往难以在短时间内决出，对弈双方会较长时间处在一种环境中，因而要选择良好的环境，以使身心舒适。一般来说，可选择在棋室或家中对弈，这样能方便地获取茶水、点心，增加对弈舒适度。若在户外对弈，夏天可在树荫之下，凉爽而不受暴晒；春秋季节宜选择风小之时，避风、避寒而弈；冬天应避免在户外对弈。棋具要齐备协调，弈者坐具要高低软硬适度，体位要舒服自然。

3. 选择水平相当的棋友　弈棋既是一种雅趣，也是一个学习提高的过程，因此与水平相当或稍高的棋友弈棋，才能更好地提高自身的棋艺。若总是与水平低的棋友弈棋，胜利得来太易，对棋的热情反而会很快消退。

4. 利用棋局间隙活动身体　在对弈过程中，双方往往都会长时间处在一种姿势直至棋局结束，这样不利于周身气血的流通，尤其对于深蹲或坐低凳弈棋的人，时间过长会使下肢静脉血液回流不畅，出现下肢麻木、疼痛等感觉。骤然站起还会引起体

笔记

位性低血压，甚至会因此而危及生命。所以弈棋期间，可在等待对方落子的间隙起身稍作活动，适当地站立、伸腿，活动颈、肩、腰、臂，保持良好的气血循环。

二、功效与作用

1. 养性益智　弈棋是一种静中有动、外静内动的活动，需要心无杂念、凝神静气、全神贯注，神凝则心气平静，专注则杂念全消。而棋局的变化使人精神有弛有张，人体的气血津液、脏腑经络在张弛之间也会得到有益的调整，可以锻炼人的应变能力。弈棋可以洁心涤虑，消除烦恼，安神养身。因此，弈棋既是一种休息、消遣，也是一种益智养性的活动。

2. 锻炼思维　弈棋是一种有趣味有意义的脑力活动，布局对垒是思维的较量、智力的角逐。开局、中局、残局，棋盘上瞬息万变的形势，要求对弈者全力以赴，开动脑筋，以应不测。经常弈棋，能锻炼思维，保持智力聪慧不衰。特别是中老年人，经常弈棋可以保持活跃的脑神经活动，预防老年性痴呆。

3. 身心舒畅　与棋友会棋，磋商技艺，能增进朋友之间的往来，在谈笑风生中释怀解闷、收获友情、收益快乐。中老年人以弈棋作为一种活动，也可遣孤独寂寞，使人精神愉快，有所寄托，使身心舒畅。

4. 培养品格　通过弈棋有利于培养温和有礼、谦虚谨慎、不急不躁、沉着冷静的良好性情，以及积极进取、排除万难、努力获胜而又不被胜败所乱的定力修养。棋如人生，人生如棋，弈棋可以醒悟人生，磨炼心性。下棋还能起到气功练习中的调息、吐纳等作用，从而有益于健康，培养良好的性格。

5. 增加社交　下棋也是一种有益的社交活动，下棋能够增进友谊，以棋会友，其乐无穷。棋类活动可作为一种健康的娱乐和积极的休息，使人们摆脱日常生活中的纠葛纷扰，避免外界不良的精神刺激。

三、适宜人群

围棋、象棋，棋法很繁，需要较长时间的学习磨炼，或研究前人的相关"博弈论"等著述，才能登堂入室。而军棋、跳棋、五子棋类则比较简单易学，适宜于普通大众娱乐。少儿开始学习棋艺，可以开阔其思维，老年人下棋可以预防脑细胞的老化。

四、禁忌及注意事项

1. 饭后不宜立即弈棋　饭后应稍事休息，以便食物消化吸收。若饭后即面对棋局，必然会使大脑紧张，减少消化道的供血，导致消化不良和肠胃病。

2. 不要时间过长　弈棋不注意适度，会使下肢静脉血液回流不畅，出现下肢麻木、疼痛等症。故应适当活动，不应久坐。

3. 不要弈快棋　所谓快棋，就是弈棋速度快，每一步有时间限制。它虽能锻炼人的敏捷性，但较耗费心神，尤其对老年人和患有心脑血管疾病者不适宜。

4. 不要情绪波动　两军对垒，总会有输有赢，不要因为棋局的输赢而过分激动或争强好胜，要有一笑对输赢的宽阔胸怀，不计较得失，以探讨技艺为出发点和目的，才能心平气和。过分紧张、激动，对老年人十分有害，往往可诱发中风、心绞痛。

5. 不要挑灯夜战　老年人生理功能减退，容易疲劳，且不易恢复，若夜间休息减

笔记

少，身体抵抗力下降，就会容易发生疾病。更不要嗜棋与赌棋，否则多因贪心和痴迷而致无节制，既易伤害身体又易丧失品行，非常不利于身心健康。

第三节 书画养生

书指书法，画指绘画，中国书画是具有浓郁民族特色的艺术表现形式，也是养生的有效手段之一。书画是通过凝神静气，心神专注于书法绘画中，用以陶冶性情、活跃心智、愉悦心情的一种养生方法，是传统的养生方法之一。以书画进行养生、治病，有两方面的内容。一是习书作画，二是书画欣赏。习书作画是指自己动手，或练字或作画，融学习、健身及艺术欣赏于一体。书画欣赏是对古今名家的书画碑帖艺术珍品的欣赏，在享受艺术之美的同时，达到养生健身的目的。

我国古代多有以书画健身强体的名家名言。苏东坡云："笔砚纸墨皆精良，亦自是人生一乐。"陆游有诗曰："一笑玩笔砚，病体方知轻。"世界级的书画大家齐白石，活了96岁，书法界号称"南仙北佛"的苏局仙活了108岁，孙墨佛活了100岁。经常习书作画，就能有真乐，有益于益寿延年。《老老恒言》中说："笔墨挥洒，最是乐事"，"法书名画，古人手迹所有，即古人精神所寄，窗明几净，展玩一过……审其佳妙，到心领神会处，尽有默默自得之趣味在"。经常练字的人都有这样的感觉，随着自己在书法上的长进和增高，体力、精力也有很大的增益。

一、操作内容

1. 书画姿势要正确　习书作画要头部端正，两肩平齐，胸张背直，两脚平放，这样才能使全身松紧有度，才能在书画时养成良好的习惯，也不至于太疲倦。古人就有"肩欲其平""身欲其正""两手如抱婴儿""两足如踏马镫"的严格要求。

2. 有规律地练习书画　作为一种养生方法来习字绘画，要有规律地进行，最好制定一个时间表，坚持下来，才能达到书画技艺方面的提高，又有养生延年的收获。最好天天练，立姿悬肘练更好，或立姿、坐姿交替练，每日1次，每次1小时左右，锲而不舍，有恒心，有毅力，长年坚持，才能有收获。

3. 要有良好的书画心态　作书绘画必须要有平静的心态，烦躁激动都难以入静，起不到养生的效果。中国书画都特别注重追求意、气、神，意指意境，气指气势，神指神韵。既要求书画时要静息凝神，精神专注，也要求全神贯注于笔端，令作品体现出自身的气势和神韵。习书时心要完全静下来，排除一切杂念，思想高度集中。

4. 就地取材，因地制宜　有笔墨纸即可习书，室内外均可挥毫舞墨。甚至可用特制大笔蘸水在地上书写，当前城市书法广场就非常流行地书和沙滩书。

5. 要边默诵古诗名句边书法　手、脑、口合一，笔在纸上走，人仿佛在诗情画意中游，心驰神往，怡然自得，心手双畅。自撰诗文并书更有益身心。

6. 临摹字体的选择　篆隶草行楷各有不同。篆书是大篆、小篆的统称。笔法瘦劲挺拔，直线较多。起笔有方笔、圆笔，也有尖笔，手笔"悬针"较多。大篆保存着古代象形文字的明显特点。小篆也称"秦篆"，是秦国的通用文字，大篆的简化字体，其特点是形体均匀齐整、字体较籀文容易书写。隶书，亦称汉隶，是汉字中常见的一种庄重的字体，书写效果略微宽扁，横画长而直画短，呈长方形状，讲究"蚕头雁尾""一

笔记

波三折”。楷书也叫正楷、真书、正书。楷书有楷模的意思，从程邈创立的隶书逐渐演变而来，更趋简化，横平竖直。行书是在隶书的基础上发展起源的，介于楷书、草书之间的一种字体，是为了弥补楷书的书写速度太慢和草书的难于辨认而产生的。“行”是“行走”的意思，因此它不像草书那样潦草，也不像楷书那样端正。实质上它是楷书的草化或草书的楷化。楷法多于草法的叫“行楷”，草法多于楷法的叫“行草”。草书是汉字的一种字体，特点是结构简省、笔画连绵。形成于汉代，是为了书写简便在隶书基础上演变出来的。有章草、今草、狂草之分，在狂乱中觉得优美。

7. 要经常读帖，欣赏书法 平时多翻阅、揣摩碑帖，参观各种书画作品展，感受书法之美的魅力，提高艺术鉴赏水平。第一，书法不仅能体会作品点画、结体、章法的匠心与功力，以及师承、流派、风格，更重要的是能通过作品去感受书家的气质，情感，及其审美追求。赏析书法要对作品宏观把握，如气势、线条质量等，从中可以观察出作者创作时的用笔、用墨及其笔法。第二，书法是由线条点画组合的汉字结构，其中包涵艺术造型的意趣和哲理。第三是布局，包括结字、行气、章法。第四是神采，就是指书法的精神气质、格调风韵。神采是作者精神境界的忠实记录，与作者的情感、性格、修养密切相关。优秀的书法作品必须是形美神足，形神兼备，欣赏者就是要领会体势，捕捉神采。

二、功效及作用

1. 练习书画调血气，通经脉 宋代陆游有“病体为之轻，一笑玩笔砚”之名句。习书作画要有正确的姿势。集中精力，头部端正，两肩平齐，胸张背直，两脚平放，这样才能提全身之力。写字作画必须集中精力，心正气和，灵活自若地运用手、腕、肘、臂，从而调动全身的气和力。这样，很自然地通融全身血气，身体内气血畅达，五脏和谐，百脉疏通，使体内各部分功能得到调整，使大脑神经兴奋和抑制得到平衡，促进血液循环和新陈代谢，精力自然旺盛。

2. 书画让人意气相合，神形统一 中国书画，是两种不同的艺术表现形式，书法重在字的间架结构变幻及笔力、气势；而中国画则重在丹青调配，浓淡布局。但其本质都在于追求意、气、神，讲究章法、布局。所调意，指意境；气指气势；神指神态。讲意境，即要求静息凝神，精神专注，杂念全消，一意于构思之中。讲气势，是要求全神贯注，气运于笔端，令作品在笔墨挥洒之间一气呵成。讲神态，是指意境、气势的集中表现。练习书画之时身体经常处于内意外力的“气功状态”，使人神形统一，并能令人静思凝神，心气内敛，这也是排除不良因素干扰的一个重要方面。

3. 书画活动静心宁神，使心理达到恬静 书画活动可以使心理达到平衡。书画作者在创作过程中往往注意力高度集中在构思上，运笔时呼吸与笔画的运行自然地协调配合，形成了精神、动作、呼吸三者的和谐统一关系，对人的身心健康、神经系统和心肺等脏腑均能起到调节作用。唐代大书法家欧阳询认为：“莹神静虚，端已正容，秉笔思生，临池志逸”。作画习书必须用意念控制手中之笔，“用心不杂，乃是入神要路”。绝虑凝神，志趣高雅，便能以静制动。这样，可使人消除紧张，遇事沉着。

4. 书画让人心情愉悦 学然后知不足，知不足乃能立志进取，购买书法理论，碑刻字帖，参观书展、观摩欣赏，苦练作画习书之功，才能提高鉴别能力，也才能真正掌握功夫。进取总使人欣慰，一旦有所长进，便会自得其乐，心情愉快。

笔记

5. 练习书画培养高尚情操　在书画创作中体现出来的高尚情操古人称之为“书卷气”。这种书卷气又使书画娱乐的境界提高，从而增强了书画养生中的智慧含量和解郁力量。

6. 书画防病治病　赏书画胜百药，古人早有论述，如唐代书法家张怀罐《评书药石论》，称书法为药石。宋代诗人陆游看到林和清写的行草，赞曰：“余见之，方病，不药而愈；方饥，不食而饱。”此话虽然有点夸张，但实属真情流露。练书法有益于慢性患者的康复，郭沫若的夫人于立群曾患严重的慢性病，后由于长年累月地练习书法，竟然病体康复，精力充沛。当时毛泽东主席曾写信给她说：“你的字好，又借此，休养脑筋，转移精力，增进健康，是件好事。”陈毅同志也曾为之题词“书法系艺术劳动，亦系体力劳动，立群同志运用书法恢复健康，这是重要的创举，值得我们学习”。

练习书法或赏书法，实际上是一种精神疗法，属心理治疗范畴。书法是一种高雅的审美活动，书法的结构、力度、气势和神韵是优美的艺术享受，乃药所不及，能调节自主神经功能，加快新陈代谢，增强免疫力，从而促使疾病康复痊愈。书法还是一种转移疗法，可排除烦恼，抑制躁怒，宣泄不良情绪，消解忧愁，净化心灵。所以书法非药而胜似良药。实践证明，书法对高血压、冠心病、失眠、神经衰弱、抑郁症、糖尿病、中风后遗症及癌症等心身疾病，有较好的辅助治疗作用。

在心理方面，楷书能除烦，隶书使人恬静，行草使人激情，所以，有人称书法是纸上进行的气功和太极拳。写字要求凝神静虑，全神贯注，心平气和，意沉丹田，气运形体，灵活地运动手、腕，臂以至全身，这就会使全身气血得到疏通，体内各部功能得到柔和的调整，促进血液循环和新陈代谢。

三、适宜人群

书画养生老少男女皆宜：少儿可用于开发大脑的思维，增强大脑活动；中老年人可以起到养心静心，形神合一的作用。

四、禁忌及注意事项

1. 书画时保持良好情绪。练习书法或作画，也十分强调情绪好坏。情绪的好坏直接影响字画作品的效果。唐代著名书法家孙过庭曾说：“一时而书，有乖有合，合则流媚，乖则雕疏”。精神愉快，心有所悟，雅兴勃发，自然就能在作书画时尽兴发挥自己所长。反之，情绪不舒，即便写字作画，往往也未必成优良之作，更谈不上于身体有益。要作书画，就要注意自己的心情，若情绪不良，不必勉强。劳累之时或病后体虚，不必强打精神，本已气虚，再耗气伤身，会加重身体负担，不易恢复。大怒、惊恐或心情不舒，不宜立刻写字作画，气机不畅，心情难静，此时一则不会写出好字绘出好画，二则也伤身体。

2. 饭后不宜马上写字作画。饭后伏案，会使食物壅滞胃肠，不利于食物的消化吸收。

3. 坚持练习“功到自然成”，不可操之过急，要持之以恒，坚持经常练习。

4. 心态平和，不要为成名成家而练。书法虽日趋商品化，但书法养生不能在乎名利。不要担心因基础差练不好而不敢练，也不要因年纪大觉得不适合练。书法养生适合每个人，只要有兴趣，想练就练，贵在陶冶情操，坚持就能收到奇效。

第四节 品读养生

品读养生是以读鉴诵唱为主的养生方式，包括品读诗文、吟诵歌赋、品鉴书画、学唱戏曲等。人类在几千年的历史中积淀了许多优秀的文化精品，品读它们可以丰富知识、增长智慧、涵养德行、陶冶情操、优化生活。品读养生，归根到底在于养心，而此种心境可以调节脏腑机体功能，达到保持健康的目的。

传统文化主要以书为载体（包括画卷），书是人们品鉴文化的主要方式。古人把高雅的典籍赋予“书香”的美誉，把读书人脱尘出俗的气质称为“书香气”，把喜爱读书重视文化的人家称为“书香门第”，把喜爱读书崇尚文化的国家称为“书香国度”。宋代苏轼《和董传留别》诗中一句“腹有诗书气自华”，指出高雅的气质来自读书。要达到“腹有诗书气自华”的境界，培养自身高尚的气质，显然都必须读书，从书中吸取营养。

一、操作内容

1. 建立品读养生的信心　对诗词书画、妙文博论的爱好和欣赏并不是学者的专利，也并不仅仅是闲来无事的浏览，而是人人都需要读书。因此，要了解和相信品读的养生效果，坚定信念。特别是老年人，离开工作岗位后，生活中突然缺失了工作环节，会有一段时间的不适应和茫然。如果用读书来填补这一空缺，对一些老年性的生理退化，如老年性痴呆等，都有较好的养生作用。

2. 品读有益身心的书画　品读内容需要选择，要选择有益身心的优秀文化成果，有计划地购置积累，并常玩味。“有益身心”的书画应当内容广泛，不仅局限于一种一类，可有书法的鉴赏，名画的品鉴，名著的咀嚼，诗词的朗诵等。从不同的艺术角度去品味，才能有益于养生。

3. 要读出兴趣、读出营养　养生的读书品画，不能如过眼云烟，蜻蜓点水。一部好的作品，需要仔细品味，反复吟咏，甚至熟读成诵，铭记于心，才能真正领会到作品的精彩，读出兴趣，吸取到营养。书法的秀美飘逸、雄浑豪迈，需要细细欣赏；诗词的激扬豪壮、凄婉缠绵，需要慢慢咀嚼；文章的潇洒激越，需要反复领会。

4. 养成读书品画的习惯　书画欣赏是一种高雅的情趣，并不是所有人都具有这样的天赋，多需要自我培养，持之以恒，养成勤读书、善品鉴、会欣赏的习惯，才能进入养生的境界，收到养生的效果。

二、功效及作用

1. 读书能养心怡神　古今各种优秀的文化成果，无论是诗词、书画，还是散文、小说，那些深远的意境、广阔的世界、鲜活的故事、优雅的情趣、激扬的精神、深邃的哲理，都能使人心醉神迷、怡然自得、精神欢畅、心灵和谐。

2. 读书能培养气质　健康的身体需要有健康的心态，良好的素质，很重要的途径就是品读欣赏前人今人的文化成果。“腹有诗书气自华”其实就是一种优雅的精神气质，一种良好的精神境界，一种优秀的心理素质。这种“气自华”是因为“腹有诗书”，是欣赏阅读大量的书画诗词的结果。

笔记

3. 读书能调整情绪　春秋时期的政治家管仲就曾说过："止怒莫若诗，去忧莫若乐（《管子·内业》）。"一书在手，受苦而不悲，受挫而不馁，受宠而不惊，如闲云野鹤，能保持着一种雍容恬雅，潇洒达观的境界。

4. 读书能延缓衰老　中国古代养生家认为，书卷乃养生第一妙物。人的衰老，首先是脑的衰老。大脑用则进，不用则退。读书可使脑功能得到锻炼，预防老年性痴呆，从而提高老年人的生活质量。读书还可获得养生保健知识，更有益于健康长寿。

三、适宜人群

老少男女皆宜品读养生。

四、禁忌及注意事项

1. 要处理好精读与泛读　养生品读的内容不仅仅局限于通俗流行的小说故事、书法画卷、散文哲学，古今中外各种优秀文化成果都应纳入养生品读的范围，才能广泛获取精神营养。细细咀嚼，反复品味，品出了其中的真味，发现了其中的真趣，才能收到良好的养生效果。但需注意，品读虽需广博但不是没有侧重，虽需精读但不是没有泛读。由于每个人的时间、精力有限，能力、爱好有别，因此，要根据自己的实际情况处理好博与专、精与泛的关系。

2. 要养成正确的品读行为　如制定一个适合自身的品读时间表，持之以恒；饭后活动一会儿再开始品读，使气血流通；不宜长时间坐着不动，要注意调节肢体活动；不宜单一进行某一种活动，要适当地改换姿势，如极目远眺，伸腰动腿，听听音乐，或者更换另一种养生方法；注意良好的体位，躺在床上不宜长时间阅读，容易阻滞气血运行。

第五节　品茗养生

品茗养生是指在品尝茶饮的过程中，享受茶茗的韵味、茶友交流的乐趣、饮茶趣谈的氛围，从而获得养生益寿的效果。

中国人最早开始饮茶，至今已经有一千五百年的历史。据《神农本草》记载：神农黄帝早在公元前 2737 年就发现了野生茶树，称"神农尝百草，日遇 72 毒，到茶而解之。"《晏事春秋》记述：齐国宰相晏婴经常品茶，可见公元前 500 年前，我国就有了饮茶的习惯。唐代茶叶专家陆羽著《茶经》，系统总结了种茶、制茶、用茶的经验。可见，中国是茶的故乡，饮茶的历史源远流长。

茶是我国古代日常生活中最主要的饮料，与咖啡、可可被公认为世界上三大天然饮料，而以茶叶的饮用流传最广。世界卫生组织认为，茶为中老年人的最佳饮料。中华茶文化历史悠久，内涵丰富，有养生之道，亦有崇高的人文追求，堪称世界之最、中华"国粹"。唐代学者刘贞亮认为茶有十德：以茶散郁闷，以茶驱睡气，以茶养生气，以茶除病气，以茶利礼仁，以茶表敬意，以茶尝滋味，以茶养身体，以茶可雅心，以茶可行道。在咏茶诗词中，最为绚烂者当为唐代诗人卢仝的《七碗茶歌》，淋漓尽致地再现了作者饮茶一碗到七碗的不同意境、审美体验和心灵感悟。古人认为真正的喝茶不为解渴，只在辨味，在"品"，体味苦涩中一点回甘。品茗固然可以独享，但更多的则是茶

笔记

友的共同品赏，才能品出个中的真味，达到养生的境界。

一、操作内容

1. 养成良好的饮茶习惯　一般认为，最佳饮茶时间在上午，因为上午往往工作强度较大，需要饮茶以提振精神、提高效率。饮茶习惯的培养要循序渐进，从淡茶开始，随自身饮茶口味的加重，逐渐增加用茶量。虽然每天茶叶的适宜用量有争议，且与身体耐受度有关，从健康角度而言，可以相对保守一些，以精神得到提振、茶叶滋味已出为度。确定茶叶量后，宜将其固定为规律，每天投放等量茶叶。饮茶种类而言，尽量固定品饮一种茶叶，如绿茶、红茶、乌龙茶等，具体品牌可以不限。在茶种之间转换时，例如欲将饮红茶的习惯转换成饮绿茶，则需重新建立饮茶规律。

2. 邀朋结友共品茗　品茗最好的方式是与茶友共同品味。无论何种茶，在与茶友的共同品赏中，其养生价值都不限于饮茶，更在品茶的乐趣，品茶中的交流。在家中以茶待友，或邀约于茶馆，一杯茶在手，一边品茶，一边品味人生，吐出腹中牢骚，抒发心胸浩气，可达到调畅情志的良好养生效果。

3. 茶具不可或缺　品茗需要特定器具，应当配备相应的茶具。江南沿海地区功夫茶的器具非常讲究，品茶也很讲究。内地和北方相对较少有那样专门的茶具，但至少要有专用的茶杯，最好是陶、瓷或玻璃杯，不锈钢和搪瓷杯并不是饮茶的好器具。

4. 茶叶选择至关重要　品茗需要选好茶叶。茶叶分绿茶、乌龙茶、红茶、白茶、黄茶、黑茶和再加工茶等。以红茶、绿茶为例，好茶叶主要表现为茶叶粗细色泽均匀、香气馥郁纯正，纯净不掺杂异物，干燥、含水量低。因选材、加工方法有异而使不同茶类呈现不同的口感特征，具有不同的养生保健作用。绿茶为不发酵茶，营养物质在各类茶叶中最高，在中国拥有最多的消费者，其味苦性寒，非常适宜夏季饮用。红茶为全发酵茶，味甘性温，尤适宜体力劳动者、产妇、老弱体虚者和冬季饮用。乌龙茶为半发酵茶，性味介于红、绿茶之间，男女老幼皆宜。因此，选茶品饮，既要考虑质量，还要根据个人喜欢、体质状况和季节，但无论红茶绿茶、白茶黑茶等各类茶叶，经常饮用都有益养生。

5. 用水要讲究　好茶还需好水泡。泡茶用水可选择山泉水、井水、雨水、雪水、自来水、矿泉水等。天然无污染泉水非常适宜，无污染雨水与雪水泡茶亦佳，自来水最方便。泡茶用水必须符合居民生活饮用水标准，而以软水、透明度好、无异味为宜。此外，要沏出好茶，还要掌握好茶叶用量、泡茶水温、冲泡时间与次数等泡茶技术。

6. 贮存保管有学问　茶叶的香气成分芳香油易挥发，茶叶经长时间贮存后，会出现香气下降，色泽变暗等不良变化，即陈化现象。茶叶由于经干制形成了疏松多孔的组织结构，并且茶叶的很多成分如茶多酚、咖啡碱、糖类、蛋白质等都具有亲水性，因此茶叶具有很强的吸湿性。茶叶的多孔结构和疏松状态使茶叶具有较强的吸附异味性。利用它的吸附性，可用来吸附花的香味，进而制造花茶。但茶叶在储运销售与存放过程中则应避免与有异味的物质接触，以免影响茶叶质量，甚至丧失饮用价值。根据茶叶的特性，茶叶应贮存在干燥、密闭、隔热、避光的条件下。一般温度为15℃左右，不宜超过30℃。湿度在70%左右，不宜超过80%。控制异味污染，具体可采用瓦

笔记

坛、铁罐、塑料袋等方法进行贮藏。

二、功效及作用

1. 提神醒脑　茶有提神醒脑的功效。对于健康长寿者来说，饮茶更是功不可没。苏轼《浣溪沙》“酒困路长唯欲睡，日高人渴漫思茶”，没有茶，人就很难清醒脱困。所以疲倦、劳累、酒困之后，人们都寄望于饮茶解困、消倦，醒酒。茶叶中的咖啡碱、茶碱等可使中枢神经系统兴奋，消除疲劳和睡意，振奋精神，提高工作效率。

2. 趣谈养性　品茗“品”出个中滋味，实际上并不全在于饮茶，而在于茶友之间天南海北地聊侃，交流趣谈，以愉悦身心。老舍的《茶馆》，以及现实生活中形形色色的茶厅茶馆，起意只在提供休闲趣谈的场所，让人们在一杯茶中体味生活，消除烦恼，平静心绪，调整情绪。

3. 强身保健　茶能生津止渴、明目利尿、健胃解毒，可降脂减肥、抗菌消炎、抗疲劳、抗辐射、抗病毒、防癌抗癌、防治冠心病、抗动脉硬化、保护牙齿，是药食两用之品。因此，根据自身状况，经常品饮相应茶叶即可起到保健强身、防治疾病的作用。早在唐代《本草拾遗》中就说，“茶久食令人瘦，去人脂”。近代临床观察发现，茶叶调节血脂的有效率为70%~98%。流行病学及临床观察发现，喜饮茶者高血压病、冠心病、动脉硬化发生率明显少于不饮茶者。日本学者发现，茶叶有降血糖作用。茶叶中含有促进胰岛素合成的物质，还含有减少血液中过多糖分的多糖类物质。这种物质粗茶中多，绿茶次之，红茶较少。由于热水可能破坏该物质，主张凉开水泡茶。饮茶帮助消化，溶解脂肪，茶叶中的芳香油和多酚能溶解乳化脂肪，去油腻，清胃肠。茶碱可使肾脏血管扩张，排尿增加。茶多酚可生津止渴，使唾液分泌增加。茶叶中维生素C也有止渴解暑作用。

三、适宜人群

一般人均可饮用。尤其是适宜于高血压、高血脂、冠心病、动脉硬化或过食油腻食品者。

四、禁忌及注意事项

1. 浓淡适宜　茶的浓淡可根据自身的喜好，饮茶时间、饮茶需要而调整，关键是要养成饮茶的习惯，才能获得品茶的养生效果。

2. 掌握品茶时间　大部分人在饱餐后、睡觉前均不宜喝茶，更忌浓茶，茶对胃黏膜和大脑的刺激作用会影响食物的消化，也会影响睡眠。空腹一般不宜饮茶。

3. 隔夜茶最好不饮　茶叶浸泡时间太长，茶水中物质溶出太多，茶汤浓度过大，饮之损人健康。特别是炎复时节，茶水容易变质，故饮茶以新沏的为好。

4. 预防“茶醉”　所谓“茶醉”，是指由于饮茶过多或过浓，导致中枢神经兴奋过度，使人出现心悸、四肢无力、头晕、呕吐感及强烈的饥饿感等不适感觉。“茶醉”一般见于空腹饮茶或平时饮茶较少而突然饮浓茶的人，对健康不利，因此有饮茶养生习惯者，需对其加以预防。预防措施主要是循序渐进培养饮茶习惯，不大量饮浓茶，不空腹饮茶。另外，若平时习惯于饮用中、高发酵度的乌龙茶、红茶，则品饮绿茶等低发酵或不发酵茶叶时，需注意控制饮用量及浓度。

笔记

5. 不宜喝茶的人群　有些疾病患者或处在特殊生理期的人不适饮茶。

（1）神经衰弱患者：不宜在临睡前饮茶，因为神经衰弱者的主要症状是失眠，茶叶含有的咖啡因具有兴奋作用，临睡前喝茶有碍入眠。

（2）脾胃虚寒者：不宜饮浓茶尤其是绿茶，因为绿茶性偏寒，并且浓茶中茶多酚、咖啡碱含量都较高，对肠胃的刺激较强。

（3）缺铁性贫血患者：因为茶叶中含有的茶多酚易与食物中的铁发生反应，使铁变成不利于被人体吸收的状态，补铁剂会与茶叶中的多酚类成分发络合等反应，从而降低补铁药剂的疗效。

（4）活动性胃溃疡、十二指肠溃疡患者：不宜饮茶，尤其不宜空腹饮茶，因为茶叶中的生物减能抑制磷酸二酯酶的活力，其结果使胃壁细胞分泌胃酸增加，胃酸一多就会影响溃疡面的愈合，加重病情，并产生疼痛等症状。

（5）习惯性便秘患者：因为茶叶中的多酚类物质具有收敛性，能减轻肠蠕动，可能加剧便秘。

（6）处于经期孕期、产期的妇女：最好少饮或只饮淡茶，因为易发生络合反应，出现贫血症。

（7）服药期间不宜饮茶。

第六节　垂钓养生

垂钓养生是指通过钓鱼为主的野外活动，以得到恬淡凝注、悠闲清爽心境的养生方法。钓鱼是我国一项古老的文化传统，“姜太公钓鱼，愿者上钩”中的姜子牙，距今已有数千年，柳宗元“孤舟蓑笠翁，独钓寒江雪”的诗句脍炙人口。自古以来，垂钓就是人们所喜爱的活动。“要使身体好，常往湖边跑”，这是人们通过长期垂钓实践总结出来的一句名言，尤其对久病康复年老体弱者是一种积极的修身养性、益智养神的好方法。

一、操作内容

1. 备品适度　准备合适的垂钓用具、垂钓鱼饵和垂钓着装。准备钓具前必须事先了解垂钓场所的鱼类和大小，否则最好应适当多准备几种不同的钓具。在尼龙材质钓线的选择和使用方面，可以凭手拉的感觉来大致比较其延伸率的大小。不同形状的浮漂有着不同的性能和用途，休闲垂钓对其要求不高，而用于竞技则应根据不同的环境和鱼情来选择。

2. 垂钓之前了解所钓的鱼类及习性，有的放矢，选择最合适的鱼饵，否则要多带几种饵料以备选用。现在市场上有针对不同鱼类科学配制的特效合成饵料，而最易使鱼上钩的饵料莫过于经常用来喂鱼的饵料，若浸透并拌以黏性较好的面食，鱼群常常会抢食。熟玉米粒的来源广泛，做成鱼饵的方法简单并携带方便，成本低且效益高，是钓大鱼的上好饵料。从口味上说，新鲜的、煮熟的黄色黏玉米，肉嫩芳香，用此做饵，对鲤鱼、草鱼、鲫鱼、鳊鱼有着极高的上钩率。

3. 许多鱼类都非常胆小，垂钓者不仅声音要小，还要尽可能不穿颜色鲜艳的服装，位置最好能逆光，避免把身影或竿的影子反射到钓点上。在有可能出现虫、蛇和

笔记

蚂蟥的河滩草丛中垂钓时，为避免遭到虫、蛇和蚂蟥的叮咬，应当穿防水、防滑的长裤、长靴。夏季，为防止紫外线灼伤，尽量不要穿短衣裤，脸部也尽可能遮挡住。冬季，要注意保暖，多穿衣物，以免着凉。

4. 季节适宜　一年四季均可钓鱼，且一般在初春、秋后及谷雨前后最为合适。春秋早中晚垂钓均可，盛夏早晚较好，冬天中午比早晚效果好。春季，天气、地气由冷向暖、向热，水生物大量滋长，鱼类繁殖旺盛，觅食活跃。夏天，气候炎热，鱼儿对水温极为敏感，常在凉爽时分游到岸边索饵；阳光强烈温度升高时，游向深水层；光线渐弱水温下降时，再次游向岸边觅食。秋季，气温由热转凉，鱼儿通常在白天阳光照暖水面时上浮，在黄昏日落时游向有水草的旮旯处索饵觅食。寒冬，鱼儿喜欢在背风向阳处或者钻进水草中以避寒。

5. 气候适宜　根据季节风向，一般是在气温高且西北风时、气温低且南风时垂钓效果较好。盛夏，下雨时和雨过天晴后，气温和水温都明显下降，氧气充足，岸上冲刷下来的食物增多，鱼儿觅食活跃，但是在暴雨时不宜垂钓。秋后，鱼儿一般在降雨前、刮风后的活动量和食量都会增大，而下雨时水温突降，则不出来觅食。

6. 水域适宜　在池塘、江、河、湖、水库等不流动或流速较小的平静水域垂钓，春秋季节气温较低，鱼儿大多活跃在进水口或出水口；盛夏水温和气温都较高，选择较深的平静水域为宜。在湖泊、水塘、河沟等自然水域垂钓，应选择有灌木、芦苇、莲花、蒲草等处垂钓，或在歪树下、桥桩旁、乱石中下钩。在流速较大的急流水域垂钓，应选择一条水域分成两条水域的三岔口、两条水域汇合成一条水域的岔口、在转弯处的深水域、水位有落差处、局部水底成深沟和深坑处。

7. 环境适宜　应选择没有污物堆积，并且熟悉、安全的地点作钓位，不要一个人到坡陡、水深等危险的地方，选择较低且平坦的地方作为站脚点，以免岸头过高而导致疲乏的感觉，注意不要顾此失彼而失足落水。环顾钓点四周有无高压线等设施，保证足够的安全距离，避免鱼竿碰到高压线上。

8. 钓位适宜　钓位的选择非常重要，一般都要选在鱼的栖息地、觅食区或洄游通道处。不同季节、不同鱼类，其活动规律是不同的。“春钓滩、夏钓潭、秋钓荫、冬钓草”的谚语，就是人们对不同季节理想下竿位置的总结。

9. 姿势适宜　不要保持一个垂钓姿势的时间过长，应该“守钓”与“走钓”结合，坐、站、走相结合，经常变换体位，舒展筋骨。动静结合，刚柔相济，以避免姿势不当和过度疲劳而导致腰椎间盘突出症等情况发生，使人体内脏、筋骨和肢体都得到锻炼。

二、功效及作用

1. 锻炼身体　垂钓于江海湖塘，空气清新，阳光充足，避开污染，没有噪声，有花丛蝶飞，有山水相依，这样的环境本身就是养生保健的良好因子。含氧充足的空气会使垂钓者头目清爽、机体产生各种良好的生理反应；日光的适度照射，会增强垂钓者皮肤和内脏的血液循环，促进机体的新陈代谢，可使其获得健美的皮肤、红润光泽的面容，有助于保持良好的身体功能；环视苍山，远眺绿水，对视力有很好的保护与恢复作用；经常到清幽空旷的水域垂钓，可远离噪声污染，消除两耳疲劳，对听觉亦有良好的保养与恢复功效。另外，无论是垂钓路途的往返，还是垂钓过程中的甩竿、投食、蹲、站等，也都是很好的户外体育锻炼，对身体健康都有着积极的意义。

笔记

2. 陶冶情趣　垂钓的环境多处于群山环抱、绿林深处或秀水清溪地，这种环境使人摆脱城市的喧闹及空气污染，令人安静，悠然自得。

3. 练意养神　垂钓时身体极度放松，这是形松体静，但另一方面，思想必须集中。若思绪纷杂，即使有鱼也难钓到。钓鱼时应脑、手、眼配合，静、意、动相助，眼、脑专注于浮标，形体虽静，而内气实动，这种动静结合，使一小部分神经活动，而大部分脑神经得到充分休息，对提高视觉力和头脑灵敏性均有好处。

4. 磨炼意志　钓鱼需耐心和细心。稳坐钓鱼船的稳字，就是一个很好的概括。钓鱼不可性急，不求收获，但求意境。若一味追求钓到大鱼，反而心躁性浮，于健康不利。应将钓鱼视为磨炼意志、克服急躁情绪的手段，培养稳重的性格。

5. 宁神静心　心神的静谧对人体阴阳气血的运行调理非常重要。垂钓在青山绿水、薄雾缭绕之中，挥竿于江河湖畔，眼神专注着浮漂的动静，会自然而然地忘却各种杂念，达到心神安宁。

6. 保健药膳　鱼肉营养丰富，且有很高的药用价值。鱼类脂肪又不同于其他动物脂肪，它含有多种不饱和脂肪酸，通常呈液体状态，容易被人体消化，吸收率可达95%。这种不饱和脂肪酸能降低人体血清胆固醇和甘油三酯，可防治冠心病。同时鱼肉松软细嫩，所含矿物质如钙、磷和人体所需的维生素 A 和 D 等都比其他动物含量高，而且易于消化吸收，称为营养丰富的美味佳肴。因此也是我们中医药膳的美味佳肴。

三、适宜人群

垂钓养生一般适合于中老年男性。

四、禁忌及注意事项

1. 得失心不要太重　垂钓不要为鱼而钓，要为钓而钓，才能放下功利而放松心情。以悠闲娱乐、愉悦身心为主，有收获固然可喜，空手而归也无需失落，把垂钓的良好心境作为最大的成果，才是养生的要领。

2. 把握自身的健康状态　垂钓活动常常需要较长的时间，垂钓场所大多在江河湖塘甚至海岛，因此要正确估计自身的健康水平，选择自己喜欢的垂钓场所和感觉舒适的气候环境，不要勉强自己，以防意外发生。风湿症患者应舍此活动，因近水可使病情加重，身体不适。

3. 尽可能不独处　“孤舟蓑笠翁，独钓寒江雪”（柳宗元《江雪》）固然是一种意境、一道风景，但孤身独钓并不利于养生，特别是中老年人，无论身体的意外，还是气候环境的突变，都需要有钓友相伴，相互关照。故而，选择性情脾气相宜的钓友，既可相互照应，又可闲谈交流，于悠闲中获得一份感情的深化。

4. 时间适度　要注意时间不可过长，不应太专注于此，更不应未钓到鱼而垂头丧气，这样，就破坏了垂钓的良好初衷。最好多人结伴，与野游、野炊等活动结合，更为有趣。

5. 加强安全防护　注意观察、小心操作，避免蜂蜇蛇咬、钓钩刺人等各种不良意外发生。穿着佩戴防晒服、遮阳帽，若条件允许应携带遮阳伞，防止太阳灼伤皮肤，又可防骤然雨至。垂钓者，尤其以蚯蚓为鱼饵者，更要特别注意手的卫生。如手直接接

笔记

触鱼饵则可能污染自用食物与饮水，可能患上寄生虫病。注意安全，不要坐在潮湿处，以免染病。

第七节 花卉养生

20世纪90年代以来，人们在追求食品天然化、营养化、无公害的同时，作为绿色食品首选的花卉，被广泛地开发利用，成为时尚的食品。花卉是人类在大自然中最亲密的朋友，花卉可以净化空气、美化和改善自然环境，有利于人类的生存与发展。人们在欣赏花卉的色、香、姿、韵的同时，陶冶了性情，获得了美享受，也增进了健康。特别是许多花卉含有人体所必需的营养成分，服用后能治疗疾病、改善体质、延缓衰老。与此同时，花卉的药用价值尤其越来越受人们的重视。

我国素有“世界园林之母”的美称，春光明媚、百花齐开，不少人喜爱种花赏花。花花草草能美化环境，使人赏心悦目，陶冶心情，促进心身健康，给人的生活带来愉快，活力和希望。因此，经常与花为伴又是一种养生，使人延年益寿。花卉养生，按中医五行养生，根据花的颜色，可以使人们精神倍增，心情开朗，如蓝色的花使人心情愉快，疏肝解郁；红色的花宜使人精神振奋，活血化瘀；黄色的花以沁人心脾，健脾益气；白色的花多以心静安神，宣肺理气；黑色的花或果实可以补肾壮阳，延年益寿。

花卉资源丰富，种类繁多，由于分类的依据不同，因而分类的方法亦各不相同，为便于栽培、管理和利用，通常根据花卉生长习性及形态特征分类，一般可分为草本花卉、木本花卉、多肉花卉和水生花卉。

一、操作内容

1. 草本花卉　草本植物指茎内的木质部不发达，含木质化细胞少，支持力弱的植物。草本植物体形一般都很矮小，寿命较短，茎干软弱，多数在生长季节终了时地上部分或整株植物体死亡。根据完成整个生活史的年限长短，分为一年生、二年生和多年生草本植物。草本花卉是指花卉的茎，木质部不发达，支持力较弱，称草质茎。具有草质茎的花卉，一年生的有一串红、刺茄、半枝莲（细叶马齿苋）等。而多年生如美人蕉、大丽花、鸢尾、玉簪、晚香玉等。多年生草本花卉又概称为宿根类花卉。

2. 木本花卉　木本植物，是指根和茎因增粗生长形成大量的木质部，而细胞壁也多数木质化的坚固的植物。具有木质的花卉，叫做木本花卉。木本花卉主要包括乔木、灌木、藤本三种类型。代表植物有桂花，白兰，柑橘。植物体木质部发达，茎坚硬，多年生。木本植物因植株高度及分枝部位等不同，而细胞壁也多数木质化，具有形成层。地上部分为多年生的乔木和多年生的灌木。与草本植物相对而言，人们常将前者木本花卉称为树，后者草本花卉称为草。

3. 多肉花卉　多肉花卉，是一个花卉园艺上的概念，有时也称多肉植物、多浆植物。它包括了仙人掌科、番杏科的全部种类和其他50余科的部分种类，总数逾万种。而园艺学上所称的多肉植物或多肉花卉，则不包括仙人掌科植物。在花卉园艺上，仙人掌科植物专称为仙人掌类植物或仙人掌类花卉（简称仙人掌类或掌类）。之所以要分开是由于它们在习性上、栽培繁殖上有区别。目前国内外专家基本上都是分开叙述的，因此这里提到的多肉花卉或多肉植物也包括仙人掌科植物，而主要是指番杏

笔记

科、景天科、大戟科、龙舌兰科、萝藦科、百合科等十几个科的肉质肥厚的种类。

4. 水生花卉　水生花卉，泛指生长于水中或沼泽地的观赏植物，与其他花卉明显不同的习性是对水分的要求和依赖远远大于其他各类，因此也构成了其独特的习性。水生花卉，种类繁多，中国有150多个品种，是园林、庭院水景园林观赏植物的重要组成部分。水生花卉是布置水景园的重要材料。一湖一塘可采用多种，也可仅取一种，与亭、榭、堂、馆等园林建筑物构成具有独特情趣的景区、景点。大湖可种苦菜等沉水种类；湖边、沼泽地可栽沼生植物；中、小型池塘宜栽中、小体形品种的莲或睡莲、水葫芦等。凡堆山叠石的池塘，宜在塘角池畔配植香蒲、菖蒲；而假山、瀑布的岩缝或溪边石隙间，则宜栽种水生鸢尾、灯心草等。但布置水景用的水生花卉数量不宜过多，要求疏密有致，水秀花繁，勿使植物全部覆盖水面。水生花卉一般多以观赏为主，使人精神愉快，思绪万千，享受自然之美。室内花卉装饰，指室内陈设物向大自然借景，将园林情调引入室内，在室内再现大自然景色，是一种具生命活力的装饰方式。它不仅是一种单纯的环境美化，而且可以净化空气，有益身心健康，陶冶情趣。

二、功效及作用

老年人与花为伴，花的香气，可以镇静安神，调和血脉，对长寿养生有突出的作用。

1. 观赏价值　观赏花卉是一类花卉的统称。观赏花卉具有一定的观赏价值，适用于室内外装饰、美化环境、改善环境并丰富人们生活。观赏花卉包括乔木、灌木、草木、水生植物，主要是花形奇特，形态微妙，色彩艳丽，气味芬芳，广被人们喜爱的品种。花的颜色可以刺激人的感觉器官，能活跃思想，兴奋精神，调节情绪。红、橙、黄等暖色调的鲜花，会振奋人的情绪，拱托出热烈、高亢的气氛，令人心情欢快，精神愉快。粉红色可以让人产生温馨恬美、似水柔情的感受；紫色可以给人带来朦胧烂漫的心理感受；青、绿、蓝、白等冷色调的鲜花，会使人产生轻松清新、娴雅和宁静之感；绿色可以解除人的焦虑和烦躁情绪，稳定心态，使人舒心畅怀，还有利于缓解视觉疲劳，调节大脑，活跃思想，起到矫正视力的作用。

2. 养生价值　花卉香疗是调节人的精神情绪的“天然保健器”，也可治疗一些疾病。已发现300多种鲜花的香味中含有不同杀菌素，其中许多是对人体有益的，不同的花香对不同的疾病有辅助治疗功效。例如：紫罗兰和玫瑰的香味，会使人身心爽朗愉快；天竺葵的香味，能镇静和消除疲劳；柠檬香味，可以驱赶睡意，使人思路清晰；茉莉、丁香的香味，可以让人感到轻松、宁静；桂花沁人心脾，使人疲劳顿消；金银花的香味有明显的降压作用等。这些芳香气味能起到明显的保健作用。另外，花卉还具有医疗作用，中医药学上分为解表、清热、理血和补益等几大功能。不少中医药专家经过多年的潜心研究，发现有些花卉对癌症也有较好的疗效。比如金银花具有很好的清热解毒功效，对于热毒病症，无论是瘟病、痈肿、疮疡疔疖、毒痢脓血，疗效都较显著，被誉为“世界四大保健品之首”。

3. 食用价值　不少花卉的叶或花朵可直接食用，称为食用花卉。不少食用花卉，不仅根、茎、叶、花、果实均可观赏，还可供食用、制药、酿酒和提取香精等利用花的叶或花朵直接食用。如百合，既可作切花，又可食用；菊花脑、黄花菜既可用作绿化苗木，又可以食用。具有特有的营养、食用、医疗保健等多种功能。不少食用花卉的蛋

笔记

白质含量远胜于牛肉、鸡蛋，维生素C含量高于水果。菊花、玫瑰、紫罗兰和南瓜科植物的花朵，对大脑发育有极大帮助。欧美一些国家兴起食花热，认为花食是现代人的最新膳食营养的搭配，日本把菊花视为“优质、无虫害的花瓣蔬菜”。我国食花方式繁多，如槐花饼、菊花糕、黄花菜、五花菜、五花茶、梅花粥、桂花酸汤等百余种鲜花盛宴；种植量最多的有玫瑰，月季、槐花、扶桑、紫苏、芙蓉、晚香玉等，食用花卉加工出的油，被称为“21世纪食用油”。

花卉的食用价值还体现在花草茶中。花草茶是以花卉植物的花蕾、花瓣或嫩叶为材料，经过采收、干燥、加工后制作而成的保健饮品。花草茶起源于欧洲，一般特指那些不含茶叶成分的香草类饮品，所以花草茶其实不含“茶叶”。花草茶种类繁多、特征各异，因此，在饮用时必须明确不同种类的花草茶的药理、药效特性，才能充分发挥花草茶的保健功能。

三、适宜人群

花卉养生，适用于中老年人群，男女皆宜。过敏体质人群不适宜。

四、禁忌及注意事项

1. 卧室内不宜摆放的花　兰花、百合花易导致失眠；月季花易导致胸闷呼吸困难；松柏类花木影响食欲，对孕妇尤其不好；洋绣球花易使皮肤过敏；夜来香易使高血压和心脏病患者病情加重；郁金香、含羞草容易致使毛发脱落。此类花木不宜摆放于卧室。

2. 常见有毒副作用的花卉　据专家们长期研究表明，目前常见的花卉中，约有100余种含有一定的毒性物质，对人体具有毒副作用。这里将常见的有毒副作用的花卉介绍如下：

一品红：一品红花朵鲜丽，绽放长久，在花丛中分外抢眼，在国外被称为“圣诞花”。但是，一品红却极毒，且全株均含毒。其茎叶中的白色乳汁，极易粘在人手和胳膊上，使皮肤红肿。如果误食了其茎叶，会引起中毒死亡。

含羞草：含羞草之所以一触即“羞”，是由于它体内含有含羞草碱，这是一种毒性很强的有机物。如果人们频繁接触，能使人眉毛稀疏，毛发变黄，严重的可致头发脱落或出现周身不适等症状。

万年青：其叶色先奇绿，后呈艳红，观赏价值较高。但万年青花叶内含有草酸和天门冬素，其枝叶的汁液具有很强的毒性，一旦触及皮肤，奇痒难熬。尤其是它的果实，毒性更大，误食后会引起口腔、咽喉肿痛，甚至伤害声带，使人喉声哑，故有人称万年青为“哑巴草”，人畜误食还会带来生命危险。

郁金香：花朵艳丽，引人入胜，且对氟化氢反应敏感，故被列为能监测环境污染的花卉之一。郁金香花中含有毒碱，人们若处在其花丛中2小时，就会头昏脑胀，出现中毒症状，严重者可毛发脱落。

水仙花：水仙花的鳞茎内含有拉丁可毒素，人误食后会发生呕吐、肠炎等疾病；叶和花的汁液能引起皮肤过敏、红肿痒痛。

杜鹃花：黄色杜鹃花中含有四环二萜类毒素，可引起呕吐、呼吸困难、四肢麻木等中毒症状。

笔记

仙人掌：仙人掌类植物有掌、球、柱、鞭等形状，千姿百态，极富观赏价值。其植物翠绿多刺，刺中有毒，若人体不慎触刺，会引起局部红肿、疼痛、瘙痒等过敏性症状。

另外，月季、状元红、紫荆花、夜来香等花卉均有致敏性。龟背竹、马蹄莲、虎刺、青紫木、白花曼陀等都属有毒性成分的花卉，只可供观赏，切勿多触摸、嗅闻，更应防止误食中毒。

第八节　收藏养生

收藏，民间称为“玩古董”“收古玩”，也有称作“玩骨董”“淘古董”的。收藏是养生沃土中的一席宝地，是闲暇之余的趣闻乐事，它可以使人增强欣慰感、自信感、自豪感和荣誉感。收藏也可以使人心静，要搞好收藏，事先必须有个计划，把这个计划分解成年、季或者月、日的目标，一天中工作总是满负荷，看书看报是必修课，浏览手机相关内容，阅读时做重点摘录，准备收藏笔记，把以上阅读有收藏价值的精句潮语，分政治、经济、文化、生活、科技等方面的内容进行收藏，藏品分类保管。这样才能使人真正的静下心来，起到养生保健作用。收藏养生是指人们在收藏各种喜爱之品和古玩文物活动过程中，获得乐趣享受、精神充实、知识增长，进而使人体气机调畅、脏腑功能增强而实现强身怡情延年的养生方法。现代意义上的收藏，无论其范围还是内容都发生了很大变化，古玩、字画、书刊、邮票、钱币、家具等无不成为收藏对象。收藏有低、中、高三种境界。单纯地搜罗藏品为收藏的初级阶段；认识藏品的价值，具有一定的鉴赏水平，这是中等层次的收藏；高品位的收藏，不仅精于鉴赏，并在广博收藏的基础上，著书立说，成为某个领域的专家，直至无私奉献于社会。就目前而言，收藏的保健功能已贯穿于收藏活动的三个层次。收藏养生是寓动与静，寓忙于闲，寓学于乐，寓有为与无为的一种文化休闲养生。

一、操作内容

1. 收藏要围绕兴趣　兴趣是活动的源泉，引导活动方向，驱动活动发展，收藏也要围绕自己感兴趣的方面展开。

2. 量力而行　收藏要根据自己的经济条件、精力状况、学识眼力量力而为，不要盲目崇主流、跟潮流、随大流。

3. 人弃我取　我国民间收藏历史有一个不争的事实，许多国宝级收藏珍品，竟是从废铁堆、废品店、旧书摊、破烂担里抢救出来的，人弃我取，见微知著，无论什么收藏不因其渺小而置之不理，不因其破旧而随地丢弃，有责任的收藏爱好者应当是独具慧眼，在大千世界中寻觅先人生活的蛛丝马迹，甚至从人们认为弃之无用的“废品”中发现有意义的藏品并予以收藏。

4. 广交藏友　收藏是一项群众性的社会文化活动，藏品多是在民间藏手手中，收藏爱好者必须广泛结交收藏界的朋友，积极参加藏友的学术交流，方能获得更多藏品方面的信息资料，获得意想不到的收获和教益。

5. 随时整理　收藏需要耐心细致的管理，对收藏方面的各种资料、各类收藏品，都要随时整理，建立翔实的档案资料，又要有适当的存放条件和环境，还要有周到的保养措施和技能。做到对收藏品心中有数，了如指掌，使收藏品保存得当，虽旧犹新。

笔记

6. 持之以恒 收藏即收集历史遗存，收藏本身又是一种历史活动，收藏爱好者应该立下大志，长期坚持，只要持之以恒，一定能取得成功。

7. 藏品共赏 收藏者得到收藏品，切莫束之高阁，秘不示人，也不能藏之探闺，孤芳自赏，要多在各种展览、观摩等场合与收藏界同仁交流、切磋，使死藏品变成活藏品，甚至撰文拍照，通过媒体向社会介绍，扩大知名度，做到藏品共赏，使更多的人从中获得一定的知识和美的享受。

8. 藏品研究 任何一种收藏品，都有其复杂的背景和学问，务必认真考研，判明正身，对其产生的背景、原因、生成经过、发现地点、真假鉴别、价值价格等尽可能有明晰的研究，再将研究成果通过媒体广为传播，促进收藏文化事业的繁荣发展，才是收藏的意义之所在。

9. 有节有度 收藏能够给人带来心理满足和精神享受，但一定要有节有度，不可痴迷。

二、功效及作用

1. 收藏可以调养身心 收藏可以给人们带来高尚的精神享受，提高生活质量。进行收藏之后，会让人徜徉在无奇不有的大千世界中。拿着自己的藏品摩挲把玩，为奇珍异品所陶醉，得乾坤清纯之气，识宇宙活泼之机，会达到一种物我两忘的境界。以邮票为例，平日里将收藏的邮票拿来观赏，细细品玩，便能从中漫游天地：或欣赏珍禽异兽，或畅游风景名胜，或回顾历史传奇，能使紧张的神经放松，心情愉悦。而良好的心理会影响人的生理活动，使人气血通畅，脏腑功能正常，起到祛病强身的作用。长期坚持收藏还能让人自觉地摈弃种种不良的习气，培养一种高尚的道德情操。

2. 收藏可以增长知识 收藏不仅可以让人得到心理上的愉悦和满足，还能增长知识和见闻，充实自己的闲暇生活。很多藏品都是美的艺术珍品，是社会历史的缩影，是知识的荟萃。通过对藏品的挖掘、整理和研究，能使人潜移默化地接受着各种知识的熏陶，是学习知识的一个极好机会。同时，通过对藏品及其研究成果的展示和介绍，还可以获得社会的认可，使自己产生成就感，也使更多的人了解历史，进一步保存和弘扬民族文化。

3. 收藏可以促进大脑运动 从生理学的角度来看，人的神经细胞棘突会随着年龄的增长逐渐萎缩，脑细胞老化，大脑功能减退。如果大脑得到经常的使用，受到有益的刺激，就会血流顺畅，供氧充足，可以延缓大脑的衰老。而收藏是脑力、体力和娱乐的结合体，它需要你经常去逛收藏市场，经常用心研究藏品的价值走向和市场前景，还要全心投入地定期整理藏品。这个过程会动用你的身心，可以锻炼大脑，使人思维敏捷，反应灵活，达到养生长寿的目的。

三、适宜人群

收藏养生不分男女老少，不分社会层次，以藏物进行交流，开阔胸怀，增长知识，多以中老年人群为宜。

四、禁忌及注意事项

1. 依法收藏 收藏是一种文化，收藏品体现若一定的文化积淀，收藏文化事业，

笔记

体现着先进文化前进的方向，收藏爱好者要永远在国家法律法规和法令下行动，依法收藏，合法经营，对社会负责，对同胞负责，对自己负责，切不可随心所欲，无视法律。不收藏出土文物、出水文物、赃物和有和有权属争议之物，因为这些物品是国家明文禁止交易的文物艺术品。

2. 讲究科学　收藏是高层次的文化活动，要讲究科学，要用科学的眼光看待收藏之品的艺术价值、学术价值、历史价值、文化内涵、经济价值、健康价值等，不要偏听偏信、一意孤行。

3. 藏品保养　很多藏品因为保管不善、缺乏保养面临受损的风险，造成降低或失去收藏价值。收而藏，继而养，才是正确的、应该提倡的收藏理念。

第九节　旅游养生

“旅”是旅行，外出，即为了实现某一目的而在空间上从甲地到乙地的行进过程；“游”是外出游览、观光、娱乐，即为达到这些目的所做的旅行。二者合起来即旅游。所以，旅行偏重于行，旅游不但有“行”，且有观光、娱乐含义。旅游是一种有益于身心的综合运动，不仅可以欣赏自然美景，又可锻炼身体，更可以开阔眼界，拓展知识，可谓一举多得。

旅游养生是通过长距离旅游、远足郊游，以观赏风景、游乐嬉戏的方式，放松心情、释放压力、恢复精力、愉悦身心的养生方法。旅游是一种多效应的养生方法，不仅可以欣赏自然美景、人文景观，又可锻炼身体、磨炼意志，更可以开阔眼界，丰富知识，增长见识，启迪智慧，舒畅情怀，是一种有益于身心调养的活动。

古人非常推崇远足郊游活动，特别是文人墨客，常悠游于山水之间，激发创作灵感，很多佳作诗词由此而成。特别是道家、佛家的庵、观、寺、庙，大多建立在环山抱水，风景优美之处，得山水之清气，修身养性。高濂《遵生八笺》载：“时值春阳，季风和景，芸树鸣禽，邀朋郊外，踏青载酒，湖头泛棹。问柳寻花，听鸟鸣与茂林。看山弄水。”由此可见古人对旅游的兴致极高。不仅养生家注重旅游，即使是一些大文学家、诗人，如徐霞客、李白、王羲之、白居易等也都喜欢旅游。尤其是我国地域辽阔，海岸线漫长，地形地貌千变万化，气候变化多样，动植物种类繁多，加上历史悠久，众多的文物古迹旷世不衰，遗存至今，遍布祖国各地，这是我们旅游得天独厚的资源，也是我们祖先留给我们的丰厚恩泽和遗产。

旅游活动分类：

（1）按地理范围分类按旅游者到达目的地的地理范围划分，旅游活动可以分为国际旅游和国内旅游。

（2）按旅游性质和人们出游的目的划分，旅游活动可分为六大类：

1）休闲、娱乐、度假类，属于这一类旅游活动的有观光旅游，度假旅游，娱乐旅游等。

2）探亲、访友类，这是一种以探亲、访友为主要目的的旅游活动。

3）健康医疗类，主要是指体育旅游，保健旅游，生态旅游等。

4）宗教朝圣类，主要是指宗教界人士进行的以朝圣，传经布道为主要目的的旅游活动。

笔记

5）其他类，上述五类没有包括的其他旅游活动，例如探险旅游等。

一、操作内容

1. 郊游为主，适当远游　他乡异国的远游固然很好，但不可能经常进行，最具养生价值和可行性的是短距离、短时间的郊外远足。选取较近的田园旷野，江河湖海，林谷幽泉，或一家游乐，或结友而行，以欢愉畅快情绪，呼吸新鲜空气，消除郁积为要。

2. 旅游地以野外为主　凡外出远足，如果不是天气问题，尽量以野外活动为主，室内仅仅为旅游时的休息场所。如果外出所玩的仍然是打牌类的室内活动，往往是对环境和时间的浪费，应该充分享用野外的清新空气。

3. 适当的群体活动　群体活动既能沟通情感，相互交流，又可以制造出更多的欢乐气氛。适宜的游伴志趣相同，有利于身心愉快感的形成。

4. 国际养生旅游　由于时代发展所带来的生活品质提高，以及人们对身心健康需求的日益增加，国际健康旅游就顺势成为当今社会的主流趋势。此类人群对身心健康十分注重。列举几个国外养生旅游的模式：

（1）日本温泉养生旅游模式：温泉是日本人生活当中重要的组成部分，他们不仅有自己的温泉礼仪，并且分布于日本的温泉没有任何两处的温泉是完全一样的。日本的温泉不仅传承了日本民族的传统习俗，保留着深厚的宗教文化色彩，还具有能够促进人们身体健康的医疗效果。因此，日本将温泉与娱乐活动配套推出作为养生旅游的特色，其旅游活动开展除了包含有常规的观光游憩内容，还整合了医疗、保养、生态等各种养生资源，使其价值得以充分发挥的同时能够创造最大化经济效益，以此来构建属于日本的养生旅游模式。

（2）泰国美体养生旅游模式：将身、心、灵三者组合而成的养生模式是泰国养生旅游的最大特色。泰国人民有着在身上直接涂抹或者药浴来防治病痛、确保身体健康的习惯，利用精油和泰式草药浴加以他们独特的传统按摩技巧，达到排除人体血液毒素、缓解压力、促进身体健康的目的，这是泰式养生中的“养身”。泰国的普拉提、瑜伽等项目享誉全球，能够让人心灵静修，在锻炼的过程中缓解人们的思想压力，使人们的精神得到释放，这是泰式养生中的“养心”。通过健康咨询而针对性地选择符合自身实际情况的治疗方法，促进灵魂的健康，这是泰式养生中的“养灵”。所以，泰式养生旅游也就是在涵盖了这些按摩、健身、心理等全方位养生措施的基础上，促使人们能够拥有健康体魄和更安乐的生活。

（3）法国庄园养生旅游模式：法国的田园小镇令人向往，薰衣草、香水、红酒、野花、葡萄园，还有那缓缓流淌的小河和惬意的乡间小路，可谓是集浪漫和优雅于一身。法国养生旅游业正是迎合了人们对此的向往，将庄园作为养生旅游的特色，使人们的艺术和心灵都能得到升华。一方面可以亲身感受法国辉煌的历史和文化底蕴，另一方面还可以体验法国独特的自然景观，因此，法国的文化氛围是吸引游客前去体验养生旅游的主要因素。

（4）中国文化养生旅游模式：中国作为历史悠久的传统文化古国，不仅先辈们一直在探索和追寻长寿、健康，现在中国人民也很好地传承了中国传统的养生文化内涵，比如说众所周知的太极、中药理疗、以茶保健等，也恰是这些传承了数年的文化养生之道吸引了大量的游客前来体验。中国旅游业利用人们对中国传统文化以及中国

笔记

独特文化养生理念的憧憬，将其与现代养生技术以及高质量的自然环境相融合，以此来达到人性化的高水平养生旅游模式，这不仅使中国的文化资源价值实现了最大化体现，还使其得以更好地升华和延长。

二、功效及作用

1. 领略自然风光，呼吸新鲜空气　当人们投身于大自然，深山密林，江河湖海，溪泉潭瀑，田园花草，不禁耳目为之一新，呼吸到大自然的新鲜空气，神情为之一爽。新鲜空气主要指空气中的负氧离子含量高。空气负离子按其迁移距离和粒径大小分为：大、中、小三种离子。对人体有益的是小离子，其具有良好的生物活性，只有小离子或称之为小离子团的，才易于透过人体血脑屏障，发挥其生物效应。可见，空气是否清新对人的健康很重要。而阴离子的多少，因环境不同有很大差异。城市街道、尤其繁华地段阴离子很少，但乡村、山地阴离子则较多，海边、瀑布等地含量最多。经常能够去空气新鲜的地方游玩，对人的身体会有好处。既可预防疾病，保持身体健康，又能对某些疾病起到良好的康复治疗作用。

2. 陶冶性情，增长知识　当身处海边山顶瞭望自然风光时，那广阔无垠的原野，苍翠幽深的崇山峻岭、变幻莫测的云雾，奔腾不息的江河大海，广阔的天地，使人神清意爽，不良情绪立即化为乌有。诗人、音乐家、书画家更可以从中找到艺术创造的灵感。了解不同的风土人情和不同的地理环境，既饱眼福，又广见闻。所以旅游不但可以陶冶性情，还能增长知识，开阔眼界。既有修身养性的作用，又能提高文化和鉴赏水平。我国著名的旅游胜地，如西安的秦兵马俑、苏州的怡园、杭州的西湖、山东的孔庙和碑林、敦煌的石窟等等，均能使人在参观旅游之时学到许多我国传统文化知识，若能去国外旅游，还能知晓许多异国情调的文化。

3. 锻炼体魄　在远足跋山涉水之中，在踏访古街民巷之时，可以活动身体筋骨关节，锻炼体魄，使人气血流通，利关节而养筋骨，畅神志而益五脏。对于年老体弱者，应只求漫步消遣，不必求快求远，可缓步而行，时辍时行；对体胖者，旅行是减轻过重的体重的好方法。国内外许多学者研究认为，运动脚趾也像运动手指一样，有助于大脑健康，甚至有人认为脚掌为人体的“第二心脏”。脚趾活动的减少已成了腰痛等系列“文明病”的病因，因此要保持身体健康，就应多远足郊游，在游览期间病体可为之一轻。

4. 获得精神享受　人类社会的进步，其本身就是一个征服未知的过程。好奇是人的本能，变未知为已知，到陌生的地方去旅行，开阔眼界，了解整个世界，这对人类的大部分成员永远是一种向往，有着巨大的吸引力。只要条件具备，人们就会欣然踏出自己的生活环境，到大自然中去。心理学家认为，人的需要有五个基本层次。除生理需要、安全需要，在人群中的地位需要，以及自尊自爱和被人尊敬的需要，还有自我实现或个人发展的需要。现代人在获得了相当充分的物质享受的基础上，越来越追求美好的精神享受，旅游观光、周游世界，便可以有效地满足人们高层次的精神要求。

三、适宜人群

旅游养生男女老少皆宜。青少年以观赏大好河山为主；中年人以开心解压为主；

笔记

老年人多以养老养生为主。

四、禁忌及注意事项

1. 要考虑到季节　春季天地气清，万物以荣，春芽初萌，自然生发之气始生，逢春季应顺应自然之生机，踏青便是一项有益活动。夏季天气炎热，暑热之气难耐，此时若去海滨或森林，则可避暑养气。若旅游外出，也应择时而往，避免太阳直射，尤其应当避免长时间在阳光下暴露。傍晚时分，泛舟湖上，观赏荷花，能使人顿感凉爽。秋高气爽的季节，是旅游的最佳时候。无论登山临水，还是游览古迹，均不失为最使人惬意的黄金季节。冬季，雨雪偏多，一般不宜远游，但近处踏雪赏梅，观冰山玉树，看雪天飞絮，也颇有情趣。

2. 要根据人体质的不同选择旅游项目　一般地讲，血瘀体质者多去名山大川，直抒胸怀；湿热体质者则宜游亭台楼榭，平和心境；气郁体质和痰湿体质者则应以观今古奇观和起落较大的险景胜地为上，改变抑郁多愁之心境，这样因人而异，更能起到理想的效果。

3. 应提高文化和鉴赏水平　如果文化素养太差，鉴赏水平会受到影响，有时还会直接破坏旅游兴致。很多古代文化中的奥秘，只有深入其中，才能体会其绝妙。游风景名胜，从某种角度说，是在看一部历史。鉴赏水平提高了，就能深谙风景名胜的内在美，从而使旅游获得最佳的养生效果。

4. 要劳逸适度　结合自身的健康情况，合理安排旅游日程，注意休息睡眠。如过度活动反而容易影响健康，甚或导致组织器官的损伤。对患有心脏病、高血压、神经精神类疾病者，尤应考虑活动的种类和强度，避免发生意外。

5. 要注意安全，避免发生意外　旅游时应注意交通安全、饮食饮水安全、景区的安全提示，防范野外环境的各种不安全因素。遵守当地习俗，遵守景区的参观游览规定，文明旅游，安全旅游。不要争强好胜，攀爬游泳，登高涉险，必须量力而行，不可争强好胜，勉力而为，特别是年老体弱，或身体状态不好时，容易导致意外发生。

第十节　其他养生

一、舞蹈

舞蹈是八大艺术之一，是于三度空间中以身体为语言作“心智交流”现象之人体的运动表达艺术，一般有音乐伴奏，以有节奏的动作为主要表现手段的艺术形式。它一般借助音乐，也借助其他的道具。舞蹈本身有多元的社会意义及作用，包括运动、社交、求偶、祭祀、礼仪等。在人类文明起源前，舞蹈在仪式、礼仪、庆典和娱乐方面都十分重要。中国在五千年以前就已经出现了舞蹈，产生于奴隶社会，发展到秦汉之际已形成一定特色。

太极图中，阴阳黑白两分，如二鱼首尾相逐，划分黑白的界线恰好是一条回旋宛转的S线，阴阳二鱼依附着S线对立呼应，冲和转化。很明显，敦煌壁画中飞天和华夏古代伎乐舞蹈之“线”的韵律模式正是从这里派生出来的。用太极图表现较为明确的哲学观念是《周易》的精义所在。中国传统舞中戏曲身段正是符合了这种精神，

笔记

体现出丹田是运动的意念中心，引领躯干之根，髋部在纵、横、深三个维度上循“8”形线顺序回旋运动，根一动，梢紧随，手、眼、身、法、步全身谐调，都始终有若干个“8”形运动在中间联络，“8”形也是两个相反的S组合而成。即“欲前先后”，“欲左先右”地对立呼应，含蓄稳定，规整统一，神形兼备，神气相随，能作能唱。大凡从事戏曲艺术而功底深厚的艺术家舞台寿命较长，无疑是顺应生命规律，在从艺中收获了健身的作用。中国艺术家强调“内养”的最高层次便是“悟道”，“道”是用“心”视事，“道”的视点不是局限于视感官的，而是无所不在。舞蹈者应是用心去舞，使自身进入一种美的忘我境界之中，带领观赏者也能进入这种氛围中，这才是舞蹈艺术的魅力。

（一）操作内容

1. 从基础动作学起　学习舞蹈前期都是从一些基础的动作开始，反复练习，稳扎稳打，基本功扎实才能为后面学习复杂的舞蹈动作打好基础。

2. 善于模仿、反复练习　舞蹈初期，要先学会模仿，多看别人的舞蹈表演，边看边学，边看边练。学习舞蹈也是熟能生巧，只要每天坚持练习，日积月累，就能够很自然地把那些动作表演出来。从最基础的舞蹈动作开始学习，反复练习，为了达到更高的境界，必须不断地钻研基础和提高难度。

3. 平时多学习音乐知识　舞蹈离不开音乐的辅助，有音乐的辅助，舞蹈才越发完美。多了解些音乐乐器的特性和声音，能够更快地让舞蹈动作跟随节奏翩翩起舞。旋律，节奏，乐器，音乐和舞姿是相辅相成的。

4. 善于观察　舞蹈来源于生活，是一种由心底，由自然，由生活而产生的。基本的动作可以从植物，动物以及一些不经意时的动作中产生而连贯。舞蹈是一种表达美，表达心情，表达舞者的心声的方式。舞者用舞蹈的方式来和欣赏者进行交流，所以要善于去观察自然，观察人间百态，认识自己。

5. 随心而舞，善于编舞　舞蹈是一种表达美，表达心情，表达舞者的心声的方式。它具有随心而舞，跟随着自己而动的特性，所以要求舞者敢于把生活中的一切都融入自己的舞蹈之中，拥有舞者的自信。

（二）功效及作用

1. 有益身心　舞蹈可以让人身材曲线变得更美，大腿肌肉和手臂肌肉也更紧实。舞蹈对肌肉的刺激则是全面性、综合性的，它的动作兼顾到头、颈、胸、腿、髋等部位。比如爵士舞对小关节、小肌肉的运动较多，这些地方是平日健身不大容易活动到的地方。跳舞可以增强消化腺的分泌功能，促进胃肠有规律地蠕动，增加食欲，对于防治高血压、糖尿病、肥胖症、习惯性便秘等症都有良好的作用。另外，舞蹈还具备有氧运动的效果，使练习者在提高主肺功能的同时，达到减肥的目的。还可以用舞蹈来抒发和宣泄自己内在的情感冲动，从而获得审美愉悦的充分满足。

2. 配合仪式　我国许多民族在婚配、丧葬、种植、收获及其他一些喜庆节日会举行的各种群众性的舞蹈活动。这些习俗舞蹈展示了各个民族的风俗习惯、社会风貌、文化传统和民族性格特征。

3. 宗教祭祀　宗教、祭祀舞蹈可以用以祈求神灵庇佑、除灾去病、逢凶化吉、人畜兴旺、五谷丰登，或是答谢神的恩赐；祭祀活动或是希望先祖和神佛对自己的保佑和赐福。

笔记

4. 开展社交　舞蹈的过程中，尤其是社交舞蹈，人们可以进行社会交往、增进友谊、联络感情。另外，我国许多少数民族在各种节日所进行的群众性的舞蹈活动，多是青年男女进行社会交往、自由选择配偶的社交活动。

5. 培养自信　舞蹈是一种极具表现力的运动，通过舞蹈课程，练习者在表现自己的同时培养了自信和气质。

6. 消除疲劳　经常跟着旋律音乐摆动身体，大脑思维活动变得清晰、灵活，可有效消除脑力疲劳，提高学习和工作效率。据有关专家测试，每周跳舞三次，每次一小时，连续坚持4个月者的人与不喜欢运动的人相比，前者反应敏锐，视觉与记忆力均占优势。

（三）适宜人群

舞蹈是男女老少都可以选择进行的养生项目。

（四）禁忌及注意事项

1. 有耐心　舞蹈不是一天两天就能练成练会的，是需要时间和毅力来积累的，因此学习舞蹈要有耐性，应精雕细刻，循序渐进，打好舞蹈基础。

2. 重视音乐节奏　有的人往往只重视技术动作的学习，缺乏音乐作用的认识，因此要加强音乐修养，深刻体会音乐风格与舞种风格，表现音境的内在联系。

3. 重视舞姿　学习舞蹈时应该注意姿态美，舒展挺拔、优雅大方的姿态使舞者精神倍增，令人赏心悦目。

二、编织

编织，在广义上是指将线状或条状的材料，经过重复交叠过程，形成一个平面或立体的技术，透过编织制作出来的作品，称作编织物或编织品。而在狭义上来说，编织是指利用纱线，重复交叠型成布料、衣物或其他物品的技术。用纱线的编织技术，有人工编织与机械编织，人工编织又因使用工具的不同，而区分为棒针编织与钩针编织两大类。当机械编织能大量生产编织品后，人工编织已演变成生活嗜好与工艺技术。

（一）操作内容

1. 准备编织工具　人工制作纱线编织的主要工具，为引导纱线穿梭交叠的针，称为织针，分为棒针与钩针两大类；其他的辅助工具，如针头套、针号板、松紧测量板、固定别针、记号环、行数计数器、毛线针等，用途有固定、保护、测量、计数、或收边。

2. 开始编织　学习基本的编织技法，主要有棒针编织和钩针编织，其他技法还有突尼斯钩针编织法、花式钩针编织法等。选定目标织品后开始编织。

3. 织品保养　编织品的保养，应依循纱线的标签所载，若是购回的成衣，则依其保养标签指示进行。分为洗涤、干燥、整熨和保存。

（二）功效及作用

1. 促进心理健康　人在编织时，可凭自己的意志去发挥才智，不受条条框框的限制，成就可得到充分肯定，可缓解在其他方面受到的压抑。从事编织时，因精力集中于手上，需要聚精会神地选材、立意、构思、配色等，编织过程中要专心致志，可排除杂念和消除不良因素的刺激，能净化人们的思维，会产生愉快、乐观的好心情。能促进心理健康，缓解心理压力。

笔记

2. 促进身体健康　祖国传统医学表明，人体的十二经中有6条起止于两手的十指端。在编织操作中，手部活动最多的是拇指、示指和中指，分别有手太阴肺经、手阳明大肠经、手厥阴心包经。另外，十指端还有奇穴——十宣穴。在编织时，手持毛线、毛衣针等不停地进行穿拉、缠绕，就会刺激手部各穴位，疏通经络、活血化瘀。编织操作程序需调动双侧大脑和小脑运动中枢神经系统共同协调、指挥上肢肌肉，带动手指，达到准确无误的要求。编织时手脑并用，两只手的手指及臂肘所有关节、肌肉都参与了运动，促进了局部血液循环和新陈代谢，既增强了上肢关节的功能，又调节了大脑神经功能，手指的运动对脑细胞、神经系统形成良好的刺激，有助于延缓大脑的衰老。

（三）适宜人群

编织适合于中老年女性。

（四）禁忌及注意事项

1. 从易到难　编织新手可以先从编织简单的织品开始，等熟练上手后再编织复杂的织品。

2. 避免劳累　编织过程需要静心，是气、力的有机结合，容易耗费精力、体力，因此如果编织过程中感觉劳累，应及时休息。

学习小结

1. 学习内容

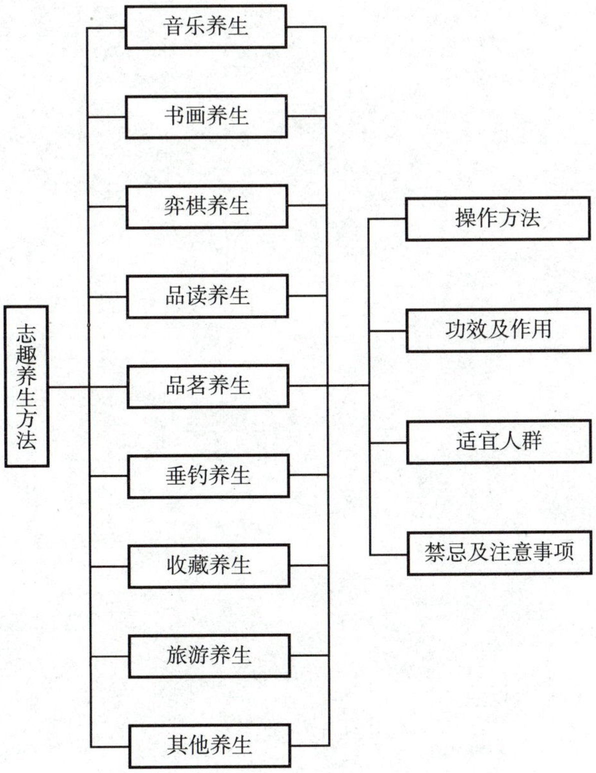

2. 学习方法　主要学习志趣养生方法技术，学习并实演其中的操作方法，熟练掌握，学以致用，在学习过程中要熟悉其功效、适宜人群和禁忌情况，了解它们的注意事项，做到技能娴熟，志趣明确。

（郭雁斌）

复习思考题

1. 简述在音乐养生中如何通过五音调脏。
2. 简述弈棋养生的功效及作用。
3. 简述品茗养生的操作内容。

笔记

第十三章

其他养生方法

学习目的

通过学习其他养生方法技术，更好地了解香熏、热敷、热蜡、辟谷养生以及少数民族特色养生方法。

学习要点

香熏、热敷、热蜡、辟谷养生以及少数民族特色养生方法技术的概念、操作方法、功效及作用、适宜人群、禁忌和注意事项。

中医养生方法技术众多，除了有人们熟知的饮食、方药、经络、运动、功法、起居、情志、环境等养生方法技术外，还有一些颇具特色的养生方法技术，也是中医养生中的瑰宝。另外，我国是一个多民族的国家，各民族在他们的劳动和生活中发明创造了具有民族和地域特色的养生方法技术，它们也是中医养生方法技术中的重要组成部分，值得加以传承与发扬。本章主要介绍特色养生方法技术和少数民族养生方法技术。

第一节　香熏养生

香熏养生是通过芳香药物自然挥发或燃烧对人体呼吸系统和皮肤进行刺激的自然养生方法。虽然我国古代并未系统提出香熏养生的概念，但很早就将香熏方法应用于临床，防治多种疾病。早在四千多年前的新石器时代，我国已出现了用于熏烧的器具。到了西周时期，朝廷更是专门设立了掌管熏香的官职。《周礼》中记载："剪氏掌除蠹物，以攻攻之，以莽草熏之，凡庶虫之事。"由此可见，西周时期人们善用熏香驱灭虫类、清新空气。古代典籍中也有应用香熏法治疗疾病，甚至于挽救生命的记载。香熏养生方法发展至今形式多样，理论也日臻成熟。香熏养生法多用于辟瘟防疫、美容保健等。

一、操作内容

1. 佩香　是指将一些有特定功效的芳香药制成粉末状，装在特制的布袋中用以佩戴在胸前、腰际、脐中等处。此法通过药物渗透作用，经穴位、经络直达病处，可起

笔记

到活血化瘀、祛寒止痛、燥湿通经的作用。如我国长江以南地区多阴雨导致湿度较大，蚊虫甚多。人们常常佩戴香囊以除潮湿，驱赶蚊虫。

2. 嗅香　是指选择具有芳香气味的中药，或研成粉末，或煎液取汁，或用鲜品制成药露，装入密封的容器中，以口鼻吸入，也可将药物涂在人中穴（鼻唇沟上中1/3交界处）上嗅之。此法通过鼻黏膜的吸收作用，使药物中的有效成分进入血液而发挥药效，既可养生保健，也可防治局部疾病。并对患有支气管炎、头痛、眩晕、失眠、鼻炎、咽炎、中暑等人群的养生也有裨益。

3. 燃香　是指将具有芳香醒脑、辟秽祛邪的中药制成香饼、瓣香、线香、末香等，置于香炉中点燃。此法通过燃烧熏香，使居室内有其香气缭绕，从而起到清新环境、怡养心神的作用。燃香多为混合有几种乃至数十种香料，使香气更加浓郁，持续时间更加长久。

4. 浴香　是指将具有治疗作用的芳香类中药加入水中，用来洗浴或熏蒸。此法通过选择不同功效的药材，可达到健身防病、美容玉肤的作用。更有研究表明，浴香法对患有风湿症、关节炎、皮肤病等人群有较好的作用。

二、功效及作用

香熏养生所用的药物都具有芳香之气，在药性理论中多归于辛味，性多升浮，具有理气、解郁、化滞、开窍、醒神等功效，能够放松精神、减轻烦闷、忧郁、不安和焦躁，使人心情变好；能消除疲劳和失眠、抑制精神过度兴奋，防皱、去雀斑，防老化松弛、角质硬化、肤色暗沉，消除黑眼圈，青春痘等；有助于集中注意力、增强记忆，缓解反胃、腹泻、胀气、消化不良、口臭、呕吐和痔疮等不适，缓解鼻塞、流涕、咳嗽、气喘和咽痛等不适，缓解小便不畅、淋沥不尽等不适，缓解蚊虫咬伤、肿块、水泡、湿疹、脚气等不适。

1. 芳香化湿　脾喜燥而恶湿，湿阻中焦，则脾胃动化失常，出现脘痞、呕恶、舌苔厚腻等证。芳香药物以其辛香之味，能醒脾化湿，帮助脾胃恢复健运。代表药物有藿香、佩兰、苍术、砂仁、豆蔻、草果等。

2. 芳香行气　气机的升降出入保证了人体正常的新陈代谢，气机不畅则出现气滞、气逆，影响正常的生理功能。代表药物有檀香、沉香、木香、橘皮、佛手、香橼、甘松等。

3. 芳香开窍　古人认为心主神明，心的气血充足，则神明有主，神志清醒，思维敏捷；若心窍阻闭，为邪所蒙或痰迷心窍，则神明内闭，神识昏蒙。芳香药物药性走窜，入心经而开通心窍，苏醒神志。代表药物有麝香、冰片、苏合香、石菖蒲等。

4. 芳香疏散　外感六淫邪气，常致风寒、风热或暑湿表证。芳香药物性疏散，使毛窍疏达，则开合可司，外邪祛除，卫阳宣畅，部分药物又可宣通鼻窍。代表药物有紫苏、香薷、薄荷、菊花、白芷、辛夷等。

5. 芳香辟秽　利用药物自身的芳香之气，祛除外来的秽浊不正之气，以达到保健、防病、防疫的作用。代表药物有藿香、苍术、石菖蒲、吴茱萸、冰片、草豆蔻等。

香药的不同药用部位也影响着药性，药用部位偏上者，如花、叶、果，气多轻薄，气味发散快，但穿透性不强，传播距离短，留香时间短，如薄荷、紫苏叶、藿香等。而药用部位偏下者，如植物的根部、树干，气味厚重而浓郁，香气散发速度慢，但穿透力强，留香时间长。如檀香、沉香、乳香等。

笔记

三、适宜人群

香熏养生方法施用中，其药物精油除了有宜人的芳香外，还有杀菌抗菌作用，且能增加人体的免疫力，对缓解人体各部位的不适或病痛都有一定的功效。

四、禁忌及注意事项

1. 对芳香类药物或植物过敏的人群慎用或禁用。

2. 高龄老人及患有严重呼吸系统疾病人群禁用燃香。

3. 在本法操作中出现皮肤刺激或过敏者，应立即停止使用，并让其立即离开香熏环境。

4. 使用香熏油前，必需先了解其特性，按分量使用，不要过多。

5. 若吸入香熏药物中出现头疼、恶心的症状，不必惊慌，一般离开香气源后症状很快会消失。

第二节　热敷养生

热敷养生是将发热的物体置于身体的不适部位或特定部位（如穴位），以养生防病的一种方法。本法的产生历史悠久。早在原始社会，先民们学会了使用火，就已有本法之萌芽。如用兽皮或树皮，包上烧热的石块或砂土，贴附在身体上，以取暖或防治腹痛、关节痛等，并可消除疲劳。正式运用于临床，可溯至春秋战国时期。《史记·扁鹊仓公列传》："扁鹊，乃使子豹为五分之熨，以八减之齐（剂）和煮之，以更熨胁下，太子起坐。"长沙马王堆汉墓出土的医帛书中，也有用热敷以防治疾病的记录。华佗曾巧妙地用本法治疗多种常见病。《肘后备急方》《丹溪治法心要》《外科大成》《医宗金鉴》等都有关于本法养生防病的记载。由于本法简便易行，收效甚捷，故一直沿用至今，并在养生领域中广泛应用。

一、操作内容

1. 水热敷法

（1）热水袋法：取热水（约 60~70℃）灌入热水袋内，外包一块毛巾，放置所需部位，也可以用橡皮袋等代之。

（2）水湿热敷法：取纱布或毛巾浸泡于热水中，5 分钟后捞出，拧去多余的水后，敷于所需部位。

2. 醋热敷法　取生盐 250g，放入铁锅内，炒爆后，即用陈醋约小半碗，洒入盐内，边洒边搅，醋洒完后，再略炒一下，即倒入布包内，包好趁热置放于所需部位。

3. 姜热敷法　取生姜 500g，洗净捣烂，挤出姜汁，然后将姜渣在锅内炒热，用布包后敷所需部位。待冷再倒入锅内，加些姜汁，炒热后再敷。

4. 葱热敷法　取鲜葱白 500g，捣烂后放入铁锅内炒热，用布包裹、扎紧，置放所需部位。

5. 盐热敷法　取粗盐 500g，放在铁锅内用急火炒爆，趁热用纸包裹，外面再包一层布，置放所需部位。

6. 沙热敷法 同盐热敷法。

7. 蒸饼热敷法 取面粉做成约 0.5cm 厚的蒸饼，趁热将饼切成两片，每片上放密陀僧 6g，紧挟在腋下，待冷后再加热施用。

8. 铁末敷热法 取钢铁细末，洗净，炒至发红，倒出晾冷。装入布袋（铁末占布袋容量的 1/3），倒入 100ml 陈醋后，用两手搓揉布袋，使铁末发热，把布袋拍成饼状，外包毛巾，置放于所需部位。

9. 砖热敷法 取两块青砖，用火烘热，在需敷处放上四五层纱布或二层毛巾，然后将热度适宜的砖放置在纱布或毛巾上。两块砖轮流热敷，时间一般不宜超出 1 小时。

二、功效及作用

热敷使局部的气血运行通畅，从而起到祛除寒湿、减轻疼痛、消除疲劳、活血化瘀、舒经活络等作用。如醋热敷具有促进血液循环和消炎镇痛等功效；盐热敷具有缓解风湿疼痛、寒性腹痛等功效；姜热敷具有较好的温里散寒等功效；葱热敷具有开通关窍、祛风散寒等功效。

三、适宜人群

本法常用于健康、亚健康以及有胃肠不适，寒性腰腿痛，风湿性关节疼痛，中暑，颈椎、腰椎骨质增生，外伤（局部青紫，肿痛），冻疮，经行腹痛，乳痈初起，产后缺乳，小儿腹泻，狐臭（腋臭）等人群的养生。

四、禁忌及注意事项

1. 严重心脏病患者及带心脏起搏器者禁用。体内植有金属物体，如腹钢板、钢钉者接骨禁用。

2. 高热、颅内占位性病变、肿瘤部位、结核、各种白血病和有出血倾向者禁用。

3. 孕妇、经期妇女禁下腹部热敷。皮肤过敏或中医辨证属热证者，不宜使用本法。

4. 注意热敷温度，以热敷者能耐受为度，避免烫伤。同时注意防止其因出汗过多而致虚脱。

5. 若热敷后所患慢性疾病加重者，应及时送往医院，不得延误。热敷过程中，如感到不适或局部有不良反应，应即停止。

附：热蜡养生

热蜡养生，是以液态或半固态的黄蜡、石蜡或地蜡，涂布或热敷，以保健防病的一种方法。热蜡养生流传较久。经过历代医家的不断实践和总结，得到了较快的发展、至清代祁坤的《外科大成》，对本法的操作方法、适用范围及注意事项等，已有较全面的记载。如“凡痈疽发背，诸毒恶疮，先以湿面随肿根作圈，高寸余，实贴皮上，勿令渗漏。圈外围布数重，防火气烘肤，圈内铺蜡屑三四分厚，次以铜漏勺盛炭火，悬蜡上烘之，令蜡化至滚，再添蜡屑，随化随添，以平满为度。皮不痛者毒浅，灸至知痛为度；皮痛者毒深，灸至不知痛为度，去火勺，即喷冷水少许于蜡上，俟冷起蜡，蜡底之色青黑，此毒出之征也。”古时多用黄蜡进行操作，现因其价格较昂贵，改用石蜡，且药源丰富。

笔记

本法在养生领域也有较多运用。

（一）操作内容

本法操作前，让需热蜡的患者选取合适体位，暴露需热蜡的部位，局部清洗擦净，毛发处可涂以凡士林。

1. 黄蜡法

（1）将生面泥搓成直径 1~2cm 的细长条，围在需热蜡部位的四周，在圈内撒黄蜡屑或敷上黄蜡饼。圈外围上橡皮或数层布防止烫伤。

（2）黄蜡屑均匀布至 0.8~1.2cm 厚，然后用铜勺盛炭火在蜡屑上面烘烤，使蜡溶化，随时添蜡屑至与面圈平满为度。或在圈内敷蜡饼如铜钱样厚，上铺艾绒，用火点艾绒，使蜡熔化。一般每日一次。

2. 石蜡法

（1）液蜡涂擦法：取 55~65℃的蜡液，用毛刷蘸取后，迅速在需热蜡的部位上均匀地涂擦几层薄蜡，冷却后凝成导热性低的保护层；然后再将蜡液涂刷在保护层外，厚约 0.5cm；外面用油布、床单布、棉被依次包裹保温。每次 30~60 分钟，每日或隔日一次，持续 20 次。

（2）蜡布敷贴法：先将一块消毒纱布垫浸蘸热蜡液敷贴在需热蜡的部位，然后再将一块较小的浸有 60~65℃蜡液的纱布，盖在第一块纱布垫上，最后用油布，床单布、棉被依次裹好保温。热蜡次数、时间同上。

（3）蜡饼敷贴法：取一瓷盘，盘内铺一层胶布，将蜡液倒入，厚约 2~3cm，稍冷却温度 50℃左右，连同胶布一起取出敷在需热蜡的部位，也可将蜡液制成蜡饼敷在需热蜡的部位。最后用油布、床单布、棉被依次包裹保温。治疗次数时间同上。

此外，还有多种热蜡法。如蜡袋热敷法（将热蜡液装入橡皮袋内，敷于患处）；石蜡绷带法（取消毒蜡液冷至 50~60℃，滴在已清洁过的部位上，盖上纱布垫，用绷带固定）；蜡雾喷洒法（取消毒蜡液倒入喷雾器，喷洒在已清洁过的部位上，再依次用纱布垫、油布等分层包裹保温）；蜡液洗灌法（取消毒蜡液冷至 60~65℃，用汤匙浇灌在已清洁过的部位上）；蜡液浸泡法（将需热蜡的部位浸泡在 50℃左右的蜡液中）；面部涂蜡法（取消毒蜡液冷至 50℃左右，擦涂面部，凝固后再敷上热蜡饼，保温）；眼部涂蜡法（取消毒蜡液冷至 50℃左右，涂于眼睑部皮肤上，冷却后再敷以湿蜡纱布，并在眼眶周围敷以蜡饼，用纱布垫、绷带固定）；阴道涂蜡法（用脱脂棉球蘸 50℃左右的消毒蜡液放入阴道中，1 小时后拉出棉球，再用热蜡液涂入阴道中）等。

3. 地蜡法　地蜡性质、作用与石蜡相似，使用方法与石蜡法相同。

（二）功效及作用

本法具有温通经脉、散寒止痛、去瘀生新、利水消肿等功效。

（三）适宜人群

本法具有蜡和温热的双重作用，所以其应用范围相对较广。对有血肿和局部水肿、关节疼痛、神经痛、腰部挫伤、冻伤、虚寒性胃痛、肠功能紊乱、慢性盆腔不适、皮肤干燥等各种慢性不适等人群有一定效果。

（四）禁忌及注意事项

1. 高热、恶性肿瘤、活动性结核病、有出血倾向的疾病、脑动脉硬化、心衰竭、肾衰竭者均禁用此法。婴幼儿也不宜用此法。

笔记

2. 蜡的加热必须采用隔水加热的方法，以免烧焦或燃烧。在具体施行热蜡法时，要注意掌握温度，一般以接受者能耐受为度。在涂擦时，人不能多动，以免第一层保护层破裂后，外面热蜡液进入保护层内烫伤皮肤。在面部涂蜡时，口、鼻、眼不能涂蜡。

3. 蜡的温度要因人因部位制宜，对温热耐受力差者，宜用蜡饼敷贴法治疗。蜡中不应含有水分，如加热溶化时出现噼啪声和泡沫，则表示有水分，应加热至100~110℃，不断搅拌使之脱水。

4. 使用过的蜡，可塑性及黏滞性降低，影响治疗的机械作用，重新使用时必须加入15%~25%的新蜡。如用于溃疡面和体腔内（如阴道内）的蜡不可再次应用。

5. 妇女月经前后数天和月经期，妊娠期停止使用热蜡法。在接受热蜡法期间，应忌房事。

6. 热蜡法结束后，应揩去蜡，拭去汗液，休息15~30分钟。如出汗过多应补充盐水饮料和热茶。

第三节　辟谷养生

辟谷养生，又称断谷、绝谷、休粮、却粒，意为不食五谷（即不食淀粉类谷物），并非绝食。这种方法起于先秦，盛行于晋、唐，宋、元也有一定发展。《庄子·逍遥游》中记载“不食五谷，吸风饮露”就是辟谷法。马王堆汉墓帛书中有“却谷食气篇”。古人将导引行气与辟谷相互配合，被道教内炼术所吸收，成为积精累气的重要方法。《素问·上古天真论》《素问·四气调神大论》《灵枢·根结》《灵枢·寿夭刚柔》等篇，论饮食起居、调摄精神之道，都是辟谷养生学的来源之一。汉以后不乏借辟谷术来养生疗疾、延年益寿之人，相关文献典籍也屡见不鲜。历代典籍上的种种记载仅仅反映了古代养生家及气功大师关于辟谷的一些实践情况，但大都无从考证。根据古书对辟谷的论述与阐发，辟谷的实质就是在一段时间内避食五谷杂粮，在吐纳、导引的诱导下，服用一些具有补益益寿作用的植物及种子满足机体最基本的生存需要，以达到益寿延年的目的。本法在养生领域中有广泛的运用。

一、操作内容

1. 根据辟谷途径，分为服气辟谷与服药辟谷。

（1）服气辟谷：即以服气与辟谷相配合，并以服气为基础，通过服气达到辟谷的目的。服气应该有具体的一套呼吸调息之法，与辟谷相辅相成。据《抱朴子内篇·杂应》载，有食十二时气法，食岁星气法，食六戊精气法，思神食气法等。

（2）服药辟谷：即用服食药物以代替谷食。辟谷法只是不吃五谷杂粮的，但可食用有高蛋白、高油脂类的药品来补养人体的气血，充实生命元素。药方甚多，有取豆子、枣、胡麻、栗、酥等与黄精、天门冬、术、人参、蜂蜜等配伍，制成丸膏，于断谷后口服一二丸，以代谷食。

2. 根据辟谷原因，分为自然辟谷、人为辟谷、外力辟谷和被迫辟谷。

（1）自然辟谷：是修炼到一定程度，或因调节身体的需要，自然出现的厌食、少食甚至不食的状态。

笔记

（2）人为辟谷：是通过特定的练功方法如服气、导引、按摩、服药饵等而达到少食或不食的状态。这种方法一般用于防病治病、养生健身及提高功力。

（3）外力辟谷：是借助老师授功等外力而达到断食状态。

（4）被迫辟谷：是由于某种特殊的原因，如饥荒、地震、迷路、塌方等，得不到食物供应，被迫停止饮食，引起人体内部功能的重新调节以适应新的环境。

3. 根据辟谷程度，分为全辟、近全辟、半辟、近半辟。

（1）全辟：指完全切断饮食和水分的供应，直接从自然界摄取人体所需的养分或水分，充分调动潜能来完成人体的各种代谢。

（2）近全辟：指不进五谷杂粮和药丸，可饮用少量水和蜂蜜。这种方法对于一般体质者都可以运用，比较安全。

（3）半辟：除了可以饮用水和蜂蜜外，还可食用少量水果、蔬菜和其他杂食，甚至还可以根据实际的情况吃一点稀粥汤，或吃一些凉拌素菜。这种方法对于第一次辟谷者或体弱多病者较为适用。

（4）近半辟：指基本上不吃熟食，但可多吃水果、蔬菜和其他杂食，还能吃稀饭和面条等，也可吃一些素菜。这种方法对于有心理障碍或特别虚弱者较为适用。

二、功效及作用

本法具有优化体能、延年益寿、双向调节等功效及作用。

1. 优化体能，延年益寿　定期排除体内残留的垃圾，改善吸收功能，更加有助于身体健康。辟谷后，使人耳聪目明、四肢灵活、头脑清晰、精神爽利。

2. 双向调节作用　辟谷可以使人的体重保持在正常范围内，矫正肥胖，矫治消瘦。

三、适宜人群

本法可用于部分亚健康、肥胖和部分高血压、高血脂、高血糖、脂肪肝及肠胃功能紊乱等人群的养生。

四、禁忌及注意事项

1. 极其消瘦，皮包骨型者，身体极度虚弱者不宜辟谷。药物依赖型者暂不宜辟谷。

2. 病情急性发作者，如肝病有腹水，体内蛋白倒置，辟谷会造成疾病恶化，腹水增加，禁辟谷。

3. 辟谷期间需要注意的事项：保持身心舒畅，最好有专门的老师或者医师在旁指导观察，不能独自盲练；如坚持不住，也不能急于进食，应循序渐进；不吸烟、不喝酒、不饮茶；吃东西要细嚼慢咽，不宜食用坚硬食物，小口喝水，不能吃冷辛辣之物；不洗冷、热水澡，可用温水擦身等等。

4. 辟谷不能强求，要顺应自然。在辟谷之前，谁也不能保证有什么练功状态，随时都有可能因纳气状态不好而退出辟谷。因此，辟谷不能事先规定时间，要自然进行，否则强行限食对身体是有害的。只要按照合理的辟谷方式去修炼，大都可以达到令人满意的结果。

笔记

第四节 少数民族特色养生

一、壮族

壮族药线点灸是一种流传于广西壮族民间的独特养生方法。是壮族人民保健防病的重要养生手段。壮族药线点灸是以壮医理论为指导，取用经过不同壮药浸泡的苎麻线，点燃后形成圆珠状炭火迅速而敏捷地直接灸灼在人体体表一定穴位或部位，以保健防病的养生方法。这种方法具有安全可靠、效果确切、设备简便、易学、易于推广等优点。

（一）操作内容

药线制作：将苎麻纺成直径 1~2mm 的药线，用 5 000ml 45°米酒浸泡药材成药液，将苎麻线浸入药液中炮制 15 日以上备用。参考药材配方：铁包金 100g，阴阳莲 100g，莪术 50g，三七 20g，当归藤 50g，肿节风 50g，五加皮 50g，常春藤 50g，飞龙掌血 50g，过江龙 50g，九龙藤 50g。

1. 整线　将浸泡后松散的苎麻药线搓紧。
2. 持线　用一手拇指和食指捏住线的一端，露出 1~2cm。
3. 点火　将露出的线端在酒精灯上点燃，只需线头有炭火星即可，不能有火焰。
4. 施灸　将有炭火星的线端对准穴位，将其直接点按在穴位上，一按火灭即起为一壮。

（二）功效及作用

本法具有清热解毒、祛风止痒、通络止痛、消肿散结、开胃消食、健脾止泻、强壮补益等功效及作用。

（三）适宜人群

可用于健康、亚健康以及有疮疖、口腔溃疡、扁桃体肿痛、湿疹、头痛、牙痛、胃脘痛、坐骨神经痛、乳腺增生、脂肪瘤、小儿厌食、成人消化不良、腹胀、贫血、肌无力、神经衰弱等不适人群的养生。

（四）禁忌及注意事项

1. 孕期妇女禁灸；眼球、男女外生殖器等部位禁灸。
2. 持线时，着火端必须露出线头 1~2cm，太长不便点灸操作，太短易烧着施术者手指。
3. 穴位点灸后，常常有蚂蚁咬感、灼热感或者痒感，均属于正常感觉，切勿用手抓挠，以免引起感染。

二、苗族

苗族捏筋法本质上属于推拿按摩的范畴，由于苗族医药对捏筋颇有心得，手法特别，且可单独作为养生的手段。施术者运用双手对人体特定部位的大筋和筋膜进行捏拿，重点在一些有麻胀感的特殊部位进行，故又称为“捏麻筋”。苗医所说的“筋”具有传信息、行气、联系机体、承受拉力等多方面的功能。本法较多地运用于养生保健领域。

笔记

（一）操作内容

捏筋法包括捏推法和捏掐法两类。

1. 捏推法　捏推法是操作者用双手手指提捏筋膜、皮肉向前推动。其手法又分为两种：一是用拇指桡侧缘顶住皮肤，示、中指前按，拇、示、中 3 指指端夹住皮肉筋膜，同时提拿双手交替移动，向前推进；二是示指屈曲，以示指中节桡侧缘顶住皮肤，拇指端前按，拇、示指夹住皮肉筋膜，并用力提拿，双手交替向前推进。捏推法主要用于背部脊柱部位，上至颈肩，下齐尾椎骨，又称“翻皮筋”。

2. 捏掐法　捏掐法是操作者用拇指和其余 4 指掌面，夹住人体各部位突出的大筋，一松一紧地夹持，似如弹筋之法，但无提弹动作，使被操作者有明显的酸、麻、胀感。捏掐法主要用于颈部大筋、腋前筋、腋后筋、上臂筋、虎口筋等处。

（二）功效及作用

在筋的突出部位进行较重而强的刺激可以调动气机，促进气血运行，祛邪排毒、舒缓疲劳等。

（三）适宜人群

可用于健康、亚健康以及有风湿性腰背痛、劳伤、头晕头痛、恶心呕吐、打嗝、腹胀、颈肩酸痛、肩臂痛、头痛头晕、牙痛、鼻塞流涕等不适人群的养生。

（四）禁忌及注意事项

1. 妊娠妇女及有严重心脏疾病者禁用捏筋法。
2. 本法要注意手法的轻重，因人而异适度操作，过轻达不到养生效果，过重则人体难以承受。
3. 对手法需要反复练习，对操作部位需不断实践，纯熟后方可进行。
4. 本法多用于成人，小儿不宜。

三、蒙古族

瑟必素养生法是蒙古族传统养生方法之一，具有民族特色和地方特色，长期以来为蒙古民族的防病治病，强身健体做出了贡献。本法具有悠久的历史。13 世纪蒙古军队中将伤员置入牛的腹腔中进行治疗，故又称为皮疗法或脏疗法。此法是用新宰杀的牛羊驼等反刍动物的瘤胃内反刍物进行热奄的一种方法。目前也在养生领域中运用。

（一）操作内容

宰杀牛、羊、驼等反刍动物后在其瘤胃内加入专用药物，趁热敷奄在不适处，同时在动物皮内涂上相应的药物或白酒、黄油等，趁热披在不适者身上。本法宜在秋季进行，注意保暖，根据实际情况及人体体力情况规定施行时间，一般每次施行时间为 6~12 小时，最长可达 24 小时。

（二）功效及作用

具有强胃火、养脾血、滋肾阳、祛风寒等功效及作用。

（三）适宜人群

适用于亚健康以及肢体强直或挛缩等慢性不适的人群。

（四）禁忌及注意事项

1. 疫热、燥热、心脏病、血偏盛、体弱等人群禁用此法。

笔记

2. 为了避免在瘤胃奄敷过程中出现赫依性反应[①]，应服用沉香等药物，用羊骨汤送服，并用35℃的热毛巾奄敷前额和头顶部。

四、羌族

羌族善长于运用手法缓解骨伤病痛。历经数千年的羌族人民因历史和生存环境所迫，形成了以高山、峻岭为居住环境的习惯，由于山高坡陡、路险，发生跌扑、骨折和皮肉损伤的现象较常见，所以古老的羌族人民经过数千年与疾病作斗争的历程，摸索和积累了丰富的防治骨伤病痛方面的成功经验和方法。这些方法也广泛地运用于养生，展示了羌族医药的独特方法和特色。

（一）操作内容

1. 推法　操作者用拇指、掌心、掌根着力于局部软组织一定部位上或血脉或穴位上，进行上、下、左、右推。此法适用于全身各部血脉支路和穴位。

2. 摸法　操作者用手指腹或掌心面或全指腹面吸定在体表一定部位，由浅入深，由表及里，由慢到快，和缓自如，有节律地旋转摸。此法主要用于胸腹部及胁肋部。

3. 刺法　操作者用拇指指尖着力于不适部位，或特定区域，用力从轻到重直刺，压力频率均匀，动作要灵活自如，以点带面，要有深度，用于全身各部位。

4. 钻法　操作者用单个指尖末端在不适部位钻，着力由轻到重，如钻井队的钻尖一样，节律进行，用于全身各部位。

（二）功效及作用

防治骨伤病痛及不适时，羌族手法早期具有舒筋活络、宣通气血、解除肌肉痉挛和消肿止痛的效果；后期具有疏扩狭窄、剥离黏连、软坚散结的作用。

（三）适宜人群

适用于亚健康以及部分有慢性肌肉酸痛的人群。其中，推法，可用于头痛、胃痛、腹痛及关节疼痛等不适人群；摸法，可用于胸腹疼痛、胁肋疼痛等不适人群；刺法，可用于各种寒性疼痛、阵痛等不适人群；钻法，可用于腰背胀痛、四肢及肩颈硬结痛等不适人群。

（四）禁忌及注意事项

1. 新伤瘀血、肿胀严重者及筋肉断裂者，不宜本法，以免加重组织损伤内出血。

2. 年老体弱、传染性皮肤病、骨关节及软组织的感染、关节红肿热痛者禁用本法。

3. 辨证灵活地运用手法，轻重得当，以柔韧和缓为顺，切记粗暴手法。

五、傣族

在傣医学基础理论体系中，三个基本观点，“天人合一观”“整体恒动观”和“体质相异观”。这三个观点不仅贯穿了整个傣医学，还休现在了傣族人民生活的各个方面，傣族养生方法中最具有特色的是根据体质相异来进行膳食养生。

（一）操作内容

傣族把人分为以下三个年龄段：

---

① 赫依：蒙医学中的“赫依”含有气、风、神经、经络之意。“赫依性反应”指人体由于精神紧张，忧虑过多，房劳不节，饮食劳倦等原因，失去正常“赫依”功能，使机体出现神经衰弱、神志异常、健忘、疲倦无力、无规律性疼痛、抽搐、瘫痪等症状。

笔记

“巴他麻难”（1~20 岁），这个年龄段的人体内“四塔”（风、火、水、土）易出现偏衰的现象，宜多食甜味和酸味的食物。傣族饮食中的甜味，要以水果为主，傣族地区一年四季瓜果飘香，傣族人也喜爱水果的甜香，如菠萝、香蕉、菠萝蜜、芒果、木瓜、龙眼等都是糖分含量很高的水果，菠萝饭、泡水粑粑也都是香甜可口的甜味小吃。

“麻西麻伟”（21~40 岁），这个年龄段的人体内“四塔”易出现偏盛的现象，以酸味和苦味为主。傣族人喜食酸，佐餐菜肴及小吃均以酸味为主，酸笋、酸豌豆粉、酸肉、酸菜，有野生酸果等。苦味在傣菜中也很常见，如傣族传统药膳“牛撒撇”，就是用牛胆汁烹制成的。苦瓜也是傣族食用最多的苦味蔬菜。

“巴西麻伟”（41 岁以上），此时人体内的“四塔”功能均减弱，易出现“塔都档细迭”即“四塔”功能衰败而引起的一系列疾病，所以应多食涩味和咸味的食物。傣族聚居地物产丰富，傣家人也常常直接获取大自然的恩赐，喜食野菜，许多野菜中都带点涩味，如蕨菜等。生长在水中卵石上的青苔，独具腥咸滋味，也是傣族人常食用的菜品。

（二）功效及作用

根据人群不同年龄情况，食用不同性味的食物来调理身体，强壮保健。甜味和酸味的食物，具有滋阴养血、生津补液的功效；苦味的食物具有清热解毒利尿的功效。

（三）适宜人群

适用不同年龄的人群进行膳食养生。

（四）禁忌及注意事项

1. 无特殊禁忌。

2. 傣医注重“天人合一”养生观，在具体应用方面主要是重视季节气候的变化对人体的影响和重视地理环境与疾病发生的密切关系，即因时制宜和因地制宜。

六、回族

回族医学的本质是自然生态医学，回医理论是以“真一、元气、阴（静）阳（动）、四元三子、四气、有形与无形”论述“天、地、人”的相互关系。宇宙间一切万物皆系真一所派生以及演化而来。回族的饮食中有很多含有补养功效的食物，有益于养生保健、延年益寿。

（一）操作内容

回族认为饮食的目的不仅在于充饥，更在于养性，正所谓“以彼之性益我之性，彼之性善则益我之善性；彼之性恶，则益我之恶性；彼之性污浊不洁，则滋我污浊不洁性”，因此在食物选择上分为宜食类与禁食类。回族选择食物的标准是“佳美”，即以清洁卫生、防治疾病为原则，提倡食用物需选择有益于身心健康的、洁净的食物。

“牛羊吃百草，百草是百药”，回族的肉类食物以牛羊肉为主，并食用富有营养的如鸡、鸭、鱼、虾等温顺、洁净的肉类食物。回族食品中的瓜果蔬菜，基本与汉族和其他民族一样，如椰枣、葡萄、苹果、洋葱、番茄、菠菜等，这些蔬菜瓜果从现代营养学上看，均含有丰富的营养素，不易引起胃部疾病的发生，是有利于人类健康的“佳美食物”。

（二）功效及作用

根据不同食物的特性以及人群的情况，起到补益身体，改善功能的作用。其中：

（1）牛肉：具有蛋白含量高，脂肪含量低的特点，享有“肉中骄子”的美称，《滇南本草》记载：“水牛肉，能安胎补血。”《本草拾遗》载：“消水肿，除湿气，补虚，令人强

笔记

筋骨、壮健。”具有增长肌肉、补铁补血、增强免疫力、抗衰老的作用。

（2）羊肉：元代忽思慧主编的《饮膳正要》记载了许多的回族民间菜点，如“河西肺”“河西米汤粉”等等，其中绝大部分以羊肉为原料，并提到羊肉“味甘，大热，无毒。主暖中，头风，大风……补中益气。”《本草纲目》中提到：“羊肉能暖中补虚，补中益气，开胃健身，益肾气，养胆明目，治虚劳寒冷，五劳七伤。”可见羊肉具有很高的营养价值和保健功效。

（3）鸡肉：民谚有“逢九一只鸡，来年好身体”的说法，《食疗本草》指出：“黑雌鸡，治反胃、腹痛、骨痛、乳痈、安胎。”中医学认为鸡肉可以温中益气，补精填髓，补虚益智。鸡肉含有对人体生长发育至关重要的磷酯类，是人们膳食结构中脂肪和磷脂的重要来源之一。

（三）适宜人群

适用各类相关的人群。

（四）禁忌及注意事项

1. 禁食自死动物；禁食动物血液；禁食猪肉；禁止饮酒。

2. 饮食适度，倡导应吃不过饱，喝不过量，反对暴饮暴食。回族人民认为人体的强壮得益于食物的营养和质量，而不是通过食物的数量。

3. 饮食搭配主张营养均衡，每餐进食多种食物、蔬菜和水果等。

学习小结

1. 学习内容

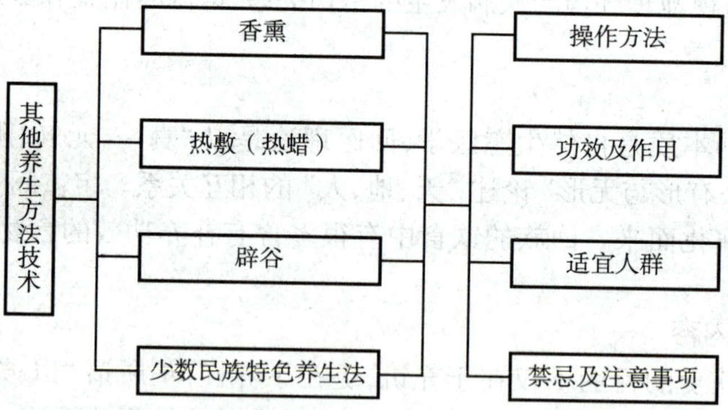

2. 学习方法　本章主要通过理论学习，了解了其他养生方法技术中的香熏、热敷、热蜡、辟谷养生以及少数民族特色养生，在学习过程中要特别掌握这些养生方法技术的操作方法，熟悉其功效、适宜人群和禁忌情况，了解它们的注意事项。

（李征宇　肖　彬）

复习思考题

1. 热敷养生的禁忌证有哪些？
2. 简述香熏养生的具体操作方法。
3. 简述辟谷的概念。

笔记

主要参考书目

[1]（唐）孙思邈.孙思邈医学全书[M].太原：山西科学技术出版社，2016.
[2] 许慧艳.中医养生技术[M].北京：人民军医出版社，2014.
[3] 郭云良，陈红兵.老年养生保健大全[M].青岛：青岛出版社，2006.
[4] 孟景春.中医养生康复学概论[M].上海：上海科学技术出版社，1992.
[5] 刘占文，马烈光.中医养生学[M].北京：人民卫生出版社，2007.
[6] 王旭东.中医养生康复学[M].北京：中国中医药出版社，2004.
[7] 方剑乔，吴焕淦.刺法灸法学[M].2版.北京：人民卫生出版社，2016.
[8] 马烈光，蒋力生.中医养生学[M].北京：中国中医药出版社，2016.
[9] 廖品东.小儿推拿学[M].2版.北京：人民卫生出版社，2016.
[10] 马列光，中医养生学[M].2版.北京：中国中医药出版社，2012.
[11] 刘天君.中医气功学[M].北京：中国中医药出版社，2012.
[12] 郭海英.中医养生学[M].北京：中国中医药出版社，2009.
[13] 马烈光.养生康复学[M].北京：中国中医药出版社，2005.
[14] 王诗忠.康复评定学[M].北京：人民卫生出版社，2012.
[15] 张俊龙.中医特色疗法[M].北京：科学出版社，2004.
[16] 颜乾麟，邢斌.实用膏方[M].上海：上海科学普及出版社，2003.
[17] 罗庆芳.中国药茶大全[M].贵阳：贵州科技出版社，2003.
[18] 赵毅，王诗忠.推拿手法学[M].上海：上海科学普及出版社，2009.
[19] 李经纬.中医大辞典[M].2版.北京：人民卫生出版社，2005.
[20] 赵毅，王诗忠.推拿手法学[M].上海：上海科学技术出版社，2009.
[21] 陈涤平.中医养生大成[M].北京：中国中医药出版社，2014.
[22] 成金枝.药枕[M].北京：科学出版社，2014.

教学大纲

模拟试卷

全国中医药高等教育教学辅导用书推荐书目

一、中医经典白话解系列

黄帝内经素问白话解（第 2 版）　王洪图　贺娟
黄帝内经灵枢白话解（第 2 版）　王洪图　贺娟
汤头歌诀白话解（第 6 版）　李庆业　高琳等
药性歌括四百味白话解（第 7 版）　高学敏等
药性赋白话解（第 4 版）　高学敏等
长沙方歌括白话解（第 3 版）　聂惠民　傅延龄等
医学三字经白话解（第 4 版）　高学敏等
濒湖脉学白话解（第 5 版）　刘文龙等
金匮方歌括白话解（第 3 版）　尉中民等
针灸经络腧穴歌诀白话解（第 3 版）　谷世喆等
温病条辨白话解　浙江中医药大学
医宗金鉴·外科心法要诀白话解　陈培丰
医宗金鉴·杂病心法要诀白话解　史亦谦
医宗金鉴·妇科心法要诀白话解　钱俊华
医宗金鉴·四诊心法要诀白话解　何任等
医宗金鉴·幼科心法要诀白话解　刘弼臣
医宗金鉴·伤寒心法要诀白话解　郝万山

二、中医基础临床学科图表解丛书

中医基础理论图表解（第 3 版）　周学胜
中医诊断学图表解（第 2 版）　陈家旭
中药学图表解（第 2 版）　钟赣生
方剂学图表解（第 2 版）　李庆业等
针灸学图表解（第 2 版）　赵吉平
伤寒论图表解（第 2 版）　李心机
温病学图表解（第 2 版）　杨进
内经选读图表解（第 2 版）　孙桐等
中医儿科学图表解　郁晓微
中医伤科学图表解　周临东
中医妇科学图表解　谈勇
中医内科学图表解　汪悦

三、中医名家名师讲稿系列

张伯讷中医学基础讲稿　李其忠
印会河中医学基础讲稿　印会河
李德新中医基础理论讲稿　李德新
程士德中医基础学讲稿　郭霞珍
刘燕池中医基础理论讲稿　刘燕池
任应秋《内经》研习拓导讲稿　任廷革
王洪图内经讲稿　王洪图
凌耀星内经讲稿　凌耀星
孟景春内经讲稿　吴颢昕
王庆其内经讲稿　王庆其
刘渡舟伤寒论讲稿　王庆国
陈亦人伤寒论讲稿　王兴华等
李培生伤寒论讲稿　李家庚
郝万山伤寒论讲稿　郝万山
张家礼金匮要略讲稿　张家礼
连建伟金匮要略方论讲稿　连建伟
李今庸金匮要略讲稿　李今庸
金寿山温病学讲稿　李其忠
孟澍江温病学讲稿　杨进
张之文温病学讲稿　张之文
王灿晖温病学讲稿　王灿晖
刘景源温病学讲稿　刘景源
颜正华中药学讲稿　颜正华　张济中
张廷模临床中药学讲稿　张廷模
常章富临床中药学讲稿　常章富
邓中甲方剂学讲稿　邓中甲
费兆馥中医诊断学讲稿　费兆馥
杨长森针灸学讲稿　杨长森
罗元恺妇科学讲稿　罗颂平
任应秋中医各家学说讲稿　任廷革

四、中医药学高级丛书

中医药学高级丛书——中药学（上下）（第 2 版）　高学敏　钟赣生
中医药学高级丛书——中医急诊学　姜良铎
中医药学高级丛书——金匮要略（第 2 版）　陈纪藩
中医药学高级丛书——医古文（第 2 版）　段逸山
中医药学高级丛书——针灸治疗学（第 2 版）　石学敏
中医药学高级丛书——温病学（第 2 版）　彭胜权等
中医药学高级丛书——中医妇产科学（上下）（第 2 版）　刘敏如等
中医药学高级丛书——伤寒论（第 2 版）　熊曼琪
中医药学高级丛书——针灸学（第 2 版）　孙国杰
中医药学高级丛书——中医外科学（第 2 版）　谭新华
中医药学高级丛书——内经（第 2 版）　王洪图
中医药学高级丛书——方剂学（上下）（第 2 版）　李飞
中医药学高级丛书——中医基础理论（第 2 版）　李德新　刘燕池
中医药学高级丛书——中医眼科学（第 2 版）　李传课
中医药学高级丛书——中医诊断学（第 2 版）　朱文锋等
中医药学高级丛书——中医儿科学（第 2 版）　汪受传
中医药学高级丛书——中药炮制学（第 2 版）　叶定江等
中医药学高级丛书——中药药理学（第 2 版）　沈映君
中医药学高级丛书——中医耳鼻咽喉口腔科学（第 2 版）　王永钦
中医药学高级丛书——中医内科学（第 2 版）　王永炎等

67检